常见肿瘤
疾病治疗与病理诊断

陈杜鹃　等 主编

上海科学普及出版社

图书在版编目（CIP）数据

常见肿瘤疾病治疗与病理诊断／陈杜鹃等主编. —上海：上海科学普及出版社，2023.9
ISBN 978-7-5427-8565-7

Ⅰ.①常… Ⅱ.①陈… Ⅲ.①肿瘤–治疗②肿瘤–病理学–诊断 Ⅳ.①R73

中国国家版本馆CIP数据核字（2023）第192560号

统　　筹　张善涛
责任编辑　陈星星
助理编辑　郝梓涵
整体设计　宗　宁

常见肿瘤疾病治疗与病理诊断

主编　陈杜鹃　等

上海科学普及出版社出版发行

（上海中山北路832号　邮政编码200070）

http://www.pspsh.com

各地新华书店经销　　山东麦德森文化传媒有限公司印刷
开本 787×1092 1/16　印张 19　插页 2　字数 486 000
2023年9月第1版　　2023年9月第1次印刷

ISBN 978-7-5427-8565-7　定价：198.00元
本书如有缺页、错装或坏损等严重质量问题
请向工厂联系调换
联系电话：0531-82601513

·编委会·

◎ **主　编**

陈杜鹃　王新营　冯质坤　曲华君

张丽娜　时丽平　吉　茹

◎ **副主编**

陈　敏　李　菲　杨　旭　隋玺仲

刘　峰　马伯敏

◎ **编　委**（按姓氏笔画排序）

马伯敏（鱼台县人民医院）

王新营（广饶县人民医院）

冯质坤（鲁西南医院）

吉　茹（内蒙古医科大学附属人民医院）

曲华君（烟台毓璜顶医院）

刘　峰（湖北省兴山县人民医院）

孙萍萍（滕州市中心人民医院）

李　菲（徐州市肿瘤医院）

李凤鸣（济南市莱芜人民医院）

杨　旭（锦州医科大学附属第一医院）

时丽平（山东省郓城县人民医院）

张丽娜（菏泽市定陶区人民医院）

陈　敏（遵义医科大学第二附属医院）

陈杜鹃（东明县人民医院）

隋玺仲（民航总医院）

近年来,肿瘤的发病率在世界范围内持续增高,成为危害人类生命健康的主要疾病之一。随着人们对健康、生命和生存质量日益关注,肿瘤防治已成为全球肿瘤领域学者研究的热点。我国的肿瘤发病率及病死率也在逐年增加,这使得肿瘤的防治任务十分艰巨,需要一大批肿瘤防治的专家、学者及工作在第一线的肿瘤防治专业人才。目前,多数省份都有肿瘤专科医院,大部分综合医院已成立了肿瘤中心或肿瘤科,许多市级医院也成立了肿瘤科。这些肿瘤专科医院、肿瘤中心或肿瘤科的成立使得肿瘤专业医学人才的需求激增,尽快培养肿瘤防治的专业人才是当务之急。如何有效预防、及早诊断和治疗肿瘤并降低死亡率、提高生存率及提高患者的生存质量,乃是广大医务工作者最为关注的课题。因此,我们特编写了这本《常见肿瘤疾病治疗与病理诊断》。

本书既展现了肿瘤病理诊断的特点和优势,又介绍了临床常见的治疗方法。本书以肿瘤的病因学和肿瘤的常见症状与体征为开端,介绍了物理致癌因素、化学致癌因素等基础内容;然后阐述了常见肿瘤的病理诊断;最后着重讲述了呼吸系统肿瘤和消化系统肿瘤的诊断与治疗。本书内容丰富、理论联系实际,条理清晰,以综合治疗为主线,兼具专业性、学术性、规范性和先进性,适合各级医院肿瘤科及病理科的医师参考使用,也可作为其他相关科室及医务人员的参考资料。

本书在编写过程中,借鉴了诸多肿瘤相关书籍与论文等资料,在此表示衷心感谢。鉴于临床肿瘤诊治的飞速发展,加之编写时间仓促、编写经验不足,错误和疏漏在所难免,敬请各位同道批评指正,以起到共同进步、提高肿瘤相关医务人员诊疗水平的目的。

《常见肿瘤疾病治疗与病理诊断》编委会

2023 年 5 月

C ontents 目 录

第一章　肿瘤的病因学

第一节　物理致癌因素

物理致癌因素主要是指各类放射线，这类致癌剂通过向生物分子传递能量而起作用。如果这种能量传递导致生物分子的化学键发生变化，最终可能产生某种生物学效应。射线辐射是广泛存在于人类生存环境中的一类物理因子。来源于自然界的辐射有太阳的紫外线辐射；宇宙辐射中的γ射线；建筑材料、空气、水、食物中同位素衰变所释放的射线；氡及其化合物所释放的α粒子。由人类社会生产活动所产生的辐射污染有医源性的 X 线和超声波；来自各类电子消费品（如手机）的微波和射频；发电过程也导致各种类型的辐射暴露，包括电场和磁场。没有什么方法能够绝对避免这些具有潜在危害性的辐射暴露。充分认识辐射暴露的特征和风险，有助于建立恰当的防护标准及方法，进而降低致病风险。

一、辐射的分类及相关概念

辐射线的自然性质决定了其传递到生物组织中的能量多少以及由此所导致的细胞损伤的类型。电离辐射是指那些能够使得物质发生电离的辐射（表 1-1），它们使核外电子从原子或分子中逃离，从而形成离子对，离子化学键断裂或与其他生物分子作用产生自由基，主要是通过自由基对生物分子发生作用。生物组织中大多数分子的电离势在 $10\sim15$ 电子伏（eV），因此如果要使生物分子发生电离，辐射线所传递的能量必须超过此阈值。电离辐射既可以是电磁性的（X 线和γ射线），也可以是粒子性的（中子射线和α粒子）。由于入射的光子或者离子的能量不同、离子的电荷以及吸收介质的性质（原子数目、电子密度）不同，能量传递可能不同。

表 1-1　电离辐射和非电离辐射举例

电离辐射（≥10 eV）	非电离辐射（<10 eV）
X 线	紫外线
γ射线	微波
α粒子	射频辐射
中子射线	超声波
	电磁场

射线传递中，在单位轨迹长度空间而损失的平均能量称为线性能量传递（linear energy

transfer,LET)。LET 的定义为单位长度(μm)的轨迹中所损失的能量(keV),X 线、γ 射线、电子射线、质子射线为低 LET 射线,α 射线、重离子射线、中子等为高 LET 射线。低 LET 射线对缺氧组织不敏感,高 LET 对缺氧组织和不缺氧组织都敏感。

紫外线是自然环境中的一种主要的非电离辐射,主要来自太阳照射。紫外线的波长和能量决定了其生物学效应。根据波长,可以将紫外线细分为 3 种波段:UVA(313~400 nm)、UVB(290~315 nm)和 UVC(220~290 nm)。UVC 是最具有生物学效应的波段,因为 DNA 对 254 nm 波长的紫外线具有最强的吸收能力。然而 UVC 辐射又可以迅速被空气吸收,因此,同样具有 DNA 损伤能力的 UVB 被认为是紫外线中主要的危险成分。

能量<1 eV 的电磁辐射,如微波和射频,能量传递会首先导致分子振动和加热效应。此类辐射根据它们的频率进行分类,微波的频率从 300 MHz~300 GHz,射频的频率从 300 Hz~300 MHz,极低频(extremely low frequency,ELF)射线的频率从 30~300 Hz。

超声波是一种高频率的声波,因为传播速度太快导致人类无法听见。超声波的作用通常分为热效应、直接效应和空化效应。除热效应外,超声波的空化效应被认为是最重要的。在适当的条件下,超声波作用于液体可以导致溶液中气泡的形成和破灭,此过程所形成的机械力可能导致化学效应。

X 线和 γ 射线、紫外线、微波和射频均属于电磁辐射。电磁场并不是电磁辐射,而是电场和磁场的混合物。电磁场可以从电线以及各种电气设备中发出。电力通常以交流电的形式进行传输,由此产生的电磁场通常频率极低而且能量也弱。在原子的水平,电磁场本身由于程度太弱而不能导致化学反应。然而,电磁场可能通过修饰某些生物学过程起作用,比如刺激不同信号转导通路而产生微小生物学变化。

二、辐射的遗传毒性

肿瘤是一种遗传性疾病,在某种意义上,致癌剂暴露一定会导致遗传性改变。辐射线的遗传毒性可以由辐射与 DNA 的相互作用直接获得,也可以通过某些中间分子间接地导致 DNA 损伤,或者通过诱导细胞增殖或代谢相关基因的表观遗传改变最终导致细胞的恶性转化。

电离辐射可以诱导许多不同类型的 DNA 改变,包括核苷酸碱基的改变和磷酸核糖骨架的断裂。通常情况下,细胞可以通过碱基切除修复系统很好地修复这些碱基改变和单链断裂。碱基切除修复是一种无错过程,可以首先去除受损碱基,然后利用另外一条完整的互补链来填补丢失的信息。而碱基切除修复系统的缺陷可以导致突变剂敏感性和肿瘤易感性。研究表明,电离辐射可以导致受累细胞的遗传不稳定性。

DNA 双链断裂是由电离辐射引起的主要的致死或致突变性损失。DNA 双链断裂可以是辐射暴露的直接结果,也可以来自切除修复过程中两条链在相同的地方同时形成缝隙而发生断裂。DNA 双链断裂的修复过程包括同源重组和非同源重组。受到辐射的细胞最主要的遗传改变是 DNA 大片段缺失和重排。这反映了 DNA 双链断裂的非同源重组修复。电离辐射引起的遗传物质改变的特点受基因位点的影响。一些位点可以耐受大量的遗传物质的丢失,这些位点对于突变诱导更敏感,并且主要表现为大片段缺失。其他一些位点则相反,对突变诱导的敏感性更差,通常更容易出现一些小的遗传改变。

X 线和 γ 射线诱导突变的剂量反应呈二次曲线,表明许多突变来自两次断裂的相互作用。分段剂量或者降低剂量率通常会降低辐射效果,因为细胞获得了更多的时间对这些损伤进行修复。当 LET 值增加时,突变的频率和剂量反应曲线的形状都会改变。高 LET 值的辐射如 α 粒子诱导突变非常有效,剂量反应是线性的,说明单个 α 粒子轨迹就能够导致足够的损伤对于高 LET 的射线,分段辐射通常对其遗传毒性不会有太大的改变,推测原因是细胞不能对高剂量辐射诱导的损伤进行很好地修复。

电离辐射也可以诱导基因表达的改变,属于全身应激反应的一部分,此类应激反应可能影响 DNA 修复,产生细胞毒性并影响细胞生长,从而可能导致更多永久性的遗传效应。这种应激反应可以起始于 DNA 损伤,也有一些其他的辐射靶点被鉴定到。某些关键的蛋白分子的氧化还原水平、能量水平、特殊的分子结构改变都有可能激活此类应激反应。例如,电离辐射可以直接激活 TGF-β,从而影响细胞生长和凋亡。

由紫外线辐射引起的刺激也可以导致 DNA 碱基的改变和磷酸-核糖骨架的断裂。最重要的改变是形成环丁烷嘧啶二聚体和嘧啶-(4,6)-嘧啶酮光产物。具有这种损伤的 DNA 在复制的时候会导致在双嘧啶位点胞嘧啶向胸腺嘧啶的转换。核苷酸切除修复过程通常可以有效地、正确地修复好这些改变的碱基。同电离辐射一样,紫外线辐射也可以通过诱导应激反应而导致基因表达的改变。

射频和微波并不足以产生足够的能量以导致化学反应。它们主要导致热效应,而过度的热效应可能导致更多永久性的遗传毒性改变。热效应也可以诱导应激反应。亚热水平的射频和微波暴露是否可以引起永久的遗传改变还有待进一步的研究。多数研究报道,无证据支持亚热水平的射频和微波暴露可以引起永久的遗传改变,而少数的研究结果则支持这个结论。

空泡化是超声波引起生物学效应的主要的非热作用。空泡化过程所产生的机械力可以导致细胞膜的破损,最终导致细胞溶解。空泡化也可以导致自由基的形成。后者则进一步损伤细胞。报道显示,暴露于超声环境中,细胞形态、膜转运和细胞生长均可能发生改变,但是效果比较微弱并且短暂。由超声波诱导的自由基具有 DNA 损伤的潜能,然而多数报道中显示暴露于超声波的细胞并未发生 DNA 损伤,少数报道具有 DNA 损伤的案例,通常是高强度暴露下的结果。几乎所有的实验都是在体外实验,需要在体内进一步证实。

对电磁场暴露的研究主要集中在与癌症相关的终点事件,包括细胞增殖、信号转导改变、分化抑制以及传统的 DNA 损伤。据报道,磁通密度 $>100\ \mu T$ 或者内部电场强度 $>1\ mV/m$ 时,可以导致基因表达、细胞生长和信号转导发生改变,更低的剂量下则没有此类效应。褪黑激素随着生物节律的分布是电磁场发生作用的一个可能机制。研究提示,电磁场对褪黑激素具有一些作用,但是这种作用对肿瘤发生的影响尚不清楚。

三、辐射与肿瘤

电离辐射和紫外线辐射均被证实属于致癌剂。相反,微波辐射、射频辐射、超声波和电磁场暴露与癌症的关系尚缺乏足够的流行病学证据。

辐射诱癌数据信息来自对暴露人群的流行病学研究,电离辐射最大的单组暴露人群是日本广岛和长崎原子弹爆炸的受害者。大约 28 万人幸免于辐射直接作用,其中 8 万人进行了辐射长期作用的跟进随访。其他的暴露人群包括早期的在辐射环境中工作的工人(如镭表盘油漆工和铀矿工人)和医学治疗性暴露的人群、由暴露个体组成的人群和其他一些小样本人群,组成了人类数据库,用于估计电离辐射暴露后发癌的风险。

在分子、细胞和组织水平,电离辐射诱导的肿瘤与自发性肿瘤尚不能区分。电离辐射暴露诱导的肿瘤和自发性肿瘤在种类上一致。电离辐射诱导的肿瘤几乎发生在身体的所有组织中,但是不同的组织和器官的敏感性有较大的差异。总的来说,甲状腺、女性乳腺和某些造血器官被认为是电离辐射最敏感的器官,而肾、骨、皮肤、大脑和唾液腺等器官的敏感性最低,淋巴系统、肺、结肠、肝和胰腺属于中等敏感性的器官。敏感性的不同可能反映了许多因素的综合作用,并不是简单地反映了自发肿瘤频率。

肿瘤的类型与辐射暴露的部位具有一定的关联性。原子弹爆炸的暴露个体,经历了全身辐射,后来发展出多种不同类型的肿瘤。而职业暴露的工人肿瘤发病主要是患皮肤肿瘤和白血病,反映了暴露的部位。早期表盘油漆工是一个利用含辐射活性的溶液涂刷制作表盘刻度的工人(大多数为女性),由于工作的原因,他们会摄入镭。镭在骨的沉积,首先导致骨癌发病率的升高。铀矿工人会吸入氡气,来自氡气的 α 辐射暴露导致肺癌的高发病率。二氧化钍是 20 世纪 20~30 年代广泛使用的一种造影剂。它是钍的二氧化物的一种胶体制剂,可以在肝脏沉积。临床发现使用这种造影剂的患者肝癌和白血病发病率增加。

总的来说,辐射诱导肿瘤发生的剂量效应遵循"S"形曲线。在低剂量的时候,肿瘤诱导率很低,随着剂量的升高,肿瘤发病率有一个急剧的升高,然后达到饱和甚至降低肿瘤发病率。剂量反应曲线非常依赖于组织类型、剂量率和肿瘤潜伏期时间。如上所述,辐射诱导人类肿瘤的许多可用数据来自相对高剂量暴露的个体、没有人类数据支持辐射剂量低于 0.1 Sv 的致癌作用,所以低剂量暴露的剂量反应曲线尚属未知。一种推测低剂量范围的剂量反应曲线的方法是外推法,动物实验说明这段重要的部分的形状在不同组织之间和不同动物之间差别很大。目前,高剂量效应的线性外推用于低剂量辐射的危险估计,这是一种被认为是最保守的方法。然而,越来越多的证据也表明低剂量的时候可能是非线性的反应关系。研究者建议,细胞适应于低剂量辐射,因此用线性外推法可能过高地估计了低剂量的风险,当辐射的 LET 值升高的时候,致癌作用也在升高,直到 LET 值达到大约 100 keV/μm。当 LET 值越过这个值继续升高,致癌作用通常会降低。这个效应可能反映了细胞的过度损伤。

分段剂量为亚致死性和亚致癌性损伤修复提供了时间,许多研究表明高 LET 值的辐射或者低剂量暴露的分段剂量通常很少诱导形成肿瘤。其他的一些辐射类型,如裂变谱中子,降低剂量率事实上导致恶性转化的增多和肿瘤形成的升高。这种现象被称为逆向剂量率效应最大的逆向剂量率效应存在于裂变谱中子,具有单能中子产出降低增强,和带电粒子具有 LET>120 keV/μm,几乎不产生增强作用。逆向剂量效应在低剂量(<20 cGy)和低剂量率(<0.5 cGy/min)的时候最显著。

黑色素的正常功能是通过吸收紫外线而保护皮肤,而皮肤癌患者黑色素沉积通常会降低,肤色浅并且容易形成晒斑的人皮肤肿瘤发病率更高。基底细胞癌是白种人最常见的一种皮肤癌,主要发生于阳光暴露的部位(如头颈部),并且存在剂量依赖关系。有很强的证据证明,日光照射可以诱导皮肤鳞状细胞癌的发生。尽管两种肿瘤都在高阳光暴露的地区流行,随着纬度更低,阳光暴露更充足,鳞状细胞癌发病率比基底细胞癌升高得更多。阳光照射和黑色素瘤同样具有因果联系,但是这种相关性并没有基底细胞癌和鳞状细胞癌那样清楚。与基底细胞癌和鳞状细胞癌不一样的是,黑色素瘤更常见于男性的上背部和女性的肢体末端,黑色素瘤发病率并不随着紫外线暴露的累积量而增加趋势,而基底细胞癌和鳞状细胞癌的发病率则随着紫外线暴露的累积量增加而升高。需要注意的是,皮肤癌的危险因素十分依赖于紫外线的波长。

电磁场诱导肿瘤的证据很弱。最强的证据来自流行病学研究,发现电磁场暴露与白血病具有相关性。Wertheimer 和 Leeper 的研究揭示,小儿白血病和磁场暴露具有因果联系。后来的研究发现,这种相关性是复杂的,总的来讲处于电磁场暴露的小儿白血病风险具有较小的升高,也有研究报道电磁场暴露与小儿脑癌和白血病相关,但是后来的研究排除了这个危险因素。有许多电磁场诱导的动物致癌活性的研究,但是都是阴性结果。动物试验表明,肿瘤发病率、肿瘤潜伏期和肿瘤大小均没有显著改变。

辐射诱导肿瘤的敏感性在不同物种之间、不同品系之间和不同性别之间均表现出一定的差异。这些差异揭示,即使是由相同剂量、相同类型的辐射所引起的起始损伤,也会受到宿主因素的影响。可能的宿主因素包括修复能力、内源性病毒存在、细胞增殖状态、激素水平、免疫力以及与遗传易感性相关的因子。已有的数据表明,存在大量的辐射敏感性和肿瘤易感性的遗传综合征。

四、辐射的防护标准

电离辐射的风险估计是由美国电离辐射生物学作用委员会(BEIR)和联合国原子辐射科学委员会(UNSCEAR)制定的。美国国家辐射防护委员会(NCRP)和联合国国际辐射防护委员会(ICRP)根据 BEIR/UNSCEAR 提供的信息制定了适当的辐射防护标准。电离辐射公众暴露的阈值控制在每年 1 mSv,连续 5 年内不超过 5 mSv;职业人员受照标准是每年 50 mSv,连续 5 年内不超过 100 mSv。胚胎暴露应控制在每月 0.5 mSv。对于紫外线和超声波暴露,没有相对阈值,但是存在紫外线和超声暴露的工作环境仍需要采取防护措施。对于微波辐射,推荐的暴露阈值为 10 mW/cm²,是根据微波的热效应制定的。国际非电离辐射防护委员会(ICNIRP)建立了针对电磁场暴露的防护指南。对于大众人群,电磁场辐射应限制在 1 G(或者短期暴露 10 G),对于职业性电磁场暴露应限制在 5 G(或者短期暴露 50 G)。

如开篇所述,辐射是一种普遍存在环境因素,没有方法可以做到完全避免辐射暴露。此外,随着人类技术的进步,各种辐射的剂量和种类都可能增加。已经确定的是电离辐射和紫外线辐射均属于致癌剂。他们是环境中主要的物理致癌剂,许多降低肿瘤发病率的方法都是适当地作用于这些因素。而电离辐射致癌的具体机制仍然存在许多待解的问题,尤其是低剂量辐射的作用。现在有许多针对低剂量辐射的研究,将有助于制定防护标准。

(陈杜鹃)

第二节　化学致癌因素

人们对化学致癌因素的认识最早来自临床观察。1761 年,Hill 提出鼻烟可以诱发鼻咽癌;1775 年,英国医师 Pott 发现,童年时期做过烟囱清洁工的男性易患阴囊癌,虽然当时并不清楚具体的致癌物质,但提示阴囊癌与煤烟接触可能有关;100 年之后,Volkman 和 Bell 报道,长期接触煤焦油的工人皮肤癌发病率升高,而煤焦油正是煤烟的主要成分;1915 年,日本科学家 Yamagiwa 和 Ichikawa 用煤焦油反复涂抹家兔耳朵,成功诱导皮肤癌。随后,科学家们通过对煤焦油的成分进行分离、提纯,经过实验证实煤焦油里的主要致癌成分为多环芳烃。像多环芳烃一样,能够诱发人或动物组织发展形成肿瘤的化学物质,称为化学致癌物。随着肿瘤病因学的不断发展,人们已经成功鉴定了多种化学致癌物质,并对其致癌机制进行了广泛的研究。

一、化学致癌物的概念

确定化学物质对人类是否具有致癌作用,主要依据三方面的资料:第一,经过流行病学调查证明该化学物质暴露与人群癌症发病率具有显著正相关;第二,动物致癌实验结果;第三,进行遗传毒性实验,并证明其致癌作用具有剂量依赖关系。如果 3 项证据都符合,则称这种化学物质为肯定致癌物。如果在动物致癌实验及遗传毒性实验中获得阳性结果,缺乏流行病学证据支持的化学物质,称为可疑致癌物。对于可疑致癌物需要注意,在大剂量处理下的动物致癌实验可能无法准确推断该化学物质在低剂量长期作用下对人类的致癌效果。相反,某些化学物质具有流行病学证据,但是动物实验无致癌证据时,也不能否认其致癌性,因为可能存在物种间的差异。

根据化学致癌物的作用方式可以将其分为直接致癌物、间接致癌物和促癌物三大类。

直接致癌物是指进入体内后无须代谢即可直接与细胞作用,从而诱导肿瘤的发生。这类致癌物致癌能力强,速度快,作为体外诱发肿瘤模型的诱发剂效果好,如各种致癌烷化剂、亚硝胺类致癌物。直接致癌物一部分在体内被代谢后降低或者失去致癌活性,称为代谢去毒。

间接致癌物是指进入体内后不能直接致癌,需要被体内相关酶系统经过代谢后才能变为具有亲电子性或自由基形式的致癌物质,此过程称为代谢激活。间接致癌物是最为广泛的化学致癌物质,包括多环芳烃、芳香胺类、亚硝胺及黄曲霉素等。

促癌物又称为肿瘤促进剂,它们不能单独作用于机体致癌,但是可以促进其他致癌物诱导肿瘤,促癌物质包括巴豆油成分中的佛波酯类化合物、煤焦油中的酚类等。研究发现,促癌物的促癌活性具有组织特异性。这种特异性是由于促癌物需要与细胞中相应的特异性受体结合,与其发生相互作用,从而影响细胞功能的改变。

二、常见的化学致癌物及分类

根据分子结构,目前通常将化学致癌物分为以下几个大类:多环芳烃(PAHs)、芳香胺类、亚硝基化合物、烷化剂和偶氮染料,以及一些金属无机物及其化合物等。

多环芳烃是煤焦油、煤烟的主要成分,是一种常见的化学致癌剂。多环芳烃作用于啮齿类动物皮肤的实验表明它们具有强致癌性。已经鉴定到的 PAHs 包括苯并芘、二苯蒽、7,12-二甲基苯蒽和 3-甲基胆蒽等。PAHs 全部属于多环芳香类碳氢化合物。结合有氨基(芳香胺类)、硝基和偶氮等基团的具有多环芳烃结构的化合物也具有致癌性,如联苯胺、4-二甲氨基偶氮苯和 2-萘胺等。

具有芳香环并不是化学致癌物必有的特征,一些低分子量的有机化学分子,如亚硝胺、亚硝基酰胺等,也属于潜在致癌剂。属于烷化剂的致癌物包括氮芥类、硫芥类、磺酸酯类、内酯类、卤醚类和环氧化物等。偶氮染料是分子结构中含有偶氮基($-N=N-$)的一类染料,广泛用于纺织品及皮革的染色。偶氮染料经过还原反应,形成芳香胺类化合物,后者具有致癌作用。

一些比较清楚的无机化学致癌物,如镉、铬和镍的化合物在动物中被证实可以致癌,是已经被确认的工业暴露类化学致癌剂。另外一种无机物砷,虽然在动物实验中不具有致癌性,但是却有足够的证据支持它是一种人类的致癌物。还有一些金属元素可以诱发动物致癌,被列为人类的可疑致癌物,如铍、钴、铅、锌和钛等。

惰性化学致癌物的致癌过程没有化学反应,它们的致癌能力与其物理形式有关。向动物组织中植入某些塑料或纤维,在植入的位置可以诱发肉瘤。惰性致癌物的物理尺寸以及天然性质比其化学组成的致癌作用更为重要。除啮齿类动物对这类致癌物敏感外,其他物种具有耐受性。例如,将塑料或者其他惰性材料植入人或者荷兰猪体内,往往伴随修复体的形成,而很少形成肉瘤。最值得关注的是在人体内可以诱发癌症的已知纤维中,石棉就属于这一类致癌物。人类暴露于石棉可以诱发间皮瘤和支气管来源的肿瘤,石棉诱发的增生性疾病的发生发展与纤维的晶体结构以及物理尺寸有关,而不是其化学组成。直径小于 $0.5~\mu m$ 且长度在 $5~\mu m$ 左右的纤维容易诱发间皮瘤,而长度 $>10~\mu m$ 的纤维可以诱发癌。并不是所有的石棉纤维都具有这样的尺寸,因此不同类型和不同来源的石棉在致癌潜能上差异甚大。

三、化学致癌物的代谢活化

Elizabeth 和 James 发现,偶氮染料经过代谢激活后,可以与细胞内大分子发生共价结合,模式致癌剂 2-乙酰氨基芴(2-AAF),其酰胺氮位点上经过羟化作用产生的代谢产物比原始分子具有更强的致癌活性,即 N-羟基-2-乙酰氨基芴(N-OH-2-AAF)。后来的研究发现,细胞质内的 N-乙酰转移酶可以催化 N-OH-2-AAF 发生乙酰化成为 N-乙酰基-N-乙羧基衍生物,后者可以自发形成带正电荷的有机离子,这类物质具有亲电子性质,可以与细胞内的大分子物质很快形成共价结合。像这样未经过代谢的、化学性质不活泼的间接致癌物称为前致癌物;在体内经过部分酶代谢的化学性质活泼但寿命极短的致癌物称为近似致癌物,如 N-羟基-2-乙酰氨基芴;近似致癌物进一步转变成为带正电荷的亲电子物质,成为终致癌物,如 N-乙酰基-N-乙羧基衍生物。间接致癌物在体内经过层层代谢,变为终致癌物的过程即为化学致癌物的代谢活化过程。大多数化学致癌物质需要代谢激活才具有致癌能力。

许多终致癌物的化学结构尚不清楚,同一种前致癌物可以经过代谢激活变成多种代谢产物。参与代谢活化过程最重要的酶系为混合功能氧化酶系统,它们主要存在于人和动物的肝细胞微粒体和细胞质中,其他一些组织如皮肤、肺和鼻腔黏膜也有存在。混合功能氧化酶系统包含许多酶类,主要具有水解、氧化和还原等作用。细胞色素 P450 和 P448 就是其中两种需要的代谢酶,细胞色素 P450 可以催化联苯胺发生 N-羟基化过程,使其代谢活化。苯并芘是混合功能氧化酶的底物,可以被转化成为各种氧化代谢产物,包括环氧化物、酚、二醇和二氧二醇等,也可以与谷胱甘肽、葡萄糖醛酸、硫酸盐形成共轭化合物。苯并芘 7,8-位点首先被 P450 氧化,形成 7,8-二氢二醇;7,8-二氢二醇再次被 P450 家族氧化形成终致癌物 7,8-二氢二醇-9,10-环氧化物。环氧化物的形成是多环芳烃类化合物遗传毒性的关键,而 P450 酶系统主要参与这个过程。黄曲霉素 B1(AB1)的致癌能力主要在于其分子末端呋喃环的一个碳-碳双键,受细胞色素 P450 的催化作用,碳-碳双键被氧化,氧化产物具有很强的亲电子性质,并很快与细胞内具有亲核性质的物质(如 DNA)发生反应,形成 DNA-AFB1 加合物,具有很强的促突变能力。

癌症的发生是遗传和环境多因素共同作用的结果,人体对内外源性化学致癌物的代谢能力影响个体对癌症的易感性。例如,CYP1A1 基因是细胞色素 P450 家族中的一员,其基因多态性与胃癌易感性相关联。CYP1A1 基因的 7 号外显子 4 889 kb 位置的 T 被 G 取代,从而导致第 462 位的异亮氨酸密码子被缬氨酸密码子取代,形成 lle-Val 位点,产生 3 种基因型。

四、化学致癌物的致癌原理

许多经典的化学致癌物,被代谢激活后通常可以导致 DNA 损伤。由于可以诱导 DNA 损伤,这样的化学物质也被称为遗传性或遗传毒性化学致瘤物。然而,这也不是所有化学致癌物的共同特征,一些化学致癌剂的致癌作用并非通过直接导致 DNA 损伤。这类致癌剂称为非遗传毒性化学致癌物,它们的主要作用原理是介导生长因子表达异常或者信号转导通路的紊乱而最终致癌。

化学致癌物及其代谢产物导致 DNA 损伤过程包括一些简单的化学反应,如对碱基进行羟基化作用。DNA 被化学性质极为活泼的自由基攻击后,鸟嘌呤碱基被羟基化成为 8-羟基脱氧鸟苷酸,被认为是一种 DNA 的突变性损伤。自由基是一种非常普遍的化学致癌物的代谢产物,其分子表面携带有未配对的自由电子,如通过代谢作用产生的氧自由基。羟基化作用以及自由基的攻击可能导致反应位点发生碱基丢失,导致脱嘌呤或脱嘧啶。自由基攻击也是导致 DNA 断裂的主要原因,包括单链断裂或者两条磷酸脱氧核糖骨架同时受损的双链断裂。

遗传毒性化学致癌物的另一种导致 DNA 损伤的方式是通过化学作用直接结合于 DNA。小分子化学物质通过这种方式使得 DNA 发生烷化作用,而一些长链分子则可以在碱基之间形成交联作用。化学致癌物通过此类作用方式所形成的产物称为 DNA 加合物。对 DNA 的这种共价修饰作用通常发生在碱基上,被认为是化学致癌作用的起始过程。许多化学致癌物都可以形成 DNA 加合物,如前面提到过的多环芳烃、黄曲霉素和芳香胺等。如果长期暴露于这些化学物质,DNA 加合物可以在靶组织中达到相对稳定的水平。在细胞复制过程中,DNA 加合物可以直接导致基因发生突变,如果这些突变发生在控制细胞生长的基因上,便可能导致肿瘤形成。在不同物种里均发现,DNA 加合物的水平存在剂量依赖效应,并且对肿瘤发病率具有一定的预测作用。因此,准确鉴定并测量人体内由致癌物引起的 DNA 加合物水平,是人类肿瘤发病风险的重要预测工具或者分子标志。

在细胞进行自我复制过程中对 DNA 损伤进行修复的时候,DNA 加合物可以转化为突变,这些突变包括点突变、移码突变(单碱基或多碱基的丢失或重复)、染色体变异、非整倍体或多倍体。这些突变一旦诱导形成,便被整合到 DNA 序列中并且可以遗传。DNA 加合物形成的位置和特征与突变类型相关,包括化学分子体积的大小、它们攻击靶 DNA 的位点以及它影响 DNA 结构的方式。例如,小分子烷化剂可以加合到鸟嘌呤的 N-7 位点,这是由于后者具有很强的亲核性质。相反,一些空间结构更大的芳香胺类致癌剂则是优先攻击嘌呤环,如鸟嘌呤的 C-8 位点,芳香烃类则结合于 N-2 和 N-6 位点。2-乙酰氨基芴(酰胺)与 2-氨基芴(胺)的不同在于前者具有一个羰基。两种化学分子都可以通过 N-羟基衍生物被代谢激活,酰胺-DNA 加合物嵌入到 DNA 之间使得双螺旋结构扭曲变形,而胺-DNA 加合物仍然存在双螺旋结构的外表。这种不同的结合方式导致的结果是酰胺-DNA 加合物导致移码突变,而胺-DNA 加合物则导致碱基颠换。

尽管化学致癌物可以导致 DNA 损伤和序列改变,需要注意的是 DNA 突变却不一定能够诱发癌症。发生 DNA 突变后,细胞至少存在 3 种命运:DNA 修复系统进行正确修复,变为正常细胞;修复失败,启动凋亡过程,细胞发生程序性死亡;完成错误修复、DNA 复制和细胞增殖,突变被保留下来,导致蛋白质序列或结构的改变,如果这些改变的基因属于原癌基因或抑癌基因,便导致肿瘤发生。

核苷酸切除修复(NER)是 DNA 损伤修复系统的重要途径之一,主要参与修复大分子 DNA 损伤。研究表明 DNA 修复能力低下可能是增加肿瘤易感性的重要原因。着色性干皮病基因 C(XPC)、着色性干皮病基因 G(XPG)是 NER 途径的核心基因,这两个基因所编码的蛋白产物的主要功能分别是识别和切除 DNA 损伤部位。研究发现由于 XPC 和 XPG 基因存在 SNP,可影响其编码蛋白的功能从而改变宿主的 DNA 修复能力,进而影响个体患肿瘤的遗传易感性,例如,XRCC1 基因 GCC 单体型、XPArs2808668CT 基因型和 T 等位基因及 XPC 基因 rs2733533 位点 A 等位基因及 XPD 基因 rs1799787 位点 CT 基因型增加肺癌发病风险。研究表明,XPC 基因 Ala499Val 位点、Lys939Gln 位点 SNP 可增加个体患肺癌、膀胱癌和头颈部鳞状细胞癌等肿瘤的风险;XPG 基因 His1104Asp 位点可增加个体患肺癌的风险。来自环境中的化学致癌物质通常首先导致 DNA 损伤,如果负责 DNA 损伤修复的基因存在突变或者不利的基因型,便更容易导致肿瘤发生。因此,从 DNA 损伤和 DNA 修复的角度来讲,肿瘤发生过程依赖于遗传-环境的交互作用。

五、人类化学致癌物举例

以上介绍的各种化学致癌物多数来源于环境,人类长期暴露于含有这些物质的环境中,会增加癌症的发病风险。建立科学的监测方法、完善的防备体系,有利于癌症预防工作。

与生活方式有关的化学致癌物中,吸烟已经被确定为多种肿瘤的病因,包括肺癌、口腔癌、喉癌、食管癌和胰腺癌等。香烟燃烧产物中包括几千种化学成分,包括许多致癌物质,如多环芳烃、苯酚和亚硝胺类化合物。吸烟行为不仅影响吸烟者的身体健康,对周围的被动吸烟者也具有极大的危害。此外,过度饮酒、饮食习惯(动物脂肪、亚硝胺和真菌毒素)均与肿瘤发生密切相关。

来自医源性的化学致癌因素:①抗癌药物,如环磷酰胺、氮芥和一些含烷化剂的化学治疗(简称化疗)药物;②免疫抑制剂,如硫唑嘌呤;③口服避孕药的使用,雌激素联合孕激素;④含非那西汀的止痛药;⑤含砷制剂。

工业生产与职业暴露相关的化学致癌因素,在一些工业生产中,会伴随着致癌物质的生成,如铝的生产、焦炭生产、品红生产、碱性嫩黄工业生产、橡胶工业、煤的气化、煤焦油分馏和采矿场(砷、铅、六价铬和镍),某些职业也可能接触到化学致癌物,如油漆工、靴鞋织造和修理工人和早期烟囱清洗工人。

(陈杜鹃)

第三节 激素与肿瘤

激素分内源性和外源性两大类。内源性激素是一种由机体特定细胞合成、分泌,通过血液循环传输,可以传递信息以影响身体其他部位细胞生理功能和代谢的化学物质。外源性激素则是非自身合成的激素,通过与特异性受体结合,激活相应信号转导通路,从而发挥其生理功能。在整体水平,处理不同激素之间、激素与神经系统之间的相互关系;在组织水平,控制形态结构和生长速率;在细胞水平,维持细胞内环境稳定。

激素通常分为以下 3 类。①含氮类激素:这类激素主要包括肽激素和蛋白质激素两大类,如肽激素类的促甲状腺激素释放素和血管升压素、蛋白质激素类的胰岛素和生长激素。②类固醇激素:类固醇激素又称甾类激素,由胆固醇和二十烷类衍生物衍生而来,肾上腺皮质和生殖腺是类固醇激素的主要来源,因此根据其来源不同,类固醇激素可分为肾上腺皮质激素和性激素两大类。③胺类激素:在芳香族氨基酸脱羟酶的作用下,由芳香氨基酸类(如苯丙氨酸、酪氨酸和色氨酸等)衍生,如甲状腺素和肾上腺素。

激素的生物合成和分泌往往受到负反馈作用机制的调节。而这样的调节机制取决于影响激素的代谢因子。因此,激素水平高本身并不能导致负反馈调节机制,而是高激素水平导致的过量产物才能激发这种调节机制。激素的分泌、调控和代谢受环境因素和机体相互作用影响。激素水平的异常与肿瘤的发生与发展有关,激素水平过高会导致细胞的生长、分裂不受控制,损伤细胞无法修复或进入程序化死亡,进而导致癌症的发生。

一、雌激素与肿瘤

雌激素是主要由肾上腺和卵巢分泌的十八碳固醇类激素,正常的生理作用是调节机体生长发育和女性生殖生理过程。雌激素的功能主要是通过结合属于核受体超家族的雌激素 α 或雌激素 β 来实现的,雌激素可以通过两种途径实现对细胞功能的调节。①基因组途径:即雌激素-雌激素复合物和目的基因的启动子结合或与目的基因的 DNA 结合转录因子作用直接调控基因的转录。②非基因组途径:雌激素与浆膜上的雌激素或其他浆膜蛋白结合后,调节胞内的 Ca^{2+}、NO,激酶活性来直接实现对细胞功能的调节。同时这两条途径也是可以交叉作用的,共同实现雌激素调节细胞生长、增生、凋亡和血管生成等多方面的功能。

2002 年,美国国家毒理计划项目报告将雌激素正式列为致癌物,此后一直将其列在致癌物名单上。近 20 年的一系列临床观察和基础实验数据证明,雌激素在多种器官和组织中肿瘤的临床治疗和预后密切,在肿瘤的癌变、血管生成、肿瘤免疫和转移过程中有直接的作用。这些肿瘤可以归为四大类:乳腺癌和妇科肿瘤(子宫颈癌、子宫内膜癌和卵巢癌)、内分泌器官肿瘤(前列腺癌、甲状腺癌)、肺癌及消化道肿瘤(食管癌、胃癌和结直肠癌)。以上肿瘤组织中均表达有雌激素 α 和雌激素 β,但是雌激素 α 和雌激素 β 的表达水平和比例都不尽相同,故而雌激素在不同的肿瘤当中的作用有器官独立性。如雌激素 β 在乳腺癌、子宫内膜癌等妇科肿瘤和内分泌肿瘤中表达低,有抑制肿瘤细胞生长的作用,但是在消化道肿瘤和肺癌中雌激素 β 表达高促进肿瘤细胞的生长。

(一)雌激素与原发性乳腺癌

1999 年,经 ICRC 评估后确认,口服含雌激素的避孕药会增加乳腺癌的患病风险。大规模人群的流行病学调查发现,接受雌激素替代疗法的妇女,特别是绝经后长期接受激素替代疗法乳腺癌的发生率明显增高,而且女性在雌激素暴露时间和剂量与患乳腺癌的风险正相关的。多个临床调查的结果表明,乳腺癌组织大量表达芳香化酶,该酶是雌激素合成的关键酶。基础细胞实验、动物模型研究以及临床试验研究结果均表明,阻断芳香化酶的活性,可以抑制乳腺癌组织的生长。

雌激素主要通过两条互补的途径参与乳腺癌的启动、促进和进展等各个环节。①直接途径:雌激素的基因毒性、雌激素经细胞色素 P450 家族酶氧化代谢的中间产物对染色体 DNA 的直接损伤,如 3,4-醌类雌激素能够直接与 DNA 上的腺嘌呤和鸟嘌呤加合,造成 DNA 脱嘌呤和突变;另一方面,一些中间代谢产物还可以产生 ROS,直接破坏 DNA,目前已经确定一系列编码雌激素合成代谢相关酶的基因多态性与乳腺癌患病风险是密切相关,如 CYP17、CYP19、GSTM1 和 COMT2。②间接途径:雌激素结合雌激素受体后,通过经典的基因组或非基因组途径放大信号,作用于相应的转录因子或基因,调节肿瘤细胞的相关基因的表达水平。已经确认的一系列由雌激素介导表达,可以促进肿瘤细胞生长,抑制分化和凋亡,加强肿瘤侵袭能力的分子。

(二)雌激素与妇科肿瘤

像乳腺癌一样,雌激素也参与子宫颈癌、子宫内膜癌和卵巢癌这些常见的妇科肿瘤的发生发展过程。有研究发现,绝经后妇女雌激素替代疗法会增加 HPV 的感染,口服避孕药会刺激子宫颈癌细胞内 HPV 基因的表达,和乳腺癌一样,在子宫颈癌、子宫内膜癌和卵巢癌也可以瘤内表达芳香化酶,合成雌激素,促进肿瘤的生长增生,而且芳香化酶的表达量和肿瘤预后呈负相关。雌激素在妇科肿瘤中的作用机制与在乳腺癌中的途径基本一致,雌激素 α 和雌激素 β 的表达和作用也大致相同,雌激素 α 可以促进肿瘤的生长和增生,而活化雌激素 β 会促进肿瘤细胞凋亡,抑制细胞恶性转化。临床试验也证实,子宫内膜癌、卵巢癌中雌激素 β 表达阳性,提示预后良好,生存期长,但是有一点不同的是高分化的子宫内膜癌雌激素 β 是显著降低的,这也提示在不同的肿瘤中,雌激素 α 和雌激素 β 的相互作用以及对临床病理进程和预后判断也不是一致的,需要具体分析。

根据上述雌激素与乳腺癌,妇科肿瘤关系和作用机制,近年来出现了针对芳香化酶的抑制剂以及雌激素的选择性拮抗剂 DPN(雌激素 β 兴奋剂)、MPP(雌激素 α 拮抗剂)用来治疗上述肿瘤,但是这种治疗方式也存在不足,可能导致雌激素水平不能满足生理需要,从而导致严重的不良反应。

(三)雌激素与原发性肺癌

现在越来越多的证据表明,性别是除吸烟外影响肺癌发生的重要因素。流行病学调查发现,不吸烟人群中,女性发生肺癌的风险是男性的 3 倍。日本对 446 777 名非吸烟女性人群进行了8～12 年的跟踪调查发现,性成熟越早或绝经晚的人群患肺癌的风险越高,提示雌激素暴露时间和肺癌发生风险呈正相关。美国的流行病学调查结果进一步显示,＜50 岁的年轻女性肺癌发生率要高于绝经后的妇女。2010 年,美国对 36 588 名美国妇女生活方式做了前瞻性研究。结果提示雌激素、孕激素合并使用时间超过 10 年者,其肺癌发生风险增加约 50%。

(四)雌激素与原发性甲状腺癌

甲状腺癌是内分泌系统中发病率最高的肿瘤,占内分泌肿瘤的 90% 以上,且发病率在呈上升趋势。流行病学研究发现,孕龄妇女的甲状腺癌的发病率约是同龄的男性的 2.7 倍,绝经后妇女各类型甲状腺癌的发病率明显降低,并且明确将女性列为甲状腺癌的危险因素之一。妇女口服避孕药或者因其他疾病服用雌激素治疗,将增加患甲状腺癌的风险。动物实验也提示,外源性的雌激素会诱发甲状腺癌。摘除卵巢的小鼠,雌激素水平明显降低,甲状腺癌发生率相对于未摘除卵巢的小鼠也明显降低,对摘除卵巢的小鼠给予外源性雌激素,甲状腺癌发生率又有明显的上升。与乳腺癌一样的是,在甲状腺癌中,雌激素结合雌激素 α 促进肿瘤细胞生长和增殖,结合雌激素 β 促进肿瘤细胞凋亡抑制侵袭和转移,而且雌激素 α 和雌激素 β 的比例会影响到肿瘤的病理生理过程。

(五)雌激素与原发性前列腺癌

早期的研究多认为,雄激素是前列腺癌发生发展的危险因素,而雌激素对前列腺是具有保护作用的,并用于前列腺癌的临床抗雄激素治疗中。60 岁后是男性前列腺癌的高发年龄,此时男性血清中的雄激素水平下降而雌激素水平不变甚至增高。对血清中的雌激素与前列腺癌的关系,在不同的流行病学研究中得出的结果是有不一样的。一部分研究结果显示,血清中雌激素水平增高会增加前列腺癌的发生风险,而另一部分的结果则表明血清中雌激素水平和前列腺癌发生风险没有关系。随着近年来分子生物研究技术的发展,一系列的研究结果提示,相对于血清雌激素,前列腺癌组织瘤内合成的雌激素对前列腺发生与发展作用更加明确。

二、其他激素与肿瘤

(一)孕激素与肿瘤

孕激素有重要的生理作用,不但可以调节乳腺和女性生殖系功能,同时也参与骨骼、心血管系统和中枢神经系统的功能维持。但是,众多的实验证明孕激素会影响乳腺癌、卵巢癌和子宫内膜肉瘤的发生发展,1985 年,美国毒理规划中心(NTP)将孕激素正式列为致癌物。但临床实际工作中,很多情况下是将雌激素和孕激素混合使用的,这就很难区分雌激素和孕激素的致癌作用是独立还是相互作用的。

流行病学调查发现,使用雌激素加孕激素混合激素替代疗法的绝经后妇女的乳腺癌患病风险要明显高于单纯使用雌激素替代疗法的妇女,提示孕激素有独立的致癌作用。临床调查研究报道,40 岁以上的绝经前妇女使用孕激素口服避孕药会增加乳腺癌的发病风险。最新的研究结果认为孕激素促进乳腺癌增殖有两个不同的机制,一是孕激素和孕激素受体 PR 结合,通过周期蛋白 D_1(cyclin D_1)起作用;二是不经过 PR,依赖 TNF 和 NF-kB 配体受体活化因子(RANKL)发挥作用。

但是,也有研究证据表明,孕激素对某些肿瘤有一定拮抗作用。孕激素可以诱导子宫内膜癌细胞 cyclin D_1、MMP-1、MMP-2、MMP-7、MMP-9 以及 Ets-1 表达减少,而使纤连蛋白、整联蛋白 α2、整联蛋白 β1、整联蛋白 β3 以及钙黏素等一系列的肿瘤抑制基因表达增加。目前,有一些利用孕激素进行治疗子宫内膜癌的临床试验已经取得比较明显的效果。

(二)胰岛素与肿瘤

胰岛素是由胰岛 β 细胞分泌的一种蛋白质类激素,调节体内的糖类和脂肪代谢。它不仅仅是体内唯一调节机体血糖水平的激素,还是重要的生长因子。

早在 35 年前就有研究人员发现,胰岛素具有丝裂原性,可以促进小鼠结肠癌的发生。近年来的一些流行病学证据也提示,胰岛素会增加一系列肿瘤的发生风险。一些研究提示,胰岛素及其类似物(甘精胰岛素)与糖尿病患者乳腺癌、膀胱癌和子宫内膜癌等发生危险升高有关。

实验室研究也发现,胰岛素对乳腺癌细胞系、结肠癌细胞系和前列腺癌细胞系具有明显生长促进作用,且发现甘精氨酸作用最为明显,而门冬胰岛素和赖脯胰岛素则作用不明显。动物体内实验证实,胰岛素有促进肿瘤发生、发展的作用。但是,胰岛素促肿瘤作用的具体机制尚不明确。

(三)促甲状腺激素与原发性甲状腺癌

促甲状腺激素(TSH)是调节甲状腺生长和功能的主要激素。研究发现甲状腺癌总是和促甲状腺素的异常分泌相关联,过量的促甲状腺素可能是引起甲状腺癌的原因之一。通过负反馈调节机制,临床利用甲状腺素抑制促甲状腺素释放,已经成为治疗甲状腺癌的有效手段之一。

(四)睾酮与原发性前列腺癌

睾酮是维持男性性征及性功能的主要激素,目前为止流行病学调查结果尚支持睾酮水平上升和前列腺癌有关。但是细胞生物学证据显示,前列腺癌细胞的生长与睾酮密切相关。

(曲华君)

第四节　病毒与肿瘤

一、致瘤病毒的发现

在 19 世纪前,人们普遍认为肿瘤只是遗传性疾病,同微生物无关。然而,在 1908 年,丹麦生物学家 Ellermann 和 Bang 将患有白血病鸡的血液和器官浸出液接种到健康鸡身上,从而诱发健康鸡的白血病,首次表明了病毒与恶性肿瘤在病因学上的关系。1911 年,美国纽约的 Rous,用患有肉瘤鸡的小块肿瘤组织植入和肿瘤组织的匀浆滤液注射的方法,在同种健康鸡身上进行成瘤试验,同样使得一些健康鸡患上肉瘤。后来,他又发现了若干鸟类的肿瘤病毒。Rous 发现了病毒在某些癌症中所扮演的角色,因而于 1966 年获得了诺贝尔医学或生理学奖。

1933 年,Bishope 发现了第 1 个 DNA 肿瘤病毒——兔乳头瘤病毒。1953 年,Gross 等分离出一种多瘤病毒,可引起小鼠、田鼠、兔、海猪和黄鼠狼等动物多类组织(腮腺、肾、骨和乳腺等)发生肿瘤。1960 年,猴空泡病毒 40(SV40)从猴肾细胞中被分离。兔乳头瘤病毒、多瘤病毒和SV40 后都统归于乳多空病毒科,主要感染鳞状上皮和黏膜,引起多种疣和纤维肉瘤,一般为良性。此外,人类 BK 病毒、JC 病毒(两种多瘤病毒)均可引起新生仓鼠肿瘤,其致瘤作用在动物实验中得到充分证明,但与人类肿瘤关系不是很清楚。

1989 年,在智利首都圣地亚哥举行的"DNA 病毒在人类肿瘤中的作用"国际研讨会上,首次确定了肝炎病毒(hepatitis B virus,HBV;hepatitis C virus,HCV)与肝细胞肝癌、EB 病毒(Epstein-Barr virus,EBV)与 Burkitt 淋巴瘤和鼻咽癌以及人乳头瘤病毒(human papilloma virus,HPV)与子宫颈癌有直接关系,人类肿瘤病毒病因学上的巨大突破,对人类肿瘤与病毒关系研究十分重要。

随着分子生物学的发展,病毒瘤基因相继被克隆,并阐明了功能。以此为基础,从信号转导、细胞周期的角度进一步探索致瘤病毒的致瘤分子机制,已获得了环境因素如何与宿主基因相互作用的实验证据,这些进展极大丰富了人们对病毒致瘤分子机制的认识,并有助于开辟治疗和预防肿瘤的新途径与新方法。

二、致瘤病毒概念与主要特征

凡是能够引起人和动物肿瘤或在体外能够使细胞转化为恶性的病毒,均称为致瘤病毒。确定一种病毒是否为致瘤病毒,可遵循以下的原则:①病毒感染是瘤变的必要条件,即先有病毒感染,后发生瘤变;②新分离的肿瘤组织中,存在病毒的核酸和蛋白质;③在体外组织细胞培养中,能够转化细胞;④在分类学上的同属病毒可引起动物肿瘤;⑤有充分的流行病学证据表明该病毒和某种肿瘤之间的关系;⑥当用该病毒或病毒的成分免疫高危人群时,引起肿瘤发病率的下降。

转化细胞是在组织培养条件下,获得恒定的可遗传给子代细胞变化的细胞,这种变化可以是长期培养过程中正常细胞自然发生的,也可是外界因素作用导致的。转化细胞具有永生化、接触抑制消失、血清依赖性降低、形态学改变、成瘤性、核型改变和膜功能改变等特征。病毒转化细胞为"单次打击"过程,即一次感染敏感靶细胞,经相互作用,细胞发生转化。病毒将部分或全部病毒基因整合至宿主基因组内,表达自身基因,并引起宿主基因表达改变。转化的过程主要通过病毒癌基因编码产物对细胞各部分发生作用,影响细胞信号转导,影响某些基因转录活性,从而改变细胞代谢,导致癌变。

癌基因最初是定义为病毒携带的、可转化靶细胞形成肿瘤的基因。大部分病毒性癌基因具有细胞副本,这些基因存在于病毒或细胞的基因组中,执行着正常细胞的生理功能,但在一定的条件诱导下可引起人类肿瘤,也称为原癌基因。致瘤病毒的癌基因往往与基因缺失、异位置换、启动子突变及甲基化所致的功能失活等异常改变有关,并执行着非正常的功能。目前,已分离鉴定出约 100 种癌基因,按基因功能可分为蛋白激酶类、信息传递蛋白类、生长因子类和核内转录因子类。致癌作用是原癌基因被不当激活,或由于基因突变引起蛋白水平的变化,即表达调控程序的改变引起的基因过表达,或表达的蛋白不能执行正常的功能。

致瘤病毒可分为 DNA 病毒和 RNA 病毒两大类。与动物或人有关的致瘤性 DNA 病毒共五大类:乳头多瘤空泡病毒类、腺病毒类、疱疹病毒类、乙型肝炎病毒类和痘病毒类。致瘤性 DNA 病毒的共同特征:病毒的致癌作用发生在病毒进入细胞后复制的早期阶段,相关基因多整合在细胞基因组 DNA 中。某些 DNA 病毒在染色体上的定位还具有倾向性,这种定位的倾向性往往表现为累及多个染色体的位点,可能涉及染色体的脆性部位和原癌基因的位点。与病毒相关基因整合到细胞基因组中,从而表达该蛋白,这种整合到染色体的癌基因的蛋白产物称为转化蛋白,也称致瘤蛋白。最新研究表明,腺病毒编码的转化蛋白 EIA、EIB,乳多空病毒 SV40 编码 T 抗原,HPV16、HPV18 编码的 E6、E7 转化蛋白均可与重要的抑癌基因 Rb 和 p53 相互作用,导致细胞周期紊乱。抑癌基因是一组调节正常的细胞生理功能,一旦失去其功能,即可引起肿瘤的一类基因。DNA 病毒感染宿主细胞之后,根据宿主细胞的性质可分为允许性细胞和非允许性细胞,允许性细胞是指当 DNA 病毒感染宿主细胞后,能够发生病毒复制并最终裂解死亡的细胞,这种细胞往往是病毒的自然宿主。非允许性细胞是指当病毒感染与其无关的种属细胞时,病毒的复制效率很低,甚至不能完全复制,但细胞能够存活,因此,允许性细胞的感染称为裂解性感染;非允许性细胞的感染称为流产性感染。在允许性感染早期,病毒产生转化蛋白;在感染的晚期,在核内组成病毒颗粒,细胞裂解后,新生病毒释放。非允许性感染中,病毒基因组整合到细胞 DNA 中,使细胞发生转化。

肿瘤的发生是细胞内活化原癌基因的显性作用,细胞生长是一个有序的分子网络行为,细胞分裂的每个步骤需要一系列的基因及其基因产物参与执行正常功能,一旦失去其功能可引起细胞恶性转化而发生肿瘤。抑癌基因与癌基因是调控细胞内增生、分化、凋亡等生命活动的关键基因,一般癌基因的调控称为正调控信号,而抑癌基因称为负调控信号,肿瘤的形成是多种因素作用引起的多基因改变,这种改变的基因从信号通路、细胞周期和细胞凋亡等多种途径影响细胞的生长。

DNA 病毒引起细胞裂解的过程大致如下:①病毒附于细胞膜上并穿入细胞内;②病毒在核膜旁脱去外壳;③病毒 DNA 转录形成病毒 mRNA;④病毒 mRNA 翻译早期蛋白,参与病毒 DNA 复制;⑤病毒 DNA 复制,复制后 DNA 转录 mRNA,并翻译晚期蛋白,形成病毒外壳;⑥病毒 DNA 和外壳的蛋白组装成新病毒颗粒,引起细胞裂解,释放子代病毒。

DNA 病毒引起细胞转化过程大致如下:①同上述引起细胞裂解的前两步相同;②病毒 DNA 整合到宿主细胞 DNA 中,并随宿主细胞基因组一起复制;③在病毒 DNA 控制下,转录和形成 mRNA 早期蛋白,即病毒特异性肿瘤抗原,它只存在于转化的细胞核内;④在整合后 DNA 控制下,转录形成 mRNA 并翻译成肿瘤特异性移植抗原,移至细胞表面,完成转化过程而成为肿瘤细胞。

与禽类、哺乳类动物和人类肿瘤有关的致瘤性 RNA 病毒主要是反转录病毒。致瘤性 RNA 病毒的分类有多种方式:根据病毒形态、基因组结构是否完整、致瘤潜能及不同机制可分为 A、B、C、D 4 型,C 型病毒与肿瘤发生有明确的病因学关系,B 型的致瘤能力次之,A 型可能是 B、C 型的不成熟形式,D 型病毒来源于恒河猴乳腺分离物,目前还没有致瘤的直接证据。由于病毒的基因组结构差异,根据体外培养中是否需要辅助病毒产生完整的病毒颗粒又可分为非缺陷型和缺陷型 RNA 致瘤病毒。带有 src 基因的肉瘤病毒含有完整的 gag、pol 与 env 基因,属于非缺陷型;缺陷型病毒基因结构缺失 pol 和 env 基因,但含有与病毒致瘤相关的癌基因,这些基因往往形成 gap-cnc 融合基因,并产生 gag-yes、gag-actin-fgr 和 gag-ral 等融合蛋白。这类病毒基因组中的结构基因在感染细胞时与细胞基因组交换或者丢失,取而代之的是病毒癌基因,以至于病毒需要在辅助病毒的协助下才能产生完整的病毒颗粒。RNA 致瘤病毒根据在动物体内的致瘤能力及时间分为急性和慢性 RNA 致瘤病毒。急性 RNA 致瘤病毒当接种于动物后 3～4 周诱发肿瘤,慢性 RNA 致瘤病毒导致动物发生肿瘤的过程可达 5～12 个月时间周期。慢性 RNA 致瘤病毒对培养细胞失去转化能力,因为不含癌基因,只有通过长末端重复序列(long terminal repeat,LTR)整合到宿主细胞的 DNA,使插入部分以下的基因过表达而引起肿瘤。

急性转化型反转录病毒的特点可参比父代病毒的序列给予区别,有趣的是,与感染细胞所形成的新基因相对稳定,并且与细胞基因序列非常相似,但这类正常细胞的基因不是致瘤的。反转录病毒感染宿主细胞将捕获的细胞基因修饰后,产生具有活性的原癌基因组合,通常以病毒 v 表示,而细胞的同类基因以 c 表示。例如,Rous 肉瘤病毒基因组内的癌基因称为 v-src,而同样序列的基因在细胞内称 c-src,根据 v-致瘤和 c-致瘤可辨别该癌基因的来源。

已发现反转录病毒基因组内共有 30 多种细胞癌基因,不同的转化型反转录病毒株基因组中有序列相同的 c-癌基因,如猿猴病毒和猫科病毒 Fesv 的 Pl 株携带有来自 c-src 的病毒癌基因,另一些病毒,如鼠 Musv 的 Havvey 和 Kirsten 株携带的 v-Ras 基因来自两个不同的细胞 c-Ras 基因家族。在 3 株不同的猫科病毒 Fcsv 发现有同样的非转化型病毒的基序,如 sis、fms 和 fes 癌基因。某些病毒基因组内携带多个细胞基因序列的原癌基因,在不同病毒株基因组中,携带相同系列的 c-癌基因。例如,不同的病毒均含有 v-myc 基因,而来源与 c-myc 相同,但病毒株间所含有的 v-myc 基因的末端序列各异并伴随着点突变,这意味着目前已被分离获得的 c-癌基因是可被病毒转录活化的一类基因。最直接的证据是,当 RSV 感染宿主细胞后可以观察到细胞转化与 v-癌基因表达同时发生。v-src 发生温度敏感突变所引起的转化可在温度增加的条件下完成,反之亦然。这证明 v-src 在启动和保持宿主细胞的转化起重要作用。

三、人类肿瘤相关致瘤病毒

Epstein 和 Barr 于 1964 年首次分离出与淋巴肿瘤相关的病毒并命名为 EB 病毒。EB 病毒是多种肿瘤的病原,其形态与其他疱疹病毒相似,圆形,直径 180 nm,基本结构含核样物、衣壳和囊膜三部分,归属于疱疹病毒属,可引起传染性单核细胞增多症、鼻咽癌、非洲 Burkitt 淋巴瘤和其他淋巴细胞增生性疾病。EB 病毒通过与淋巴细胞表面的 CR2(CD21)受体吸附、感染宿主细胞。被感染的细胞具有 EBv 基因组,并可产生各种抗原,如 EBv 核抗原(EB-na)、早期抗原(ea)、膜抗原(ma)、衣壳抗原(vca)和淋巴细胞识别膜抗原(lydma)。EB 病毒感染有明显的种属和宿主依赖性,该病毒体外感染淋巴细胞可引起细胞永生化,也可是宿主细胞转化,并发现转化细胞中有残留的 EB 病毒基因序列。但 EB 病毒的转化是否由于整合到宿主 DNA 或其他原因目前仍有争论。EB 病毒潜伏感染宿主细胞,病毒的核抗原(EB-na)、潜伏膜蛋白Ⅰ(LMP-1)、潜伏膜蛋白Ⅱ(LMP-2)以及 EB 病毒编码小 RNA 是病毒的主要功能分子,参与了病毒转化细胞的某些重要环节。由 EB 病毒感染引起或与 EB 病毒感染有关疾病主要有传染性单核细胞增多症、非洲儿童淋巴瘤(Burkitt 淋巴瘤)和鼻咽癌。Burkitt 淋巴瘤多见于中非和美洲温热带地区的 5～12 岁儿童,好发于颜面部和腭部。所有病例血清含 EBv 抗体,80% 以上滴度高于正常水平,肿瘤组织中亦有 EB 病毒基因组检出。鼻咽癌多发于 40 岁以上人群,EB 病毒与其关系密切,所有病例的癌组织种有 EB 病毒基因组的存在和表达,患者血清有高效价的 EBv 的 IgG 和 IgA 抗体,单一病例仅有单一毒株。

乳头瘤病毒的基因组很小,属双链闭环的小 DNA 病毒,包含约 8 000 个碱基对,可引起内皮细胞肿瘤。目前,鉴定出大约 80 种 HPV,其中 35 种亚型可感染妇女生殖道,约 20 种与肿瘤相关。HPV 是一种嗜上皮性病毒,在人和动物中分布广泛,有高度的特异性。依据不同 HPV 亚型和肿瘤发生的危险性高低分为低危险亚型和高危险亚型,低危险亚型包括 HPV6、11、42、43、44 等,常引起外生殖器湿疣等良性病变,包括宫颈上皮内低度病变(CIN Ⅰ);高危险亚型包括 HPV16、18、31、33、35、39、45、51、52、56、58、59 和 68 等与宫颈上皮内高度病变(CIN Ⅱ/Ⅲ)及子宫颈癌相关。有关 HPV 感染的现患率研究表明,由于检测标本的来源、使用的检测技术、检测 HPV 的亚型以及研究地区人群差异等,各个研究报道的 HPV 感染阳性率高低不一,普遍认为,HPV 的感染率高低主要取决于人群的年龄和性行为习惯,性活跃的年轻妇女 HPV 感染率最高,高峰年龄在 18～28 岁,此后有所下降。HPV 导致宫颈癌的机制研究,以高危型的 HPV16 和 HPV18 两种最为清楚。其相关基因 E6 和 E7 对细胞生长刺激,可引起被感染细胞永生化,并诱发子宫颈癌。E6 通过 E6AP-泛素降解途径降解 P53 蛋白,而 E7 则可导致 pRb 的降解,使 P53 和 Rb 失活。

1963 年,Blumberg 在澳大利亚土著人血清中发现了澳大利亚抗原(乙型肝炎相关性抗原 HAA);1970 年,Dane 在从肝炎患者血清中分离到乙型肝炎病毒(HBV)颗粒。HBV 是一种包膜 DNA 病毒,又称 Dane 颗粒,属嗜肝 DNA 病毒科,外形为直径约 42 nm 的球形颗粒,核心直径 27 nm,含有部分双链、部分单链的环状 DNA,DNA 聚合酶,核心抗原及 E 抗原。HBV 基因组约含 3 200 个碱基对。长链的长度固定,有一缺口处为 DNA 聚合酶;短链的长度不定。当 HBV 复制时,内源性 DNA 聚合酶修补短链,使之成为完整的双链结构,然后进行转录,HBV DNA 的长链有 4 个开放性读框,即 S 区、C 区、P 区和 X 区。S 区包括前 S_1、前 S_2 和 S 区基因,编码前 S_1、前 S_2 和 S3 种外壳蛋白;C 区包括 C 区和前 C 区,C 区基因编码 HBcAg 蛋白,前 C 区编码一个信号肽,在组装和分泌病毒颗粒以及在 HBeAg 的分泌中起重要作用;P 基因编码 DNA 聚合酶;X 基因的产物是 X 蛋白,其功能尚不清楚。HBV DNA 的短链不含开放读框,因此不能编码蛋白。其外膜脂蛋白结构主要成分为表面抗原 HBsAg,核心颗粒蛋白为核心抗原 HBcAg,病毒 HBcAg 与肝癌的发生有显著关系。

腺病毒(adenovirus)是最早从人类腺体中分离得到的一组病毒,同一时期在动物组织中也分离到同类病毒。这类病毒没有包膜,直径在 70～90 nm,由 252 个壳粒呈二十面体排列构成,每个壳粒直径在 7～9 nm。腺病毒基因组为双链 DNA 分子,约含有 35 000 碱基对,两端有各长约 100 个碱基对的反向重复序列。腺病毒感染可引起细胞转化,注射某些亚型病毒可导致细胞转化并使动物成瘤。转化细胞只需要腺病毒基因组的一部分,这些基因位于基因组的左端,占整个基因组的 7%～10%。在体外培养的多种人体肿瘤细胞未查出腺病毒颗粒,但在人 1 号染色体上有 ad12 的整合位点,这意味着人体细胞对于腺病毒可能是非允许细胞,引起病毒对细胞的转化作用。高致瘤株的 E1A 和 E1B 基因导致病毒结构基因组中隐藏着使正常细胞转化的癌基因,这些可引起细胞转化癌基因的命名是根据这些病毒的特点及引起肿瘤的性质而定,其中一些致瘤病毒及其携带的癌基因一旦启动,其产物就可以使抑癌基因失活。

四、病毒致癌的分子机制

研究证明,病毒可以通过多种生物学途径影响宿主细胞的生长、增殖与恶性转化。致瘤病毒感染细胞后可将它们的遗传物质永久性地整合进细胞基因组 DNA,是引起肿瘤发生的必需步骤之一,致瘤 DNA 病毒控制宿主细胞酶系统,将病毒基因与细胞基因重组,从而使病毒基因插入到细胞基因的一个或多个位点。病毒癌基因插入到细胞基因组中,以剪切、重组表达的方式,产生致瘤蛋白产物激活癌基因,使宿主丧失基本的正常的生物学特征,其分子机制是细胞周期紊乱引起的细胞无限增殖和凋亡抑制等。

致瘤病毒引起肿瘤发生的主要途径可能有以下几个特点:第一,该致瘤病毒的感染流行范围是肿瘤发生率的若干倍;第二,感染致瘤病毒可能是一个关键过程,感染病毒后启动细胞异常化增殖及分化程序,而在肿瘤的发展中病毒不留下任何遗传物质;第三,某些 DNA 致瘤病毒感染细胞后基因组整合到染色体上的特定位点,在细胞染色体的活性区或原癌基因的上游插入,使之激活,引起致瘤蛋白的表达,使细胞分化失控。

以 HBV 为例。HBV 属于嗜肝 DNA 病毒科,所有嗜肝 DNA 病毒的主要复制都是在肝细胞中。这种反转录病毒的感染可能是急性的(3～12 个月发病),也可能是终身的。据统计,我国是 HBV 感染人数最多的国家,每年近 30 万人死于乙型肝炎相关疾病。对于肝炎病毒致癌机制的研究,通常采用体外模拟慢性感染的肝癌动物模型,这种动物先只表现出急性感染。但是,在接种前用免疫抑制药物(如环孢素)进行处理,感染呈持续状态,几乎所有感染动物都会在 2～4 年内发展为肝癌。HBV 的 个特征就是持续的轻微肝损伤,这类损伤都几乎来源于免疫系统的攻击,从而引起代偿性肝细胞增生。目前普遍认为,这种长期增强的肝细胞增生能力很可能是促发肝癌的一个重要原因。另外,免疫反应中不可缺少的炎症反应和细胞吞噬作用,导致局部高浓度的过氧化物和自由基,造成 DNA 损伤和突变,这可能是嗜肝病毒导致肝癌过程中的重要环节。因此,针对这种持续感染的抗病毒感染治疗是肝癌防治的重要方向之一。

嗜肝病毒 DNA 片段插入到宿主基因组中,这在肿瘤发展中起着重要作用,在 90% 患有肝癌的土拨鼠中,myc 癌基因附近都有土拨鼠肝炎病毒 DNA 的插入,并伴随着这个癌基因家族成员的活化。与此相反,并没有观察到 HBV DNA 的插入导致某个癌基因的活化。而越来越多的研究显示,插入的病毒 DNA 序列本身编码的蛋白能够导致人肝癌的产生。其中一个是 X 蛋白,它就是由插入的病毒 DNA 编码合成的。HBVX 蛋白能够改变转录调节子的 DNA 结合能力和激活 NF-KB 及其他通路,促进下游基因的转录,包括原癌基因,经转基因小鼠表达的 X 蛋白,可观察到转录激活作用,并且随着肝组织中 X 蛋白浓度的增大,小鼠最终发展为肝癌,另外用微阵列方法检测到在 HBV 感染的肝脏中,原癌基因和抑癌基因的表达谱发生改变,这些特征表明病毒 X 蛋白激活癌变过程中相关基因表达,在肝细胞癌的病因学中起重要作用。同时病毒 X 蛋白还能增加转基因小鼠对化学致癌物的敏感性,因此被视作一种促癌剂。某些条件下,它能够抑制外界信号引起的凋亡。在肝细胞癌细胞中,它也能够结合 P53 蛋白。有些研究者认为 X 蛋白能够明显抑制 P53 启动子的转录活性,有可能具有阻碍 P53 依赖的凋亡的功能,但这需要更多的实验证据。

人肝癌的发展需要较长时间,这个过程会发生一些低概率事件,可能有 X 蛋白和肝癌细胞中其他蛋白的参与。而病毒蛋白和其他因子在肝癌的发生中所起的作用,如免疫损伤,也需进一步验证。

反转录病毒通过垂直或纵向传递遗传物质,其形式不同于 DNA 病毒的横向感染,即通过受感染的宿主细胞传播给周围的细胞,纵向感染是将病毒遗传物质整合到宿主染色体形成原病毒,类似于溶原性噬菌体将遗传物质传给后代的行为。

反转录病毒生活周期是以 RNA 和 DNA 为模板进行遗传物质的扩增。首先,病毒感染细胞后,利用宿主细胞的 RNA 聚合酶将病毒 RNA 反转录为单链 DNA,然后合成双链 DNA,最后整合到宿主基因组中,此时双链 DNA 可转录成感染性 RNA,以这种方式整合到染色体的病毒基因参与了反转录前病毒颗粒的产生,当其与人群接触时横向传染新的人群。

在病毒感染细胞的过程中,病毒与细胞基因交换后丢失了其复制所必需的基因,因此这类病毒是复制缺陷型的,然而当同时感染有"辅助"的野生型病毒的细胞时,这种非复制型病毒可以重新获得复制能力。显然这类病毒在感染细胞时通过重组获得细胞基因,这种感染能够改变基因的表达谱从而改变细胞表型,这些被病毒基因改变的细胞有利于病毒的生长,变得易于传播。获得细胞基因的病毒可能产生突变,从而对细胞表型产生重大影响。

反转录病毒对宿主细胞的转化并不是唯一的机制,一个重要例子是 HIV-1 毒。它属于反转录病毒的潜病毒科,可以感染 CD_4 受体阳性的 T 淋巴细胞,以杀死 T 细胞达到摧毁机体免疫系统,这就是所谓的艾滋病。HIV-1 的 gag、pol、env 基因参与损坏 T 淋巴细胞的重要功能。被摧毁免疫系统的个体,对自身异常的细胞清除能力显著下降,而这些异常细胞很可能最终会癌变。

人类 T 细胞白血病病毒(human T-cell leukemia virus,HTLV)是第 1 个被发现直接与人类癌症相关的反转录病毒。20 世纪 80 年代以来,美国的 GaIIo 实验室和日本的 Miyoshi 实验室分别从成人 T 细胞白血病(ATL)患者外周血培养的 T 细胞中分离出一种反转录病毒,1982 年又从一名变异性多毛细胞白血病患者中分离出 HTLV-Ⅱ。随着病毒检测方法的进步,对 HTLV-Ⅰ/Ⅱ 的认识也更加深入。

与其他反转录病毒一样,HTLV-Ⅰ 前病毒基因组也包含 gag、pol、env 及两个 LTR 序列。除此之外,3'-LTR 和 env 之间的 pX 区是 HTLV-1 的独特结构,该区域编码调控蛋白 p40tax、p27rex、p21、p12 和 p13。其中,p40tax 对于成人 T 细胞白血病/淋巴瘤的发生具有重要作用。tax 除可通过 LTR 上调病毒基因的表达,还可以激活 NF-kB 通路,由此激活 IL-2R、IL-2、IL-6、IL-15、GM-CSF 和 Bcl-xL 等参与细胞凋亡和细胞周期相关基因的表达。tax 对 CREB、SRF 和 AP-1 的信号转导途径也有影响。另外,tax 还具有转录抑制作用,可以抑制 lck、p18 和 DNA 聚合酶的转录,其中 tax 通过抑制细胞转录因子 E47 与 p300 的结合而抑制 p18 的表达。此外,Tax 通过抑制 p53 与 CBP 结合可以抑制 p53 的功能,还可以抑制 TGF-β 的生长抑制作用。

(吉 茹)

第五节　肿瘤的遗传因素

一、肿瘤的遗传性

　　尽管所有的肿瘤均是调控细胞增生、分化以及死亡的基因功能发生异常的结果,但造成肿瘤绝大多数遗传物质的异常不是由直接遗传引入的,而是受人体内外环境长期作用的结果。例如,人体内某些激素、细胞的代谢产物,或者吸烟、接触某些化学物质以及过度日照等,均可能造成体细胞遗传物质的损伤,引起体细胞突变。体细胞突变引发的肿瘤往往为散发性肿瘤。散发性肿瘤占恶性肿瘤的大多数,是指某个体发生肿瘤,其子代的肿瘤发病风险并不高于一般人群,不过值得注意的是,一些常见肿瘤,如肺癌、肝癌以及胃肠道肿瘤等,患者也可能具有明确的家族史,这多是与家族成员长期居于同样环境,有着类似的生活习惯和卫生习惯有关,而与遗传因素关系不大。欧洲20世纪末开展了一项涉及约45 000对双胞胎的规模巨大的肿瘤流行病学调查研究,旨在探讨遗传因素在散发性肿瘤发病风险中所起的作用,结果显示,在28种常见散发性肿瘤中,仅前列腺癌、结直肠癌、乳腺癌的发病风险与遗传因素有一定关系。

　　不过对于肿瘤这样一种多基因参与的复杂的分子网络病来说,其发生进展在更多情况下是受到包括遗传在内的宿主因素和环境因素两方面相互影响、共同作用的结果。例如,尽管散发性肿瘤不直接遗传给子代,但是个体的遗传背景可能对其易感性产生一定程度的影响。如某些关键基因不同类型的等位基因,可能在肿瘤发生发展进程的某些关键步骤,或癌前病变细胞呈现某种表型和生物学行为方面发挥不同的作用,进而使个体在同样外界环境的影响下具有不同的发病风险。

　　据估计,另有5%～10%的肿瘤具有较强的遗传倾向,这类患者由于先天遗传原因而携带某些突变基因,即发生了胚系突变,从而使其罹患肿瘤的风险大大提高。由于发病具有家族聚集性,所以这类肿瘤也被称为家族性肿瘤。在家族性肿瘤中,突变基因所起的作用也多是使细胞对致癌因子易感,而非直接致病,不过其程度要显著超过散发性肿瘤中遗传因素对肿瘤易感性的影响。因此,家族性肿瘤虽然发病具有家族聚集性,但多数遗传规律并不明确,不能简单套用《孟德尔遗传定律》,而仅表现为患者的一级亲属发病率显著高于一般人群。

二、遗传性肿瘤和癌前病变

(一)遗传性肿瘤

　　遗传性肿瘤是家族性肿瘤中比较特殊的一类,特指致病基因明确或具有明确遗传规律的家族性肿瘤。遗传性肿瘤常常是单基因致病,家族中携带该突变基因的个体有较高的肿瘤发病风险,但是由于受到致病基因外显率的影响,携带突变基因的个体罹患肿瘤的相对风险度是不同的。以最常见的遗传性肿瘤——遗传性乳腺癌为例,患者家族中携带 BRCA1 或 BRCA2 基因突变的女性个体乳腺癌发病风险为60%～90%,而造成这种差异的分子机制并不清楚,可能与突变基因尚有部分残余功能,以及分子网络中其他相关基因一定程度的功能代偿有关。

　　遗传性肿瘤也可能累及患者不同部位多个器官,从而表现为遗传性肿瘤综合征,其临床特点包括：①家族中多位成员患同种肿瘤；②在家系图分析中，肿瘤发病成典型的常染色体隐性或显性遗传模式（但新发胚系突变携带者可无家族史）；③患者发病年龄小；④肿瘤多以双原发或多原发形式起病；⑤发生罕见肿瘤；⑥一种肿瘤不同时间反复出现，且均为原发。

目前，部分遗传性肿瘤（综合征）的致病基因已为人们所认识，相关的基因检测和诊断技术也逐步在临床得到应用。

1.Li-Fraumeni 综合征

Li-Fraumeni 综合征（LFS）是一种罕见的常染色体异常，临床以发生家族聚集性肿瘤为特征，且患者多在 45 岁前发病。目前认为，其病因为患者 TP53 基因发生了胚系突变。

现已发现，在已登记的 LFS 家族中，有约 81% 其受累成员抑癌基因 TP53 的一个等位基因发生了胚系突变。而 TP53 通路上的 CHEK2 和 PTEN，也在个别 LFS 家族中有相关胚系突变的报道。抑癌基因 TP53 定位于染色体 17p13.1，全长约 20 kb，由 11 个外显子构成。其中外显子 5～8 的序列在脊椎动物中高度保守，共同编码一个 DNA 结合结构域。TP53 编码的蛋白质（P53 蛋白）作为转录因子，在人体多数细胞中组成性表达，可在多种基因毒性或非基因毒性的应激信号作用下被迅速活化，广泛参与多条控制细胞增殖和维持细胞基因组稳态的信号通路，包括细胞周期、细胞凋亡以及 DNA 损伤修复通路等。P53 蛋白在细胞周期的 G_1 期检查 DNA 是否有损伤，监视基因组是否完整性。若发现损伤，P53 蛋白将阻止 DNA 复制，以使细胞获得足够的时间修复损伤的 DNA；若修复失败，P53 蛋白则将促使细胞启动凋亡，由此可见，正常情况下 P53 蛋白恰似"基因组卫士"，其功能丧失被认为会使细胞内遗传物质变异易于累积，从而使细胞容易恶性转化，个体发生肿瘤。

国际癌症研究机构（IARC）建立了一个收集携带 TP53 胚系突变患者和家系信息的数据库。TP53 胚系突变携带者好发肿瘤中，乳腺癌、肉瘤（软组织肉瘤和骨肉瘤）、脑肿瘤（65% 来源于星型胶质细胞）以及肾上腺皮质癌合计约占 80%，是最主要的肿瘤类型，其中儿童期的肾上腺皮质癌（约占 14%）被认为是 TP53 胚系突变的标志性肿瘤。另外尽管 LFS 患者所患肿瘤在组织学特点上与散发性肿瘤非常相像，但两组患者的发病年龄却呈现明显的器官特异性差异。一般来说，LFS 患者肿瘤发病较早，特别是其中的肾上腺皮质癌患者，几乎均在儿童期发病（中位发病年龄仅为 2 岁），而散发性肾上腺皮质癌患者发病年龄中位数约为 42 岁。

与体细胞突变类似，TP53 的胚系突变也多集中分布在其高度保守的 DNA 结合结构域（外显子5～8），突变热点为第 175、245、248 和 273 位密码子。在突变类型方面，点突变最常见（约占90%），其次为缺失（7%）、插入（2%）和其他复杂突变。约 80% 的 TP53 胚系突变为错义突变，其次为无义突变、框移突变、内含子剪切位点突变或其他复杂突变。不同的突变型 P53 蛋白，其活性丧失程度不同，对野生型 P53 蛋白的抑制能力（显性负效应）也不同，更有甚者，一些突变型p53 甚至具有癌基因活性。这也许是影响疾病外显率的分子基础不同突变会产生不同的生物学效应，并可能对疾病表型带来不同的影响。最近的研究表明，LFS 的基因型和表型间的确存在一定联系。如脑肿瘤多与 P53 蛋白 DNA 结合位点的无义突变有关，该突变致使 P53 蛋白与DNA 小沟结合发生障碍；肾上腺皮质癌与 P53 蛋白 DNA 结合位点以外的无义突变有关；致P53 蛋白活性全失的突变与仅丧失部分活性的突变相比，前者与使患者在较小年龄发生乳腺癌和结直肠癌更相关等。可见至少在某些组织中，突变的外显率与它使蛋白失活的程度有关。

由于 LFS 的致病基因比较明确，所以针对 LFS 的基因诊断方法也是集中在检测 TP53 基因的各种突变，所采用的技术主要依靠 PCR 扩增联合毛细管测序。检测顺序根据 TP53 各种突变的发生频率,一般是首先检测 TP53 外显子序列,其次剪切位点,若均未发现异常则继续检测是否存在 TP53 基因大片段缺失。近年来,随着第 2 代测序技术应用的日益广泛,应用基因捕获联合第 2 代测序可以高通量低成本的一次性完成大量序列信息的检测,极大简化了基因诊断的实验流程。

目前,临床针对 LFS 尚无有效的治疗手段。一旦确诊往往采用姑息和支持疗法,以减轻患者痛苦,提高患者生存质量。

2.视网膜母细胞瘤

视网膜母细胞瘤(retinoblastoma,Rb)是儿童期恶性肿瘤,是发育中的视网膜中神经组织来源的细胞发生恶变所致。Rb 的致病基因为抑癌基因 Rb1,细胞内 Rb1 的两个等位基因均发生突变可导致该病。Rb1 基因定位于 13q14,由 27 个外显子组成,跨度约 180 kb。其 mRNA 全长 4.7 kb,开放读码框架长度为 2.7 kb,编码 928 个氨基酸。Rb1 基因的产物为核蛋白,最主要的功能是作为细胞周期调控点,控制细胞是否进入 S 期。Rb1 基因常见的突变形式包括大片段缺失和点突变(无义突变或框移突变)。在肿瘤组织中,常见 Rb1 一个等位基因因突变而失活,而另一个等位基因则由于 13 号染色体多位点的杂合性缺失(loss of heterozygosity,LOH)而丢失。LOH 可能与基因组不稳定和其他一些导致染色体异常的机制,如有丝分裂过程中的染色体重组和不分离等有关。另外,在 10% 左右的 Rb 肿瘤组织内还可见 Rb1 基因 5′末端 CpG 岛呈高甲基化状态而表现为低表达。

临床诊断 Rb 主要依据患者的症状和体征。多数患者发病年龄<3 岁,并且双侧视网膜母细胞瘤患者较单侧患者发病年龄小。Rb 患者最常见的临床表现为白瞳症(瞳孔泛白),其次为斜视,斜视可能先于或与白瞳症同时出现。通常由于肿瘤扩散风险大,所以 Rb 常规不进行组织活检和病理学诊断,依靠眼底检查即可诊断。磁共振成像和超声扫描可以帮助对 Rb 患者进行病程分期。Rb 治疗方案的选择主要依据分期、眼内肿瘤病灶数目、是否存在玻璃体内播散,以及患儿年龄,肿瘤未累及眼外组织的患者预后较好,转移性 Rb 则常常是致命的,根据患者是否具有家族史,Rb 可分为散发性 Rb(占 85%～90%)和家族性 Rb(占 10%～15%);根据疾病为双眼还是单眼发病,Rb 又可分为双侧 Rb(约占 40%)和单侧 Rb(约占 60%)。部分单侧 Rb 患者患侧眼底可见多个肿瘤病灶,称为单侧多病灶 Rb,而双侧 Rb 患者则经常为多灶性起病,并且患者发生眼外肿瘤(主要为骨肉瘤、软组织肉瘤、恶性黑色素瘤和肺癌)的风险较高。约 95% 单侧 Rb 和 75% 双侧 Rb 患者无家族史。

Rb 发病基础是 Rb1 基因的两个等位基因均发生突变。第一个等位基因发生突变的时间与 Rb 的遗传类型有关。多数散发性双侧 Rb 患者,第一个等位基因突变发生于其亲代的精子或卵子形成过程中。家族性 Rb 患者,通过遗传获得亲代携带的突变的 Rb1。这些受累个体的全部体细胞均为杂合子,即 Rb1 的两个等位基因一个为野生型一个为突变型。若某细胞内 Rb1 野生型等位基因受到某些因素的影响而发生突变,则该个体可能会发生 Rb。在部分散发性双侧和单侧 Rb 患者中,Rb1 第一个等位基因突变发生在胚胎发育时期,因此这些患者为突变嵌合体,即其体内只一部分细胞携带一个突变的等位基因。若第二次突变使这些细胞的野生型等位基因失活,那么 Rb 可能会随之发生。另外数据表明,多数散发性单侧 Rb 患者,Rb1 基因的两次突变可能均发生于体细胞中。

为明确患者发病的遗传学机制,并评估患者亲属特别是子代的发病风险,应依据先验患者的临床表现,正确选择检测手段对患者进行准确的基因诊断(表 1-2)。相应类型 Rb 患者亲属的发病风险见表1-3。

表 1-2　Rb 患者遗传学异常的检测方案

临床表现	遗传学检测	遗传学检测结果	说明
散发性单侧 Rb	肿瘤组织 DNA 内 Rb1 基因进行突变检测,可发现两种突变;对患者外周血有核细胞 DNA 进行分析,寻找肿瘤组织中存在的突变	(1)在 85% 的患者中,外周血 DNA 检测不能发现肿瘤组织中同样的突变 (2)基因型为嵌合型的患者,需要利用高敏感度的检测手段进行检测 (3)在 15% 患者外周血 DNA 中,可以发现致病性的 Rb1 突变	(1)Rb1 的两种突变可能均发生在成体体细胞内(体细胞突变);这些患者不是通过遗传获得突变的 Rb1 等位基因;患者的同胞患 Rb 风险等同于一般人群 (2)在基因型为嵌合型的患者中,两 Rb1 等位基因突变均发生在体细胞,其同胞发病风险等同于一般人群 (3)基因型为杂合型的患者,其突变的等位基因可能遗传自亲代,其同胞也同样可能携带该突变的等位基因,从而具有较高的发病风险
散发性双侧 Rb	对患者外周血 DNA 和肿瘤组织 DNA 均进行 Rb1 基因突变分析,因为部分患者可能为嵌合体,因此应检测肿瘤组织 DNA	外周血 DNA 可见一种致病性 Rb1 基因突变	(1)少于 10% 的患者为嵌合体两次 Rb1 突变均发生在体细胞同胞发病风险等同于一般人群 (2)约 90% 的患者为杂合子,这些患者可能从亲代遗传获得一个突变的等位基因,其同胞也同样可能携带该突变的等位基因,从而具有较高的发病风险
家族性 Rb	对可能携带突变基因的家族成员进行外周血 DNA 的 Rb1 基因突变检测	外周血 DNA 可见一种致病性 Rb1 基因突变	对高危亲属进行突变基因检测

表 1-3　不同类型 Rb 患者亲属的发病风险

先验患者的临床表现	同胞发病风险	子代发病风险
散发性单侧 Rb	≤1%	2%～6%
散发性双侧 Rb	≤2%	接近 50%
家族性双侧 Rb(一位亲代患病)	接近 50%	50%
家族性 Rb,不完全外显型	取决于外显率	取决于外显率

(二)癌前病变

恶性肿瘤是环境与宿主因素相互作用的结果。正常细胞从细胞恶变到瘤体的快速生长、侵袭,乃至转移是一个多因素作用、多基因参与、经过多阶段变化累积的极其复杂和长期的病变过程。据估计,这一癌变过程平均需要 15～20 年。癌前病变是指在肿瘤发生过程中,组织形态学上出现异常的组织,它们较同样来源的正常组织更容易发生癌症。癌前病变是一个病理学概念,这种病变状态下的组织常见于某些慢性疾病。而这些慢性疾病在统计学上具有显著的癌变风险,如不及时治疗则可能导致癌症。因此这些疾病就被称为肿瘤前疾病或癌前状态。肿瘤前疾病是一个临床概念,是一类疾病,包括病因、病理、临床症状和体征及辅助检查的异常改变。常见肿瘤前疾病有日光性角化病、着色性干皮病、Barrett 食管、慢性萎缩性胃炎、肝硬化和慢性子宫颈炎伴宫颈糜烂等。肿瘤前疾病是通过癌前病变发展成癌的,但是并不是所有的癌前病变都会进展为癌。一项尸解研究称,气道连续切片表明,75%的严重吸烟者患有支气管癌前病变,而其中仅有 10%左右会发生肺癌,提示多数癌前病变不会进展为侵袭性癌。另外癌前病变的病理进展程度与其癌变风险也不完全平行。仍旧以支气管上皮部位的癌前病变为例,Breuer 等研究了52 例患者 134 处癌前病变,发现随访中,进展为原位癌或肺鳞癌的癌前病变占全部的 13.4%,即便是最轻微的组织学改变,如鳞状上皮化生,也可能进展为浸润癌,相对于低度病变,高度病变的进展率较高($P<0.003$),但两者进展速度无显著性差异。而另一方面,全部癌前病变的退化率为 54%,所有病理类型的癌前病变,都能够退化。因为与癌相比,癌前病变最大的不同在于当刺激因素消失后,癌前病变不具备继续增殖的能力,所以可能随着上皮的脱落更新而逐渐被正常组织取代,从而表现为病变逆转退化。

有学者认为,既然个体的遗传因素可能对肿瘤的易感性产生影响,那么从这个角度来看,肿瘤前状态也可以定义为携带使细胞易发生癌变的遗传多态的细胞,其恶变风险升高,这种细胞即处于肿瘤前状态。与遗传因素关系密切的肿瘤前疾病有着色性干皮病、Fanconi 贫血等。

1.着色性干皮病

着色性干皮病(XP)是一种临床表现为患者对紫外线照射过度敏感,分子生物学检查显示患者细胞 DNA 损伤修复能力存在缺陷的遗传性疾病。

着色性干皮病患者临床特征为对光线高度敏感,皮肤色素易发生变化,皮肤早衰以及好发皮肤癌。出生后 6 个月~3 岁,多数患者即可出现雀斑、对日晒敏感,以及光照后皮肤进行性干燥等早期症状。患者3~4 岁时即可能出现皮肤癌。基底细胞癌、鳞状上皮癌和黑色素瘤是常见的皮肤癌病理类型。除了皮肤,患者的眼睛也可能受累,多数患者早期也可能出现畏光和结膜炎。约 20%的病例还会出现神经系统异常,包括智力发育迟缓、肌肉强直、共济失调、言语困难和反射消失等,这些异常在 XP-A 和 XP-D 型患者中更加常见。约 2/3 的着色性干皮病患者 20 岁之前死于肿瘤转移、神经系统并发症或感染(这类患者也极易发生感染)(表 1-4)。

表 1-4 不同亚型 XP 患者的临床特征

亚型	皮肤癌	神经系统异常	相对频率
XP-A	+	++	多见
XP-B	±	++	极少见
XP-C	+	—	多见
XP-D	+	+	中等
XP-E	±	—	少见
XP-F	±	—	少见
XP-G	±	++	少见
XP-V	+	—	多见

2.Fanconi 贫血

Fanconi 贫血是少见的隐性遗传性疾病,发病率约为 1/300 000。临床表现为一系列先天异常,包括患者骨髓造血异常和易发生肿瘤等。约 70%的 Fanconi 贫血患者可表现出不同程度的(宫内)生长迟缓、皮肤色素沉着或色素减淡、桡骨和外耳发育异常、小头畸形、小眼畸形及内脏器官发育异常,最常见的为肾脏、胃肠道、心脏和脑的畸形。

Fanconi贫血患者FA通路存在缺陷,基因组内突变无法及时修复,患者年轻时便易发生恶性肿瘤。约23%的Fanconi贫血患者一生中会发生至少1种恶性肿瘤。FANCD1又称BRCA2,FANCN又称PALB2,这两个基因双等位基因突变的患者在婴儿期易发生髓母细胞瘤、肾母细胞瘤(Wilms瘤)以及急性髓系白血病。FANCD1和FANCN基因突变型患者一生中往往易发生多种肿瘤,而且几乎全部患者均早年死于恶性肿瘤,另外FANCD1/BRCA2被认为是乳腺癌外显率较高的易感基因,该基因具有抑癌基因功能,其杂合性突变将使乳腺癌的发病风险增加10倍以上。BRCA2基因杂合性突变也与家族性卵巢癌、胰腺癌有关。相比于BRCA2,FANCN/PALB2基因则为乳腺癌外显率较低的易感基因,该基因一个等位基因的胚系截短突变,将使女性乳腺癌发病风险平均提高2.3倍,特别是50岁以下年轻患者,发病风险将提高3倍。除了这两种亚型,其余亚型的Fanconi贫血患者儿童期多易发生急性髓系白血病,青年期多易发生鳞癌。

3.日光性角化病

日光性角化病也称老年化角化病(senile keratosis),是主要发生于暴露部位,如脸部、颈部、胸部、背部以及手等的慢性疾病。临床表现为局部皮肤出现增厚、变硬、粗糙和角质化的斑片。临床类型包括:①肥厚型,表皮角化过度伴柱状角化不全,棘层肥厚与萎缩交替,细胞排列紊乱,并有异型细胞与核分裂;②萎缩型,表皮萎缩,基底层细胞显著异形性,还可见棘突松解的角化不良细胞;③原位癌样型,表皮细胞排列紊乱并有异形性。

其发生危险因素包括:①具有金、红发色,碧、蓝眼色和浅肤色;②有肾脏或其他实质性脏器移植病史;③长期阳光暴露;④老年。

日光性角化病属于良性疾病,若皮损由开始的扁平鳞状区域迅速扩大呈疣状或结节状,甚至破溃,则提示有转变成鳞状上皮细胞癌可能。约有5%的患者可发展成为鳞状上皮细胞癌。

4.巴雷特食管

巴雷特食管(Barrett食管)有时也称巴雷特综合征,表现为食管下段鳞状上皮被柱状上皮所替代,发生肠上皮化生。反流性食管炎是其主要诱因。

5.萎缩性胃炎

萎缩性胃炎是胃黏膜的一种慢性炎症,长期迁延的病程导致胃的分泌细胞减少或消失,并最终被肠上皮和纤维组织所替代。

根据萎缩性胃炎血清免疫学检查与胃内病变的分布,将其分为A与B两个独立类型。A型,又称自身免疫性化生萎缩性胃炎(autoimmune metaplastic atrophic gastritis,AMAG),病变主要见于胃体部,多弥漫性分布,胃窦黏膜一般正常,血清壁细胞抗体阳性,血清促胃液素(胃泌素)增高,胃酸和内因子分泌减少或缺少,易发生恶性贫血。B型,为胃窦部炎症,是最常见的类型,多由幽门螺杆菌(helicobacter pylori,Hp)感染所致。

6.宫颈上皮内瘤变

宫颈上皮内瘤变是宫颈鳞状上皮发生不典型增生和原位癌的统称,包括了正常上皮、轻度不典型增生、中度不典型增生、重度不典型增生、原位癌的一个多阶段发生与发展过程。

宫颈不典型增生是指发生于宫颈外口附近的移行区或宫颈管内膜的上皮细胞发生不同程度的异型变化。宫颈原位癌是指不典型增生的异型细胞扩展到鳞状上皮的全层,但尚未穿透基底膜的阶段。

宫颈上皮内瘤变与 HPV 感染有关。HPV 有致癌性。根据其致癌危险度,HPV 可分为:HPV16、HPV18、HPV45 和 HPV56 等高危型;HPV31、HPV33 和 HPV35 等中危型;HPV6、HPV11 和 HPV26 等低危型。HPV 属于 DNA 病毒,其感染子宫颈上皮后,其基因组可以整合到上皮细胞基因组内,编码合成多功能蛋白如 E6 和 E7,从而干扰细胞生长。

三、肿瘤的遗传易感性

肿瘤的遗传易感性是指由于遗传因素而使个体罹患肿瘤风险增加,人群在相同的环境暴露下,仅小部分个体易患肿瘤,提示不同个体的肿瘤遗传易感性存在差异,如前文所述,遗传性肿瘤是由高外显率、强肿瘤易感基因的胚系突变引起;家族性肿瘤和散发性肿瘤则多由具有中、低致病性的基因与环境等因素相互作用而引起。

在高通量检测技术出现之前,影响肿瘤遗传易感性的研究往往集中在 DNA 损伤修复、免疫监视、药物代谢酶等功能体系中相关基因多态性方面。DNA 损伤修复是细胞经常动员的一种进程,它使基因组保持稳定,恢复和/或维持正确的 DNA 序列,主要包括直接修复加合物、碱基切除修复、核苷酸切除修复、DNA 错配修复、同源重组修复和非同源性末端接合等。有超过 150 种 DNA 修复酶参与完成从损伤位点识别、剪切和降解到新链合成、连接等这一系列的复杂过程。这一功能降低,将导致细胞内突变累积,细胞易发生恶性转化。免疫监视是指机体免疫系统具有识别、清除体内表达新抗原决定簇的突变细胞和病毒感染细胞,维持内环境稳定的一种功能。机体免疫监视功能低下,无法有效清除突变细胞,就可能发生肿瘤。人体内最重要的药物代谢酶类是细胞色素 P450 超家族。这是广泛存在于动物、植物和微生物体内的一类具有混合功能的血红素氧化酶系,由超过 50 种酶构成,参与许多药物和外来化学物的代谢。肝脏是细胞色素 P450 酶系主要的表达场所,在细胞内,这类酶一般定位于内质网。细胞色素 P450 催化外源性或内源性的脂溶性物质经羟化、脱烷基、氧化或脱卤化反应,增加这些分子的极性,使其溶于水,易于排出体外。环境中的化学物质、植物毒素和药物等外源性有毒物,多数由细胞色素 P450 酶系代谢解毒后经尿液或粪便排出体外,细胞色素 P450 的解毒能力在人群中具有很高的异质性,这些基因的遗传多态,特别是单核苷酸多态,常常可以影响其功能强弱,因此细胞色素 P450 超家族的许多成员都与肿瘤的易感性有关,特别是那些参与间接致癌物转化为直接致癌物的代谢酶,香烟烟雾中的苯并芘,被认为是高活性致癌物,但不是直接致癌物,吸入肺内后必须在 CYP1A1 等的催化下,才能转化为强致癌物,这也是这类酶与肺癌易感性密切相关的重要原因。另外肿瘤细胞也能表达细胞色素 P450 酶系,特别是 CYP1 家族,这是影响肿瘤药物治疗效果的潜在因素。例如,肿瘤组织内高表达 CYP1B1,将使多种抗肿瘤药物(如紫杉醇、多西他赛、多柔比星等)代谢失活,使肿瘤产生耐药性。

2005 年,得益于人类基因组单体型图计划数据库提供的大量遗传变异信息,以及高密度单核苷酸多态基因型分型芯片技术的发展,重大疾病与遗传性状的全基因组关联性研究(genomewide association study,GWAS)在国际上正式启动。这是一项旨在对人类常见重大疾病或性状特征,与遍布全基因组且在人群中有较高出现率的遗传标志物 SNP 进行关联性分析,以期发现可能影响表型的重要遗传标志物的联合研究项目,全基因组关联研究所针对的常见遗传变异是指在人群中出现频率>5‰ 的 SNP。全基因组关联研究的研究流程简单来说就是利用高通量 SNP 基因分型分析芯片平台,结合连锁不平衡原理,对不同表型(如肿瘤患者和健康对照人群)外周血 DNA 样本在全基因组范围的遗传变异进行检测,比较各多态位点在两组之间出现频率的差异,在统计学和生物信息学的帮助下,筛选出一组与表型相关的位点,并进行多中心大规模验证,最终确定易感性位点。自 2005 年以来,全基因组关联研究已经探索了超过 100 种复杂疾病和 115 种遗传表型,确认了超过 250 个含有常见 SNP 的遗传位点与常见多基因疾病或人类性状间存在关联,取得了丰硕的研究成果。全基因组关联研究也被认为是目前最有效的搜寻复杂疾病易感基因的研究方法,并被 Science 评为 2007 年度十大科学进展之首。

但随着全基因组关联研究的不断深入,人们逐渐意识到,与预想的不同,常见 SNP 在包括肿瘤在内的复杂多基因病,和由多基因决定的人类性状中可能仅发挥微弱的遗传效应,其临床或实用价值十分有限。特别是在疾病风险评估和个体化诊治方面,SNP 在人群中统计学上的显著性并不能帮助临床医师就特定个体的情况做出判断,这提示全基因组关联研究对常见遗传变异的作用也许估计过高。与人类常见复杂疾病相关的,致病性高且分布较广的 SNP,或许已在大浪淘沙的漫长进化过程消失殆尽,仅在某些罕见的单基因遗传病中尚可能存有端倪。事实上,常见遗传变异在多数人类疾病中可能仅起到轻微的生物学效应,目前全基因组关联研究已发现的多数疾病相关 SNP,可能只是和功能连锁,而不直接反映生物功能,即全基因组关联研究所发现的肿瘤易感位点可能不是真正的致病位点,而是致病位点的一种标签位点;又或者这些位点可能通过参与基因调节发挥作用,而非直接改变基因。但无论如何,全基因组关联研究以其低成本高通量的检测技术、严格的统计学标准以及大样本量多中心的研究模式,为探索肿瘤的易感位点,深入了解遗传因素和环境因素的交互作用在肿瘤发生发展过程中的关系积累了大量可靠的数据和研究经验。

（陈　敏）

第二章 肿瘤的常见症状与体征

第一节 疼 痛

疼痛是癌症患者最常见的症状之一,严重影响癌症患者的生活质量。初诊癌症患者疼痛发生率约为25%;晚期癌症患者的疼痛发生率为60%~80%,其中1/3的患者为重度疼痛。癌症疼痛(以下简称癌痛)如果得不到缓解,患者将感到极度不适,可能会引起或加重患者的焦虑、抑郁、乏力、失眠、食欲减退等症状,严重影响患者日常活动、自理能力、交往能力及整体生活质量。

一、概述

(一)定义

国际疼痛研究会把疼痛定义为"疼痛是一种令人不快的感觉和情绪上的感受,伴有实际存在或潜在的组织损伤"。疼痛的强度依组织受伤的程度、疾病的严重程度或对情绪的影响程度不同而不同。疼痛的第二层含义是"痛苦"。因此,疼痛是一种主观感受,是感受者认为存在就存在,认为是什么样就什么样,它表示一个人因痛的有害刺激造成由感觉神经传入的一种痛苦的反应。也就是说,疼痛不仅是一种简单的生理应答,同时还是一种个人的心理经验。所以在疼痛及其评估方面要相信患者的主诉。

(二)病因

癌痛的原因多样,大致可分为以下三类。

1.肿瘤相关性疼痛

因肿瘤直接侵犯压迫局部组织,肿瘤转移累及骨等组织所致。

2.抗肿瘤治疗相关性疼痛

常见于手术、创伤性检查操作和放射治疗(简称放疗),以及细胞毒化疗药物治疗后。

3.非肿瘤因素性疼痛

非肿瘤因素性疼痛包括其他合并症、并发症等非肿瘤因素所致的疼痛。大多数患者至少有一种疼痛是直接因肿瘤而引起的,晚期肿瘤患者大多有两种或两种以上原因造成疼痛。一般而言,3/4的晚期肿瘤患者会发生与肿瘤浸润有关的疼痛,有20%的患者会发生与治疗相关的疼痛,只有小部分患者的疼痛与癌症或其治疗无关。

(三)机制与分类

1.按病理生理学机制分类

(1)伤害感受性疼痛:因有害刺激作用于躯体或脏器组织,使该结构受损而导致的疼痛。伤害感受性疼痛与实际发生的组织损伤或潜在的损伤相关,是机体对损伤所表现出的生理性痛觉神经信息传导与应答的过程。伤害感受性疼痛包括躯体痛和内脏痛。躯体性疼痛常表现为钝痛、锐痛或者压迫性疼痛。内脏痛通常表现为定位不够准确的弥漫性疼痛和绞痛。

(2)神经病理性疼痛:由于外周神经或中枢神经受损,痛觉传递神经纤维或疼痛中枢产生异常神经冲动所致。神经病理性疼痛常表现为刺痛、烧灼样痛、放电样痛、枪击样疼痛、麻木痛、麻刺痛、枪击样疼痛。幻觉痛、中枢性坠和胀痛,常合并自发性疼痛、触诱发痛、痛觉过敏和痛觉超敏。治疗后慢性疼痛也属于神经病理性疼痛。

2.按发病持续时间分类

癌症疼痛大多表现为慢性疼痛。与急性疼痛相比较,慢性疼痛持续时间长,病因不明确,疼痛程度与组织损伤程度可呈分离现象,可伴有痛觉过敏、异常疼痛、常规止痛治疗效果不佳等特点。慢性疼痛与急性疼痛的发生机制既有共性也有差异。慢性疼痛的发生,除伤害感受性疼痛的基本传导调制过程外,还可表现出不同于急性疼痛的神经病理性疼痛机制,如伤害感受器过度兴奋、受损神经异位电活动、痛觉传导中枢机制敏感性过度增强、离子通道和受体表达异常及中枢神经系统重构等。

(四)评估

癌痛评估是合理、有效进行止痛治疗的前提。癌症疼痛评估应当遵循"常规、量化、全面和动态"评估的原则。

1.常规评估

癌痛常规评估是指医护人员主动询问癌症患者有无疼痛,常规评估疼痛病情,并进行相应的病历记录,应当在患者入院后 8 小时内完成。对于有疼痛症状的癌症患者,应当将疼痛评估列入护理常规监测和记录的内容。疼痛常规评估应当鉴别疼痛暴发性发作的原因,例如,需要特殊处理的病理性骨折、脑转移、感染以及肠梗阻等急症所致的疼痛。

2.量化评估

癌痛量化评估是指使用疼痛程度评估量表等量化标准来评估患者疼痛主观感受程度,需要患者密切配合。量化评估疼痛时,应当重点评估最近 24 小时内患者最严重和最轻的疼痛程度,以及通常情况的疼痛程度。量化评估应当在患者入院后 8 小时内完成。癌痛量化评估通常使用数字分级法(NRS)、面部表情评估量表法及主诉疼痛程度分级法(VRS)三种方法。

(1)数字分级法(NRS):使用《疼痛程度数字评估量表》(图 2-1)对患者疼痛程度进行评估。将疼痛程度用 0～10 个数字依次表示,0 表示无疼痛,10 表示最剧烈的疼痛。交由患者自己选择一个最能代表自身疼痛程度的数字,或由医护人员询问患者"你的疼痛有多严重?"由医护人员根据患者对疼痛的描述选择相应的数字。按照疼痛对应的数字将疼痛程度分为:轻度疼痛(1～3),中度疼痛(4～6),重度疼痛(7～10)。

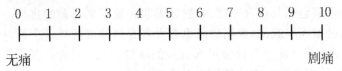

图 2-1　疼痛程度数字评估量表

(2)面部表情疼痛评分量表法:由医护人员根据患者疼痛时的面部表情状态,对照《面部表情疼痛评分量表》(图 2-2)进行疼痛评估,适用于表达困难的患者,如儿童、老年人,以及存在语言或文化差异或其他交流障碍的患者。

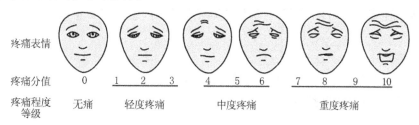

疼痛表情

疼痛分值 0 1 2 3 4 5 6 7 8 9 10

疼痛程度
等级 无痛 轻度疼痛 中度疼痛 重度疼痛

图 2-2 面部表情疼痛评分量表

（3）主诉疼痛程度分级法（VRS）：根据患者对疼痛的主诉，将疼痛程度分为轻度、中度和重度三类（表 2-1）。

表 2-1 疼痛程度分级法

程度	表现
轻度疼痛	有疼痛但可忍受，生活正常，睡眠无干扰
中度疼痛	疼痛明显，不能忍受，要求服用镇痛药物，睡眠受干扰
中度疼痛	疼痛剧烈，不能忍受，需用镇痛药物，睡眠受严重干扰，可伴自主神经紊乱或被动体位

3.全面评估

癌痛全面评估是指对癌症患者疼痛病情及相关病情进行全面评估，包括疼痛病因及类型（躯体性、内脏性或神经病理性），疼痛发作情况（疼痛性质、加重或减轻的因素），止痛治疗情况，重要器官功能情况，心理精神情况，家庭及社会支持情况，以及既往史（如精神病史、药物滥用史）等。应当在患者入院后 24 小时内进行首次全面评估，在治疗过程中，应当在给予止痛治疗 3 天内或达到稳定缓解状态时进行再次全面评估，原则上不少于 2 次/月。

癌痛全面评估通常使用《简明疼痛评估量表（BPI）》，评估疼痛及其对患者情绪、睡眠、活动能力、食欲、日常生活、行走能力及与他人交往等生活质量的影响。应当重视和鼓励患者描述对止痛治疗的需求及顾虑，并根据患者病情和意愿，制订患者功能和生活质量最优化目标，进行个体化的疼痛治疗。

4.动态评估

癌痛动态评估是指持续、动态评估癌痛患者的疼痛症状变化情况，包括评估疼痛程度、性质变化情况，暴发性疼痛发作情况，疼痛减轻及加重因素，以及止痛治疗的不良反应等。动态评估对于药物止痛治疗剂量滴定尤为重要。在止痛治疗期间，应当记录用药种类及剂量滴定、疼痛程度及病情变化。

二、治疗原则

癌痛应当采用综合治疗的原则，根据患者的病情和身体状况，有效应用止痛治疗手段，持续、有效地消除疼痛，预防和控制药物的不良反应，降低疼痛及治疗带来的心理负担，以期最大限度地提高患者生活质量。主要治疗方法包括病因治疗、药物止痛治疗和非药物治疗。

（一）病因治疗

针对引起癌症疼痛的病因进行治疗。癌痛疼痛的主要病因是癌症本身、并发症等。针对癌症患者给予抗癌治疗，如手术、放疗或化疗等，可能解除癌症疼痛。

(二)药物止痛治疗

根据世界卫生组织(WHO)癌痛三阶梯止痛治疗指南,癌痛药物止痛治疗的五项基本原则如下。

1.口服给药

口服为最常见的给药途径。对不宜口服患者可用其他给药途径,如吗啡皮下注射、患者自控镇痛,较方便的方法有透皮贴剂等。

2.按阶梯用药

按阶梯用药指应当根据患者疼痛程度,有针对性地选用不同强度的镇痛药物。

(1)轻度疼痛:可选用非甾体抗炎药(NSAID)。

(2)中度疼痛:可选用弱阿片类药物,并可合用非甾体抗炎药。

(3)重度疼痛:可选用强阿片类药,并可合用非甾体抗炎药。在使用阿片类药物的同时,合用非甾体抗炎药,可以增强阿片类药物的止痛效果,并可减少阿片类药物用量。如果能达到良好的镇痛效果,且无严重的不良反应,轻度和中度疼痛也可考虑使用强阿片类药物。如果患者诊断为神经病理性疼痛,应首选三环类抗抑郁药物或抗惊厥类药物等。

3.按时用药

按时用药指按规定时间间隔规律性给予止痛药。按时给药有助于维持稳定、有效的血药浓度。目前,控缓释药物临床使用日益广泛,强调以控缓释阿片药物作为基础用药的止痛方法,在滴定和出现暴发痛时,可给予速释阿片类药物对症处理。

4.个体化给药

个体化给药指按照患者病情和癌痛缓解药物剂量,制订个体化用药方案。使用阿片类药物时,由于个体差异,阿片类药物无理想标准用药剂量,应当根据患者的病情,使用足够剂量药物,使疼痛得到缓解。同时,还应鉴别是否有神经病理性疼痛的性质,考虑联合用药可能。

5.注意具体细节

对使用止痛药的患者要加强监护,密切观察其疼痛缓解程度和机体反应情况,注意药物联合应用的相互作用,并及时采取必要措施尽可能减少药物的不良反应,以期提高患者的生活质量。

(三)非药物治疗

用于癌痛治疗的非药物治疗方法主要有介入治疗、针灸、经皮穴位电刺激等物理治疗、认知-行为训练、社会心理支持治疗等。适当应用非药物疗法,可作为药物止痛治疗的有益补充。

三、宣教

癌痛治疗过程中,患者及家属的理解和配合至关重要,应当有针对性地开展止痛知识宣传教育。重点宣教以下内容:鼓励患者主动向医护人员描述疼痛的程度;止痛治疗是肿瘤综合治疗的重要部分,忍痛对患者有害无益;多数癌痛可通过药物治疗有效控制,患者应当在医师指导下进行止痛治疗,规律服药,不宜自行调整止痛药剂量和止痛方案;吗啡及其同类药物是癌痛治疗的常用药物,在癌痛治疗时应用吗啡类药物引起成瘾的现象极为罕见;应当确保药物安全放置;止痛治疗时要密切观察疗效和药物的不良反应,随时与医务人员沟通,调整治疗目标及治疗措施;应当定期复诊或随访。

(李　菲)

第二节 出 血

一、概述

出血在肿瘤患者中常见,大出血需紧急处理。引起出血的主要原因:①发生于自然腔道的恶性肿瘤,如鼻咽癌、肺癌、胃癌、直肠癌和子宫颈癌等,由于肿瘤侵蚀血管,引起局部出血,如侵及大血管,则引起大量出血而导致死亡;②许多肿瘤患者呈高凝状态,如诱发弥散性血管内凝血可导致重要脏器内出血,如颅内出血而引起患者死亡;肿瘤侵犯肝脏,可引起凝血因子等与凝血有关的物质合成减少,并使纤溶酶原合成缺陷,易引起出血;③抗肿瘤治疗引起的出血,如大剂量和反复化疗导致骨髓内血小板生成抑制或急性白血病、淋巴瘤等对骨髓侵犯引起造血功能抑制而导致继发性出血;④某些药物如肝素、非甾体抗炎药、两性霉素 B 和长春新碱等,可诱发血小板功能障碍,均可潜在导致出血,血小板减少和功能障碍是导致肿瘤患者出血的最常见的原因(约占 50%);⑤放疗可引起局部自然腔道内的肿瘤退缩,血管暴露,如血管破裂导致出血,如支气管肺癌、食管癌放疗后引起的出血。

患者可主诉心悸、乏力、头痛、呼吸困难和痰血增加、血尿及鼻出血等症状,体检和实验室检查可发现局部黏膜出血、牙龈出血、皮下瘀点和瘀斑,特别易发生在皮肤摩擦部位,如后背、胁腹部及四肢、口腔黏膜及舌部黏膜下易出现血疱,以及胃肠道、泌尿生殖道、中枢神经系统和鼻咽部、支气管及肺部的出血。如为血小板减少引起的出血,则血常规检查示外周血血小板绝对量减少,出、凝血时间延长。与内源性凝血有关的指标如活化部分凝血酶原时间延长,与外源性凝血有关的指标如凝血素时间也可能延长。如疑有弥散性血管内凝血,则血液涂片可见破裂的红细胞,且血清中纤维蛋白原和纤维蛋白原降解产物含量增加。对怀疑存在免疫性血小板减少症患者,可做骨髓穿刺确定诊断。

二、治疗原则

(一)血小板减少症引起出血的治疗

1.血小板减少但未出血的治疗

因化疗而导致的血小板减少,如外周血血小板计数$<1\times10^9$/L,但患者无活动性出血,则应每1～2 天静脉输注血小板 6～8 U,直至血小板计数稳定,并高于 10×10^9/L。如血小板计数在$(10\sim20)\times10^9$/L,但出现发热(>38 ℃)并高度怀疑存在感染时,则需在抗生素应用的条件下,静脉输注血小板。如血小板计数$<50\times10^9$/L,但需行创伤性检查和治疗,包括活检、内镜检查、手术等,则应先静脉输注血小板,待血小板达正常值后再进行相关检查。

2.因血小板减少而出血的治疗

应静脉紧急输注血小板,至少使血小板计数$>30\times10^9$/L。正常情况下输注多个供者的血小板与单个供者的效果一样。可通过输注血小板 1 小时后经修正(输注的单位数和体表面积的修正值)后的血小板增加值和输注后 10～15 分钟的出血时间,来评价血小板输注后的临床效果。酚磺乙胺(止血敏)可用于血小板减少性出血。用法为酚磺乙胺 0.25～0.75 g 肌内注射或静脉注射,每天2~3次,或2~3 g 静脉滴注,每天 1 次。可加用维生素 C 每天 2~3 g 静脉滴注。必要时短期使用糖皮质激素,如氢化可的松每天200~300 mg 静脉滴注。

(二)因肝脏疾病所致的凝血因子缺陷和/或合成减少引起的出血

如凝血因子Ⅴ、Ⅶ、Ⅸ、Ⅹ、Ⅺ、Ⅻ、前激肽释放酶、激肽原、纤溶酶原、抗凝素Ⅲ、S 蛋白和 C 蛋白等缺乏,可通过维生素 K 和相应的凝血因子的输入来纠正。维生素 K 参与因子Ⅱ、Ⅶ、Ⅸ和Ⅹ的合成。而新鲜冷冻血浆内富含凝血因子Ⅱ、Ⅴ、Ⅶ、Ⅹ、Ⅺ和Ⅻ。

肿瘤患者常出现全身纤溶亢进,因此,使用竞争性抑制纤溶酶原药物,可避免纤溶酶原被激活。可使用的药物包括氨甲环酸(止血环酸)500 mg,每 8~12 小时一次,口服或静脉给予。氨基己酸5~10 g,缓慢静脉滴注,以后每小时 1~2 g,持续 24 小时。如出血减少,可改为口服维持。

(三)弥散性血管内凝血导致血小板减少引起的出血

治疗应首先解除引起 DIC 的诱因,如肿瘤、感染和代谢性酸中毒等,同时补充各种凝血因子和血小板。小剂量肝素治疗有效,每天 25~50 mg,分次静脉滴注或皮下注射,但必须监测APTT。

(四)自然腔道出血的处理

1.消化道出血

上消化道出血病例中约有 5% 是恶性肿瘤引起,主要为晚期胃癌,其中 42% 表现为大量出血。对于消化道肿瘤引起的出血,除了用一般凝血制剂与血管收缩药物外,还需针对肿瘤做特殊的处理,包括采用内镜将微波加热探头直接对出血处进行凝固治疗加局部肾上腺素应用,或进行电灼止血加局部硬化剂注射,或采用激光作姑息性止血治疗,均可取得较好的效果。对原发性肝癌或肝转移破裂出血,可作选择性肝动脉结扎或栓塞,也有一定的效果。

2.泌尿系统出血

肾脏、输尿管、膀胱和尿道肿瘤常可发生泌尿道出血,有时盆腔肿瘤如直肠癌、卵巢癌等侵蚀泌尿道也可引起出血。某些抗肿瘤药物如环磷酰胺和异环磷酰胺的代谢产物经肾脏排泄至膀胱,刺激膀胱上皮引起出血性膀胱炎。临床上一般静脉给予环磷酰胺总量超过 18 g,或口服总量超过 90 g 易发生出血性膀胱炎;静脉给药常出现急性出血性膀胱炎,而口服给药则常呈慢性出血。多柔比星(阿霉素)应用也有引起急性肾脏出血的报道。盆腔和肾区的放疗也会引起出血,主要是射线造成膀胱和肾脏纤维化,毛细血管闭塞,脆性增加,加之局部刺激所致。

治疗泌尿道出血主要是针对原发肿瘤,应考虑尽早手术,同时积极采用药物止血治疗。膀胱出血伴血块常需作膀胱冲洗。化疗引起的出血性膀胱炎在临床上应予重视,应用异环磷酰胺时加用美司钠,后者可与异环磷酰胺代谢产物丙烯醛作用形成非膀胱毒性化合物,可明显降低出血性膀胱炎的发生。如果在美司钠应用时再加静脉水化,则效果会更好。

3.呼吸系统出血

鼻咽癌在我国东南沿海,70% 患者伴有回缩性血涕或鼻出血。如放疗后出现超过 500 mL的出血为大出血,主要由肿瘤侵犯大血管及放疗后局部组织充血、血管破裂造成。治疗视不同情况可采取坐位、半卧位或患侧卧位。出血少时采用1%麻黄碱点滴纱条或吸收性明胶海绵作前鼻腔填塞,出血多时采用后鼻腔气囊填塞,同时全身给予止血药物,必要时可输血。在上述处理无效时可考虑作一侧颈外动脉结扎。

原发性支气管肺癌常伴有血痰。1 次出血量超过 300 mL 或 24 小时连续性出血超过600 mL者为大咯血,应予紧急处理,包括患侧卧位和止血药等应用。如内科治疗无效可考虑经纤维支气管镜作冰氯化钠溶液灌注,局部滴注 1∶2 万肾上腺素 5 mL;病变局限时可考虑手术。

(杨 旭)

第三节 贫 血

肿瘤患者发生贫血的原因是多样的,包括癌症本身、放化疗引起的骨髓抑制、肿瘤侵犯骨髓、溶血、脾大、失血、铁生成障碍和促红细胞生成素(EPO)缺乏。顺铂是最容易引起贫血的化疗药物,其他化疗药物多疗程治疗后也会导致贫血。有证据表明,因顺铂对肾小管损伤而使 EPO 产生减少,是导致贫血的原因之一。脊髓和盆腔放疗,因照射范围包括了主要造血的部位,因此也会导致贫血,包括治疗因素在内的各种原因引起的癌性贫血,使患者生活质量受到影响。

一、概述

贫血的发生率及严重程度与肿瘤类型、分期、病程、治疗方案和药物剂量,以及患者放疗和治疗期间是否发生感染等因素有关。宋国红等报道,263 例肿瘤患者,贫血发生率为 48.3%,其中泌尿生殖系肿瘤的贫血发生率最高(70.6%)。Dalton 等对 28 个肿瘤中心接受化疗的 2821 例肿瘤患者进行调查,其贫血发生率由化疗后第 1 周期的 17.0% 升至第 6 周期的 35.0%(其中肺癌 51.0%、卵巢癌 49.0%),说明癌性贫血程度随化疗周期增加而加重。据 Campos 报道,不同化疗药物治疗卵巢癌患者引起 1~2 级、3~4 级贫血的发生率分别为紫杉醇 18.0%~19.0%、6.0%~64.0%,多西紫杉醇 58.0%~87.0%、27.0%~42.0%,卡铂或顺铂 8.0%~68.0%、1.0%~26.0%。环磷酰胺与卡铂或顺铂联合 32.0%~98.0%、2.0%~42.0%。BarrettLee 报道,各种癌症放疗后贫血的发生率分别为乳腺癌 45.0%、大肠癌 63.0%、肺癌 77.0%、前列腺癌 26.0%、宫颈癌和泌尿系统肿瘤 79.0%、头颈癌 32.0%。

肿瘤患者出现贫血时应及时对症治疗,更重要的是发现贫血原因,才能从根本上进行纠正。发生贫血原因主要为以下几种。

(一)肿瘤相关性贫血

此类贫血为肿瘤发生、发展中引起的慢性贫血。研究认为,肿瘤细胞和宿主免疫系统相互作用可致巨噬细胞活化,使 γ 干扰素(γ-IFN)、白介素-1(IL-1)和肿瘤坏死因子(TNF)等炎性细胞因子表达和分泌增加。其引起贫血的机制为以下几个方面。

(1)直接抑制红细胞生成。TNF、IL-1 和 γ-IFN 是抑制红细胞生成的特异性细胞因子,其升高可直接或间接抑制体内红系祖细胞(CFU-E)生成,导致红细胞生成减少,引起贫血。

(2)抑制促红细胞生成素(EPO)产生。有学者提出,肿瘤患者 EPO 产生受抑为癌性贫血的重要原因之一,感染可加剧其恶化,肺癌、乳腺癌、神经系统实体瘤中均可见酷似慢性肾衰竭贫血的现象。

(3)破坏铁的利用和分布。恶性肿瘤患者多数血清铁降低,但骨髓铁染色正常,说明其贫血是铁利用障碍,而非铁缺乏。其可能机制为肿瘤促使炎性细胞因子分泌增加,诱导白细胞产生乳铁蛋白,乳铁蛋白与铁结合,妨碍铁的分布与利用。

(4)恶性肿瘤患者对 EPO 的反应性降低。据报道多数恶性肿瘤(尤其是晚期)贫血患者 EPO 增高,其可能原因:①正常时血中 EPO 受肾组织氧分压影响,低氧和贫血是 EPO 升高的主要因素,肿瘤患者多有不同程度的组织缺氧和贫血可导致肾氧分压降低,刺激 EPO 产生;②TNF、IL-1、γ-IFN等可降低 CFU-E 对 EPO 的反应能力,故血清 EPO 保持较高水平;另外,机体靶细胞上的 EPO 受体对 EPO 产生耐受,使 EPO 受体对 EPO 刺激阈值提高,EPO 不能充分利用;③部分非贫血肿瘤患者血清 EPO 升高可能与肿瘤异质性和自发性分泌有关;④肿瘤患者肝脏分泌 EPO 增加;⑤肿瘤患者血管紧张素、肾上腺素、血管升压素等不同程度升高,刺激血清 EPO 升高。EPO 较高时发生癌性贫血与患者对 EPO 反应性降低有关。

(二)治疗相关性贫血

放化疗引起的骨髓抑制为恶性肿瘤患者最常见的贫血原因。顺铂是最容易引起贫血的化疗药物,其他化疗药物多疗程治疗后也会导致贫血。有证据表明,因顺铂对肾小管损伤而使 EPO 产生减少,是导致贫血的原因之一。脊髓和盆腔放疗,因照射范围包括了主要造血的部位,因此也会导致贫血。

(三)营养缺乏性贫血

铁、叶酸和维生素 B_{12} 缺乏可致红细胞成熟障碍,以消化道肿瘤最多见。其慢性失血或胃肠功能下降造成的吸收障碍均可致铁吸收减少、丢失增加,引起缺铁性贫血。消化道肿瘤可使体内因子生成减少或内因子抗体或肠道细菌过度繁殖,导致肠道吸收功能下降,引起维生素 B_{12} 缺乏而致贫血。消化道肿瘤可影响叶酸、维生素 B_{12} 吸收,肿瘤细胞增生时叶酸或维生素 B_{12} 需要量增加,均可致机体叶酸或维生素 B_{12} 绝对或相对缺乏,引起贫血。

(四)急性或慢性失血

急性失血常见于肿瘤破裂或肿瘤侵蚀血管,使血管破裂而致大出血;慢性失血常见于胃肠道肿瘤。

(五)恶性肿瘤侵犯骨髓及其导致的骨髓纤维化

骨髓是肿瘤转移好发部位,肿瘤细胞浸润可直接抑制骨髓造血干细胞增殖,消耗造血物质;释放癌性代谢产物损伤骨髓。骨髓涂片可见增生低下及与原发病相应的瘤细胞。肿瘤细胞浸润还可导致骨髓纤维化。

(六)自身免疫性溶血

恶性肿瘤导致溶血的确切机制尚不明了,可能与单核-吞噬细胞功能过度活跃及肿瘤细胞产生某种溶血性产物有关。

二、治疗原则

(一)病因治疗

首先要尽可能明确癌性贫血的原因,对营养缺乏性贫血者可适当补充铁剂、叶酸和维生素 B_{12} 等;对失血引起者应找出出血部位,采取针对性治疗;对骨髓转移引起者应给予全身化疗,部分患者可获短期缓解。

(二)输血治疗

癌性贫血是一种慢性过程,患者对贫血的耐受性明显好于急性失血者。因此,血红蛋白 >100 g/L很少考虑输血。当血红蛋白 <70 g/L 时可考虑输注红细胞。血红蛋白 $70\sim100$ g/L 时应根据患者具体情况决定是否输血。一般,老年患者耐受性较差,如伴有其他心肺疾病者,输

注红细胞改善贫血症状可能使患者获益。

输血可引起许多并发症,可出现输血反应,还可增加肝炎、艾滋病、梅毒和人 T 淋巴细胞病毒等病原体感染机会。多次输血后患者体内常产生抗体,导致输血后血红蛋白(Hb)水平维持时间缩短,还可致血色病。输血后产生的免疫抑制作用可能促进肿瘤生长。

(三)重组人红细胞生成素(rHuEPO)治疗

内源性 EPO 产生于肾脏,对红细胞的生成起调节作用。当发生缺氧或红细胞携带氧的能力下降时,EPO 生成增加并促进红细胞生长。基因重组 EPO 最早被批准用于治疗慢性肾衰竭导致的贫血。临床试验表明,EPO 可缓解癌性贫血,减少输血需要,改善患者的一般状况。化疗引起的骨髓抑制,使红系造血祖细胞凋亡,而 EPO 可阻止祖细胞凋亡。然而,对外源性 EPO 的反应取决于患者发生贫血后自身 EPO 的产生能力。当内源性 EPO 产生数量不足时,机体才对外源性 EPO 有反应。血液肿瘤患者的外周血中 EPO 水平超过 500 mIU/L 时,外源性 EPO 不能改善患者的贫血。另一个影响疗效的是机体是否产生对 EPO 的抗体。

化疗后血红蛋白≤100 g/L 可治疗性给予 EPO;当血红蛋白<120 g/L 时,可根据临床情况决定是否使用 EPO。EPO 剂量为 150 U/kg,3 次/周,连续 4 周。如果对上述剂量无反应,可提高剂量为300 U/kg,3 次/周,连续 4~8 周。另一种比较方便的用法为 EPO 每周 4 万单位。EPO 治疗超过6~8周仍然无效的患者应停药,继续治疗将无临床获益。应检查患者是否存在缺铁。

(隋玺仲)

第四节 发 热

一、概述

肿瘤患者伴发热的现象非常普遍,其中相当一部分归因于伴发的感染。然而,有许多患者在经过全面检查后找不到发热的原因,而且这种发热与肿瘤的病程相关,当肿瘤进展时体温升高,在肿瘤控制后热退。因为发热与肿瘤伴发,也被称为肿瘤热。

(一)肿瘤热

肿瘤热可发生于几乎所有肿瘤,但更常见于淋巴瘤、急性白血病、骨肉瘤、肺癌、肾上腺肿瘤和原发或转移性肝肿瘤,以及有广泛转移的晚期肿瘤。肿瘤热一般表现为弛张热或持续发热型。绝大多数患者的体温在 38 ℃左右,不会超过 40 ℃。

肿瘤热的诊断必须排除感染性疾病及能引起发热的其他疾病才能确立。对症治疗常用吲哚美辛栓。肿瘤热的发病机制尚未完全明了,但可能起因于体内的多种致热原,它们可能来自:①肿瘤的致热原,如肿瘤坏死物;②宿主对肿瘤的免疫反应产生了免疫活性细胞,如激活的巨噬细胞,它能分泌白介素-2,后者是一种致热原;③许多肿瘤能合成前列腺素,这也是一种致热原。

(二)感染性发热

肿瘤患者发生感染的主要原因包括两个方面:①肿瘤患者自身免疫功能下降,易发生各种感染,或在自然腔道生长的肿瘤往往造成引流不畅,而诱发感染,长期卧床、住院、抗生素应用以及营养不良、低蛋白血症等，均易合并感染；②目前的抗肿瘤治疗是创伤性治疗，包括化疗引起的白细胞和自身免疫力下降，放疗引起的局部组织抵抗力下降等。由于肿瘤患者处于低免疫力状态，一旦发生细菌性感染，可快速出现全身毒血症症状，导致休克和死亡。因此，临床上应特别注意患者出现的感染症状，并及时做出诊断和治疗。引起感染的病原体包括细菌、真菌和病毒。

(三) 鉴别诊断

部分肿瘤患者可出现肿瘤热，是由于机体对肿瘤及由肿瘤细胞释放的致热因子的防御反应，或对肿瘤坏死的反应，均可出现发热。肿瘤热一般表现为持续热，口腔体温常低于 38.5 ℃，可伴有轻度的白细胞总数和中性粒细胞升高，患者自我发热感觉不明显，毒血症症状也不明显。但肿瘤阻塞某些自然腔道而引起的阻塞性细菌炎症，如支气管阻塞引起的炎症，其典型的发热症状常表现为午后寒战，再出现持续高热，体温常超过 38.5 ℃，并伴有白细胞总数和中性粒细胞明显升高。因败血症出现的发热常为持续高热。

因化疗而引起的骨髓抑制易继发细菌感染。当白细胞总数 $<0.5×10^9$/L，并出现体温 >38.5 ℃时，应首先考虑感染的存在，并特别注意寻找隐匿的感染灶。此时，因患者体质虚弱，临床上仅表现为寒战和发热，而对于一般感染所出现的症状，如皮肤红斑、水肿、炎症部位脓肿形成及局部疼痛等，临床上表现并不明显。

二、治疗原则

(一) 感染性发热

感染性发热主要是根据病原菌检查结果或经验给予敏感药物治疗，要强调足量、全程用药。同时，还应采取必要的降温措施。对于使用物理还是药物降温，目前说法不一。临床上最常见的感染性发热的病因为细菌感染和病毒感染：细菌感染的治疗主要根据病原体的不同选择合适的抗生素；病毒感染的治疗以利巴韦林(病毒唑)、吗啉胍(病毒灵)等为代表。

(二) 肿瘤性发热

首先，要针对肿瘤病灶和性质本身选择合适的手术或放化疗方案。肿瘤性发热很少以高热为主，如果有新出现的体温异常升高，应注意是否合并感染或肿瘤恶化、转移，应完善血常规、病原学、影像学等检查，以免延误治疗。发热治疗的原则是对于中等程度以下发热者，主张物理降温为主。如物理降温不缓解，或体温持续升高，或伴有高热惊厥的儿童，或有心功能不全、器官衰竭的老年人，再考虑使用药物降温。

对于发热患者，特别是中等程度以下(体温 <39 ℃)的发热患者，应以物理降温为主。即使是对中、重度发热(体温 $≥39$ ℃)，药物降温亦并非首选。特别是在患者出现脱水休克症状时，不主张采用解热药物降温。这是因为患者应用解热药物后会因大量出汗而加重脱水休克症状。可先应用乙醇擦浴、四肢大动脉处置冰囊、口服温开水等物理降温方法；同时，注意补液，缓解休克症状，如患者出汗较多，注意离子紊乱的可能，及时补充离子。

应用物理降温后，如果发热仍不缓解，甚至体温直线上升至 >39 ℃时，如无禁忌，应及时采取药物降温。一般，不主张滥用解热镇痛药或激素，除高热或超高热的患者需紧急处理外，对其他发热患者应以明确病因，进行病因治疗为重点。

目前，临床常用退热药物首选非甾体抗炎药。根据其药理机制大致分为 3 类：A 类，酮洛芬、吲哚美辛；B 类，阿司匹林、萘普生；C 类，布洛芬、双氯芬酸和对乙酰氨基酚。此外，还有一些清热解表的中药，如安宫丸、清开灵和双黄连等，作用相对较缓和。有研究者称，萘普生还具有鉴别感染性发热和肿瘤性发热的作用。对于检查鉴别有困难者,如经验性应用抗感染治疗后,患者仍有不明原因的发热,可使用萘普生进行诊断提示性治疗。如果应用萘普生后快速降温且体温达到正常水平,停药后24小时内体温完全回升者,多为肿瘤热。

值得注意的是,高龄者、妊娠及哺乳期妇女,肝肾功能不全者、血小板减少症者、有出血倾向者以及有上消化道出血和/或穿孔病史者,应慎用或禁用非甾体抗炎药。对有特异体质者,使用后可能发生皮疹、血管性水肿和哮喘等反应,应当慎用。

对应用上述药物仍不缓解的顽固性高热或重度感染所致发热,应合理应用激素。不主张在发热患者中常规应用激素。当患者病情需要必须使用激素退热时,务必要严格控制剂量,切忌长期大剂量使用激素退热;尽量避免使用作用很强的地塞米松,一般给予中等强度的泼尼松或氢化可的松等即可;要在体温下降后停药。如大剂量且连续应用激素>3天,就必须采取逐渐停药方法,切忌突然停药,以免引起激素反跳现象。

除上述退热方法外,还有人工冬眠等方法。对于使用哪种退热方法,还应该根据导致发热的原因、具体病情和患者本身状态、是否具备应用退热药物的适应证或禁忌证等多重因素进行分析,选择合适的治疗手段。

(刘　峰)

第五节　恶　性　积　液

一、概述

(一)恶性胸腔积液

恶性胸腔积液是一种常见的肿瘤并发症,其中46%～64%的胸腔积液患者为恶性肿瘤所致,约50%的乳腺癌或肺癌患者在疾病过程中出现胸腔积液。

在生理情况下,仅有10～30 mL的液体在胸膜腔内起润滑作用。但是在病理情况下,由于重吸收的动态平衡被破坏,导致胸腔积液。恶性胸腔积液最常见的原因是毛细血管内皮细胞炎症引起的毛细血管通透性增加以及因纵隔转移瘤或放疗所致纤维化引起的纵隔淋巴管梗阻造成的淋巴液流体静压增加。在罕见的情况下,肿瘤细胞局部蛋白分泌或释放也是原因之一。

1.临床表现

最常见的主诉为呼吸困难、咳嗽和胸痛,症状的轻重同胸腔积液发生的速度有关,与胸腔积液的量关系不大。查体可见,胸腔积液水平以下叩诊浊音,呼吸音消失及语颤减低。

2.诊断

可行胸腔穿刺细胞学检查以及包括蛋白质、CEA、pH、细菌、结核、真菌培养和染色等。如上述检查不能确诊,可再重复上述检查,也可在B超或CT引导下做针吸胸膜活检术,大多数的恶性积液患者可以确诊。对经上述方法仍不能确诊且高度怀疑为恶性胸腔积液者,可行胸腔镜胸膜活检。其中,恶性胸膜间皮瘤的诊断困难,下列方法有助于胸膜间皮瘤的确诊:仔细询问患者石棉接触史,胸部及上腹部CT扫描,闭合式胸膜多点活检(6～8处),CT引导下针吸活检或胸腔镜活检,必要时行开胸探查术做冷冻切片活检。

诊断性胸腔穿刺,抽液时应注意,放胸腔积液不能超过 1 000～1 500 mL,尤其是重复放胸腔积液超过 1 000～1 500 mL 时,由于肺重新膨胀,可导致肺水肿,偶可致患者死亡。采用胸腔内置管缓慢放液可避免上述情况,但需注意长期留置导管引起的并发症。

(二)恶性心包积液

与恶性胸腔积液相比,心包积液相对较少,预后更差。一般情况下,心包积液的出现是肿瘤患者的临终前表现。据有关尸检结果,癌症患者 5%～12% 发生心脏及心包受侵,其中一半侵及心包,1/3 侵及心肌,余者为两者均受侵。只有 15% 的心包转移者发生心包压塞症,通常发生在终末期的患者。心脏和心包转移瘤比原发肿瘤多 40 倍。肺癌、乳腺癌、淋巴瘤及白血病是发生心脏和心包转移的最常见病因,其次为黑色素瘤及肉瘤。霍奇金病患者纵隔放疗后约 5% 的患者发生心包积液。

1.临床表现

心包积液的血流动力学改变与前述的胸腔积液大致相同。此外,由于液体的积聚,心包腔内的压力增高,从而影响心脏舒张期的充盈,导致心脏排出量减少。许多心包转移患者无症状。心包积液通常为逐渐形成,也可很迅速,症状与心包积液形成速度相关。如积液的形成很缓慢,即使积液量1 000 mL症状也可不明显。但快速产生的积液,液体量仅 250 mL 就可产生明显症状。缓慢形成的心包积液导致心包压塞的常见症状包括充血性心力衰竭、呼吸困难、咳嗽、端坐呼吸、疲乏、虚弱、心悸、头和颈静脉充盈,可伴有胸腔积液。心包压塞的患者查体可以发现心动过速、心脏的浊音界扩大、心脏搏动减弱、心音遥远和心包摩擦音等。心脏压塞的特点是奇脉,表现为吸气末脉搏减弱伴随收缩期血压上升 1.3 kPa(10 mmHg)以上。严重的心包压塞,不能有效地处理将最终导致心脏衰竭。

2.诊断

心脏超声检查是最有效且简便的方法。典型的心包积液 X 线检查示心脏呈烧瓶状,但心影正常的人也不排除心包积液。胸部 CT 及 MRI 可提示心包的厚度和原发肿瘤。B 超引导下的心包穿刺术,能缓解症状且积液细胞学检查可以明确诊断。胸腔积液的各种生化及细胞学检查均适合心包积液。如细胞学检查阴性,必要时可行心包活检术。

(三)恶性腹水

恶性腹水形成的机制与肝硬化腹水不同。肿瘤分泌的某些递质导致腹膜血管的通透性增强,以及液体产生过多、营养不良、低蛋白血症所致的流体动力学失衡、门静脉阻塞、肝转移、淋巴及静脉回流受阻可能是形成腹水的主要原因。引起恶性腹水的常见肿瘤有卵巢癌、结直肠癌、胃癌、肝癌、输卵管癌和淋巴瘤。恶性腹水通常是肿瘤的晚期表现。尽管恶性腹水患者的生存期有限,但是成功的姑息性治疗对选择恰当的患者也有相对好的预后。

1.临床表现

临床表现可为腹胀、足部水肿、易疲劳、呼吸短促、消瘦及腹围增加。查体包括腹部膨隆、叩诊浊音,亦可有腹部肿块、腹部压痛及反跳痛。腹部 B 超易查出腹水。腹部 CT 扫描不但能查出腹水,还有助于查找原发病灶。

2.诊断

腹腔穿刺有助于鉴别恶性腹水和其他原因的腹水。诊断性腹腔穿刺抽取的液体应做以下检查:外观、颜色、细胞计数、蛋白定量和腹水离心沉淀后涂片染色镜检或用石蜡包埋切片病理检查。恶性腹水多为血性,且为渗出液,镜检有大量红细胞,细胞学检查约在 60% 的恶性腹水中查出恶性细胞。如配合腹膜活检或在 B 超引导下做经皮壁腹膜肿物穿刺活检术,可进一步提高诊断率。一些必要的肿瘤标志物检查,如 CEA、CA-125、CA19-9、β-HCG 及 LDH,有助于恶性腹水的诊断。

二、治疗原则

(一)胸腔积液

1.全身治疗

对无症状或症状轻微的患者无须处理。对那些化疗敏感的肿瘤,如淋巴瘤、激素受体阳性的乳腺癌、卵巢癌、小细胞肺癌及睾丸恶性肿瘤等以全身化疗为主。

2.局部治疗

对那些必须要局部处理的患者,考虑行胸腔穿刺术。最常用的方法是采用博来霉素、四环素或多西环素等胸膜硬化剂治疗。

(二)心包积液

1.心包腔内置管引流

对无症状或症状轻,对心血管功能影响不大的患者,不需要处理,应积极采用有效的全身治疗。对有心包压塞的患者应立刻行心包穿刺术以解救患者的生命。在 B 超引导下,心包内置管间断或持续引流是改善心脏搏血量安全有效的方法,应作为首选。需注意的是避免引流速度过快,以免出现心脏急症。

2.全身治疗

根据原发肿瘤的类型、既往治疗、行为状态及其预后决定下一步治疗,如淋巴瘤及乳腺癌通过全身化疗大多可控制心包积液。

3.局部治疗

局部处理的常用方法有心包穿刺抽液后注入硬化剂、心包开窗术、心包切除术及放疗。急性放射性心包炎的处理应采用保守治疗,其通常是自限性的。

(三)腹水

1.腹腔穿刺引流

腹腔穿刺引流可以缓解腹内压力,还可缓解因腹水过多所致的呼吸困难。迅速放大量液体(大于1 000 mL)可导致低血压及休克。故在放液过程中,应密切观察患者血压及脉搏,如心率增快及伴有口干感,则应停止放液以免引起血压下降。腹水虽然较多,可于 24～48 小时内逐渐放光。为避免腹水再度生长,可考虑腹腔内注入 IL-2、肿瘤坏死因子等,必要时 1～2 次/周,连续2～4 周。反复放液可引起低蛋白血症及电解质紊乱,有时还可引起腹腔内感染,需要仔细观察,及时处理。

2.全身治疗

对化疗敏感的肿瘤,如卵巢癌、淋巴瘤和乳腺癌引起的腹水应采用有效的全身化疗。卵巢癌可选用 CAP(CTX、ADM 和 DDP)或紫杉醇联合卡铂;淋巴瘤选择 CHOP(CTX、VCR、ADM 和 PDN);乳腺癌选用 CAF(CTX、ADM 和 5-FU)或含紫杉类等联合化疗方案。

3.局部治疗

腹腔内灌注化疗是治疗恶性腹水的重要方法。患者如果没有黄疸、肝肾功能不全、严重骨髓抑制及感染、梗阻等合并症,可考虑给予腹腔内灌注化疗。常用药物有铂类、丝裂霉素和 5-FU 等。腹腔灌注的主要不良反应为化学性静脉炎以及粘连性肠梗阻、肠穿孔、出血等。

(张丽娜)

第三章　肿瘤的放疗

第一节　放疗的分类

一、根治性放疗

根治性放疗是指通过给予肿瘤致死剂量的照射使病变在治疗区内永久消除,达到临床治愈的效果。

根治性放疗的患者需具备的条件是一般状况较好、肿瘤不能太大并无远隔器官转移、病理类型对射线敏感或中度敏感。根治性照射范围要包括原发灶和预防治疗区,照射范围较大,剂量较高,同时要求对肿瘤周围正常组织和器官所造成的损伤最小。

二、姑息性放疗

姑息性放疗是针对病期较晚、临床治愈较困难的患者,为了减轻痛苦、缓解症状、延长生存期而进行的一种治疗。

(一)高姑息放疗

肿瘤范围较广而一般状态较好的患者,可给予较高剂量或接近根治剂量的放疗,部分患者可能会取得较好的疗效。

(二)低姑息放疗

一般状态较差的患者,可给较低剂量的放疗,可取得缓解症状、减轻痛苦、止痛、止血、缓解梗阻等效果。

三、术前放疗或术前放化疗

术前放疗或术前放化疗为手术前进行的治疗,目的是提高手术的切除率、降低手术后复发率和提高远期疗效。

(一)术前放疗或术前放化疗的作用

(1)抑制肿瘤细胞的活性。

(2)防止术中引起肿瘤细胞的种植和播散。

(3)控制肿瘤周边的微小病灶和转移的淋巴结。

(4)提高手术切除率。

(5)消除肿瘤伴有的炎症和溃疡,减轻患者症状、改善患者状态。

(6)化疗与放疗同步,不但可增强放疗效果,而且可使远处存在的微小转移灶及血液循环中的肿瘤细胞得到早期治疗。

(二)术前放疗或术前放化疗的适应证

(1)肿瘤较大,切除有困难的患者。

(2)局部有多个淋巴结转移,手术很难彻底切除的患者。

(三)术前放疗的剂量

(1)低剂量:15～20 Gy/3～10 天。

(2)中等剂量:30～40 Gy/3～4 周。

(3)高剂量:50～60 Gy/5～6 周。

(四)术前放疗到手术治疗时间间隔

(1)低剂量放疗结束后可立即进行手术。

(2)中、高剂量放疗一般在放疗结束后 2～4 周手术。

(五)术前放疗或术前放化疗的肿瘤

头颈部肿瘤、食管癌、肺癌、直肠癌、胃癌、宫颈癌、巨大肾母细胞瘤等。术前治疗肿瘤病理完全消失(PCR)者,生存率显著提高。

四、术中放疗

手术中对准肿瘤病灶一次性大剂量的照射方法。

(一)术中放疗的优点

(1)准确性高。

(2)保护肿瘤后面的正常组织。

(3)减少了腹部外照射常出现的放射反应。

(二)术中放疗的缺点

(1)决定最适合的照射剂量比较困难。

(2)失去了常规放疗分次照射的生物学优势。

(三)术中放疗的适应证

(1)肿瘤深在或与大血管、重要脏器有浸润不能彻底切除者。

(2)肉眼观察肿瘤已切除,但怀疑有微小病灶残留者。

(3)病变范围广,手术不能切除,为了缩小肿瘤、缓解症状、延长生命者。

(四)常做术中放疗的肿瘤

胃癌、胰腺癌等。

五、术后放疗或术后放化疗

术后放疗或术后放化疗为手术后进行的治疗,目的是提高局部控制率,减少远处转移率。

(一)放疗或术后放化疗的适应证

(1)手术后肿瘤与重要器官粘连切除不彻底。

(2)术后病理证实切缘阳性。

(3)转移淋巴结清扫不彻底。

（二）手术后至术后放疗的时间

一般为 1 个月。

（三）术后放疗或术后放化疗的肿瘤

脑瘤、头颈部癌、胸部肿瘤、肺癌、食管癌、大肠癌、胃癌、宫颈癌、软组织肉瘤及皮肤癌等。术后放化综合治疗的疗效优于单纯放疗或单纯化学药物治疗。

（陈杜鹃）

第二节　放疗的适应证与禁忌证

一、放疗的适应证

根据肿瘤细胞的敏感性、放疗目的和放疗方法的不同将放疗的适应证分为以下五个方面。

（一）恶性肿瘤敏感性分类

根据肿瘤组织对射线的敏感程度不同，将恶性肿瘤分为 4 类。

1.高度敏感的肿瘤

恶性淋巴瘤、睾丸精原细胞瘤、肾母细胞瘤、神经母细胞瘤、髓母细胞瘤、尤文氏瘤、小细胞肺癌等。

2.中度敏感的肿瘤

头颈部鳞状细胞癌、食管鳞状细胞癌、肺鳞状细胞癌、皮肤癌、乳腺癌、移行细胞癌等。

3.低度敏感的肿瘤

胃肠道的腺癌、胰腺癌、肺腺癌、前列腺癌等。

4.不敏感的肿瘤

横纹肌肉瘤、脂肪肉瘤、滑膜肉瘤、骨肉瘤、软骨肉瘤等。

放射高度敏感的肿瘤恶性程度高，发展快，易出现远处转移，需要与化学药物治疗并用才能取得好的治疗效果。放射中度敏感的肿瘤发展相对缓慢，出现转移相对较晚，应用单纯放疗即可取得根治的效果，如鼻咽癌、早期喉癌、口腔癌、食管癌、宫颈癌、皮肤癌等。乳腺癌为全身疾病，放疗用于乳腺癌术后、复发、远处转移灶及局部晚期手术不能切除的病灶。放射低度敏感的肿瘤需很高的放射剂量才能根治，常规放疗技术，限制了肿瘤高剂量的照射，仅用于姑息性放疗。精确放疗技术，特别是精确补充（Boost）放疗技术的临床应用，可提高这类肿瘤照射剂量。对放射不敏感的肿瘤，放疗仅用于术后辅助治疗，对手术不能切除的复发或转移灶采用单纯放疗仅起到姑息、减症的作用，采用以放疗为主的综合治疗，如热化疗"三联"，方可提高其疗效。

（二）肿瘤局部切除后器官完整性和功能保全治疗

这是一个临床放射肿瘤学中较新的、非常活跃的领域。它的优点是在取得与根治性手术相同效果的同时保留了器官的完整性和功能。这类肿瘤包括乳腺癌、直肠癌、膀胱癌等。

（三）放疗与根治手术的综合治疗

对局部晚期肿瘤术前或术后放疗可以预防和降低局部和区域淋巴结的复发，提高局部控制率，延长生存期。这类肿瘤包括乳腺癌、直肠癌、头颈部癌和各部位肿瘤切缘阳性或淋巴结转移清扫不彻底的癌症。

(四)姑息放疗

对于晚期患者出现局部复发或骨转移癌等,放疗是重要的手段,不但能起到止痛、减轻症状的作用,还能提高生存质量。

(五)某些良性病治疗

如血管瘤、瘢痕疙瘩等可采用放疗或放疗与手术结合。瘢痕疙瘩术后第一次放疗时间不超过 24 小时。

二、放疗的禁忌证

放疗的绝对禁忌证很少,当出现以下几方面的情况时不能接受放疗。

(一)全身情况

(1)心、肝、肾等重要脏器功能严重损害时。

(2)严重的全身感染、败血症、脓毒血症未控者。

(3)白细胞计数低于 $3.0 \times 10^9 / L$,中度中低值贫血没有得到纠正者。

(4)癌症晚期处于恶病质状态者。

(二)肿瘤情况

(1)肿瘤晚期已出现广泛转移,而且该肿瘤对射线不敏感,放疗不能改善症状者。

(2)肿瘤所在脏器有穿孔。

(三)放疗情况

过去曾做过放疗,皮肤或局部组织器官受到严重损害,不允许再行放疗者。

(陈杜鹃)

第三节　放疗的剂量分布和散射分析

放疗过程中,很少直接测量患者体内所接受的剂量。剂量分布的数据几乎完全来自测量膜体即人体等效材料的剂量分布。对于特定的射野,只要测量的体积范围足够大,就可以达到射线散射的条件。在一个剂量计算系统中就是使用这些来自膜体测量的基本数据来预测实际患者在接受放疗时的剂量分布的。

一、膜体

基础的剂量分布数据都是在水膜体中测量得到的,水膜体对射线的吸收与散射与人体肌肉和软组织对射线的吸收与散射近似。因为实际测量时并不是所有的测量探测器都是放入水中的,所以固体的水等效材料就是一种很好的水的替代膜体。在理想情况下,对于软组织或者水的等效材料,它们必须有相同的有效原子序数,相同的克原子数和相同的质量密度。在临床使用的兆伏级射线中,康普顿效应占主导地位,此时要求等效材料具有相同的电子密度。透明合成树脂和聚苯乙烯是最常用的剂量测量膜体。尽管对于指定的个例这些材料的质量密度会不尽相同,但他们的原子构成和克原子数是恒定,因此可以使用这些膜体来进行高能光子、电子的剂量测量。

用不同的材料途模拟人体不同器官:组织、肌肉、骨头、肺以及气腔等。这些材料由使用微粒过滤器组成的混合物形成,它们最大限度地与人体组织属性相似。一种水的环氧树脂替代材料(固体水),可以作为放疗常用的光子电子线测量的校准体模。

二、深度剂量分布

当射线入射患者体内(或膜体)时,在患者体内剂量的吸收随着入射深度的变化而变化。变化与许多条件相关:射线能量、入射深度、场的尺寸、离放射源的距离以及准直器。计算患者体内剂量需要考虑到这些参数的影响,尤其是当这些参数影响到深度剂量的分布时。剂量计算时必须确定射线中心轴方向剂量随深度变化的情况。为此定义了许多指标,如百分深度剂量、组织空气比、组织膜体比和组织最大比。

(一)百分深度剂量

描述射野中心轴剂量分布的方法之一就是,在指定的参考深度对射野中心轴上的剂量进行归一。百分深度剂量定义为射野中心轴深度 d 处的吸收剂量与射野中心轴上参考深度 d_0 处的吸收剂量之比,百分深度剂量(P)如下式所示:

$$P = \frac{D_d}{D_{d_0}} \times 100$$

对于中能 X 射线(高于 400 KVp)和低能 X 射线,参考深度通常取在表面($d_0 = 0$),对于高能射线,参考深度一般取在最大吸收剂量点($d_0 = d_m$)。在临床中射野中心轴上的最大吸收剂量点通常叫作最大剂量点,或者直接叫作 D_{max}。

影响射野中心轴深度剂量分布的参数有射线能量、照射深度、射野大小和形状,源皮距以及射野准直等。

1.射线能量和照射深度的影响

百分深度剂量(远离最大剂量点时)随射线能量的增加而增加,因此,射线能量越高,百分深度剂量曲线越高,如果不考虑平方反比定律和散射,百分深度剂量曲线随深度的变化近似指数衰减。因此射线本身影响百分深度剂量曲线是由平均衰减系数 $\overline{\mu}$ 描述的。当 $\overline{\mu}$ 减小时,射线的穿透能力更强,在远离建成区的区域,百分深度剂量曲线更高。

远离最大剂量点的深度时,百分深度剂量随着深度的增加而减少。但随着射线能量的增加,初始建成区就会越发显著。对于中低能 X 射线来说,剂量建成区在入射表面或者非常接近入射表面。对于高能射线,射线能量越高,最大剂量点在膜体内的深度越深。从表面到最大剂量点的区域称为剂量建成区。

高能射线的剂量建成区效应产生了临床的皮肤保护效应。对于兆伏级射线,例如,[60]Co 和能量高于它的射线,其表面剂量远小于最大剂量,这就是高能射线相对于低能射线的一个显著优势。对于低能射线,最大剂量往往在皮肤表面。因此在使用高能光子线时,深处的肿瘤不仅可以获得较高的剂量而且皮肤所受剂量也不会超过它的耐受剂量。这是因为肿瘤有较高的百分深度剂量曲线而皮肤又有相对低的表面剂量。

从物理方面可以这样解释剂量建成区:①当高能光子入射到患者或者膜体时,一部分高速运动的电子会从表面及表面下几层反射出去。②那些没有反射、散射的电子将会在组织中沉积它们的能量,相对于它们的入射点,有一条运动轨迹。③由于①和②共同作用的结果,电子通量和被吸收的剂量将在达到最大剂量点之前随着深度的增加而增加。但是由于光子能量通量随着深度的增加是连续减小的，因此，随着深度的增加，电子的产生也是逐渐减少的。这种效应在远离某个深度之后，剂量会随着入射深度的增加而减少。

比释动能代表光子直接传输给电离电子的能量，比释动能在表面取得最大值，并且随着深度的增加而减少，因为光子能量通量减少。从另一方面来说，在不同深度有高速运动的电子束，吸收剂量首先随深度的增加而增加。结果就会出现一个电子建成区深度。然而由于剂量取决于电子通量，它会在某一深度达到最大值，这个深度近似等于电子在该种介质中的射程。远离这个深度时，剂量会因为比释动能的减小而减小，这就导致次级电子产额的减少，从而引起电子注量的降低。

2.射野大小和形状的影响

射野大小可以通过几何尺寸或者剂量测量来指定。射野的几何尺寸定位为放射源的前表面经准直器在膜体表面的投影；射野的物理学定义为照射野相对于两边指定剂量（通常为50%）等剂量线之间的距离。

对于一个足够小的射野，我们可以假定它的深度剂量是由原射线造成的，这就是说光子穿过多层介质而没有相互作用。在这种情况下散射光子的剂量贡献可以近乎忽略。但是随着照射野的增加，散射剂量对于吸收剂量的贡献有所增加。当深度大于最大剂量点的深度时，随着深度的增加，散射剂量增大，因此百分深度剂量随着射野大小的增大而增大。

百分深度随射野增大的程度取决于射线质。因为散射概率或者作用截面随着射线能量的增加而减少并且高能光子首先是前向散射，高能射线的百分深度剂量对射野的依赖性要低于低能射线。

放疗中百分深度的剂量曲线通常是对方野而言，但是在临床治疗中会经常遇到矩形野和不规则野，这时就需要把方野等效为不同的射野。基于经验的方法把方野、矩形野、圆形野和不规则野与射野中心轴剂量联系起来。尽管通用方法（基于 Clarkson 法则）可以用来计算上述射野，但还是有更简单的办法去计算上述射野的剂量。

Day 指出对于中心轴剂量分布，一个矩形野可以与一个等效方野或等效圆形野近似相同。比如，10 cm×20 cm 的矩形野等效为 13.0 cm×13.0 cm 方野，因此 13.0 cm×13.0 cm 方野的百分深度剂量数据（从标准表格中得到）可认为近似与 10 cm×20 cm 的矩形野百分深度剂量数据相同。Sterling 等提出一个简单的矩形野与等效方野的经验计算法则。根据这个法则，一个矩形野和方野如果有相同的面积周长（A/P）比，就可以认为它们是等效的。例如，10 cm×20 cm 的 A/P 为 3.33，13.3 cm×13.3 cm 的 A/P 也为 3.33。

3.源皮距的依赖性

一个点放射源发出的光子通量与到该点距离的平方成反比。尽管临床放疗中的源（同位素源或焦点源）具有有限大小的尺寸，源皮距通常大于 80 cm，因此与较大数值的源皮距相比，源的尺寸不再那么重要。换而言之，在源皮距足够大的时候，源可以看作为点源。因此，空气中源的剂量率与距离的平方成反比。同时，剂量率的反平方定律成立的条件是只考虑原射线，不考虑散射线。然而，在临床应用中，射野准直器或其他散射材料可能会使反平方定律有所偏差。

因为反平方比定律的效应，百分深度剂量随 SSD 的增加而增加。尽管某一点实际的剂量率随着其到源的距离的增加而减少，百分深度剂量，即关于某一参考点的相对剂量，随 SSD 的增加而增加。距离某一点源的相对剂量率是其到源距离的函数，遵守反平方定律。

在临床反射治疗中,SSD 是一个非常重要的参数。因为百分深度剂量决定了相对于皮肤表面或最大剂量点,在某一深度给予多少剂量;SSD 需要尽可能的大。然而,因为剂量率随着距离的增大而减小,在实际应用中,SSD 设置在最大剂量率与百分深度剂量折中的位置。使用兆伏级射线治疗深部肿瘤时,最小的推荐 SSD 值是 80 cm。

临床中使用的百分深度剂量表格通常在标准 SSD(对兆伏级射线,SSD 为 80 或 100 cm)条件下测量获得。在特定的治疗条件下,患者的 SSD 也许与标准的 SSD 不同。例如,在大野的治疗条件下,SSD 需要设置成更大的值。因此,标准条件下的百分深度剂量必须转化为适用于实际治疗中 SSD 值的百分深度剂量。转换因子称为 Mayneord F 因子:

$$F = (\frac{f_2 + d_m}{f_1 + d_m})^2 \times (\frac{f_1 + d}{f_2 + d})^2$$

当 $f_2 > f_1$ 时,$F > 1$;当 $f_2 < f_1$ 时,$F < 1$。因此说明百分深度剂量随着 SSD 的增加而增大。

小野的条件下散射很小,Mayneord F 方法结果是准确的,然而对于大射野而且低能量来说,散射线会相对多一些,这时 $(1+F)/2$ 将会更加准确。在一些特定的条件下,也可以使用介于 Fand$(1+F)/2$ 的值。

(二)组织空气比

组织空气比首先由 Johns 在 1953 年提出,起初称为"肿瘤空气比"。在当时,这个物理量主要是用于旋转治疗的剂量计算。在旋转治疗中,放射源是绕着肿瘤中心旋转的。SSD 会因表面的轮廓线而变化,但是源轴距是保持不变的。

TAR 定义为在模体中某点的剂量(D_d)与空间中同一点的剂量(D_{fs})的比值。TAR 取决于深度 d 和射野大小 r_d,其特性主要如下。

1.距离的影响

TAR 一个最重要的特性是它与源的距离无关。这个虽然是一种近似,但在临床实际中所用到的距离范围内,有大于 2% 的精度。TAR 是同一点的两个剂量(D_d 和 D_{fs})之比,距离对光子注量的影响可以消除。因此包含有源射线和散射线深度剂量的 TAR,并不依赖于与放射源之间的距离。

2.随能量、深度、射野大小不同而不同

TAR 跟 PDD 相似,是随着能量、深度,射野大小不同而不同。对于兆伏级的射线,TAR 在最大剂量点(d_m)处达到最大,而后随着深度的增加呈指数下降。对于散射贡献可以忽略的窄野,在 d_m 以上的 TAR 随着深度几乎呈指数变化。随着射野增大,散射线的贡献增加,TAR 随着深度的变化变得更加复杂。

(1)反向散射因子(BSF)。反向散射因子是在射野中心轴上最大剂量深度处的 TAR。它可以定义为射野中心轴上最大剂量点处的剂量,与空气中同一点的剂量之比。

反散因子和 TAR 一样,与到放射源距离无关,而是取决于射线能量和射野大小。然而 BSF 随着射野大小增加而增加,其最大值出现在半价层在 0.6~0.8 mm Cu 的射线,并且与射野大小有关。这样,对于中等能量并经过过滤的射线,对于大的射野,反散因子能高达 1.5。与自由空间的剂量相比,皮肤表面的剂量增加 50%;如果用照射量做单位,皮肤表面的照射量比自由空间增加 50%。

对于兆伏级的射线(^{60}Co 和更高的能量),反散因子会小一些。例如,10 cm×10 cm 射野大小的 ^{60}Co 射线,BSF 是 1.036。这表明,D_{max} 比在空间中高 3.6%。这种剂量的增加是由于在点

D_{max} 下面的组织对射线的散射。随着能量的增加，散射会进一步减少，BSF 因子随之减小。能量大于 8 MV 的射线，在深度 D_{max} 的散射将变得很小，BSF 接近其最小值，几乎可以忽略。

（2）组织空气比和百分深度剂量的关系。组织空气比和百分深度剂量是相关联的，TAR(d ,rd) 是深度为 d、射野大小 rd 的 Q 点组织空气比，r 表示为表面射野大小，f 为源皮距，d_m 为最大剂量点 P 点的参考深度，D_{fs}(P) 和 D_{fs}(Q) 分别是自由空间 P 点和 Q 点的剂量值，其关系为：

$$P(d,r,f) = TAR(d ,r_d) \times \frac{1}{BSF(r)} \times \frac{D_{fs}(Q)}{D_{fs}(P)} \times 100$$

或

$$P(d ,r ,f) = TAR(d ,r_d) \times \frac{1}{BSF(r)} \times (\frac{f+d_m}{f+d})^2 \times 100$$

3. 旋转治疗中的剂量计算

组织空气比在等中心放疗的剂量计算中有着重要的作用。旋转照射和弧形疗法都是等中心照射方式，放射源绕旋转轴连续运动。

在旋转治疗的深度剂量计算中，需要确定等中心处的平均 TAR（组织空气比）。在包含旋转轴的平面中绘制患者的轮廓线，将等中心置于轮廓内（通常在肿瘤中心或距它几厘米处），以选定的角间隔（例如 20°）从中心点画半径。每条半径代表一个深度，在给定射束能量，等中心处的射野大小时，可以通过 TAR 表查出此深度处的 TAR。然后将得到的这些 TAR 值加和平均，得到 TAR。

（三）散射空气比

在非规则野的剂量计算中常用原射线和散射线分开计算的方法，散射空气比用于计算散射剂量。

散射空气比定义为体模内某一点的散射剂量率和该点空气中吸收剂量率之比。与组织空气比相似，散射空气比与源皮距无关，但受射束能量，深度和射野大小影响。因为体模内某一点的散射剂量等于该点的总吸收剂量与原射线剂量之差，因而散射空气比数值上等于给定射野的组织空气比减去零野的组织空气比：

$$SAR(d ,r_d) = TAR(d ,r_d) - TAR(d ,0)$$

TAR(d,0) 是射束中的原射线成分。

（四）非规则野的剂量计算——Clakson's 方法

矩形野、方形野和圆形野以外的任何形状射野称为不规则射野。治疗霍奇金淋巴瘤的"斗篷"和倒"Y"形野就是这样一个例子。深度剂量的散射线成分与原射线成分分开计算，其中散射线受射野大小和形状的影响，而原射线不受其影响，SAR 用于计算散射剂量。

如图 3-1 所示的一个非规则野，假定该野深度 d 处的截面，且垂直于射束轴。计算射野截平面中 Q 点的剂量。由点 Q 引出的半径将射野分为基本的扇区。每个扇区有不同的半径，并可以看做是具有该半径圆形射野的一部分。把每个扇区的散射线贡献作为其圆形野的一部分计算出，并加和得到所有的散射线贡献。

用圆形野的 SAR 表，计算出各扇区的 SAR，然后加和平均得到 Q 点的平均散射空气比（SAR）。对于经过遮挡部分的扇区，要减去被遮挡部分的散射线贡献。计算得到的 SAR 由下式转换为平均组织空气比 TAR：

$$TAR = TAR(0) + SAR$$

TAR(0) 是零野的组织空气比。

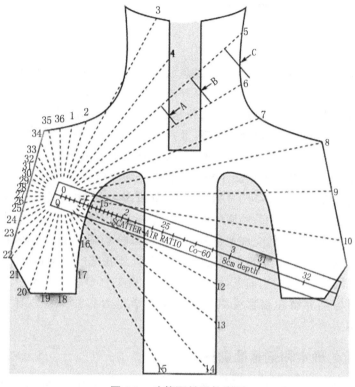

图 3-1　斗篷野射野轮廓图

（陈杜鹃）

第四节　放疗的质量保证与控制

一、放疗的质量保证组织与内容

（一）质量保证组织

从放疗的全过程看,执行 QA 是一个组织问题。放疗医师负责治疗方针的制订、治疗计划的评定、监督治疗计划执行等责任,在 QA 组织中起主导的作用。物理工作者的主要任务是进行治疗机和其他辅助设备(如模拟定位机、治疗计划系统等)特性的确定及定期检查,射线剂量的定期校对,参与治疗计划的设计,保证工作人员和患者的安全防护等。放疗技术员是放疗计划的主要执行者。治疗计划能否被忠实执行的关键决定于技术员对具体治疗计划的理解程度、对机器性能的掌握和了解,以及对患者的服务态度。QA 组织的中心任务是在部门 QA 组织负责人(一般是科主任或由科主任指定)领导下,协调成员间的责任分工,及时发现和纠正 QA 执行过程中的差错,随时总结经验,提高本部门的 QA 工作水平。

（二）质量保证内容

部门内 QA 内容,共四个方面,包括建立 QA 程序、患者剂量控制、患者安全、工作人员安全。

根据部门预想达到的 QA 级别。确定各部分的控制标准。

二、执行质量保证的必要性

肿瘤放疗的根本目标,不论是根治还是姑息放疗,在于给肿瘤区域足够的精确的治疗剂量,而使周围正常组织和器官受照量最少,以提高肿瘤的局部控制率,减少正常组织的放射并发症。而实现这个目标的关键是对整个治疗计划进行精心的设计和准确的执行。显然肿瘤患者能否成功地接受放疗,取决于放疗医师、物理工作者、放疗技术员的相互配合和共同努力。

治疗计划的设计以较好的剂量分布和时间-剂量分次模型为标准,划分为"临床计划"和"物理计划"两个基本阶段。前者是计划设计的基本出发点和治疗将要达到的目标。后者是实现前者的途径。两者相互依存,缺一不可。"临床计划"阶段,包括考虑使用综合治疗,时间剂量分次模型的选择,受照射部位的外轮廓,肿瘤的位置和范围,周围重要器官的位置和组织密度,并规定肿瘤致死剂量和邻近重要器官的允许剂量等。对具体部位和某一期别的肿瘤,临床医师要制订一个"最好的治疗方案",这个方案不仅要反映主管医师、所在部门以及其他国家和地区以往的治疗经验,同时应该根据本部门的当前条件,随时调整到相应的 QA 工作水平。因此,最佳的临床设计要求设计者对各类肿瘤和正常组织的放射生物学行为和临床特性有比较详细的透彻的了解。

三、靶区剂量的确定和剂量准确性

临床治疗计划制订的首要问题是确定临床靶区的范围和靶区(肿瘤)剂量的大小。最佳的靶区剂量应该是使肿瘤得到最大治愈而放射并发症很少。定义为得到最大的肿瘤局部控制率而无并发症所需要的剂量。该剂量一般通过临床经验的积累和比较分析后得到。有两种方法可以确定肿瘤的最佳靶区剂量,即前瞻性临床研究和回顾性病例分析。最佳靶区剂量的确定对预后是非常重要的。但由于诊断方法、肿瘤分期标准、临床靶区范围确定方法等的不统一,使得靶区剂量的选定不可能达到最佳,这只有通过执行 QA 才能使得情况得以改善。

对不同类型和期别的肿瘤,应该有一个最佳的靶区剂量。偏离这个最佳剂量一定范围就会对预后产生影响,这是指靶区剂量的精确性。自 1969 年以来,不少作者对靶区剂量的精确性要求进行了大量分析和研究。ICRU 第 24 号报告总结了以往的分析和研究后指出,已有的证据证明,对一些类型的肿瘤,原发灶的根治剂量的精确性应好于 5%。也就是说,如果靶区剂量偏离最佳剂量±5%时,就有可能使原发灶肿瘤失控(局部复发或放射并发症增加)。应指出的是,±5%的精确性是理想和现实的折中选择。尽管目前有人建议靶区剂量精确度应该升到 2%,但在目前技术条件下,这种精确度要求不可能达到。另外,±5%精确性是一个总的平均值的概念,肿瘤类型和期别不同,对精确性的要求也不同。剂量响应梯度越大的肿瘤,对剂量精确性要求越低;相反,剂量响应梯度小的肿瘤,对剂量精确性要求较高。正常组织的放射反应随剂量变化也有类似的情况。

四、放疗过程及其对剂量准确性影响

放疗全过程主要分为治疗计划的设计和治疗计划的执行两大阶段。

(一)治疗计划的设计

治疗计划的设计又分为治疗方针的制定和照射野的设计与剂量分布的计算,前者的中心任务是确定临床靶区和计划靶区的大小和范围,以及最佳的靶区剂量大小。后者主要是提出达到最佳靶区剂量所应采取的具体照射方案。两者的目标是在患者体内得到较好的或较佳的靶区及其照射周围的剂量分布。计划设计阶段的 QA 一方面要加强对医院剂量仪的保管和校对、机器常规剂量的监测、射野有关参数的定期测量、模拟定位机和治疗计划系统的性能保证等,同时要采取积极措施确保靶区范围确定时的精度。

(二)治疗计划的执行

治疗计划的执行,在某种意义上是计划设计的逆过程。本阶段的中心任务是保证患者体内得到计划设计阶段所规定的靶区剂量大小及其相应的剂量分布。每天治疗摆位过程中治疗机参数变化和患者体位移动造成的位置不确定,为保证靶区剂量的精确性,因治疗机参数变化而造成的射野偏移允许度为 5 mm,因患者或体内器官运动和摆位允许的误差不超过 8 mm。

在治疗摆位过程中,可能产生两类误差:随机误差和系统误差。随机误差会导致剂量分布的变化,进而导致肿瘤局部控制率减少或正常组织并发症的增加。由于患者体位和射野在摆位和照射中的偏移,造成有一部分组织 100% 机会在射野内,有一部分组织 100% 机会在射野外,另有一部分组织可能在射野内也可能在射野外。假设计划靶区(即射野)大小为 9 cm×7 cm,体位和射野偏移的范围为 5 mm。有两种布野办法。

(1)主管医师估计到这种影响,将射野由 9 cm×7 cm 扩大到 10 cm×8 cm。这意味着照射体积增加 27%。按正常组织耐受剂量随体积变化的关系,将因照射体积增加而需要减少剂量3%。如果要保持正常组织的损伤与标准野时相同。靶区剂量则应相应减少 3%。靶区剂量大小为 66 Gy 时,肿瘤局部控制率将从 60% 减少到 45%;74 Gy 时,从 95% 减少到 90%。

(2)如果不采用扩大野,仍然用 9 cm×7 cm 射野,这意味着靶区边缘剂量因体位移动和射野偏移而减少,造成靶区边缘肿瘤细胞复发率增高。同样,系统误差亦会导致靶区边缘剂量的不准确。进而导致野内复发率的增加。

以上分析可以看出,控制治疗摆位过程中的误差对保证肿瘤的局部控制有多么重要的意义。

五、常规质量保证程序

当通过验收并且配置了本单位治疗机的数据时,系统便可以开始在临床使用。为保证系统性能一直保持在验收时的水平,需要建立常规质量保证程序,定期重复主要的验收测试项目,将新的测试结果与验收时的结果进行比较。如果结果有差别,就需要找出原因,使系统回到验收时的状态。测试项目应包括输入输出设备空间位置精确度,CT、MRI 图像输入,外照射 X(γ)光子束、电子束及腔内放疗剂量计算及其他特殊照射技术。用户可根据本单位治疗计划系统各部分发生变化的可能性来设计具体测试项目和相应的测试频度。测试应在规定频度和系统升级或维修后进行。

治疗计划系统是一个专用的计算机系统,因此常规的计算机系统维护方法也适用于治疗计划系统。定期执行硬件测试维护程序,包括定期检查软件和数据文件的大小、日期及其他特性是否有变化。

六、患者治疗计划的检查

上面介绍的 QA 内容均是针对治疗计划系统,具体到每一个患者的治疗计划,当计划完成时应进行下面三个步骤的检查,以避免因机器或人为因素造成患者治疗计划的错误。

（1）第一步，设计计划的物理师直观判断剂量分布是否正确。

（2）第二步，设计计划的物理师采用一个独立的计算机程序验算每个射野的机器跳数。对于简单布野条件，验算值与计划系统的结果差别应在 2%～3% 的范围；对于复杂布野条件，超过 5% 的情况应分析原因。

（3）第三步，由高年资或同年资的物理师核对全部计划资料。

总之，QA 和 QC 是放疗的重要一环，是患者利益的生命线，是每个从事放疗工作者高度重视的工作之一。

（陈杜鹃）

第五节　远距离放疗

远距离放疗是放疗最主要的方式，通常提及放疗时多指远距离放疗。远距离放疗亦称外射束治疗（简称外照射），是指辐射源位于体外一定距离处（一般指至皮肤距离＞50 cm），照射人体某一部位。远距离放疗的特点除了治疗距离外，主要采用辐射束形式进行治疗。外照射时射线需经过人体正常组织及邻近器官照射肿瘤。

一、远距离放疗的临床用途

（一）深部放疗
深部放疗是对位于人体内部并可能为健康组织包围的靶区所进行的放疗。

（二）表浅放疗
表浅放疗是对人体表浅组织（通常不超过 1 cm 深度）所进行的放疗。

（三）全身放疗
全身放疗是对人体全身所进行的放疗，主要用于骨髓移植或外周血干细胞移植前的预处理。

（四）全身皮肤电子束治疗
全身皮肤电子束治疗是用低能（4～6 MeV）电子束对全身皮肤病变进行的放疗。

（五）术中放疗
术中放疗是指在外科手术切除肿瘤后或暴露不能切除的肿瘤，对术后瘤床、残存灶淋巴引流区或原发灶，在直视下避开正常组织和重要器官，一次给予大剂量电子束照射的放疗。术中放疗必须配备不同尺寸和形状的术中限束器。

二、远距离放疗对辐射性能的要求

辐射不是单个的粒子，而是粒子的集合。不是所有的电离辐射都适合用于放疗，放疗对电离辐射的性能有一定的要求。

（一）对电离辐射类型的要求
辐射类型是表征辐射或粒子性质的方式之一，不同类型具有不同的性能。放疗常关心辐射的放射生物学性能和放射物理学性能。对于所使用的每一种类型的电离辐射，希望这种类型电离辐射不要掺杂其他类型的电离辐射。

1.放射生物学性能

从放射生物学角度,辐射的生物学效应除依赖于吸收剂量外,还依赖于吸收剂量的分次给予、吸收剂量率和电离辐射在微观体积内局部授予的能量,即传能线密度(Linear Energy Transfer,LET)。常用的 X 辐射、γ 辐射和电子辐射都属低 LET 射线,相对生物效应为1,它们对细胞分裂周期时相及氧的依赖性较大,所以对 G_0 期、S 期和乏氧细胞的作用较小。中子辐射、重离子辐射(^{4}He、^{12}C、^{14}N、^{16}O等)属高 LET 射线,相对生物效应远大于1,它们对细胞分裂周期时相及氧的依赖性较小,所以对处于 G_0 期、S 期和乏氧细胞的作用仍较大。对普通 X 射线,γ 射线不敏感的肿瘤,采用这类射线可能获得较好的治疗效果。

虽然理论上高 LET 辐射的生物效应优于低 LET 辐射,但高 LET 辐射的装置复杂庞大,价格很贵,因此实际使用的主要是低 LET 辐射。

2.放射物理学性能

从放射物理学角度,辐射射入人体后的剂量分布影响它们的效果。从深度剂量分布,可分为有射程(带电粒子如电子、β 粒子、质子、α 粒子等)和无明显射程(电磁辐射如 X、γ、中性粒子如中子等)两大类。电磁辐射虽没有明显的射程但具有剂量建成现象。重带电粒子辐射(电子除外)入射与出射剂量低于中心靶区剂量,相对于电磁辐射及中性粒子辐射具有物理特性方面的优越性。

(二)对电离辐射能量方面的要求

一般而言,1～50 MeV 都是放疗的适用能量范围。临床应用的最佳能量范围必须具体分析。总的需要考虑的因素:在靶区有均匀而比较高的辐射剂量,周围正常组织的辐射剂量尽可能低,皮肤入射、出射的剂量尽可能低,侧散射少,骨吸收少,体剂量比大。

$^{60}_{27}$Co辐射源,在衰变过程中放出电子(β 射线)、γ 射线,最后变成稳定的元素镍($^{60}_{28}$Ni)。β 射线能被钴源外壳吸收,故可将^{60}Co源看成为单纯的 γ 射线源,它的两种 γ 射线能量比较接近,分别为 1.17 MeV 和 1.33 MeV,平均能量为 1.25 MeV,可认为是单能射线,其深度量相当于峰值 3～4 MeV 的高能 X 射线;对于提供 X 辐射及电子辐射的医用电子加速器,电子辐射和 X 辐射的能量均取决于电子加速能量,加速器输出的电子束能量不可能完全是单一的,而是具有一定的能谱分布范围,故放疗希望加速器输出的电子束有尽可能窄的能谱。

在远距离放疗中电子辐射主要用于表浅放疗及术中放疗、全身放疗等。能量在2～20 MeV范围,电子辐射在人体中的最大射程约为标称能量数值乘以 0.5。50％剂量深度(cm)约为标称能量数值的 0.4。能量超过 25 MeV 时逐渐失去电子辐射射程特征。综合考虑,电子辐射能量一般选在 4～25 MeV 范围。

(三)对电离辐射强度的要求

远距离放疗最常用的辐射为 X 辐射及电子辐射。由于辐射强度即发射量率直接与吸收剂量率有关,而吸收剂量率又直接与每次治疗时间有关,故常用吸收剂量率表征辐射强度。

1.对 X 辐射强度的要求

对于大多数肿瘤,放疗要求在肿瘤靶区给予 50～70 Gy 的剂量。放射生物学要求采用分次疗法。常规放疗 1 个疗程一般分为 25～35 次,每次给予 1.8～2.0 Gy。以每次治疗时间 1 分钟计,吸收剂量率在 2～3 Gy/min 范围即可。在全身放疗时,一般要求用低剂量率,在 SSD＝(350～400 cm)处,吸收剂量率以低于 0.05 Gy/min 为佳。

精确放疗往往采用低分次疗法,每次要求给予较高剂量,故希望有较高的剂量率,要求剂量率在 5～8 Gy/min。

2.对电子辐射强度的要求

常规放疗电子辐射剂量率在 2～4 Gy/min 范围,过高的剂量率有不安全的隐患,最大剂量率常限制在 10 Gy/min 以下。采用全身电子束放疗,因为治疗距离往往要延长到350～400 cm,要求有高剂量率。

(四)对辐射野轮廓的要求

远距离放疗所用辐射野形状分为规则辐射野和适形辐射野两大类。

1.X 辐射

(1)规则辐射野:常规放疗常用可调矩形辐射野,必要时加挡块,立体定向放射外科治疗常用圆形辐射野。

(2)适形辐射野:三维适形放疗及调强适形放疗需要采用适形辐射野,可以通过不规则形状挡块或多叶准直器来产生。

2.电子辐射

采用不同尺寸的矩形及圆形限束器获得矩形或圆形辐射野,必要时加挡块。

(五)对辐射野强度分布的要求

远距离放疗所用 X 辐射强度分布有 3 种方式。

1.均匀分布

均匀分布指在辐射野内,最高与最低吸收剂量之比不超过一定范围的分布,均匀分布是基本方式,用于常规放疗、三维适形放疗。

2.楔形分布

用于常规放疗,配合均匀分布的辐射野使用。

3.调强分布

不规则的、变化的强度分布,由逆向放疗计划求得,用于调强放疗。

远距离放疗对电子辐射强度分布要求是均匀分布。

三、远距离放疗装置

根据辐射来源可划分为以下类型。

(1)放射性核素远距离放疗机:临床最常用的是^{60}Co远距离治疗机,其次有^{137}Cs远距离治疗机。

(2)医用加速器:临床最常用的是医用电子直线加速器,另外还有医用质子加速器、医用重离子加速器、医用中子发生器。

四、远距离放疗技术

远距离放疗技术正逐渐由常规放疗(传统的二维放疗)向精确放疗发展,所谓精确放疗是指采用精确定位、精确计划、精确照射的放疗。

(一)常规放疗

常规放疗的照射区(Irradiation Volume,IV)(50％等剂量面包围的区域)是由2～3个共面的直角锥形束相交而成的照射体积,往往还会加上铅挡块,能将肿瘤全部包围住。由于大多数肿瘤形状是不规则的,所以不可能与靶区形状大小一致,特别是当肿瘤附近有要害器官时,不易躲开,照射区与靶区差别更大。正常组织及要害器官的耐受剂量往往限制了靶区内治疗剂量的提高,影响局部控制率。因此,随着放疗技术的发展,有逐渐被淘汰的趋势,仅用于姑息治疗和/或患者经济条件不能承担更先进放疗技术的情况。但常规放疗每次照射所需时间短(1～2分钟),摆位操作简单,是我国目前最常用的治疗方法。通常所说的放疗就是指常规放疗。

1.常规放疗的特点

(1)常用^{60}Co远距离治疗机发出的γ射线及医用电子直线加速器产生的高能X射线治疗深部肿瘤,有时采用电子辐射治疗浅表肿瘤,亦可采用低能X射线治疗浅表肿瘤。

(2)采用均匀分布辐射野,在X辐射时用均整过滤器,在电子辐射时用散射过滤器。IEC规定了允许的X辐射与电子辐射均整度。

(3)采用规则形状辐射野:X辐射野轮廓是由上下两对矩形准直器产生,最大辐射野的面积40 cm×40 cm,辐射束为锥形束,截面为可调矩形,有时附加挡块以保护重要器官;电子辐射野则由用不同形状和尺寸的矩形或圆形限束器来获得矩形或圆形辐射野,最大辐射野面积的直径在20 cm左右,附加低熔点合金块以保护正常组织。

(4)采用楔形过滤器,在X辐射时有时补充采用由楔形过滤器产生深部剂量的楔形分布和用补偿过滤器来补偿由于被照组织表面形状不规则而引起的辐射分布不均匀。

(5)采用放疗模拟机进行治疗前的模拟定位工作。

(6)治疗计划设计采用手工或计算机辅助二维治疗计划系统进行,主要计算剖面内的剂量分布。

2.常规放疗技术

常规放疗通常用三种方法:源皮距(SSD)放疗技术、等中心定角放疗(SAD)技术和旋转放疗技术(ROT)。无论采用哪种治疗技术,放疗的疗效与治疗的定位、摆位都有着十分重要的关系。

(1)源皮距放疗技术:放射源到患者皮肤的距离是固定的,而不论机头处于何种角度。治疗时将机架的旋转中心轴放在患者皮肤上的A点,肿瘤或靶区中心T放在放射源S和皮肤入射点A的连线的延长线上(图3-2A)。

摆位要点:机架的转角一定要准确,同时要注意患者体位的重复性,否则肿瘤中心会偏离射野中心轴,甚至在射野之外。由此,SSD技术在大的肿瘤中心只在姑息治疗和非标称源皮距治疗时才使用。

源皮距垂直照射摆位程序表现如下:①体位,根据治疗要求,借助解剖标志,安置与固定好患者体位,并使照射野中心垂线垂直于床面,如需特殊固定,可应用头、颈和体部固定装置。②机架角和床转角都调整为0°。③确定源皮距,打开距离指示灯,将灯光野中心"+"字线对准体表照射野中心"+",升降机头或将床升降到医嘱要求的照射距离。一般源皮距为60 cm、80 cm或100 cm。④照射野,打开照射野指示灯,调节照射野开关,将灯光野开到体表照射野大小,必要时调整小机头转方位角使灯光野与体表照射野完全重合。⑤挡野,根据治疗情况把照射野范围内需要保护的部分用铅块遮挡。应正确使用挡野铅块,将照射野挡至所需的形状。一般5个半价层厚度的铅块可遮挡95%的射线。⑥填充物,按医嘱要求,放置改变照射剂量的蜡块或其他等效物质。⑦摆好位回到操作室,不要急于开机治疗,要认真核实医嘱准确无误后,方可治疗。

照射摆位工作要求医务工作者要有高度责任心,要严格按操作规范做,养成良好的科学作风,摆位治疗就会有条不紊,就能做到摆位既迅速又准确。

源皮距照射技术,在摆位时只注重照射野与体表中心相一致是远远不够的,因为每照射一野时都可能要改变患者体位。例如,食管癌用前一垂直野和后两成角野时,就需分别取仰卧位和俯卧位;对较肥胖或软组织松弛患者,按皮肤标记摆位误差更大。因此,源皮距摆位多用于姑息性放疗和简单照射野的放疗,如脊髓转移瘤的姑息照射、锁骨上或腹股沟淋巴区的照射等。

(2)等中心定角放疗技术(等中心照射技术):等中心是准直器旋转轴(假定为照射野中心)和机架旋转轴的相交点,与机房中所有激光灯出射平面的焦点相重合。此点到放射源的距离称源轴距(Source Axis Distance,SAD)。

等中心定角放疗:亦称固定源瘤距治疗,即放射源到肿瘤或靶区中心 T 的距离是固定的。其特点是只要将机器旋转中心放在肿瘤或靶区中心 T 上,即使机器转角准确性稍有误差或患者体位稍有偏差,都能保证射野中心轴能通过肿瘤或靶区中心(图 3-2B)。但是该技术要求升床距离必须准确。SAD 技术摆位方便、准确,故此技术应用广泛。这项技术实际上是一个完整的工艺,包括肿瘤定位、摆位、剂量处理等一系列过程。

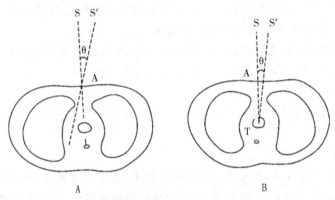

图 3-2　SSD 照射技术与 SAD 照射技术示意图

A.SSD 照射技术;B.SAD 照射技术

坐标系统与面:要执行放疗,必须明确患者、组织、器官、靶区等与射线的关系,这就需要定义坐标系统。坐标系统由原点和三个相互垂直的轴构成。ICRU 62 号报告指出应定义三种坐标系统,为患者的坐标系统、影像设备的坐标系统、治疗机的坐标系统。

放疗中常用的人体坐标系统如图 3-3A 所示:X 轴代表左右的方向,正方向为观察者面对患者时原点的右边(通常是患者的左边);Y 轴为头脚方向,正方向为原点向头的方向;Z 轴为前后方向,正方向指向前方。患者的坐标系统是对真实人体的抽象,通常是在模拟的时候确定的。在这个过程中,患者躺在舒适而可重复的位置,称为治疗位置。典型的情况是患者左右、前后水平的平面床上,无论是仰卧还是俯卧,都不应观察到有明显的扭曲和旋转。一般来说将患者坐标系统的原点放置在治疗靶区的中心上,并用体表的标志点来标志,这种方法比较方便,但不是必要的。患者的坐标系统也不总是要将标志点放在患者的皮肤上,也可根据一些明显的体内标志。有时,为了准确,也可使患者的坐标原点离开靶区的中心,而将其标在皮肤比较固定、平坦的地方,这样可避免由于皮肤的移位而造成的摆位误差。但总的来说,标记点应该离靶中心越近越好,而且体内标记比体外标记引起的误差要小得多。

人体三个面的确定如下:横断面为平行于 X 轴与 Z 轴确定的平面的面,将人体分为上下两部分。矢状面为平行于 Y 轴与 Z 轴确定的平面的面,纵向地由前向后将人体分为左右两部分。冠状面为平行于 X 轴与 Y 轴确定的平面的面,将人体分为前后两部分。

影像设备的坐标系统如图 3-3B 所示,治疗机的坐标系统如图 3-3C 所示,坐标系统的原点定义在治疗机的等中心点上。X 轴为水平轴,Y 轴与治疗机的臂架旋转轴重合,Z 轴为垂直方向轴。如果患者仰卧在治疗床上,患者 Y 轴与治疗床纵轴平行,床的旋转角度为 0°的话,患者的坐标系统就与治疗机的坐标系统一致。

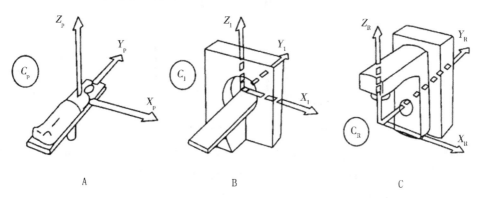

图 3-3   ICRU62 号报告定义的三种坐标系统
A.患者的坐标系统;B.影像设备的坐标系统;C.治疗机的坐标系统

激光定位灯:现代放疗模拟机、治疗机机房一般都配备激光定位灯。激光定位灯是摆位的主要工具,激光定位灯安装是否准确直接影响到摆位的精确性。

激光定位灯目前种类品牌很多,有安装在治疗机机头上的,有安装在治疗室墙壁上的。有三个一组或四个一组的,也有按不同要求多个组合的。激光灯的光束有点状、十字点状,有纵轴线、横轴线或相交成十字线,还有随人体曲面投影激光线。其颜色有红色和绿色两种。

三个一组壁挂式是最常用的普通型组合。在机架对面中央上方墙壁上安装一个人体曲面纵轴激光束激光灯,其作用是校正人体纵轴矢状面是否成直线,人体纵轴和人体中线要相重叠,见图 3-4。在机架左、右两侧壁上安装一个具有双窗口双功能,有纵轴线和横轴线的双线激光灯,其纵轴线和横轴线相交成十字线,两侧纵轴线和横轴线在同一平面,十字线需相交重叠。它们的交点也正是旋转中心,即等中心治疗的靶区中心。在体表纵轴线可以校正人体横断面是否在一平面,横轴线可以校正人体冠状面是否在一平面,见图 3-5。

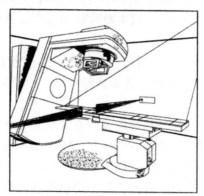

图 3-4   三个一组挂壁式激光定位灯的组合

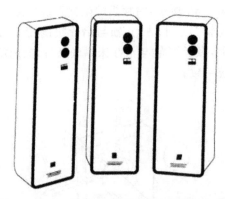

图 3-5 双窗口十字线激光定位灯

激光定位灯在放疗、模拟定位及放疗摆位照射中都具有一定的意义。它可以使患者定位时的体位较好地在治疗机床上得到复原,可以保证每次治疗时的重复性。在照射时可以提供射线的入射点及入射方向,并可提示射线出射点及出射方向。在等中心照射时可提示靶区中心的体表位置,因此对一些照射技术要求严格的,如照射野偏小、体位易移动重复性差,周围重要器官比较多的照射野,最好都使用激光定位灯。

中央人体曲面纵轴激光束:它与治疗机机架在零度时的射野中心相重叠。在摆体位时,一般中央激光线都定到人体中线,它可以随人体曲面将人体中轴线表示出来。这就要求模拟定位机和治疗机中央激光体位线,在定位、治疗时保持一致,才能保证患者体位躺正不变,并可弥补单凭视觉摆体位的不足,达到摆位简捷、方便、精确、重复性好的效果。

左右两侧纵横双线激光束:纵轴激光束在人体横断面与射野中心线相交,它可以保证人体左右在一个平面,横轴激光束与等中心照射的靶区中心在一水平面。它可以提示出肿瘤中心在体表的位置,使用左、右激光十字线定两侧野照射野中心,可以保证体位要求正确,达到水平照射野在同一照射中心,并可保证左右两侧的射野中心入射角的正确,达到水平照射的目的。如两侧野照射面积相同,剂量比也相同。SSD 和 SAD 用激光灯水平照射摆位,这样两对穿野会得到一个较理想的剂量均匀分布。

激光灯的要求:性能精确、稳定,激光线清晰可见度好,在较强光环境下仍清楚可见,射线要精细,在 3 m 距离激光束不得宽于 1.5 mm。要准确可靠,在 1.5 m 距离时误差不得大于 0.2 mm,同时要定期校正。

等中心治疗技术的定位方法:①在模拟机下对好 SSD,一般直线加速器为 100 cm。②找出肿瘤病变中心,打角。③升床,使病变中心置于旋转中心上。④机器复位,计算升床高度,即肿瘤深度,然后可进行等中心照射。

等中心治疗技术的摆位方法:摆位的最终目标是实现射线束与人体的相互关系。人体的空间位置与形状的确定,只是这个过程中的一个环节,要实现这个最终目标,放疗机、模拟机与空间坐标关系也应严格确定。实施等中心治疗技术,放疗设备必须是"等中心型"的机器,该机器必须有三个转轴和一个等中心点(图 3-6)。①准直器必须能沿射野中心轴旋转,该轴通过等中心点。②机器臂架必须能绕一固定的水平轴旋转,该轴也通过等中心点。③治疗床身沿铅直线旋转,此轴同样通过等中心点。此三轴交于一点是等中心治疗机的必要条件,治疗机的灯光野投射一个光学的十字叉丝,可精确地表明射野中心轴的位置(图 3-7)。根据治疗机的质量保证要求,治疗机的床也要经过精确的校准,其运动轴必须为水平或者垂直的。通常,计划设计时将靶区的中心放在机器的等中心点上,然后从各个不同的臂架方向照射靶区。

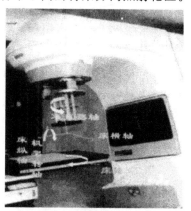

图 3-6　现代治疗机的三个旋转轴(准直器轴、机架轴或称臂架轴、床转轴)及等中心点

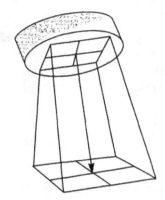

图 3-7　治疗机的灯光野投射一个光学的十字交叉丝

那么,怎样才能把靶区中心放在机器的等中心点上,这里可以先做一个简化,将患者简化成一个刚性的物体,他的背部是平直的,而且肿瘤体积与周围正常器官的位置相对固定,对这样一个患者的摆位是很容易实现的。如图 3-8 所示,治疗机臂架取 0 度(垂直向下),由于患者背部是平直的,让他仰卧在平整的水平床面上,在该平面内左右、前后移动床面,使射野中心轴的十字叉丝与患者前表面的标志点重合,再垂直升高或降低床面。一般来说,治疗机都有一个简单的工具(光距尺)可以读出源到皮肤表面的距离(源皮距 SSD),它可以帮助精确地确定床面的高度。由于治疗机的源轴距 SAD 是确定的,根据患者肿瘤中心距体表的深度 d,源轴距减去深度就可知道 0 位源皮距。这样,就可将患者的靶区中心放在治疗机的等中心点上。也就是说,对这样一个简单的患者,一个患者前表面的标志点和一个深度似乎就足以确定等中心。

但实际的摆位是一个复杂的过程,即使对以上假设的刚性患者,上述的摆位过程也不足以充分地确定患者位置。假定已将靶区中心放在机器的等中心点上,然而,患者可旋转、滚动、倾斜,这样即使靶区中心受到了正确的照射,但整个靶体积及周围的正常组织却可能受到不正确的照射。因为,除中心点的坐标外,要描述一个刚性患者的位置还应有三种情况:左右滚动、上下倾斜及围绕垂直轴的旋转。如果一个刚性患者的背部是平坦的,仰卧在一个平板床上,就可限制他的左右滚动、上下倾斜。但围绕垂直轴的旋转问题依然没有解决(图 3-9)。

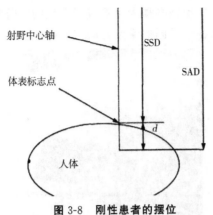

图 3-8　刚性患者的摆位

源皮距(SSD)＝源轴距(SAD)－深度 d

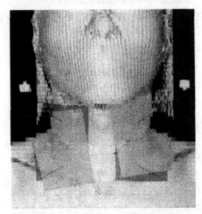

图 3-9　即使等中心点是正确的,射野设置也可能是错误的

注:本例中为鼻炎癌患者的颈部与锁骨上切线野照射,深色为正确的射
野设置,浅色为围绕垂直轴的旋转问题而造成的错误的射野设置

以上讲到,现代放疗模拟机、治疗机机房都配备激光灯,可通过激光灯的帮助来完善刚性患者的摆位。一般要求患者的纵轴与顶后壁激光灯平行,建立合适的患者坐标系统、定位,并根据激光灯做好体表的标志,包括患者两侧的标记和前表面的标志;在治疗机的床上仔细摆位,使患者坐标与治疗机坐标重合。重合的标准是两侧激光点对准患者两侧的标志,侧向激光灯的垂直激光线应精确通过患者体表的三个标志点,顶后激光通过患者的前表面标志,定义矢状面的位置(图 3-10)。由此可见,激光灯在摆位中有确定体位的作用,即根据患者体表上的标志点调整床面的位置及刚性患者的左右滚动、上下倾斜及围绕垂直轴的旋转,使激光点与标记点重合,确定患者的体位。这样,可将刚性患者等中心放疗计划的摆位总结为以下的步骤。①体位:患者采用合适的体位躺在治疗床上,必要时使用沙袋、枕头及同定设备。若治疗条件需要更换治疗床面时,应首先选定网状床面还是撤板床面,避免患者上床后更换。如需撤板床面治疗,还应注意按照射野大小撤同侧相应块数床板,多撤会影响体位,少撤会使部分照射野被挡。②确定距离:使用激光灯调节患者,按要求对准激光定位点(或"十"字线),再升床使患者两侧标记与激光投影重合。或将灯光野中心"十"字对准医师定位的体表"十"字,把床缓缓升至所需高度,达到 SSD 距离要求。③打角:按医嘱要求给大机架角度和小机头方位角,一定要准确无误,误差为 0.1°。在

给角度时,开始转速可快,但到所需角度时应该放慢速度,以确保角度准确。④照射野:如在操作台上可以设置照射野的治疗机,可首先在操作台上设置好照射时间、剂量、照射野面积,但要注意照射野 X、Y 轴的方向,它与机头角方位有关,并要注意医师对照射野宽度与长度要求。一般都是宽×长,如 6 cm×12 cm,6 cm 是照射野宽,12 cm 是照射野长。如有楔形板照射野,可在操作台上设置楔形板的角度及方向,同时注意机头角的方向。旋转臂架到照射的角度,读出源皮距 SSD,验证关系 $SSD=SAD-d$ 是否正确,做进一步的验证。

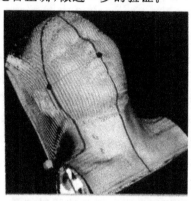

图 3-10　摆位中使用激光灯确定体位(深色圆点为体表标志,深色线为激光线)

以上的步骤可以充分地定位一个刚性患者的体位,但是对一个实际的患者,可能还不大充分。因为即使使用激光点的帮助,确定了等中心点的位置,阻止了患者三个轴向的旋转,可是患者的体形并不确定。患者体形的变形可能有弯曲变形、扭转变形、剪切变形、压缩变形和体积变形等。举例说明,虽然患者仰卧在平板床上,但是患者的颈部、脊柱、四肢等却难以保证每次都可重复。这样,由于器官相对于患者坐标的移动,可能会造成靶区出现低剂量而危及器官却遭受高剂量的照射,患者实际的 DVH 与计划设计的 DVH 有很大不同。所以,越能使患者成为一个刚性的物体,就越容易实行精确的治疗摆位。以下给出一些建议:①定位时,患者应采取舒适、放松的体位,如果患者对体位感到不舒适,就会不由自主地运动,直到找到一个相对比较舒服的体位,另外,如果定位时,患者的肌肉比较紧张,而治疗时却放松,患者的体形也会发生改变。②充分地使用激光线调整体形,为了更好地调整体形,尽可能将患者体表的标志线画得长一些。③使用有效的固定装置。

(3)SSD 与 SAD 放疗技术的区别如下。①SSD 是固定由源到皮肤的距离进行的照射。射线束从放射源中心射出由机架转角后通过身体照射野中心照射到肿瘤中心(靶区中心)位置。这就要求模拟机角度一定要准确,治疗时机架角要给准,若角度有偏差,即使源皮距离很准、射线束中心也通过照射野体表中心,但不一定照射到肿瘤中心(靶区中心)。因此,用 SSD 照射时,一定要先给准角度再对源皮距。②SAD 是将肿瘤中心(靶区中心)定到治疗机的旋转中心轴部位,也就是以肿瘤为中心,以治疗机源轴距为半径来照射。因此,只要将肿瘤定到旋转轴中心部位,角度略有误差肿瘤也会照到。最重要的是升床高度,因为升床高度也就是将肿瘤中心(靶区中心)送到治疗机旋转中心轴的位置。因此,SAD 照射时,必须先对好距离再给机架角度。③SSD 与 SAD 照射野标记的区别:SAD 照射时,医师在模拟定位机下定好升床高度及机架角度、照射野面积、机头转角等条件。患者采取仰卧体位时,只在照射野中心标记标出"十"字线,技术员摆位时按照模拟定位条件,给好照射野大小,将灯光野中心对准体表野中心,按要求升床,给好机头角后,再转机架角,机架在任何角度都可以照射到病变,但为避开危险组织器官,一定按医嘱执行。SSD给角照射时,体表一定要画出照射野的范围,如果背部给角度野照射时,患者取俯卧位,要先调准角度,再对距离和照射野。④SSD剂量计算是用中心百分深度量查中心轴百分深度剂量(PDD)表求出,SAD剂量计算是用肿瘤最大剂量比查组织最大剂量比(TMR)表求得。

等中心技术优于源皮距技术主要是摆位准确。如果患者采用等中心技术,那么只要第一个照射野摆位准确,照射以后的照射野时只需转动机架和小机头,调整照射野大小等,而不需要改变患者对治疗床的位置,既准确又省时。

(4)旋转放疗技术(rotational therapy,ROT):与SAD技术相同,也是以肿瘤或靶区中心T为旋转中心,用机架的旋转运动照射代替SAD技术中机架定角照射。旋转照射是等中心照射的延伸,是放射源连续围绕患者移动进行的照射,可看做是无数个等中心的照射。

旋转放疗可分为360°旋转照射和定角旋转照射。360°旋转照射即机架在转动时一直出射线。而定角旋转照射则是机架在做360°旋转时,为了保护某一角度内的正常组织和重要器官而在规定的角度中不出射线。如果只是部分旋转则称为弧形照射。旋转照射时照射野从各方向集中于患者体内某一点(该点为旋转中心),这样可以提高旋转中心的剂量,并可以大大降低表面剂量,同时也可以降低所经过的正常组织和重要器官的照射剂量。高能光子束旋转照射由于照射区范围较大,不同机架角度肿瘤的形状不一致,因此适用范围较窄。但对于一些小病变或圆柱形病变,简单的旋转照射就可取得较高的治疗增益比。另外,对于一些特殊部位的肿瘤如外周胸膜间皮瘤,不用旋转照射很难获得较理想的照射剂量分布。

旋转照射摆位程序如下:①按医嘱要求摆好体位,将照射野开至治疗单上要求的面积,再将灯光野中心"十"字对准体表野中心"十"字,如果是等中心旋转照射还需将床升至要求高度。②摆好位后不要急于离开治疗室,要检查治疗机头方位钮是否固定,在不出射线的情况下旋转一次,看周围有无障碍物、患者照射部位有无遮挡和吸收物质等。③在控制台上核对照射剂量,时间,照射方式,向左、向右旋转,起始角和终止角。④治疗时应在监视器中观察患者和机器运转情况,如遇异常情况随时停止治疗。

由于模拟定位机的普遍采用,多数钴治疗机和医用加速器都是等中心旋转型,加之SAD和ROT技术给摆位带来的方便和准确,SAD技术应用越来越多,可用于固定野治疗,也可用于旋转和弧形治疗,它不仅可用于共面的二维治疗,也可用于非共面的三维立体照射技术。

(二)精确放疗

1.精确放疗概述

放疗是肿瘤的一种局部治疗模式,其根本目标是在保护正常组织,尤其是危及器官的前提下,给予靶区尽可能高的剂量,以便最大限度地杀死癌细胞、治愈肿瘤。从物理技术的角度看,实现这一根本目标的途径就是使高剂量分布尽可能地适合靶区的形状,并且靶区边缘的剂量尽可能地快速下降。因此必须从三维方向上进行剂量分布的控制。精确放疗是实现这一目标的有效物理措施,它包括三维适形放疗(three-dimensional radiotherapy,3DCRT)、调强放疗(intensity modulated radiotherapy,IMRT)和图像引导放疗(image-guided radiotherapy,IGRT)。

3DCRT技术目前在发达国家早已是常规,适用于所有不需要或不宜采用IMRT技术的情况;在中国采用该技术的患者也在逐年快速增长。该技术的发展得益于两方面的技术进步。首先是CT机的发明为获取患者3D解剖数据提供了条件,并有力地推动3D治疗计划系统的研制成功;其次是计算机控制的 MLC 的研制成功为射野适形提供了快捷的工具。CRT 的技术特征是:①采用 CT 模拟机定位,根据 CT 断层图像或 CT 图像结合其他模式图像(如 MRI 和 PET)定义靶区。②采用 3D 治疗计划系统设计治疗计划,采用虚拟模拟工具布野,采用等剂量分布、剂量体积直方图等工具评价计划。③采用 MLC 或个体化挡块形成的照射野实施治疗。

适形可以在两个层面上理解:较低的层面是射野适形,即通过加挡块或用 MLC 形成与靶区投影形状一致的射野形状;而较高的层次是剂量适形,即多射野合成的剂量分布在 3D 空间中适合靶区的形状。对于凸形靶区,射野适形是剂量适形的充要条件,即只要用多个适形射野聚焦照射靶区,就可以实现剂量适形。对于凹形靶区,仅射野适形不能形成凹形剂量分布。这时需要调整适形野内诸点照射的粒子注量,即调强。因此,IMRT 技术可以理解为 3DCRT 技术的延伸。前者具有后者的一些技术特征(如 CT 模拟定位和 3D 计划系统设计计划),同时也延伸出一些新的技术特征(如计划只能逆向设计,治疗实施不仅可以采用计算机控制的 MLC,还有其他多种方式)。

IMRT 技术在发达国家已是一些肿瘤的治疗常规,如头颈部肿瘤和前列腺癌;而在中国,由于经济条件的限制,在具有适应证的患者中,目前只有少数接受这种技术的治疗。

如果从字面理解,上述三种放疗技术都可以称为 IGRT 技术,因为它们在定位阶段、计划阶段和/或实施阶段都用到图像。如 2D 技术在定位阶段用到 2D 透视图像,在计划阶段用到横断面轮廓或图像。又如,3DCRT 和 IMRT 在定位阶段和计划阶段用到 3DCT 图像,或 3DCT 图像结合其他模式图像,在治疗阶段用到射野图像验证射野和患者摆位。显然字面上的理解不能反映 IGRT 的技术特征,不能区分它和其他的放疗技术。中国医学科学院、中国协和医科大学肿瘤医院戴建荣建议将图像引导放疗技术定义为利用在治疗开始前或治疗中采集的图像和/或其他信号,校正患者摆位或引导射线束照射或调整治疗计划,保证射线束按照设计的方式准确对准靶区照射的技术。采集的图像可以是 X 射线 2D 透视图像或 3D 重建图像,或有时间标签的 4D 图像,也可以是超声 2D 断层图像或 3D 重建图像。通过比较这些图像和参考图像(模拟定位图像或计划图像),可以确定患者的摆位误差,并实时予以校正,或实时调整照射野。其他信号可以是体表红外线反射装置反射的红外线,或埋在患者体内的电磁波转发装置发出的电磁波。这些信号可以直接或间接地反映靶区的空间装置和运动状态。

根据上面的定义可知,IGRT 与上述其他三种技术不同,它不是一种独立的放疗技术,需要与其他技术结合应用。如与 3DCRT 结合形成 IG-CRT,与 IMRT 结合形成 IG-IMRT(表 3-1),其目的在于缩小计划靶区、正确评估器官受量、提高治疗精度,最终提高治疗比。

2.精确放疗的实施过程

(1)体位及固定:尽量减少摆位误差,提高摆位的重复性,是常规放疗更是精确放疗的基本保证,摆位误差最好能控制在 2～3 mm 以内。患者一般取仰卧位,根据照射部位选择适当的固定设备,如头颈部肿瘤用头颈肩热塑面罩进行固定,并将患者的姓名、病案号、头枕型号、制作日期记录在面罩上,以便于使用时识别。

(2)CT 模拟定位:3DCRT 和 IMRT 的实施都是通过 CT 模拟定位系统来完成的。激光线对位,选择定位参考点,行模拟 CT 扫描。常规 CT 扫描,一般层厚为 3 mm(图 3-11)。

表 3-1　4 种放疗技术的特点和相互之间的关系

任务	技术		
	2D	3DCRT	IMT
模拟定位:常规模拟机	√		
CT 模拟机	√	√	
计划设计:2D 计划系统			
3D 计划系统	√		
3D 逆向系统	√	√	
治疗实施:计算机控制的 MLC*	√	√	
能否与 IGRT 结合#	√	√	

注:"√"表示每种技术的标准配置情况。

　* 计算机控制的 MLC 是实施 CRT 和 IMRT 治疗的主流工具,但不是唯一工具。

　# 从理论上讲 IGRT 与 2D 技术可以结合,但从临床应用角度看,用 3DCRT 或 IMRT 技术代替 2D 技术显然比 IGRT 与 2D 技术结合意义更大。

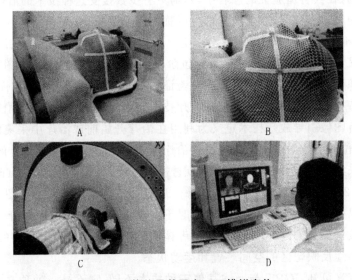

图 3-11　体位及其固定、CT 模拟定位
A.头颈部癌常用体位及固定方式;B.定位参考点;C.CT 模拟定位;D.CT 扫描场景

　　(3)图像传输:将 CT 扫描所获得的影像资料,通过网络系统输入 TPS 工作站(图 3-12)。

　　(4)靶区设计:由临床医师根据肿瘤侵犯的范围,需要保护的重要组织和器官在工作站进行靶区的设计。根据具体情况可以设计多个 GTV、CTV 等,如鼻咽癌的原发肿瘤和颈部转移淋巴结可分为两个 GTV 进行勾画。

　　(5)计划设计:由物理师根据临床医师提出的要求进行计划设计。

　　(6)计划评估:用剂量体积直方图(DVH)等多种方法对治疗计划进行定量评估。

　　(7)确定照射中心:将各个照射野的等中心点根据相对于 CT 扫描时定位参考点的位移重新在患者的皮肤或固定装置上做好标记,再次行 CT 扫描,检验等中心点是否准确,确认无误后完成模拟定位工作(图 3-13)。

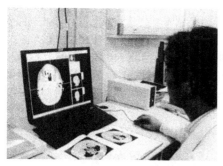

图 3-12 工作站接收患者的影像资料

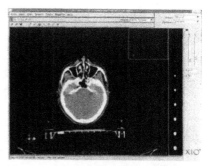

图 3-13 CT 扫描时的定位参考中心点

（8）计划验证：由物理师进行剂量验证，未经验证的治疗计划不得执行。

（9）治疗的实施：确认治疗计划由两位物理人员和主管医师的签字认可后才能进行治疗，技术员根据治疗单的医嘱，在治疗室里完成患者的摆位及体位固定，开始治疗。第一次治疗要求物理师和主管医师参加摆位，并摄等中心验证片与模拟定位 CT 等中心图像进行比对，无误时才可开始治疗。

（陈杜鹃）

第六节 近距离放疗

一、近距离治疗及其特点

近距离治疗亦称为内照射，是将放射源边界连同施用器置于人体腔管或插植瘤体内的治疗技术，故有人直接称为腔内和组织间放疗。治疗技术涉及腔管、组织间、模板、敷贴和术中照射 5 大类。内照射不能单独应用于临床，一般作为外照射的补充。其主要特点是放射源离瘤体较近，肿瘤组织受照剂量较高，而周围的正常组织由于剂量的迅速跌落，受量较低，靶区剂量分布的均匀性远较外照射差。临床应用时必须慎重，防止靶区内组织剂量过高或过低的情况发生。

二、近距离治疗辐射源

放射性同位素发射 α、β 和 γ 3 种射线，放疗中主要使用后 2 种射线，γ 射线的应用多于 β 射线。用于近距离治疗的辐射源主要是 γ 辐射源，即 ^{226}镭、^{137}铯、^{60}钴和 ^{192}铱。

（一）^{226}镭源

^{226}镭（^{226}radium，^{226}Ra）是一种天然放射性同位素，不断衰变为放射性气体氡，其半衰期为 1590 年。临床应用的 Ra 是其硫酸盐，封在各种形状的铂铱台金封套内。1 mg 的 Ra 距离 Ra 源 1 cm 处每小时的照射量为 8.25 伦琴（R）。其能谱复杂，平均能量为 0.83 MeV。由于 Ra 获得困难，放射性强度低，只能做近距离治疗。长期以来 Ra 一直用作内照射，但由于其半衰期过长，衰变过程中产生氡气，需要加厚防护层等，在医疗上逐渐被 ^{60}Co 和 ^{137}铯等人工放射性核素代替。

（二）^{137}铯源

^{137}铯（^{137}caesium，^{137}Cs）是人工放射性核素，其能量为单能，为 0.66 MeV，半衰期 33 年。

1 mCi 的 ^{137}Cs 距离 Cs 源 1 cm 处每小时照射量为 3.26 R。因此 1 mCi 的 ^{137}Cs 约等于 0.4 mg 的 Ra 当量。

^{137}Cs 在组织内具有 Ra 相同的穿透力和类似的剂量分布,其物理特点和防护方面比 Ra 优越,是取代 Ra 的最好核素。^{137}Cs 的化学提纯存在两个问题:①放射性比度不能太高,只能做成柱状或球形放射源用于中、低剂量率腔内照射。②^{137}Cs 中混有 ^{134}Cs 核素,后者能谱复杂,半衰期短,使 ^{137}Cs 的剂量计算比较困难。

(三) ^{192}铱源

^{192}铱(^{192}iridium,^{192}Ir)是一种人工放射性核素,是 ^{192}Ir 在原子反应堆中经热中子轰击而生成的不稳定放射性核素,其能谱比较复杂,平均能量为 350 keV。由于 ^{192}Ir 的 γ 能量范围使其在水中的衰减恰好被散射建成所补偿,在距离 5 cm 的范围内任意点的剂量率与距离平方的乘积近似不变。此外,^{192}Ir 的粒状源可以很小,使其点源的等效性好,便于计算。^{192}Ir 半衰期为 74.5 天,是较好的放射源,可用于高剂量率腔内照射和组织间插植。

1 mCi 的 ^{192}Ir 距 Ir 源 1 cm 处每小时的照射量为 4.9 R,^{192}Ir 的半价层为 24 mm Pb,是较易防护的放射源。

(四) ^{60}钴源

^{60}钴(^{60}cobalt,^{60}Co)也是人工放射性核素,其半衰期为 5.24 年,γ 射线的平均能量为 1.25 MeV,剂量分布与 Ra 相似。因此也可作为 Ra 的替代物,制成钴针、钴管等。由于其放射性活度高,且容易得到,在近距离照射时,多用作高剂量率腔内照射。

三、近距离治疗剂量、剂量率及适应证

近距离治疗的吸收剂量模式不同于外照射治疗的要求,外照射要求靶区内剂量均匀,而内照射时接近源的点剂量大,随源距离的增加剂量迅速下降。因此腔内治疗不使用靶区剂量和百分等剂量的概念,而使用参考区的参考剂量值。

腔内治疗的参考区是指由参考等剂量面所包括的范围,对子宫颈癌患者,其参考区是一沿宫腔源长轴分布的梨形体,宫颈的剂量一般约为 2 倍的参考剂量值。为便于各治疗单位的相互比较,有必要统一参考等剂量面的参考剂量值。按剂量率不同,腔内治疗分为 3 类:低剂量率治疗,0.4～2.0 Gy/h;中剂量率治疗,2～12 Gy/h;高剂量率治疗,>12 Gy/h。根据经典低剂量率的治疗经验,建议以 60 Gy 为参考剂量值。

多年来,内照射在国内主要局限于妇科肿瘤的应用,剂量学相对于外照射较薄弱。近年来随着放射源、后装机和治疗计划系统的发展,内照射治疗范围已发展到全身各类肿瘤,如鼻咽癌、食管癌、乳腺癌、直肠癌、支气管癌、胰腺癌和膀胱癌等。

(陈杜鹃)

第七节　X(γ)射线立体定向放疗

一、立体定向放疗的发展历史

1951 年,瑞典神经外科学家 Lars Leksell 提出立体定向放射外科概念,即用多个小野三维集

束单次大剂量照射颅内不能手术的肿瘤,诸如脑动静脉畸形病等良性病变,其特征是多个小野 3D 集束单次大剂量照射。由于多个小野集束定向照射,周围正常组织受量很小,射线对病变起到类似于手术的作用。经过 1968 年第 1 台和 1975 年第 2 台 γ 刀装置在瑞典 Karolinska 研究所临床试用后,形成现在的第三代用 201 个 ^{60}Co 源集束照射的 γ 刀装置。几乎与第三代 γ 刀装置临床安装使用的同时及稍后,美国同道提出用直线加速器的 6-15 MV X 线非共面多弧度等中心旋转而实现的多个小野三维集束照射病变,起到与 γ 刀一样的作用,故称为 X 线刀(X-knife)。

随着 SRS 技术在肿瘤治疗中的推广应用和适形放疗对定位、摆位精度的要求,它们的结合称为立体定向放疗。根据单次剂量的大小和射野集束的程度,SRT 目前分为两类:①第一类 SRT 的特征是使用小野 3D 集束分次大剂量(比常规分次剂量大得多)照射、X(γ)刀,由于此类 SRT 均使用多弧度非共面旋转聚焦技术,附加的三级准直器一般都为圆形,治疗较小病变(≤3 cm)。②第二类 SRT 是利用立体定向技术进行常规分次的放疗,特指 3D 适形放疗(3D-CRT),特别是调强适形放疗(IMRT)。

两类 SRT 的关系:除去分次剂量的大小以外,第一类和第二类 SRT 无本质区别。但由于前者使用圆形小野多弧度非共面聚焦,靶区边缘剂量下降梯度较大。随着靶区体积的增大,多弧非共面照射的聚焦能力随射野增大而逐渐减弱,同时还要减少非共面旋转数,乃至采用共面和非共面固定野照射。从几何意义上理解,任何一个空间形状怪异的 3D 实体,当其体积变得越来越小时,形状不规则的影响亦越来越小。所以,第一类 SRT 虽然采用圆形准直器,仍属于 3D-CRT 的一个特例。

二、立体定向放疗的剂量学特点及适应证

(一)立体定向放疗的剂量学特点

与常规放疗相比,X(γ)线立体定向放疗一般使用较小射野,称为小照射野剂量学。当射野逐步变小时,由于射线束的准直,单个小野的离轴比剂量分布逐渐接近高斯形分布形状,在空间集束照射后的合成剂量分布具有以下特点:小野集束照射,剂量分布集中,靶区周边剂量梯度变化较大;靶区内及靶区附近的剂量分布不均匀;靶周边的正常组织剂量很小。这种剂量分布就像一把尖刀插入病变内。

(二)立体定向放疗的适应证

X(γ)线 SRT(SRS)治疗既可严格保护邻近重要器官,又可使病变得到大剂量的破坏性照射,起到不开颅也能准确、安全去病的目的,很受患者和神经外科医师们的欢迎。其适应证包括:①肿瘤病灶手术难以切除、不能耐受手术及不愿手术治疗者。②机体、正常组织或器官难以耐受常规放疗和化疗者。③肿瘤于身体内部位较深,周围正常组织或重要器官较多,常规定位或机定位有困难者。④放射敏感性低的肿瘤或经常规外照射失控者。⑤放疗后复发的患者。⑥常规外照射正常组织受量较高,仍需局部加量放疗者。⑦晚期肿瘤患者原发或转移肿瘤产生压迫、栓塞和疼痛等情况的姑息减症放疗。⑧其他疾病,如血管畸形(包括动静脉畸形、海绵状血管瘤和动静脉瘘等)。⑨功能性疾病,如三叉神经痛、癫痫、顽固性疼痛、强迫焦虑症和帕金森病。⑩精神性疾病,如精神分裂症、强迫症、有自杀倾向的抑郁症、精神性疼痛及恐怖症、焦虑症。

三、X(γ)线立体定向手术和放疗过程

立体定向放疗的实施过程是获取患者的影像学资料、治疗计划设计和实施治疗的一个复杂

过程。一般要经过病变定位、计划设计和治疗3个步骤。

(一)定位

利用立体定向手术、CT、磁共振和X线数字减影等先进影像设备及3D重建技术,确定病变和邻近重要器官的空间准确位置和范围,这个过程称为3D空间定位,也称立体定向。立体定向系统是在实施立体定向照射过程中,为患者建立一个3D坐标系,以保证立体定向照射的精确。影像定位框架和治疗摆位框架使用时都与一基准环相连接,影像定位框架带有可在X线影像上显像的"V"形(或"Z"形)标记。患者戴着定位框架实施CT(或MR)扫描,所获得的每一帧CT图像都带有标记。而且,这些标记在不同位置的CT影像上有不同的几何位置,这是立体定向照射计划系统建立患者3D坐标系的基础。

(二)计划设计

病变空间定位后,利用3D治疗计划系统,确定X(γ)线SRT(SRS)的线束方向,精确地计算出一个优化分割病变和邻近重要器官间的剂量分布计划,使射线对病变实施"手术"式照射。治疗计划系统实际是一套计算机系统,具有软件功能,是与特定的立体定向照射设备所匹配的。首先治疗计划系统应具有很强的图像处理能力。通过输入带有定位标记的CT等影像学资料,完成3D图像的重建,包括矢状面和冠状面的显示等;必要时可根据不同来源的影像学资料,完成图像的融合,以方便主管医师更准确地确定治疗的靶体积形状、体积,以及与周围正常组织特别是敏感器官的几何关系。其次治疗计划系统应具有很强的剂量计算和评估功能,包括确定照射技术、照射野入射方向、准直器大小、剂量权重、旋转弧起始和终止角度、剂量分布计算和显示。同时在设计时能提供野视图(BEV)等工具,可直观地避开正常组织和敏感器官。对于最终的剂量分布,可提供剂量评估工具,如剂量-体积直方图(DVH)等评价剂量分布的优劣及靶剂量的剂量参数。在多靶点治疗和再程治疗等计划设计时,要有能处理多计划的叠加和评估处理功能。最后能完成特定患者3D坐标系的建立,在各种治疗参数输出清单中给出靶中心的3D坐标、照射野几何设置条件、剂量值和治疗时间等。

(三)治疗

1.Elektaγ刀装置

瑞典Elektaγ刀主要部件是辐射单元、盔形准直器系统、治疗床、液压系统和控制部分,使用201个^{60}Co源,每个源活度为1.11 TBq(30 Ci),分布于头顶部北半球的不同纬度和经度上,201个源经准直后聚焦于一点,即为焦点,焦点处的剂量率可达到300~400 cGy/min;源到焦点的距离为39.5 cm,焦点处射野大小为4 mm、8 mm、14 mm和18 mm。

2.γ刀装置

我国用30个^{60}Co源螺旋排列成6组分布于140~430的纬度上。在经度上,每组源间隔为60;在纬度上,每个源间隔为10。源的直径为2.6 mm,30个源总活度为222 TBq(6 000 Ci),源焦距离为39.5 cm,用旋转的方法实现多野集束照射。

3.加速器X刀装置

X线立体定向照射系统是以直线加速器为基础实现的。在标准的直线加速器治疗头上增加第三级准直器系统,通常为一组圆形准直器,可在等中心处形成5~50 mm的照射野。根据临床治疗的要求,可替换不同大小的准直器。由于加速器单平面旋转形成的空间剂量分布较差,目前通常采用4~12个非共面小野绕等中心旋转,达到γ刀集束照射的同样剂量分布。实施治疗时,通过变换治疗床的旋转角度,实行多弧旋转照射。每个旋转代表治疗床的一个位置,即治疗床固定于不同位置,加速器绕其旋转一定角度。病变(靶区)中心一般位于旋转中心(等中心)位置。以直线加速器为基础的 X 线立体定向照射系统,基本可以达到 Lekselly γ 刀装置的剂量学特性;并且直线加速器还可以实现常规分次放疗,相对成本也较 γ 刀装置低很多,这是 X 线立体定向照射系统更为优越之处。

4.动态旋转 X 刀装置

动态旋转治疗可大大缩短摆位时间和治疗时间,依靠机架和治疗床在出束(照射)过程中的联合运动,实现非共面的连续照射。因现有商售的直线加速器不能做这种联合运动,同时治疗计划系统亦要做相应变动,故目前 X 线 SRT(SRS)系统和加速器不能做这种治疗。

四、其他立体定向放疗

(一)赛博刀

赛博刀是由美国 Stanford 大学医疗中心脑外科副教授约翰·阿德尔于 1992 年研发的,是继伽玛刀之后一种最新的可以切除脑肿瘤的微创手术。Cyberknife 是一种可治疗多种癌症的影像引导立体定向治疗机,治疗患者各部位病变,操作简易、方便。其主要组成部分包括:①产生 6 MV X 线的直线加速器。②支撑加速器的机器人,可以将加速器旋转到任意角度进行照射,其位置精度可达 1.1 mm。③由几台 X 线照相机组成的影像装置,在治疗过程中不断获取患者图像,并利用这些信息使射束始终对准靶区。赛博刀的治疗计划系统有其独到之处,是唯一能够提供非等中心治疗计划的立体定向外科系统,并且还有逆向计划功能。

用赛博刀做放射手术的成功率可逾 95%,术后患者不会发生头痛、局部疼痛或肿胀等并发症;只有在治疗脑髓附近的肿瘤后,患者可能出现呕吐现象。临床应用赛博刀系统可治疗动静脉畸形瘤,肿瘤和脑部、颅底、颈胸脊柱、头及颈部病变,特别在脑外科及脊髓手术方面的成效甚为显著,也可治疗一些直径大至 6 cm 的肿瘤。

这种设备操作过程:①进行放射手术前,将 CT 或 MRI 扫描的病灶点图像储存在计算机内,追踪患者头部的移动,编制一套整合的 X 线影像处理系统,其中包括两个矩形的 X 线摄像机,后者可制造一对传输图像,这些图像由一对荧光屏幕、影像增强器及 CCD 摄像机摄取,高速度的计算机可依靠分析这些图像数据,计算出病灶点的位置。②当手术进行时,X 线追踪系统会不断把术中所拍摄出来的低剂量骨骼剖析图像与先前储存在计算机内的病灶点图像相互比较,以便决定肿瘤的正确位置,再把这些数据输送至机械臂,使其可对准病灶点。③治疗计划系统(TPS)通过所获取的脑部组织的 3D 图像,计算出病灶点需承受的放射剂量。放射光束从不同的方向聚焦至病灶点,使病灶点承受高剂量的放射,减少对周围组织的放射。

(二)诺力刀

诺力刀(适形调强放疗系统)作为当今放疗设备的领先技术,目前已成功地用于临床治疗,融现代医学影像技术、立体定位技术、计算机、核医学、放射物理学及自动化智能控制等多种现代高新科技于一体,可实现对全身肿瘤的常规放疗、3D 立体定向精确放疗、SRS 治疗(X 刀治疗)和诺力刀治疗等。

适形调强放疗系统具备的特点:①数字化直线加速器可产生多档能量的光子束和电子束,根据临床治疗需要而调节。②系统配备全自动内置式微多叶光栅(MLC)和自动调节的内置式楔形板,可在治疗中根据计划系统预先设计的治疗方案进行动态射束造型和能量调节,从而使照射野和靶区在 3D 形态和剂量分布上高度适形。③3D 治疗计划系统可通过网络直接从 CT 或

MRI 等影像设备中获取数字化定位图像。进行各种图像和组织结构的 3D 重建和任意剖面显示,实现高精度的逆向计划设计。④自动定位跟踪系统可在治疗中实时跟踪治疗靶区,若出现超出预定值的定位偏差,系统将自动停止出束,自动校准体位后继续治疗。⑤呼吸门控技术的应用最大限度地避免了由于患者的呼吸运动所造成的靶区定位误差,使治疗更加精确,避免过多的健康组织受到不必要的照射。⑥射野及剂量验证系统可在治疗中实时验证射野的形状、位置和剂量,确保治疗的准确性和可靠性。⑦精确数控治疗床 3D 方向的运动稳定、准确和可靠,保证高精度的治疗,同时也便于治疗摆位和定位。⑧治疗控制系统与治疗计划系统联网,根据治疗计划系统所规划的治疗方案可实现对整个治疗过程的自动控制、双向校验、同步摄像和双向对讲监控。⑨各种安全联锁和保护装置确保患者和操作人员的安全。诺力刀能够治疗全身各部位肿瘤,包括全身各部位肿瘤的常规外照射;头部肿瘤(尤其是大体积肿瘤或恶性肿瘤)的立体定向分次治疗和适形调强治疗;颈部、胸部、肺部和腹部等部位恶性肿瘤适形调强治疗等。

(陈杜鹃)

第八节　三维和调强适形放疗

一、三维和调强适形放疗的基本原理

放疗的基本目标是努力提高其增益比,即最大限度地将放射线的剂量集中到病变(靶区)内,杀灭肿瘤细胞,而使周围正常组织和器官少受或免受不必要的照射。理想的放疗技术应按照肿瘤形状给靶区很高的致死剂量,而靶区周围的正常组织不受到照射。要使治疗区的形状与靶区形状一致,必须在 3D 方向上进行剂量分布的控制。X(γ)线立体定向治疗和高能质子治疗成功的临床经验揭示并证明,采用物理手段不仅能够改善病变(靶区)与周围正常组织和器官的剂量分布,而且能够有效地提高治疗增益。适形放疗是一种提高治疗增益比较有效的物理措施,使高剂量区分布的形状在 3D 方向上与病变(靶区)的形状一致。从这个意义上讲,学术界将它称为三维适形放疗。为达到剂量分布的二维适形,必须满足下述的必要条件:①在照射方向上,照射野的形状必须与病变(靶区)的形状一致。②要使靶区内及表面的剂量处处相等,必须要求每一个射野内诸点的输出剂量率能按要求的方式进行调整。满足上述两个必要条件的第一个条件的 3D-CRT 称为经典适形放疗,同时满足上述两个必要条件的 3D-CRT 称为调强适形放疗。

二、调强适形放疗计划及实现方式

射野内诸点输出剂量率按要求的方式进行调整是满足 IMRT 的两个必要条件之一。调强的概念启发于 X 线横向断层 CT 成像的逆原理,CT X 线球管发出强度均匀的 X 线束穿过人体后,其强度分布反比于组织厚度与组织密度的乘积,反向投影后形成组织的影像。如果使用类似于 CT X 线穿过人体后的强度分布的高能 X(γ)线、电子束或质子束等,绕人体旋转(连续旋转或固定野集束)照射,在照射部位会得到类似 CT 的适形剂量分布。根据调强的概念,首先要根据病变(靶区)及周围重要器官和组织的 3D 解剖,和预定的靶区剂量分布及危及器官的限量(包括危及器官的允许体积),利用优化设计算法,借助计划系统计算出射野方向上应需要的强度分布,这是常规治疗计划设计的逆过程,称为逆向计划设计。然后按照设计好的强度分布,在治疗机上采用某种调强方式实施调强治疗。

三、调强适形放疗的应用及局限性

IMRT 的临床价值是高剂量分布区与靶区 3D 形状的适合度较常规治疗大有提高;进一步减少了周围正常组织和器官卷入射野的范围,这已在鼻咽癌、前列腺癌、非小细胞肺癌和颅内肿瘤等3D-CRT与常规治疗的研究比较中得到证实。靶区剂量分布的改善和靶周围正常组织受照范围的减少,可导致靶区处方剂量的进一步提高和周围正常组织并发症的减低,并且在上述几种癌瘤的临床增量计划研究中得到证实。理论和临床经验证明,靶区剂量的提高,必然导致肿瘤局部控制率的提高,减少肿瘤远地转移率,进而改进和提高生存率。肿瘤对放射线的抗拒和肿瘤的个体差异,造成剂量-效应曲线随剂量继续增加变得平坦,会减弱由于靶剂量增加带来的治疗增益的提高;但由于 3D-CRT 使靶区外周(边缘)剂量得到提高,靶剂量的提高总体上能提高局部控制率。因此适形治疗不能使所有患者的生存率得到提高,而只是对局部控制失败占主要的或对局控失败未控肿瘤细胞再生所致远处转移的肿瘤患者治疗有意义。也就是说,具有上述特征的肿瘤患者,通过适形治疗,可望提高肿瘤的局部控制率,进而提高生存率。除此之外,采用适形技术,正常组织和器官可以得到保护。适形治疗特别适用于复杂解剖结构的部位、形状比较复杂及多靶点的肿瘤治疗,可减少放射并发症和改进患者治疗后的生存质量。采用适形治疗后,周围正常组织和器官剂量的进一步减少,有可能吸取 X(γ)线立体定向治疗的经验,改变传统的剂量分次模式,加大分次剂量和减少疗程分次数,使疗程缩短,对肿瘤的控制会更有利。

四、调强治疗方式

常规物理楔形板是一维(1D)线性调强器,动态楔形板是 1D 非线性调强,能在楔形平面内生成 1D 强度分布。调强方式基本上可划分为以下方法。

(一)物理(2D)补偿器

补偿器原用于人体曲面和不均匀组织的补偿。2D 补偿器出现在多叶准直器用作调强之前,目前仍广泛使用可靠的物理调强技术。因每个射野都需要使用补偿器,给模室制作和治疗摆位带来不便。补偿器件为一种滤过器,也会影响原射线的能谱分布。

(二)MLC 静态调强

MLC 的运动和照射不同时进行的调强方法称为 MLC 静态调强。此类调强是将射野要求的强度分布进行分级,利用 MLC 形成的多个子野进行分步照射,其特征是每个子野照射完毕后,切断照射;MLC 调到另一个子野,再继续照射,直到所有子野照射完毕。所有子野的流强相加,形成要求的强度分布。MLC 静态调强,由于每个子野照射结束后,射线必须关断,才能转到下一个子野。这样因加速器的射线"ON"和"OFF"动作,带来剂量率的稳定问题。只有带"栅控"电子枪的加速器,才可以执行 MLC 静态调强。

(三)MLC 动态调强

MLC 运动和照射同时进行的调强方法称为 MLC 动态调强,这种调强是利用 MLC 相对应的一对叶片的相对运动,实现对射野强度的调节。属于此类的方法有动态叶片、调强旋转和动态 MLC 扫描等方法。其特征是在叶片运动过程中,射线一直处于"ON"的位置。

(四)断层治疗

断层治疗技术,因模拟 X 线计算机断层技术而得名,是利用特殊设计的 MLC 而成扇形束,绕患者体纵轴(此轴一般与加速器机架旋转轴一致)旋转照射,完成一个切片治疗;然后利用床的步进,完成下一个切片的治疗。按床的步进方式不同,在美国两个不同的地方,分别独立发展了两种不同的断层治疗方式,即 Green 方式和 Maekie 方式。前者是在每次旋转照射完毕后,床步进一段距离;后者采取类似螺旋 CT 扫捕方式,机架边旋转床边缓慢前进。从技术意义上讲,后者才是真正的断层治疗。

(五)电磁扫描调强

在所有的扫描技术中,电磁偏转扫描技术是实现调强治疗的最好方法,与前述的独立 MLC 运动调强相比,不仅具有 X 线光子利用率高和治疗时间短的突出优点,而且可实现电子束和质子束的调强治疗。在电子回旋加速器的治疗头上,安装有两对正变(四极)偏转磁铁,通过计算机控制其偏转电流的大小,在几个微秒时间内就可以形成 50 cm×50 cm 大小的射野。按照预定的扫描方案,控制偏转磁铁的电流,改变电子射出(电子束治疗)或电子击靶(X 线治疗)方向,产生所需要的方向不同、强度各异的电子笔型束或 X 线笔型束。这些笔型束在患者体内的集合,形成要求的强度分布或剂量分布。

(陈杜鹃)

第九节 图像引导放疗

一、图像引导放疗的必要性

在患者接受分次治疗的过程,身体治疗部位的位置和形状都可能发生变化,位于体内的靶区形状及其与周围危及器官的位置关系也会发生,根据引起变化的原因可将这些变化分为下述 3 类。

(一)分次治疗的摆位误差

治疗摆位的目的在于重复模拟定位时的体位,并加以固定,以期达到重复计划设计时确定的靶区、危及器官和射野的空间位置关系,保证射线束对准靶区照射。但实际上,摆位仍可能有数毫米误差,甚至更大。其原因首先是人体非刚体,每个局部都有一定的相对独立运动的能力,体表标记对准了,而皮下的脂肪、肌肉及更深处的靶区位置可能重复不准;其次摆位所依据的光距尺和激光灯有 1~2 mm 的定位误差;再次治疗床和模拟定位机床的差别、体表标记线的宽度和清晰程度等因素均会影响摆位的准确度;另外技术员操作不当还会引入误差。

(二)不同分次间的靶区移位和变形

消化和泌尿系统器官的充盈程度显著影响靶区位置;另外随着疗程的进行,患者很可能消瘦、体重减轻,会进行性地改变靶区和体表标记的相对位置;再则随着疗程的进行,肿瘤可能逐渐缩小、变形,靶区和危及器官的相对位置关系发生变化,计划设计时没有卷入照射野的危及器官可能涉及。

(三)同一分次中的靶区运动

呼吸运动会影响胸部器官(肺、乳腺等)和上腹部器官(肝、胰腺、肾等)的位置和形状,使其按照呼吸的频率做周期性的运动。心脏搏动也有类似呼吸的作用,只是影响的范围小、程度轻。另外,胃肠蠕动和血管搏动也会带动紧邻靶区。

针对上述的器官运动和摆值误差,目前最常用的处理方法是临床靶区外扩一定的间距,形成计划靶区,间距的宽度是以保证在靶区运动和摆位误差的情况下,靶区不会漏照。这种处理方法简单易行,但却是非常消极的,因其以更大范围的周围正常组织,尤其是危及器官的受照为代价的。更积极的处理办法应采用某种技术手段探测摆位误差和/或靶区运动,并采取相应的措施予以应对。对于摆位误差和分次间的靶区移位(以下合称摆位误差),可采用在线较位或自适应放疗技术;对于同一分次中的靶区运动,可采用呼吸控制技术和四维放疗技术或实时跟踪技术。这些技术均属于图像引导放疗技术的范畴。

二、图像引导放疗实现方式

(一)在线校位

在线校位是指在每个分次治疗的过程中,当患者摆位完成后,采集患者 2D 或 3D 图像,通过与参考图像(模拟定位图像或计划图像)比较,确定摆位误差,实时予以校正,然后实施射线照射。该技术应视为最简单的 IG-RT 技术。近年新的发展主要体现在以下 3 个方面。

1.射线探测装置

从胶片到电子射野影像系统,提高了在线校位的自动化程度,缩短了其附加时间。电子射野影像系统可分为荧光摄像、液体电离室和非晶硅平板阵列等类型。非晶体硅平板阵列是目前商用最先进的成像装置,具有探测效率高、空间分辨率和对比分辨率高的优点,可用较少的剂量获得较好的成像,并且是一种快速的二维剂量测量系统,既可以离线校正验证射野的大小、形状、位置和患者摆位,也可以直接测量射野内剂量。

2.成像用射线源

由治疗级 MV 级 X 线,发展到 MV 级 X 线与 kV 级 X 线并用或只用 kV 级 X 线源。诊断 X 线的能量范围是 30～150 kV,有许多 kV 级 X 线摄片和透视设备与治疗设备结合在一起的尝试,有的把 kV 级 X 线球管安装于治疗室壁上,有的安装在直线加速器的机架臂上。

3.校位图像

从 2D 发展到 3D,获取 3D 图像可采用 CT-on-rail 技术或锥形束 CT 技术。锥形束 CT 是近年发展起来的基于大面积非晶硅数字化 X 线探测板技术,具有体积小、重量轻及开放式架构的特点,可以直接整合到直线加速器上,机架旋转一周就能获取和重建一个体积范围内的 CT 图像。这个体积内的 CT 影像重建后的三维患者模型,可以与治疗计划的患者模型匹配比较,并得到治疗床需要调节的参数。

(二)自适应放疗

在设计一位患者的治疗计划时,计划靶区和临床靶区的间距是根据患者群体的摆位误差和器官运动数据设定的。但实际上,由于个体之间的差异,每位患者需要的间距是不同的,对大部分患者而言,群体的间距过大;对少数患者而言,群体的间距又过小。因此,有必要使用个体化的间距,自适应放疗技术正是为了这个目的而设计的。该技术自疗程开始,每个分次治疗时获取患者 2D 或 3D 图像,用离线方式测量每次的摆位误差;根据最初数次(5～9 次)的测量结果预测整个疗程的摆位误差,然后据此调整计划靶区(PTV)和临床靶区(cTV)之间的间距,修改治疗计划,按修改后的计划实施后续分次治疗。

(三)屏气和呼吸门控技术

对于受呼吸运动影响的靶区,屏气可以使靶区暂时停止运动;如果只在此时照射靶区,则在计划设计及由 PTV 外放生成 CTV 时可以设定更小的间距,因为靶区运动对间距的贡献可以忽略;屏气技术主要有 Elekta 的主动呼吸控制技术和美国纽约 Memorial Slaon Ketterins 癌症中心开展的深吸气屏气技术。由于需要患者的配合和治疗前的适当呼吸训练,要求患者能承受适当时间长度的屏气动作,且患者积极配合。

呼吸门控技术是指在治疗过程中,采用红外线或其他方法监测患者的呼吸,在特定的呼吸时相触发射线束照射。时相的位置和长度就是门的位置和宽度。该技术的代表是 Varian 的 RPM 系统。该类技术只能减少靶区的运动范围,但不要求患者屏气,患者的耐受性好。

(四)四维放疗

四维放疗是相对于 3D 放疗而言的,在2003 年ASTRO 会议上,专家们将其定义为,在影像定位、计划设计和治疗实施阶段均明确考虑解剖结构随时间变化的放疗技术,由 4D 影像、4D 计划设计和 4D 治疗实施技术 3 部分组成。4D 影像是指在一个呼吸或其他运动周期的每个时相采集一套图像,所有时相的图像构成一个时间序列。同前 CT 的 4D 影像技术已经成熟,并且有了呼吸门控和心电门控四维影像的 CT 系统。

4D 治疗实施的基本设想,即在患者治疗时采用 4D 影像所用的相同呼吸监测装置监测患者呼吸。当呼吸进行到某个呼吸时相时,治疗机即调用该时相的射野参数而实施照射。

(五)实时跟踪治疗

尽管 4D 治疗技术可以完成运动靶区的不间断照射,但是以治疗时靶区运动及周围危及器官的运动,完全与影像定位时各自的运动相同为前提条件的。这个前提只能近似成立,因为人的呼吸运动并不是严格重复的,且治疗时间往往要比影像定位时间长,患者难以保持固定不变的姿势,对于这些不能预先确定的运动,只能采用实时测量和实时跟踪治疗的技术。

目前,最常用的实时测量方法是 X 线摄影。由于不断的摄影可能会使患者接受过量照射,该方法往往与其他方法(如体表红外线监测装置)结合,以减少摄影频率和累积剂量。实时跟踪治疗要求,应实时调整射线束或调整患者身体,以保证射线束与运动靶区相对不变的空间位置。射线束调整有 3 种方式:①对于配备 MLC 的加速器,可以实时调整 MLC 叶片位置,改变照射野形状,保证照射野始终对准靶区照射。②对于电磁场控制的扫描射线束,可以调整电磁场,改变射线束方向,保证照射野对准靶区照射。③对于安装于机器手上的加速器,可以调整整个治疗机,改变射线束的位置和方向,保证照射野始终对准靶区照射。比较 3 种方式,显然第一种最容易实现,用途也最广;后两种只适用于一些非常规的治疗机上。患者身体调整可以通过治疗床的调整实现,该方法只适用于缓慢的间断性的运动,不适用于呼吸引起的连续运动,因此其应用价值有限。

三、图像引导放疗发展方向

从图像引导设备的发展过程来看,IGRT 在 3 个方面获得了发展:从离线校正向在线校正发展;从模糊显像向高清晰显像发展;从单一显像向集成显像发展。其目的是通过赋予放疗医师更精确地确定靶区和跟踪肿瘤的能力,以提高肿瘤治疗的精确性和有效性。展望未来,IGRT 有望在以下 3 个方面获得重大进展。

(一)剂量引导的放疗

现在应用 MV X 线的 EPID 系统已经不是传统意义上的成像设备,同时具有剂量检测设备的作用,显示出剂量引导放疗设备的雏形。其未来的发展方向是,提高软组织显像的清晰度和精准的实时剂量监测能力,照射时进行照射野与计划照射野的形状、剂量的双重比对校正。

(二)动态跟踪治疗系统

在图像设备的实时引导下,通过治疗床的运动或照射野的运动,使照射野与运动的肿瘤(靶区)保持相对位置固定,达到动态适形。这种治疗模式对于受呼吸、心搏等影响较大的胸腹部肿瘤的放疗具有重要的意义。外放的边界进一步缩小,没有设备门控间期的停滞时间,照射时间缩短,机器的利用率提高,放疗将更加精确、高效。

(三)多维图像引导放疗

上述讨论的图像引导技术重点在于减少 PTV 边界,而以正电子发射断层扫描、单光子发射断层和核磁波谱等为代表的功能影像技术将进一步深化对靶区的认识,有望对靶区中功能和代谢程度不同的区域实施个体化的剂量分布,并可能在肿瘤很早期发现病变,用很小的照射野和较低的照射剂量就可以达到根治。但功能影像的缺点是空间分辨率低,未来的图像引导设备既要采集肿瘤的三维解剖结构和运动信息,又要采集肿瘤的生物信息,如乏氧及血供、细胞增殖、凋亡、周期调控、癌基因和抑癌基因改变、侵袭及转移特性等,并和计划信息进行比对校正,即多维图像引导放疗。

(陈杜鹃)

第四章 肿瘤的化疗

第一节 肿瘤化疗的药理学基础

一、常用抗癌药物及作用机制概要

抗癌药物的理想分类方法是根据它们的作用机制,但有不少药物杀灭肿瘤细胞通过几种途径,另一些药物虽然有效,但作用机制不明。所以,仍按传统的方法将抗癌药物分成以下几类(图4-1,图4-2)。

(一)烷化剂

烷化剂是第一个用于肿瘤治疗的化疗药物。虽然烷化剂的结构各异,但都具有活泼的烷化基团,能与许多基团(氨基、咪唑、羧基、硫基和磷酸基等)形成共价键。DNA的碱基对细胞很重要,特别是鸟嘌呤上富含电子的N-7位。烷化剂的细胞毒作用主要通过直接与DNA分子内鸟嘌呤的N-7位和腺嘌呤的N-3形成联结,或在DNA和蛋白质之间形成交联,这些均影响DNA的修复和转录,导致细胞结构破坏而死亡。虽然烷化剂对增殖细胞的毒性高于对非增殖细胞的毒性,但差别不像抗代谢药那么显著。烷化剂是细胞周期非特异性药物,对非增殖期(G_0期)的细胞也敏感,因而对生长缓慢的肿瘤如多发性骨髓瘤也有效;烷化剂的另一个特点是量效曲线为直线上升型,故成为癌症超大剂量化疗(high dose chemotherapy,HDC)的主要药物。肿瘤细胞对烷化剂耐药的机制主要有减少药物的吸收,通过增加鸟嘌呤6位烷基转移酶和移动DNA的杂交交联减少错配,增加细胞的硫醇和特别谷胱甘肽转移酶来增强解毒作用,改变细胞凋亡的通路等。

烷化剂主要包括氮芥类的氮芥、环磷酰胺、异环磷酰胺、苯丁酸氮芥、美法仑;亚硝脲类的卡莫司汀、洛莫司汀、司莫司汀和链佐星;磺酸酯类的白消安和曲奥舒凡;氮丙啶类的噻替哌、二氮化合物、丝裂霉素;氮甲基类的六甲密胺、达卡巴嗪、丙卡巴肼和替莫唑胺等。

(二)抗代谢类药物

抗代谢类药物的化学结构与体内某些代谢物相似,但不具有它们的功能,以此干扰核酸、蛋白质的生物合成和利用,导致肿瘤细胞的死亡。甲氨蝶呤(MTX)是叶酸的拮抗物,强力抑制二氢叶酸还原酶。5-FU在体内必须转化为相应的核苷酸才能发挥其抑制肿瘤的作用,主要产生两种活性物,一为氟尿三磷(FUTP),结合到肿瘤细胞的RNA上,干扰其功能;另一个是通过尿苷激酶的作用,生成氟去氧尿一磷(FdUMP),它抑制胸苷酸合成酶而阻止肿瘤细胞的DNA合成,是5-FU的主要抗肿瘤机制。近年来合成的卡培他滨是活化5-氟-2'-脱氧尿苷(5-FUDR)的前体药物,该药口服后,在胃肠道经羧酸酯酶代谢为5-DFCR,随后在肝脏胞苷脱氨酶作用下代谢为5-FUDR,最后在肿瘤组织内经胸苷酸磷酸化酶转变为5-FU。

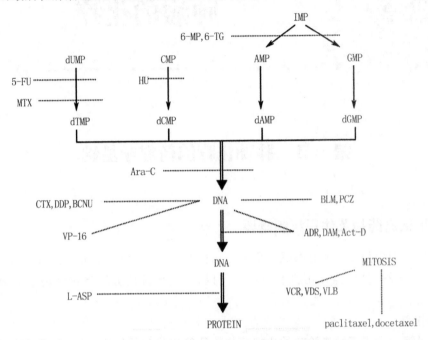

图4-1 抗恶性肿瘤的主要部位示意图

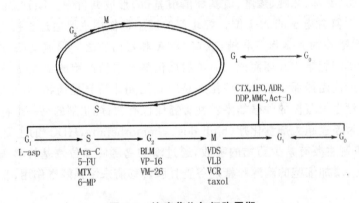

图4-2 抗癌药物与细胞周期

阿糖胞苷(cytosine arabinoside,Ara-C)在体内转化为阿糖胞三磷(Ara-CTP)才能发挥抗癌作用。一直认为Ara-CTP的抗癌机制是由于它竞争性抑制DNA多聚酶,近来发现Ara-CTP分子嵌入到DNA的核苷酸键内、阻止DNA链的延长和引起链断裂的作用似乎更加重要。吉西他滨(gemcitabine,2'-difluorodeoxycytidine,dFdc)是Ara-C的同类物,为核苷类化合物,其在细胞内受脱氧胞苷激酶所催化,变成活化的二磷酸化物dFdCDP及三磷酸化物 dFdCTP,掺入细胞的DNA结构中,使DNA合成中断,进而诱导细胞的凋亡。DFdCDP亦是核糖核酸还原酶的抑制底物,可阻止核糖核苷酸还原为脱氧核糖核苷酸,使脱氧核糖核苷酸减少,阻滞DNA的合成。

6-巯嘌呤(6-mercaptopurine,6-MP)和6-硫尿嘌呤(6-thioguanine,6-TG)能分别阻断次黄嘌

呤转变为腺嘌呤核苷酸及鸟嘌呤核苷酸而阻断核酸的合成。氟达拉滨(fludarabine,2-fluoro-ara-AMP)是嘌呤的同类物,通过 5' 端的核苷酸酶脱磷酸化变成 2-fluoro-ara-A 后进入细胞,2-fluoro-ara-A 在细胞内经脱氧胞苷激酶的催化成磷酸化,三磷酸盐的产物抑制 DNA 聚合酶和核(糖核)苷酸还原酶,还可以直接与 DNA 或 RNA 结合起抗肿瘤作用。其他的嘌呤同类物还有脱氧柯福霉素、CdA 等,均有一定的抗肿瘤活性。

培美曲塞是一种结构上含有核心为吡咯嘧啶基团的抗叶酸制剂,能够抑制胸苷酸合成酶、二氢叶酸还原酶和甘氨酰胺核苷酸甲酰转移酶的活性,这些酶都是合成叶酸所必需的酶,参与胸腺嘧啶核苷酸和嘌呤核苷酸的生物再合成过程。培美曲塞破坏细胞内叶酸依赖性的正常代谢过程,抑制细胞复制,从而抑制肿瘤的生长。

近年来,抗肿瘤药物生化调节方面亦进行了深入的研究,取得了不少进展,尤其是在应用生化调节来提高 5-Fu 的抗瘤活性方面。临床上应用醛氢叶酸(CF)对 5-Fu 的化学修饰是目前生化调节应用于抗肿瘤药物从实验室到临床最成功的例子。临床前的研究阐明了 CF 的增效机制:5-Fu 在体内活化成 FduMP(脱氧氟苷单磷酸盐)后,抑制胸苷酸合成酶(TS),阻止尿苷酸向胸苷酸的转变,最终影响 DNA 的合成。这一个途径需要一碳单位(CH_3)的供体还原型叶酸(FH_4)的参与。Fdump、TS、5,10-CH_2-FH_4 在细胞内形成三重复合物。在生理情况下,由于还原型叶酸的供给不足,三重复合物易于分离,如果外源性地供给大剂量的 CF,细胞内可形成结合牢固、稳定的三重复合物,对 TS 的抑制作用大大延长,最终增加了 5-Fu 的细胞毒作用。1982 年法国的 Machover 等首先报告大剂量(200 mg/m^2)CF 合并 5-Fu 治疗胃肠道癌的初步结果。近几年来,大部分随机对照的Ⅲ期临床研究结果证明 5-Fu+CF 的有效率比单用 5-Fu 高,而且部分研究显示 5-Fu+CF 可延长生存期。德国一个多中心随机对照研究亦表明 5-Fu 加小剂量 CF 亦可提高疗效、改善生存质量,并且毒性反应较小。在 CF/5-Fu 的治疗方案中,有各种剂量组合的报道,但 CF/5-Fu 的最佳剂量方案组合至今未能确定。

5-Fu 在体内的降解主要通过二氢嘧啶脱氢酶(DPD)来完成,故 DPD 酶的活性直接影响 5-Fu 血药浓度。近期有较多的 5-Fu 和 DPD 酶抑制剂联合应用的临床报告,采用的 DPD 酶抑制剂有尿嘧啶、CDHP、恩尿嘧啶和 CNDP 等,如口服 UFT(替加氟∶尿嘧啶为 1∶4)加 CF 的Ⅱ期临床研究报告,有效率为 42.2%。另外,临床前研究发现 CDHP 对 DPD 酶抑制强度比尿嘧啶强 200 倍,采用 CDHP、替加氟等组成的复方口服制剂 S-1 单药治疗晚期胃癌初步结果令人鼓舞,其临床价值有待进一步研究加以证实。

(三)抗肿瘤抗生素类

抗肿瘤抗生素包括很多药物,蒽环类是此类药物中的一大类药,包括多柔比星(阿霉素,adriamycin,ADR)、柔红霉素(daunomycin,DAM)、阿克拉霉素、表柔比星、去甲柔红霉素、米托蒽醌等。抗肿瘤抗生素的作用机制呈多样化,蒽环类抗生素与放线菌素 D 的作用机制相似,与 DNA 结合后,发生嵌入作用而抑制依赖于 DNA 的 RNA 合成,现发现其同时有抑制拓扑异构酶Ⅱ的作用;博莱霉素(bleomycin,BLM)是直接损害 DNA 模板,使 DNA 单链断裂;普卡霉素也与 DNA 结合,抑制依赖 DNA 的 RNA 聚合酶,从而影响 RNA 的合成;链黑霉素对 DNA 合成显示出选择性抑制,可引起 DNA 降解或单链断裂。

(四)抗肿瘤的植物类药物

长春碱类药物是从植物长春花分离得到具有抗癌活性的生物碱,包括长春新碱(vincristine,VCR)、长春碱(vinblastine,VLB)、长春碱酰胺(vindesine,VDS)、长春瑞滨(vinorelbine,VRL)

等药物抗肿瘤的作用靶点是微管,药物与管蛋白二聚体结合,抑制微管的聚合,使分裂的细胞不能形成纺锤体,核分裂停止于中期。紫杉醇类药物如紫杉醇和紫杉特尔,能促进微管聚合,抑制微管解聚,使细胞的有丝分裂停止。鬼臼毒素类的药物依托泊苷(etoposide,VP16-213)和替尼泊苷(teniposide VM-26)则主要抑制拓扑异构酶Ⅱ的作用,阻止 DNA 的复制。喜树碱类包括我国的羟喜树碱及国外的拓扑替康、伊立替康(irinotecan,CPT-11)等则通过抑制拓扑异构酶Ⅰ的活性而阻止 DNA 的复制。

(五)铂类

铂类抗肿瘤药物的作用机制主要是与 DNA 双链形成交叉联结,呈现其细胞毒作用。主要包括顺铂(cisplatin,DDP)及其类似物奈达铂、卡铂、草酸铂(oxaliplatin,L-OHP)和乐铂等,卡铂、草酸铂和乐铂的肾毒性和胃肠道毒性均较顺铂轻。其他正在进行临床试验的铂类同类物包括 JM216(BMS 182751)、JM473(AMD473,ZD0473)、BBR3464 和脂质体顺铂等。

(六)其他

门冬酰胺酶使肿瘤细胞缺乏合成蛋白质必需的门冬酰胺,使蛋白质的合成受阻。

二、细胞周期动力学与抗癌药物

细胞周期系指亲代细胞有丝分裂的结束到 1 或 2 个子细胞有丝分裂结束之间的间隔,细胞经过一个周期所需要的时间称为细胞周期时间。有丝分裂后产生的子代细胞,经过长短不等的间隙期,也称 DNA 合成前期(G_1),进入 DNA 合成期(S),完成 DNA 合成倍增后,再经短暂的休止期,也称 DNA 合成后期(G_2),细胞又再进行丝状分裂(M 期)。有时细胞 G_1 期明显延长,细胞长期处于静止的非增殖状态,常称为 G_0 期(图 4-2)。G_0 期的细胞与 G_1 期的细胞的区别是它对正常启动 DNA 合成的信号无反应。但是,处于 G_0 期的细胞并不是死细胞,它们继续合成 DNA 和蛋白质,还可以完成某一特殊细胞类型的分化功能。这些细胞可以作为储备细胞,一旦有合适的条件,即可重新进入增殖细胞群中并补充到组织中。

多数临床上常用的化疗药物均直接影响 DNA 的合成或功能,不同的抗癌药物可有不同的作用机制。有些药物主要作用系阻碍 DNA 的生物合成,仅作用于细胞增殖的 S 期,称 S 期特异性药物,如 MTX、5-FU、6MP、Ara-C 等。也有些药物主要损伤纺锤体,使丝状分裂停滞于分裂中期(M 期),如 VLB、VCR、VDS、紫杉醇等,这些药物称之为 M 期特异性药物。S 期与 M 期特异性药物均系作用于某一特定的时相,故通称为周期特异性药物。而直接破坏或损伤 DNA 的药物,如烷化剂、丙卡巴肼、顺铂、亚硝脲类等,则不论细胞处于哪一时相,包括 G_0 期的细胞,均可起杀伤作用,称之为周期非特异性药物。

周期非特异性药物对肿瘤细胞的杀伤力一般较周期特异性的药物强,且随着药物浓度的升高,对肿瘤细胞的杀伤作用越明显,特别是此类药物对 G_0 期的细胞亦有作用,故对增殖比率(generation fraction,GF)低的肿瘤也有作用。因此在实体瘤常规化疗和超大剂量化疗方案的组成中经常必不可少。而周期特异性药物仅对某一时相的细胞有杀伤作用,故其作用较弱,单独使用较难达到彻底的抗肿瘤效果。

三、化疗药物的耐药机制

化疗药物对增殖迅速的肿瘤的疗效较好。临床上,我们经常可以观察到,经过化疗后,肿瘤体积缩小,增殖速度逐渐加快,尽管继续用原方案治疗,肿瘤又再次增大。显然,恶性肿瘤对化疗的耐药,无法用肿瘤生长动力学来解释,必然还有其他的机制。

第一,恶性肿瘤细胞可能位于大多数药物不能到达的庇护所,如由于大部分药物不能进入中枢神经系统和睾丸,所以这些部位的肿瘤常常不受影响,成为复发的部位。如儿童急淋白血病治疗中,脑膜是复发的常见部位。可通过用放疗、大剂量 MTX 和 MTX 鞘内注射的预防性治疗方法,使经全身化疗已经达到完全缓解的患儿增加治愈的机会。

第二,发生抗药性的生物化学机制可以有多个方面。例如肿瘤细胞对抗癌药物的摄取减少,药物活化酶的量或活性降低,药物灭活酶含量或活性增加,药物作用靶向酶的含量增高或与药物的亲和力改变,肿瘤细胞的 DNA 修复加快,细胞的代谢替代途径的建立和细胞对药物的排出增加等。这些耐药性部分可以通过逐渐增加药物剂量,直到对正常组织出现轻度毒性而得到克服。另外,可通过使用联合化疗,从多个靶点代谢途径打击肿瘤细胞来克服抗药性。

第三,恶性肿瘤细胞耐药的遗传基础,已经确立并得到许多证据支持。Goldie 及 Coldman认为,肿瘤细胞在增殖过程中,有较固定的突变率(约 10^{-5}),每次突变均可导致抗药瘤株的出现。因此,倍增次数越多(亦即肿瘤越大)、抗药瘤株出现的机会越大。每次突变,可导致对某种药物发生抗药,同时对多种药物发生抗药的机会远较小。因此,他们主张为防止抗药性的产生,应尽早在肿瘤负荷最低时,短期内足量使用多种有效的抗癌药,以便及时充分杀灭敏感的及对个别药物抗药的瘤细胞,防止其增殖形成优势。按照他们的理论,20 世纪 70 年代出现了两种所谓无交叉抗药作用的化疗方案:序贯交替治疗方案,如用 MOPP/ABV 方案治疗霍奇金病;尽早使用多种有效药物的方案,例如,ProMACE-MOPP、MACOP-B 等方案用于治疗非霍奇金淋巴瘤。

第四,有些肿瘤(主要为实体瘤)对化疗不敏感,是由于多量瘤细胞处于非增殖的 G_0 期。由于肿瘤负荷越大,增殖比率越低,G_0 细胞所占比率越高。故防治此类抗药性的关键在于尽早治疗,并应用一切手段(包括手术、放疗)减少肿瘤负荷。并有人试用持续长时间静脉输注抗癌药来克服此类抗药性。

近年来发现,肿瘤细胞有多药抗药性,即患者同时对多种作用机制不同的抗癌药均发生抗药(图 4-3)。

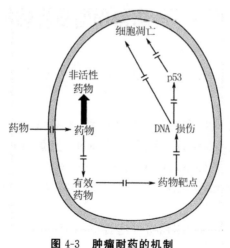

图 4-3　肿瘤耐药的机制

四、多药抗药性

肿瘤细胞对抗癌药物产生抗药性是化疗失败的主要原因。引起抗药性的原因很多,目前很引人注目的是多药抗药性(multidrug resistance,MDR),或称多向抗药性。多药抗药性是指恶性肿瘤细胞在接触一种抗癌药后,产生了对多种结构不同、作用机制各异的其他抗癌药的抗药性。

多药抗药性多出现于天然来源的抗癌药如长春碱类(vincristine,vinblastine,vindesine 和 vinorelbine)、鬼臼毒素(etoposide 和 teniposide)、紫杉醇类(紫杉醇和紫杉特尔)和蒽环类抗生素(多柔比星和柔红霉素)。多药抗药性的共同特点:一般为亲脂性的药物,分子量在300～900 kD;药物进入细胞是通过被动扩散;药物在 MDR 细胞中的积聚比敏感细胞少,结果胞内的药物浓度不足而未能致细胞毒性作用;MDR 细胞膜上多有一种特殊的蛋白,称 P-糖蛋白,编码此蛋白的 MDR 基因扩增。

Endicott 等发现,MDR 细胞膜上往往出现膜糖蛋白的过度表达。进一步研究发现,膜糖蛋白的水平与抗药性及细胞内的药物积聚减少程度呈正相关,提示这种蛋白与药物在细胞内的积聚有关,亦可能与细胞膜的通透性有关,故称这种膜糖蛋白为 P-糖蛋白,编码此 P-糖蛋白的基因为 MDR 基因。P-糖蛋白具有膜转运蛋白的许多结构特征,一旦与抗癌药物结合,通过 ATP 提供能量,将药物从胞内泵出胞外,抗癌药物在胞内的浓度就不断下降,其细胞毒性作用因此减弱或消失,出现抗药现象。

有人发现,一些钙通道阻滞剂如维拉帕米、硫氮䓬酮、硝苯地平,钙调蛋白抑制剂如三氮拉嗪、氯丙嗪和奎尼丁、利血平等亦能与 P-糖蛋白结合,且可有效地与抗癌药物竞争同一结合部位,使抗癌药物不再或减少从胞内泵出胞外,从而在细胞内不断积聚,多药抗药性得以克服或纠正。这一现象已经在体外和体内实验中得到证实。但临床上如维拉帕米的最大耐受浓度为 2 μmol/L,这一浓度在体外组织培养中不能纠正多药抗药性,如超过此血浓度,人体可出现不适甚至较严重的毒性反应,限制了临床的使用。更安全的可逆转多药抗药性的药物正在研究中。

(陈杜鹃)

第二节　临床常用的抗肿瘤药物

一、烷化剂

目前临床上常用的烷化剂主要有氮芥、环磷酰胺、塞替哌、白消安等。此类药物分子中均含有 1～2 个烷基,所含烷基是活性基团,可使 DNA、RNA 及蛋白质中的亲核基团烷化,该类药物对 DNA 分子作用强,在一定条件下,DNA 碱基上的所有 N 和 O 原子都可以不同程度地被烷化,DNA 结构受到破坏,影响细胞分裂。属细胞周期非特异性药物。

(一)药物作用及机制

此类药物对细胞增殖周期各时相均有细胞毒作用,而且对静止细胞 G_0 期亦有明显的杀伤作用。

1.氮芥(nitrogen mustard,mustine,HN_2)

最早应用于临床的烷化剂是注射液,其盐酸盐易溶于水,水溶液极不稳定。此药是一高度活泼的化合物,可与多种有机亲核基团结合,其重要的反应是与鸟嘌呤第 7 位氮呈共价键结合,产生 DNA 的双链内的交叉联结或链内不同碱基的交叉联结,从而阻碍 DNA 的复制或引起 DNA 链断裂。对 G_1 期及 M 期细胞作用最强,对其他各期以及非增殖细胞均有杀灭作用。

2.环磷酰胺(cycllophosphamide,CPA)

较其他烷化剂的选择性高,体外无细胞毒作用,在体内活化后才能产生抗肿瘤作用,口服及注射均有效。抗肿瘤作用机制为无活性的 CPA,在体内经肝药酶作用转化为 4-羟环磷酰胺,进一步在肿瘤组织中分解成环磷酰胺氮芥,其分子中的 β-氯乙基与 DNA 双螺旋链起交叉联结作用,破坏 DNA 结构,抑制肿瘤细胞分裂。

3.塞替哌(thiotepa,triethylene thiophosphoramide,TSPA)

有三个乙烯亚胺基,能与细胞内 DNA 的碱基结合,从而改变 DNA 功能。对多种移植性肿瘤有抑制作用。虽属周期非特异性药物,但选择性高,除可抑制人体细胞及肿瘤细胞的核分裂、使卵巢滤泡萎缩外,还可影响睾丸功能。

4.白消安

属磺酸酯类化合物,在体内解离而起烷化作用。

(二)药动学特点

1.氮芥

注射给药后,在体内停留时间极短(0.5~1 分钟),起效迅速,作用剧烈且无选择性。有 90% 以上很快从血中消除,迅速分布于肺、小肠、脾、肾脏、肝脏及肌肉等组织中,脑中含量最少。给药后 6 小时与 24 小时血中及组织中含量很低,20% 的药物以二氧化碳形式经呼吸道排出,有多种代谢产物从尿中排除。

2.环磷酰胺

口服吸收良好,生物利用度为 75%~90%,经肝转化成磷酰胺氮芥,产生细胞毒作用。静脉注射后,血中药物浓度呈双指数曲线下降,为二房室开放模型,$t_{1/2\alpha}$ 为 0.97 小时,$t_{1/2\beta}$ 为 6.5 小时,V_d 为 21.6 L/kg,清除率为(10.7±3.3)mL/min。主要经肾排泄,48 小时内尿中排出用药量的 70% 左右,其中 2/3 为其代谢产物。肾功能不良时,清除率下降,$t_{1/2\beta}$ 可延长到 10 小时以上。

3.塞替哌

口服易被胃酸破坏,胃肠道吸收差,静脉注射后 1~4 小时血中药物浓度下降 90%,$t_{1/2}$ 约为 2 小时,能透过血-脑屏障。主要以代谢物形式经尿中排泄,排泄量达 60%~85%。

4.白消安

口服易吸收,口服后 1~2 小时可达血药高峰,$t_{1/2}$ 约为 2.5 小时。易通过血-脑屏障,脑脊液中浓度可达血浓度的 95%。绝大部分以甲基磺酸形式从尿中排出。

(三)适应证及疗效评价

1.氮芥

氮芥是第一个用于恶性肿瘤治疗的药物,在临床上主要用于恶性淋巴瘤,如霍奇金淋巴瘤及非霍奇金淋巴瘤等。尤其适用于纵隔压迫症状明显的恶性淋巴瘤患者。亦可用于肺癌,对未分化肺癌的疗效较好。

2.环磷酰胺

具有广谱的抗肿瘤作用,可用以治疗多种恶性肿瘤。①恶性淋巴瘤:单独应用对霍奇金病的有效率达 60% 左右,与长春新碱、丙卡巴肼及泼尼松合用对晚期霍奇金病的完全缓解率达 65%。②急性白血病和慢性淋巴细胞白血病:有一定疗效,且与其他抗代谢药物无交叉抗药性,联合用药可增加疗效。③其他肿瘤:对多发性骨髓瘤、乳腺癌、肺癌、卵巢癌、尤文神经母细胞瘤、软组织肉瘤、精原细胞瘤、胸腺瘤等均有一定疗效。④自身免疫性疾病:类风湿关节炎、肾病综合征、系统性红斑狼疮、特发性血小板减少性紫癜及自身免疫性溶血性贫血等。

3.塞替哌

对卵巢癌的有效率达 40%;对乳腺癌的有效率达 20%～30%,和睾酮合用可提高疗效;对膀胱癌可采用膀胱内灌注法进行治疗,每次 50～100 mg 溶于 50～100 mL 生理盐水中灌入,保留 2 小时,每周给药 1 次,10 次为 1 个疗程;对癌性腹水、胃癌、食管癌、宫颈癌、恶性黑色素瘤、淋巴瘤等亦有一定疗效。

4.白消安

低剂量即对粒细胞的生成有明显选择性抑制作用,仅在大剂量下才对红细胞和淋巴细胞有抑制作用,由于它对粒细胞的选择性作用,对慢性粒细胞白血病有明显疗效,缓解率可达 80%～90%,但对慢性粒细胞白血病急性病变和急性白血病无效,对其他肿瘤的疗效也不明显。

(四)治疗方案

1.氮芥

静脉注射:每次 4～6 mg/m² (或 0.1 mg/kg),每周 1 次,连用 2 次,休息 1～2 周重复。腔内给药:每次 5～10 mg,加生理盐水 20～40 mL 稀释,在抽液后即时注入,每周 1 次,可根据需要重复。局部皮肤涂抹:新配制每次 5 mg,加生理盐水 50 mL,每天 1～2 次,主要用于皮肤蕈样霉菌病。

2.环磷酰胺

口服,每次 50～100 mg,每天 3 次。注射剂用其粉针剂,每瓶 100～200 mg,于冰箱保存,临用前溶解,于 3 小时内用完。静脉注射每次 200 mg,每天或隔天注射 1 次,1 个疗程为8～10 g。冲击疗法可用每次 800 mg,每周 1 次,以生理盐水溶解后缓慢静脉注射,1 个疗程为8 g。儿童用量为每次3～4 mg/kg,每天或隔天静脉注射 1 次。

3.塞替哌

常静脉给药,亦可行肌内及皮下注射,常用剂量为 0.2 mg/kg,成人每次 10 mg,每天1 次,连用 5 天,以后改为每周2～3 次,200～300 mg 为 1 个疗程。腔内注射为 1 次 20～40 mg,5～7 天 1 次,3～5 次为 1 个疗程。瘤体注射为 1 次 5～15 mg,加用 2%普鲁卡因,以减轻疼痛。

4.白消安

常用量为口服 6～8 mg/d,儿童 0.05 mg/kg,当白细胞数下降至(1～2)×10⁴后停药或改为1～3 mg/d,或每周用 2 次的维持量。

(五)不良反应

1.胃肠道反应

均有不同程度的胃肠道反应,预先应用氯丙嗪类药物可防止胃肠道反应,其中塞替哌的胃肠道反应较轻。福莫司汀可有肝氨基转移酶、碱性磷酸酶和血胆红素中度、暂时性增高。

2.骨髓抑制

均有不同程度的骨髓抑制。抑制骨髓功能的程度与剂量有关,停药后多可恢复。

3.皮肤及毛发损害

以氮芥、环磷酰胺等多见。

4.特殊不良反应

（1）环磷酰胺可致化学性膀胱炎，出现血尿，血尿出现之前，可产生尿频和排尿困难，发生率及严重程度与剂量有关，主要是因为环磷酰胺代谢产物经肾排泄，可在膀胱中浓集引起膀胱炎，故用药期间应多饮水和碱化尿液以减轻症状；大剂量可引起心肌病变，可致心内膜、心肌损伤，起病急骤，可因急性心力衰竭而死亡，与放疗或阿霉素类抗生素并用时，也能促进心脏毒性的发生。

（2）白消安久用可致闭经或睾丸萎缩，偶见出血、再障及肺纤维化等严重反应。

5.其他

（1）环磷酰胺有时可引起肝损害，出现黄疸，肝功能不良者慎用。少数患者有头昏、不安、幻视、脱发、皮疹、色素沉着、月经失调及精子减少等。

（2）氮芥有时可引起轻度休克、血栓性静脉炎、月经失调及男性不育。

（六）禁忌证

烷化剂类抗恶性肿瘤药毒性较大，因此，凡有骨髓抑制、感染、肝肾功能损害者禁用或慎用。过敏者禁用。妊娠及哺乳期妇女禁用。

（七）药物相互作用

1.氮芥

与长春新碱、丙卡巴肼、泼尼松合用（MOPP疗法）可提高对霍奇金淋巴瘤的疗效。

2.环磷酰胺

可使血清中假胆碱酯酶减少，使血清尿酸水平增高，因此，与抗痛风药如别嘌呤醇、秋水仙碱、丙磺舒等同用时，应调整抗痛风药物的剂量。此外也加强了琥珀胆碱的神经肌肉阻滞作用，可使呼吸暂停延长。环磷酰胺可抑制胆碱酯酶活性，因而延长可卡因的作用并增加毒性。大剂量巴比妥类、皮质激素类药物可影响环磷酰胺的代谢，同时应用可增加环磷酰胺的急性毒性。

3.塞替派

可增加血尿酸水平，为了控制高尿酸血症可给予别嘌呤醇；与放疗同时应用时，应适当调整剂量；与琥珀胆碱同时应用可使呼吸暂停延长，在接受塞替派治疗的患者，应用琥珀胆碱前必须测定血中假胆碱酯酶水平；与尿激酶同时应用可增加塞替派治疗膀胱癌的疗效，尿激酶为纤维蛋白溶酶原的活化剂，可增加药物在肿瘤组织中的浓度。

4.白消安

可增加血及尿中尿酸水平，故对有痛风病史的患者或服用本品后尿酸增高的患者可用抗痛风药物。

（八）注意事项

1.氮芥

本品剂量限制性毒性为骨髓抑制，故应密切观察血象变化，每周查血象1～2次。氮芥对局部组织刺激性强，若漏出血管外，可导致局部组织坏死，故严禁口服、皮下及肌内注射，药物一旦溢出，应立即用硫代硫酸钠注射液或1%普鲁卡因注射液局部注射，用冰袋冷敷局部6～12小时。氮芥水溶液极易分解，故药物开封后应在10分钟内注入体内。

2.环磷酰胺

其代谢产物对尿路有刺激性，应用时应多饮水，大剂量应用时应水化、利尿，同时给予尿路保护剂美司钠。当大剂量用药时，除应密切观察骨髓功能外，尤其要注意非血液学毒性如心肌炎、中毒性肝炎及肺纤维化等。当肝肾功能损害、骨髓转移或既往曾接受多程化放疗时，环磷酰胺的剂量应减少至治疗量的 $1/3\sim1/2$。腔内给药无直接作用。环磷酰胺水溶液不稳定,最好现配现用。

3.塞替哌

用药期间每周都要定期检查外周血象,白细胞与血小板及肝、肾功能。停药后3周内应继续进行相应检查,防止出现持续的严重骨髓抑制;尽量减少与其他烷化剂联合使用,或同时接受放疗。

4.白消安

治疗前及治疗中应严密观察血象及肝肾功能的变化,及时调整剂量,特别注意检查血尿素氮、内生肌酐清除率、胆红素、丙氨酸转移酶(ALT)及血清尿酸。用药期间应多饮水并碱化尿液或服用别嘌呤醇以防止高尿酸血症及尿酸性肾病的产生。发现粒细胞或血小板迅速大幅度下降时应立即停药或减量以防止出现严重骨髓抑制。

二、抗代谢药

抗代谢药是一类化学结构与机体中核酸、蛋白质代谢物极其相似的化合物,所以在体内与内源性代谢物产生特异性、竞争性拮抗:①二者在同一生化反应体系中竞争同一酶系统,影响其正常反应速度,降低或取消代谢产物的生成,影响大分子(DNA、RNA及蛋白质)的生物合成,并抑制核分裂。②以伪代谢物的身份参与生化反应,经酶的作用所生成的产物是无生理功能的,从而阻断某一生化反应而抑制细胞的分裂。此类药物属细胞周期特异性药物,临床上常用的有甲氨蝶呤、巯嘌呤、氟尿嘧啶、阿糖胞苷等。

(一)药理作用

1.甲氨蝶呤

为叶酸类抗代谢药,其化学结构与叶酸相似,对二氢叶酸还原酶有强大的抑制作用,可与二氢叶酸还原酶形成假性不可逆的、强大而持久的结合,从而使四氢叶酸的生成障碍,干扰体内一碳基团的代谢,致使核苷酸的合成受阻,最终抑制 DNA 的合成。该药选择性地作用于细胞增殖周期中的S期,故对增殖比率较高的肿瘤作用较强。但由于其可抑制 DNA 及蛋白质合成,故可延缓 G_1-S 转换期。

2.巯嘌呤

为嘌呤类抗代谢药,能阻止嘌呤核苷酸类的生物合成,从而抑制 DNA 的合成,属作用于S期的药物,亦可抑制 RNA 的合成。还具有免疫抑制作用。

3.氟尿嘧啶

为嘧啶类抗代谢药。在体内外均有较强的细胞毒作用,且抗瘤谱广。进入体内经转化后形成氟脲嘧啶脱氧核苷(5-FudRP),5-FudRP 可抑制胸腺嘧啶核肾酸合成酶(thymidylate synthetase,TS)活力,阻断尿嘧啶脱氧核苷酸(dUMP)甲基化形成胸腺嘧啶脱氧核苷酸(dTMP),从而阻止 DNA 合成,抑制肿瘤细胞分裂繁殖。另外,在体内可转化为氟尿嘧啶核苷掺入 RNA,从而干扰蛋白质合成。该药对 S 期敏感。

4.阿糖胞苷

属于脱氧核糖核苷酸多聚酶抑制剂,抗肿瘤作用强大,另外还具有促分化、免疫抑制及抗病毒作用。Ara-C 抗肿瘤作用的机制是经主动转运进入细胞后,转化为阿糖胞苷三磷酸(Ara-CTP)而产生如下作用:①Ara-CTP 可抑制 DNA 聚合酶而抑制 DNA 合成。②Ara-CTP 也可掺入 DNA,干扰 DNA 的生理功能。③Ara-CTP 可抑制核苷酸还原酶活性,影响 DNA 合成。④Ara-C 还可抑制膜糖脂及膜糖蛋白的合成,影响膜功能。⑤Ara-CTP 亦可掺入 RNA,干扰其功能。

(二)抗药性作用

(1)癌细胞与 6-MP 长期接触,可产生抗药性,主要是由于癌细胞内缺乏 6-MP 转化为 6-巯基嘌呤核苷酸的转换酶,另外也与膜结合型碱性磷酸酶活力升高导致癌细胞中硫代嘌呤核苷酸减少有关。

(2)肿瘤细胞与 5-Fu 长期接触可出现抗药性,其抗药机制:①肿瘤细胞合成大量的 TS。②细胞内缺乏足够的 5-Fu 转化酶。③胸苷激酶量增加,可促进肿瘤细胞直接利用胸苷。

(3)肿瘤细胞与 Ara-C 长期接触可产生抗药性,可能与下列原因有关:细胞膜转运 Ara-C 能力下降;瘤细胞中活化 Ara-C 的酶活性提高,使之代谢失活;脱氧三磷酸胞苷(dCTP)增高,阻断其他脱氧核苷酸合成;细胞内 Ara-CTP 与 DNA 聚合酶的亲和力下降;Ara-CTP 从 DNA 解离。

(三)药动学特点

1.甲氨蝶呤(Methotrexate,amethopterin,MTX)

口服小剂量(0.1 mg/kg)吸收较好,大剂量(10 mg/kg)吸收较不完全,食物可影响其吸收。进入体内后全身分布,肝、肾等组织中含量最高,不易透过血-脑屏障,但可进入胸腔积液及腹水中。血药浓度呈三房室模型衰减:$t_{1/2\alpha}$ 为 2～8 分钟;$t_{1/2\beta}$ 为 0.9～2 小时;$t_{1/2\gamma}$ 为 0.4 小时,清除率每分钟大于 9 mL/m^2。在体内基本不代谢,主要以原形通过肾小球滤过及肾小管主动分泌,经尿排出,排除速度与尿 pH 有关,碱化尿液可加速排出。MTX 血药浓度与其骨髓毒性密切相关,可根据血药浓度监测毒性。

2.巯嘌呤(6-mercaptopurine,6-MP)

口服吸收不完全,生物利用度个体差异较大,为 5%～37%,可能与首关效应有关。静脉注射后,半衰期较短,$t_{1/2}$ 约为 50 分钟,脑脊液中分布较少。体内代谢有两种途径:①巯基甲基化后再被氧化失活,甲基化由硫嘌呤甲基转移酶(TPMP)催化;当 TPMP 活性低时,6-MP 代谢减慢,作用增强,易引起毒性反应。该酶活性在白种人为多态分布(约 15% 的人酶活性较低),而在中国人为均态分布。②被黄嘌呤氧化酶(XO)催化氧化为 6-硫代鸟酸。该药主要经肾排泄。

3.氟尿嘧啶(5-氟尿嘧啶,5-fluorouracil,6-MP)

口服吸收不规则且不完全,生物利用度可随剂量而增加,临床一般采用静脉注射给药。血中药物清除为一房室模型,$t_{1/2}$ 为 10～20 分钟。吸收后分布于肿瘤组织、肝和肠黏膜细胞内,可透过血-脑屏障及进入胸、腹腔癌性积液中。80% 在肝内代谢。在 8～12 小时内由呼吸道排出其代谢产物 CO_2,15% 左右以原形经尿排出。

4.阿糖胞苷(cytarabine,Ara-C)

口服无效,需静脉滴注。易透过血-脑屏障,在体内经胞嘧啶核苷脱氨酶作用,形成无活性的阿拉伯糖苷(ara-U)。该酶在肝、脾、肠、肾、血细胞及血浆中含量较高。药物的消除为二房室模型,$t_{1/2\alpha}$ 为 10～15 分钟,$t_{1/2\beta}$ 为 2～3 小时,24 小时内约有 80% 的药物以阿糖尿苷的形式排泄。

(四)适应证及疗效评价

1.甲氨蝶呤

(1)急性白血病:对于急性淋巴性白血病和急性粒细胞性白血病均有良好疗效,对儿童急性淋巴性白血病的疗效尤佳,对于成人白血病疗效有限,但可用于白血病脑膜炎的预防。

（2）绒毛膜上皮癌、恶性葡萄胎：疗效较为突出，大部分患者可得到缓解，对于早期诊断的患者疗效可达 90％。

（3）骨肉瘤、软组织肉瘤、肺癌、乳腺癌、卵巢癌：使用大剂量有一定疗效。

（4）头颈部肿瘤：以口腔、口咽癌疗效最好，其次是喉癌，鼻咽癌疗效较差，常以动脉插管滴注给药。

（5）其他：鞘内注射给药对于缓解症状较好，亦可用于预防给药和防止肿瘤转移。对肢体、盆腔、肝、头颈部肿瘤可于肿瘤区域动脉注射或输注，加用醛氢叶酸（CF），疗效较好。对自身免疫系统疾病如全身系统性红斑狼疮、类风湿关节炎等有一定疗效。另外，对牛皮癣有较好的疗效。

2.巯嘌呤

（1）急性白血病：常用于急性淋巴性白血病，对儿童患者的疗效较成人好；对急性粒细胞、慢性粒细胞或单核细胞白血病亦有效。

（2）绒毛膜上皮癌和恶性葡萄胎：我国使用大剂量 6-MP 治疗绒毛膜上皮癌收到一定疗效，但不如 MTX。

（3）对恶性淋巴瘤、多发性骨髓瘤也有一定疗效。

（4）近年已利用其免疫抑制作用，用于原发性血小板减少性紫癜、自身免疫性溶血性贫血、红斑狼疮、器官移植、肾病综合征的治疗。

3.氟尿嘧啶

（1）消化道癌：为胃癌、结肠癌、直肠癌的最常用药物，常与丝裂霉素、阿糖胞苷、阿霉素、卡莫司汀、长春新碱、达卡巴嗪等合用；可作为晚期消化道癌手术后的辅助化疗；亦可采用动脉插管注药或持久输注法治疗原发性肝癌。

（2）绒毛膜上皮癌：我国采用大剂量 5-Fu 与放线菌素 D 合用，治愈率较高。

（3）头颈部肿瘤：以全身用药或动脉插管注射、滴注，用于包括鼻咽癌等的头颈部肿瘤治疗。

（4）皮肤癌：局部用药对多发性基膜细胞癌、浅表鳞状上皮癌等有效，对广泛的皮肤光化性角化症及角化棘皮瘤等亦有效。

（5）对乳腺癌、卵巢癌，以及肺癌、甲状腺癌、肾癌、膀胱癌、胰腺癌有效，对宫颈癌除联合化疗外，还可并用局部注射。

（四）阿糖胞苷

（1）急性白血病：对急性粒细胞白血病疗效最好，对急性单核细胞白血病及急性淋巴细胞白血病也有效。但单独使用缓解率差，常与 6-MP、长春新碱、环磷酰胺等合用。

（2）对恶性淋巴肉瘤、消化道癌也有一定疗效，对多数实体瘤无效。

（3）还可用于病毒感染性疾病，如单纯疱疹病毒所致疱疹；牛痘病毒、单纯疱疹及带状疱疹病毒所致眼部感染。

（五）治疗方案

1.甲氨蝶呤

（1）急性白血病：口服每天 0.1 mg/kg，也可肌内注射或静脉注射给药。一般有效疗程的安全剂量为 50～100 mg，此总剂量视骨髓情况和血象而定。脑膜白血病或中枢神经系统肿瘤者鞘内注射5～10 mg/d，每周 1～2 次。

（2）绒毛膜上皮癌及恶性葡萄胎：成人一般 10～30 mg/d，每天 1 次，口服或肌内给药，5 天为 1 个疗程，视患者反应可重复上述疗程，亦可以10～20 mg/d 静脉滴注（加于 5％葡萄糖溶液

500 mL中于 4 小时滴完),5～10 天为 1 个疗程。

(3)骨肉瘤、恶性淋巴瘤、头颈部肿瘤等:常采用大剂量(3～15 g/m²)静脉注射,并加用亚叶酸(6～12 mg)肌内注射或口服,每 6 小时一次,共 3 天,这称为救援疗法。因为大剂量的 MTX 可提高饱和血药浓度,由此可升高肿瘤细胞内的药物浓度并便于扩散至血流较差的实体瘤中,但因血药浓度的提高,其毒性也相应增加,故加用 CF,后者转化四氢叶酸不受 MTX 所阻断的代谢途径的限制,故起解救作用,提高化疗指数。为了充分发挥解救作用,应补充电解质、水分及碳酸氢钠以保持尿液为碱性,尿量维持在每天 3 000 mL 以上,并对肝、肾功能、血象以及血浆 MTX 的浓度逐日检查,以保证用药的安全有效。对有远处转移的高危患者,则需和放线菌素 D 等联合应用,缓解率达 70% 以上。

2.巯嘌呤

(1)白血病:2.5～3.0 mg/(kg·d),分 2～3 次口服,根据血象调整剂量,由于其作用比较缓慢,用药后 3～4 周才发生疗效,2～4 月为 1 个疗程。

(2)绒毛膜上皮癌:6 mg/(kg·d),1 个疗程为 10 天,间隔 3～4 周后重复疗程。

(3)用于免疫抑制:1.2～2 mg/(kg·d)。

3.氟尿嘧啶

(1)静脉注射:10～12 mg/(kg·d),每天给药量约为 500 mg,隔天 1 次;国外常用"饱和"剂量法,即 12～15 mg/(kg·d),连用 4～5 天后,改为隔天 1 次,出现毒性反应后剂量减半;亦有以500～600 mg·m²,每周给药 1 次;成人的疗程总量为 5.0～8.0 g。

(2)静脉滴注:毒性较静脉注射低,一般为 10～20 mg/(kg·d),把药物溶于生理盐水或 5% 葡萄糖注射液中,2～8 小时滴完,每天 1 次,连续 5 天,以后减半剂量,隔天 1 次,直至出现毒性反应。治疗绒毛膜上皮癌时,可加大剂量至 25～30 mg/(kg·d),药物溶于 5% 葡萄糖液 500～1 000 mL 中点滴6～8 小时,10 天为 1 个疗程,但此量不宜用作静脉注射,否则,将产生严重毒性反应。

(3)动脉插管滴注:以5～20 mg/kg溶于 5% 葡萄糖液中(500～1 000 mL)滴注 6～8 小时,每天 1 次,总量为 5～8 g。

(4)胸腹腔内注射:一般每次 1.0 g,5～7 天 1 次,共 3～5 次。

(5)瘤内注射:如宫颈癌每次250～500 mg。

(6)局部应用:治疗皮肤基底癌及癌性溃疡,可用 5%～10% 的软膏或 20% 霜剂外敷,每天 1～2 次。

(7)口服:一般 5 mg/(kg·d),总量为 10～15 g 或连续服用至出现毒性反应,即停药。

4.阿糖胞苷

(1)静脉注射:1～3 mg/(kg·d),连续 8～15 天。

(2)静脉滴注:1～3 mg/(kg·d),溶于葡萄糖液中缓慢滴注,14～20 天为 1 个疗程。

(3)皮下注射:作维持治疗,每次 1～3 mg/kg,每周 1～2 次。

(4)鞘内注射:25～75 mg/次,每天或隔天注射一次,连用 3 次。

(六)不良反应

1.胃肠道反应

均有不同程度的胃肠道反应,为常见的早期毒性症状。MTX 较严重,可引起广泛性溃疡及出血,有生命危险。巯嘌呤大剂量可致口腔炎、胃肠黏膜损害、胆汁淤积及黄疸,停药后可消退。

5-Fu可致假膜性肠炎,此时需停药,并给予乳酶生等药治疗。

2.骨髓抑制

均有不同程度的骨髓抑制。MTX严重者引起全血抑制,当白细胞计数低于$3\times10^9/L$、血小板计数低于$0.7\times10^9/L$或有消化道黏膜溃疡时,应停用或用亚叶酸钙救援及对症治疗。6-MP严重者也可发生全血抑制,高度分叶核中性白细胞的出现,常是毒性的早期征兆。

3.皮肤及毛发损害

常见于阿糖胞苷。

4.特殊不良反应

(1)MTX有肝、肾功能损害,长期应用可能引起药物性肝炎、肝硬化和门脉高压;大剂量MTX应用,其原形及代谢产物从肾排泄,易形成结晶尿及尿路阻塞,形成肾损害,要多饮水及碱化尿液。

(2)6-MP可致部分患者出现高尿酸血症、尿酸结晶及肾功能障碍。

(3)5-Fu毒性较大,治疗量与中毒量相近,可致神经系统损害:颈动脉插管注药时,部分患者可发生小脑变性、共济失调和瘫痪;还可引起心脏毒性:出现胸痛、心率加快,心电图表现为ST段抬高,T波升高或倒置,同时可见血中乳酸脱氢酶升高。

(4)阿糖胞苷可致肝损害,可见转氨酶升高、轻度黄疸,停药后可恢复。大剂量可致阻塞性黄疸。

5.其他

(1)MTX鞘内注射,可引起蛛网膜炎,出现脑膜刺激症状;长期大量用药可产生坏死性脱髓性白质炎。可引起间质性肺炎,出现咳嗽、发热、气急等症,部分患者可致肺纤维化;少数患者有生殖功能减退、月经不调、妊娠前3个月可致畸胎、流产或死胎。

(2)5-Fu有时引起注射部位动脉炎,动脉滴注可引起局部皮肤红斑、水肿、破溃、色素沉着,一般于停药后可恢复。

(3)阿糖胞苷有时可致小脑或大脑功能失调及异常抗利尿激素分泌综合征。

(七)禁忌证

过敏者、感染患者、孕妇、哺乳妇女禁用,肝、肾功能障碍患者慎用。

(八)药物相互作用

(1)MTX蛋白结合率高,与磺胺类、水杨酸盐、巴比妥类、苯妥英钠合用,可竞争与血浆蛋白结合,使其浓度增高。糖皮质激素、头孢菌素、青霉素、卡那霉素可抑制细胞摄取MTX,减弱其作用。苯胺蝶呤可增加白血病细胞中的二氢叶酸还原酶浓度,减弱MTX的作用。该药与氟尿嘧啶序贯应用,可使MTX作用增加,反之可产生阻断作用。长春新碱于MTX用前30分钟给予,可加速细胞对MTX的摄取,并阻止其逸出,加强MTX的抗肿瘤作用。门冬酰胺酶可减轻MTX的毒性反应。在给MTX24小时后加用门冬酰胺酶,可提高MTX对急性淋巴细胞白血病的疗效。

(2)与别嘌呤醇合用,可使6-MP抗肿瘤作用加强,还可减少6-硫代尿酸的生成。

(3)甲酰四氢叶酸、胸腺嘧啶核苷、甲氨蝶呤、顺铂、尿嘧啶、双嘧达莫、磷乙天门冬氨酸可增强5-Fu的抗肿瘤作用。别嘌呤醇可降低5-Fu的毒性,但不影响抗肿瘤作用。

阿糖胞苷与硫鸟嘌呤合用可提高对急性粒细胞性白血病的疗效;与四氢尿嘧啶核苷合用,使其$t_{1/2}$延长,增强骨髓抑制。大剂量胸腺嘧啶核苷酸、羟基脲可增强其抗肿瘤作用,阿糖胞苷亦可增强其他抗肿瘤药物的作用。

(九)注意事项

应对患者的血小板、白细胞、中性粒细胞数进行监测,应根据骨髓毒性的程度相应调整剂量;静脉滴注药物时间延长和增加用药频率可增加药物的毒性;静脉滴注时,如发生严重呼吸困难(如出现肺水肿、间质性肺炎或成人呼吸窘迫综合征),应停止药物治疗。早期给予支持疗法,有助于纠正不良反应;应定期检查肝、肾功能。

三、抗肿瘤抗生素

抗肿瘤抗生素是由微生物产生的具有抗肿瘤活性的化学物质,至今报道具有抗肿瘤活性的微生物产物已超过 1 500 种,但应用于临床的抗肿瘤抗生素只有 20 多种,此类药物属细胞周期非特异性药物,他们通过各种方式干扰转录,阻止 mRNA 合成,抑制 DNA 复制,阻止肿瘤细胞的分裂、繁殖而起到抗肿瘤作用。此类药物对肿瘤选择性差,不良反应较多,毒性较大。常用的有多柔比星及柔红霉素、丝裂霉素、博来霉素、放线菌素 D 等。

(一)药理作用

1.多柔比星(doxorubicin,adriamycin,ADM,DOX,阿霉素)及柔红霉素(daunorubicin,DNR)

属于醌环类抗生素,体外具有明显的细胞毒作用,体内具有广谱抗肿瘤作用,还具有免疫调节作用。柔红霉素的细胞毒作用比多柔比星小。两药的抗肿瘤作用相似,经主动转运机制进入细胞内,其分子可插入 DNA 分子中,影响 DNA 功能。ADM 在细胞内的浓度较血浓度高出数倍,进入细胞后,很快与细胞核结合,与 DNA 形成稳定的复合物,使 DNA 链易于折断,导致 DNA、RNA 及蛋白质合成受到抑制。ADM 对 S 期细胞的杀伤作用最大。

2.丝裂霉素(mitomycin,MMC)

本品具有烷化作用,主要影响 DNA 功能,可抑制 DNA 的合成,高浓度时使 DNA 崩解,细胞核溶解。还可抑制 RNA 合成。MMC 在体内经转化后,可与 DNA 产生交叉联结破坏 DNA,使 DNA 发生烷化,其中对 G_1 期细胞尤其是 G_1 晚期及 S 期最为敏感。对多种移植性肿瘤有强大抗肿瘤作用,抗瘤谱广。此外,还具有较强的抗菌作用,其抗菌谱广,对革兰阳性及阴性菌作用强,对立克次体及病毒亦有作用。同时具有免疫抑制作用。

3.博来霉素(Blemycin,BLM)

与铁离子络合产生游离氧破坏 DNA,使 DNA 单链断裂,阻止 DNA 的复制,其抗瘤谱广。另外,还具有抗菌和抗病毒作用,可阻止 DNA 病毒的复制,对葡萄球菌、炭疽杆菌、枯草杆菌、大肠埃希菌、痢疾杆菌、伤寒杆菌及分枝杆菌均有抑制作用。

4.放线菌素 D(dactinomycin,DACT)

抗瘤谱广,具有免疫抑制作用。其抗肿瘤机制主要为低浓度抑制 DNA 指导下的 RNA 合成;高浓度时抑制 DNA 合成,还可使某些肿瘤细胞发生凋亡。

(二)抗药性作用

癌细胞与 ADM 及 DNR 长期接触会产生抗药性。其间亦可产生交叉抗药性,并对长春新碱、长春碱及放线菌素 D 等产生抗药性。出现多药抗药性的机制复杂,可能是由于抗药性细胞抗药基因(*mdr*)的扩增,其基因产物 P170 糖蛋白具有能量依赖性药物外排泵性质,使大量药物被泵出细胞外。抗药性的产生还与某些肿瘤细胞内产生大量的谷胱甘肽过氧化物酶有关,可消除 ADM 及 DNR 所产生的自由基。此外,有些肿瘤细胞与 ADM 及 DNR 长期接触后,细胞内蛋白激酶 C 含量升高,肿瘤坏死因子(TNF)增加,膜流动性提高,由此也可产生抗药性。

长期与 MMC 接触,瘤细胞可产生抗药性。抗药性与药物还原型活化能力下降及 DNA 修复能力增加有关。该药与蒽环类及长春碱类可呈交叉抗药性。

瘤细胞与 BLM 长期接触可产生抗药性,机制未明,可能与细胞内 BLM 灭活酶 B 含量增高、谷胱甘肽、谷胱甘肽过氧化物酶(GSH-PX)含量增高,细胞对 BLM 摄取减少,BLM 从细胞内溢出增高有关,也可能与 BLM 所诱导的 DNA 损伤易于修补有关。

癌细胞与 DACT 长期接触可产生抗药性:与蒽环类抗生素及长春碱类之间有交叉抗药性,出现多药抗药性。抗药性主要是由于 mdr 基因过度表达,癌细胞上产生大量 P170 糖蛋白,致使 DACT 泵出细胞。抗药性产生还与瘤细胞内拓扑异构酶-Ⅱ 活性降低有关。

(三)药动学特点

1.多柔比星及柔红霉素

ADM 口服无效,DNR 口服吸收欠佳。ADM 静脉给药后很快分布于肝、心、肾、肺等组织中,在肿瘤组织中浓度亦较高,不易透过血-脑屏障。ADM 及 DNR 在血中皆呈二房室模型衰减,ADM 的 $t_{1/2a}$ 为10分钟,$t_{1/2\beta}$ 为 30 小时;DNR 的 $t_{1/2a}$ 为 30～40 分钟,$t_{1/2\beta}$ 为 24～55 小时。两药均在体内代谢转化,原形及代谢产物主要通过胆汁排泄,肝功能严重受损时,可使 ADM 的血药浓度升高,半衰期延长,DNR 部分自肾排泄。

2.丝裂霉素

口服吸收不规则,口服同等剂量的 MMC,血中浓度仅达静脉注射的 1/20,分布广泛,以肾、舌、肌肉、心、肺等组织中浓度较高,脑组织中含量很低,腹水中浓度亦较高。常静脉注射给药,吸收后分布于全身各组织器官,$t_{1/2}$ 为 50 分钟,体内许多组织如肝、脾、肾、脑及心脏可灭活 MMC。主要经肾小球滤过排泄,但尿中排泄量仅为用药量的 15%。

3.博来霉素

局部刺激性小,除可用静脉注射外,还可做肌内、腔内注射。体内分布广,尤以皮肤、肺、腹膜及淋巴组织中积聚较多,癌组织中浓度高于邻近组织。一次静脉注射消除呈二房室模型,$t_{1/2\beta}$ 为 2～4 小时,肌内注射于 1～2 小时达峰浓度,$t_{1/2\beta}$ 为 2.5 小时,V_d 为 0.39 L/kg,主要经肾排泄,24 小时内排出给药量的 1/2～2/3,肾功能障碍者排出减少,$t_{1/2}$ 延长。

4.放线菌素 D

口服吸收差。静脉注射后,迅速分布于机体各组织中,血药浓度迅速降低,主要分布于肝、肾、脾及颌下腺中,不易透过血-脑屏障。骨髓及肿瘤组织中浓度明显高于血浆。体内很少被代谢,主要从胆汁和尿中原型排出,末端相半衰期为 36 小时。

(四)适应证及疗效评价

1.多柔比星及柔红霉素

ADM 临床可用于恶性淋巴瘤、肺癌、消化道恶性肿瘤、乳腺癌、膀胱癌、骨及软组织肉瘤、卵巢癌、前列腺癌、甲状腺癌等。DNR 主要用于白血病的治疗。

2.丝裂霉素

(1)消化道恶性肿瘤:如胃、肠、肝、胰腺癌等疗效较好。

(2)对肺、乳腺、宫颈、膀胱、绒毛膜上皮癌也有效。

(3)对恶性淋巴瘤有效。

3.博来霉素

主要用于治疗鳞状上皮癌,包括皮肤、鼻咽、食管、阴茎、肺、外阴部和宫颈癌等,常可取得较好效果,另对淋巴瘤类,如霍奇金病、非霍奇金淋巴瘤、蕈样肉芽肿以及睾丸癌、黑色素瘤也有一定疗效。

4.放线菌素 D

对霍奇金病和神经母细胞瘤有突出疗效,对绒毛膜上皮癌疗效也较好,但对睾丸绒毛膜上皮癌疗效差,与放疗合用可提高瘤组织对放疗的敏感性。另外,对小儿肾母细胞瘤、横纹肌肉瘤、纤维肉瘤、原发性及转移性睾丸肿瘤、Kaposi 肉瘤也有一定疗效。

(五)治疗方案

1.多柔比星及柔红霉素

ADM 一般采用静脉注射,1 次 50～60 mg/m²,每 3 周 1 次,或每天20～25 mg/m²,连用 3 天,3 周为 1 个疗程,总剂量不超过 550 mg/m²。对浅表性扩散型膀胱癌以 ADM 60 mg溶于 30 mL 生理盐水中做膀胱内灌注,保留 2 小时,每周 2 次,每 3 周重复1 次。DNR 每天静脉注射 30～60 mg/m²,连续 3 天,每3～6 周为 1 个疗程。

2.丝裂霉素

常用静脉注射给药,1 次 4～6 mg,1 周 1～2 次,40～60 mg 为 1 个疗程。做腔内注射,剂量为 4～10 mg,每5～7 天 1 次,4～6 次为 1 个疗程。口服每次 2～6 mg,每天 1 次,80～120 mg 为 1 个疗程。

3.博来霉素

肌内和静脉注射 15～30 mg/次,每天 1 次或每周 2～3 次,300～600 mg 为 1 个疗程。还可用软膏外涂来治疗溃疡面。

4.放线菌素 D

成人每次静脉注射或静脉滴注 200 μg,每天或隔天 1 次,连用 5 次,每 4 周为 1 个疗程。儿童每天 15 μg/kg,连用 5 天,每 4 周为 1 个疗程。

(六)不良反应

1.胃肠道反应

均有不同程度的胃肠道反应。

2.骨髓抑制

均有不同程度的骨髓抑制,多柔比星和柔红霉素发生率高达 60%～80%。

3.皮肤及毛发损害

均有不同程度的皮肤损害及脱发。

4.特殊不良反应

(1)多柔比星及柔红霉素有较严重的心脏毒性,也是最严重的毒性反应,成人及儿童均可产生,一种为心脏急性毒性,主要为各型心律失常,常发生于用药后数小时或数天内;另一种为与剂量有关的心肌病变,常表现为充血性心力衰竭。

(2)丝裂霉素可引起肺毒性,且与剂量有关,主要表现为间质性肺炎,出现呼吸困难、干咳,肺部 X 射线可见肺部浸润阴影,此时应立即停药,并服用糖皮质激素类;可引起心脏毒性,也与剂量有关,表现为少数患者于停药后突发心力衰竭而死亡,心脏病患者应慎用;可致肾毒性,也与剂量有关,表现为血肌酐升高、血尿、尿蛋白及贫血,常伴有微血管病变性溶血性贫血;还可引起肝性静脉阻塞性疾病综合征,表现为进行性肝功能损害、腹水、胸腔积液。

5.其他

(1)多柔比星及柔红霉素还可致发热;ADM偶致肝功能障碍及蛋白尿,还可引起变态反应;局部刺激性强,静脉注射可引起静脉炎,药液外漏时可引起局部组织坏死,该药的代谢产物可使尿液变红,一次给药可持续1~2天。

(2)丝裂霉素可引起发热、头痛、四肢乏力、视力模糊、肌肉酸痛和注射部位蜂窝组织发炎及致畸、致癌作用。

(3)放线菌素D可使放疗效过加强,使既往放疗部位皮肤出现发红及脱皮;静脉注射可引起静脉炎,漏出血管外可致局部炎症,疼痛及组织坏死。还可致发热,少数患者可见肝大及肝功能异常,还可致突变和致畸作用。

(七)禁忌证

孕妇禁用;抗生素过敏者,肝、肾功能障碍患者慎用。

(八)药物相互作用

(1)多柔比星等蒽环类抗生素在体外可与硫酸黏多糖类(如肝素及硫酸软骨素等)结合产生沉淀,避免与肝素及硫酸软骨素同时合用。苯巴比妥钠可加强ADM的心脏毒性,维生素E及乙酰半胱氨酸可减轻ADM所致心肌病变,雷佐生及其右旋体(ICRF-187)可对抗ADM的心脏毒性。ICRF的同系化合物乙双吗啉及氯丙嗪等亦有相似作用,两性霉素B可部分降低癌细胞对ADM的抗药性。

(2)鸟嘌呤及黄嘌呤可使MMC的抗大肠埃希菌作用减弱;维拉帕米可逆转其抗药性,可加强6-MP的免疫抑制作用。

(3)半胱氨酸及谷胱甘肽等含巯基化合物的药物可减弱BLM的作用,与CPA、VCR、ADM及Pred合用(COAP方案)可使肺部毒性增加。

(4)维拉帕米可逆转瘤细胞对DACT的抗药性,氯丙嗪可减轻DACT的胃肠道反应。

(九)注意事项

抗恶性肿瘤抗生素的应用应在有经验的肿瘤化疗医师指导下使用,用药期间应密切随访血常规及血小板、血尿素氮、肌酐等。

四、植物类抗肿瘤药

从植物中寻找有效的抗肿瘤药物已成为国内外重要研究课题,目前用于治疗肿瘤的植物药已筛选出20多种。它们分别通过抑制微管蛋白活性、干扰核蛋白体功能、抑制DNA拓扑异构酶活性等发挥抗肿瘤作用。临床常用的有长春碱类、喜树碱类、鬼臼毒素类、紫杉醇和三尖杉碱等。

(一)药理作用

(1)长春碱类抗肿瘤药主要有长春碱(vinblastine,VLB)、长春新碱(vincristine,VCR)及人工半合成的长春地辛(vindesine,VDS),皆有广谱抗肿瘤作用,均属细胞周期特异性抗肿瘤药。VCR抗肿瘤作用强度与VDS相似,强于VLB。VDS还具有增强皮肤迟发性变态反应及淋巴细胞转化率的作用。长春碱类抗肿瘤作用机制:主要抑制微管蛋白聚合,妨碍纺锤体的形成,使纺锤体主动收缩功能受到抑制,使核分裂停止于中期,可致核崩解,呈空泡状或固缩成团,主要作用于细胞增殖的M期。VCR还可干扰蛋白质代谢,抑制细胞膜类脂质的合成,抑制氨基酸在细胞膜上的转运,还可抑制 RNA 聚合酶的活力,从而抑制 RNA 合成。

(2)喜树碱类包括喜树碱(camptothecin,CPT)及羟喜树碱(10-chydmxycamptothecin),其中羟喜树碱亦可人工合成。抗肿瘤作用强,具有广谱抗肿瘤作用,为周期特异性抗肿瘤药。10-OHCPT抗肿瘤作用较 CPT 明显,毒性较小。二者抗肿瘤原理相似,直接破坏 DNA 并抑制其合成,对 S 期细胞的作用比对G_1 期和 G_2 期细胞的作用明显,较高浓度抑制核分裂,阻止细胞进入分裂期。

(3)依托泊苷及替尼泊苷(teniposide,VM-26)是从小檗科鬼臼属植物鬼臼(Podophyllum, versipelle Hance)中提取的鬼臼毒素的衍生物,在体外有广谱的抗肿瘤作用,属细胞周期非特异性药物。体外 VM-26 的细胞毒作用较 VP-16 强 10 倍。VP-16 还具有抗转移作用。此类化合物主要作用于 S 及 G_2 期细胞,使 S 及 G_2 期延缓,从而杀伤肿瘤细胞。作用靶点为拓扑异构酶Ⅱ(TOPO-Ⅱ),干扰拓扑异构酶Ⅱ修复 DNA 断裂链作用,导致 DNA 链断裂。VM-26 对 TOPO-Ⅱ的作用较 VP-16 强 1.4 倍。

(4)紫杉醇具有独特的抗肿瘤机制,作用靶点为微管,促使微管蛋白组装成微管,形成稳定的微管束,且不易拆散,破坏组装—扩散之间的平衡,使微管功能受到破坏,从而影响纺锤体功能,抑制肿瘤细胞的有丝分裂,使细胞周期停止于 G_2 及 M 期,属周期特异性药物。

(5)三尖杉碱属细胞周期非特异性药物。抑制蛋白质生物合成,抑制 DNA 合成,还可促进细胞分化,促进细胞凋亡。

(二)抗药性作用

VLB、VCR 之间存在交叉抗药性,与其他抗肿瘤药间亦有交叉抗药性,呈多药抗药性。但 VDS 与 VCR 间交叉抗药性不明显。抗药性产生机制与肿瘤细胞膜上 P 糖蛋白扩增,微管蛋白结构的改变从而影响药物与微管蛋白结合有关。

肿瘤细胞与 VP-16 长期接触可产生抗药性,与其他抗肿瘤药物出现交叉抗药性,呈现典型性多药抗药性。主要与细胞膜上 P 糖蛋白的扩增,导致药物从胞内泵出,胞内药物浓度明显降低有关。还可出现非典型性多药抗药性,其原因往往与 TOPO-Ⅱ的低表达及出现功能异常有关。VP-16 的抗药性主要为典型性多药抗药性,VM-26 的抗药性主要为非典型性多药抗药性。

肿瘤细胞与紫杉醇长期接触可产生抗药性,抗药性产生的机制是 α 及 β 微管蛋白变性,使之不能聚合组装成微管;另一机制是抗药细胞膜上存在 *mdr* 基因,P 糖蛋白过度表达,使紫杉醇在细胞内聚集减少,并呈多药抗药性。

(三)药动学特点

1.长春碱类

口服不吸收,静脉给药,VCR 体内半衰期约为 24 小时,末端相半衰期长达85 小时。主要集中于肝、血小板、血细胞中,经肝代谢,其代谢产物从胆汁排出,肝功能不全应减量应用。

2.喜树碱类

CPT 静脉注射后,很快分布于肝、肾及胃肠道,在胃肠道停留时间长,浓度高,胆囊中浓度较血中高出 300 倍,肝中药物浓度较血中高出 2 倍,$t_{1/2}$ 为 1.5～2.0 小时,主要从尿中排泄。10-OHCPT静脉注射后,分布于各组织,肿瘤组织中含量较高,维持时间较长,主要通过粪便排出。

3.鬼臼毒素类

(1)静脉注射 VP-16 后,蛋白结合率为 74%～90%,主要分布于肝、肾、小肠,不易透过血-脑屏障,血药浓度的衰减呈二房室开放模型,$t_{1/2\alpha}$为(1.4±0.4)小时,$t_{1/2\beta}$为(5.7±1.8)小时;VP-16亦可口服,口服后生物利用度有个体差异,吸收不规则,且口服吸收后有效血浓度仅为静脉注射的28%~52%,口服后0.5~4小时血药浓度达峰值,$t_{1/2}$为4~8小时;原形及代谢产物主要经尿排泄。

(2)静脉注射VM-26,血中蛋白结合率达99%,脑脊液中浓度低,血浆中药物浓度的衰减呈三房室开放模型,末相$t_{1/2}$为11~38小时,主要经尿排泄,原形占35%。

4.紫杉醇

静脉注射后,蛋白结合率达95%~98%。体内分布广,Vd为55~182 L/m²。血药浓度的衰减呈二室开放模型:$t_{1/2\alpha}$为16.2分钟;$t_{1/2\beta}$为6.4小时,清除率为每分钟253 mL/m²。主要由尿排泄,大部分为其代谢产物。

5.三尖杉碱

口服吸收迅速,但不完全。静脉注射血中药物浓度呈二房室模型衰减,$t_{1/2\alpha}$为3.5分钟,$t_{1/2\beta}$为50分钟。注射后15分钟,分布于全身各组织中,肾中分布最高,其次为肝、骨髓、肺、心、胃肠、脾、肌肉、睾丸,血及脑中最低。给药2小时后,各组织中药物浓度迅速降低,但骨髓中浓度下降慢。主要通过肾及胆汁排泄。

(四)适应证及疗效评价

1.长春碱类

VLB主要用于恶性淋巴瘤、睾丸癌、泌尿系统肿瘤。对乳腺癌、Kaposi肉瘤亦有一定疗效。VCR可用于急性淋巴细胞白血病、恶性淋巴瘤、儿童肿瘤及治疗晚期肺鳞癌作为同步化药物使用。VDS可用于白血病,如急性淋巴细胞性白血病、急性非淋巴细胞性白血病及慢性粒细胞白血病急性病变,还可用于肺癌、乳腺癌、食管癌、恶性黑色素瘤。

2.喜树碱类

CPT对胃癌、绒毛膜上皮癌、恶性葡萄胎、急性及慢性粒细胞白血病、膀胱癌、大肠癌及肝癌均有一定的疗效。10-OHCPT用于原发性肝癌、头颈部恶性肿瘤、胃癌、膀胱癌及急性白血病。

3.鬼臼毒素类

(1)VP-16临床上对肺癌、睾丸癌、恶性淋巴瘤、急性粒细胞性白血病有较好疗效,对食管癌、胃癌、儿科肿瘤、Kaposi肉瘤、原发性肝癌亦有一定疗效。

(2)VM-26主要用于急性淋巴细胞白血病、恶性淋巴瘤、肺癌、儿童肿瘤、脑癌、卵巢癌、宫颈癌、子宫内膜癌及膀胱癌,与顺铂合用治疗伴有肺、淋巴结、肝、盆腔转移的膀胱癌。

4.紫杉醇

主要用于晚期卵巢癌、乳腺癌、肺癌、食管癌、头颈部肿瘤、恶性淋巴瘤及膀胱癌的治疗。

5.三尖杉碱

主要用于急性粒细胞性白血病。对真性红细胞增多症及恶性淋巴瘤有一定疗效。

(五)治疗方案

1.长春碱类

(1)VCR:静脉注射成人25 μ/kg,儿童75 μ/kg,1周1次,总量为10~20 mg,亦可用同一剂量点滴;胸腹腔内注射每次1~3 mg,用20~30 mL生理盐水稀释后注入。

(2)VLB:一般用量为0.1~0.2 mg/kg,每周1次。

(3)VDS:一般用量为每次3 mg/m²,每周1次,快速静脉注射,连用4~6次。

2.喜树碱类

临床常静脉给药,CPT 每次 5～10 mg,每天 1 次,或 15～20 mg,隔天 1 次,总剂量 140～200 mg 为 1 个疗程。10-OHCPT 每次 4～8 mg,每天或隔天 1 次,总剂量 60～120 mg 为 1 个疗程。动脉内注射:1 次 5～10 mg,每天或隔天 1 次,总剂量 100～140 mg 为 1 个疗程;膀胱内注射:1 次 20 mg,每月 2 次,总量 200 mg 为 1 个疗程。

3.鬼臼毒素类

(1)VP-16:静脉注射每天 60 mg/m²,每天 1 次,连续 5 天,每 3～4 周重复 1 次;胶囊每天口服 120 mg/m²,连服 5 天,隔 10～15 天重复 1 个疗程。

(2)VM-26:静脉注射,每次 1～3 mg/kg,每周 2 次,可连用 2～3 个月。

4.紫杉醇

每 3 周给药 1 次,每次 135 mg/m² 或 175 mg/m²,用生理盐水或葡萄糖水稀释后静脉滴注,持续 3 小时、6 小时或 24 小时。

5.三尖杉碱

成人每天 0.1～0.15 mg/kg;儿童为 0.15 mg/kg,溶于 250～500 mL 葡萄糖液中静脉滴注,4～6 天为 1 个疗程,间歇 2 周重复 1 个疗程。

(六)不良反应

1.胃肠道反应

均有不同程度的胃肠道反应。VLB 可致口腔炎、口腔溃疡等,严重可产生胃肠溃疡,甚至危及生命的血性腹泻。VDS 很少引起胃肠道反应。

2.骨髓抑制

均有不同程度的骨髓抑制,多为剂量-限制性毒性。三尖杉碱可致全血减少。

3.皮肤及毛发损害

均有不同程度的皮肤损害及脱发。

4.特殊不良反应

(1)长春碱类可致神经系统毒性,多在用药 6～8 周出现,可引起腹泻、便秘、四肢麻木及感觉异常、跟腱反射消失、颅神经麻痹、麻痹性肠梗阻、眼睑下垂及声带麻痹等;总量超过 25 mg 以上应警惕出现永久性神经系统损害;神经系统毒性 VCR 较重,VDS 较轻。

(2)鬼臼毒素类可引起变态反应,少数患者于静脉注射给药后出现发热、寒战、皮疹、支气管痉挛、血压下降,抗组胺药可缓解,减慢静脉滴注速度可减轻低血压症状。

(3)紫杉醇引起的变态反应,与赋形剂聚乙基蓖麻油促使肥大细胞释放组胺等血管活性物质有关,主要表现为Ⅰ型变态反应;还可引起心脏毒性,表现为不同类型的心律失常,常见为心动过缓,个别病例心率可降低至 40 次/分;可致神经毒性,以感觉神经毒性最常见,表现为手套-袜状分布的感觉麻木、刺痛及灼痛,还可出现口周围麻木感,常于用药后 24～72 小时出现,呈对称性和蓄积性。

(4)三尖杉酯碱可引起心脏毒性,表现为心动过速、胸闷、房室传导阻滞、心肌梗死、心力衰竭。

5.其他

(1)长春碱类还可引起精神抑郁、眩晕、精子减少及静脉炎,外漏可造成局部坏死、溃疡,VCR 还可致复发性低钠血症;VDS 还可引起肌痛及咽痛、碱性磷酸酶升高及发热。

(2)喜树碱类中 CVT 毒副作用较大,主要为骨髓抑制,尿路刺激症状,胃肠道反应,另有肝毒性;10-OHCPT泌尿系统损伤少见,少数可见心律失常,一般不需处理可自然恢复。

(3)鬼白毒素类可引起少数患者轻度视神经炎、中毒性肝炎,出现黄疸及碱性磷酸酶升高,还可诱发急性淋巴细胞性白血病及急性非淋巴细胞白血病。

(4)紫杉醇可致肝肾轻度损伤,局部刺激性大,可致静脉炎,外漏可致局部组织红肿、坏死。

(5)三尖杉碱还可导致肝功能损伤、蛋白尿。

(七)禁忌证

禁用于白细胞数减少患者、细菌感染患者及孕妇、哺乳妇女,另外,肝、肾功能障碍,有痛风史的患者,恶病质,大面积皮肤溃疡患者慎用。

(八)药物相互作用

(1)甘草酸单胺盐可降低CPT的毒性。

(2)鬼白毒素类与长春碱类生物碱合用可加重神经炎,抗组胺药可减轻变态反应。

(3)肿瘤组织对紫杉醇的抗药性可被维拉帕米等钙通道阻滞剂、他莫昔芬、环孢素等逆转。与顺铂、长春碱类药物合用,可加重紫杉醇的神经毒性,与顺铂合用还可加重紫杉醇的心脏毒性。

(九)注意事项

长春碱类仅供静脉应用,不能肌内、皮下、鞘内注射,鞘内应用可致死。

（陈杜鹃）

第三节　化疗的毒副作用与处理

肿瘤化疗的合理应用使恶性肿瘤治疗的疗效有较大幅度的提高。但是抗肿瘤药物在杀灭肿瘤细胞的同时,对人体正常组织器官也有损害或毒性作用,尤其是骨髓造血细胞与胃肠道黏膜上皮细胞。这些与治疗目的无关的作用就是抗肿瘤药物的不良反应。在临床治疗过程中,不良反应发生的严重程度与用药种类、剂量、患者个体差异均有直接关系。因此,了解抗肿瘤药物的不良反应及其处理原则不仅可以取得较好的治疗效果,还可以尽量减轻患者的痛苦。

一、常见不良反应的分类

目前,临床中常用的是世界卫生组织分类(WHO)法(表4-1)。

表4-1　抗肿性反应的分度标准(WHO标准)

	0度	I度	II度	III度	IV度
血液学(成人)					
血红蛋白(g/L)	≥110	95~109	80~94	65~79	<65
白细胞(×10⁹/L)	≥4.0	3.0~3.9	2.0~2.9	1.0~1.9	<1.0
粒细胞(×10⁹/L)	≥2.0	1.5~1.9	1.0~1.4	0.5~0.9	<0.5
血小板(×10⁹/L)	≥100	75~99	50~74	25~49	<25
出血	无	瘀点	轻度失血	明显失血	严重失血

续表

	0 度	Ⅰ度	Ⅱ度	Ⅲ度	Ⅳ度
消化系统					
胆红素	≤1.25 N	1.26~2.5 N	2.6~5 N	5.1~10 N	>10 N
ALT/AST	≤1.25 N	1.26~2.5 N	2.6~5 N	5.1~10 N	>10 N
碱性磷酸酶(AKP)	≤1.25 N	1.26~2.5 N	2.6~5 N	5.1~10 N	>10 N
口腔	正常	疼痛、红斑	红斑、溃疡可进一般饮食	溃疡只进流食	不能进食
恶性呕吐	无	恶心	短暂呕吐	呕吐需治疗	难控制呕吐
腹泻	无	短暂(<2 天)	能耐受(>2 天)	不能耐受、需治疗	血性腹泻
肾					
尿素氮、血尿酸	≤1.25 N	1.26~2.5 N	2.6~5 N	5.1~10 N	>10 N
肌酐	≤1.25 N	1.26~2.5 N	2.6~5 N	5.1~10 N	>10 N
蛋白尿	无	+,<0.3 g/L			肾病综合征
血尿	无	镜下血尿	严重血尿	严重血尿、血块	泌尿道梗阻
肺	正常	症状轻微	活动后呼吸困难	休息时呼吸困难	需安全卧床
药物热	无	<38 ℃	38 ~40 ℃	>40 ℃	发热伴低血压
变态反应	无	水肿	支气管痉挛无须注射治疗	支气管痉挛,需注射治疗	变态反应
皮肤	正常	红斑	干性脱皮,水疱,瘙痒	湿性皮炎,溃疡坏死	剥脱性皮炎
头发	正常	少量脱发	中等斑片脱发	完全脱发但可恢复	不能恢复的脱发
感染	无	轻度感染	中度感染	重度感染	重度感染伴低血压
心脏节律	正常	窦性心动过速休息时心率110次/分	单灶 PVC,房性心律失常	多灶性 PVC	室性心律失常
心功能	正常	无症状,但有异常心脏体征	有暂时心功能不全症状,但无须治疗	有心功能不全症状,治疗有效	有心功能不全症状,治疗无效
心包炎	无	有心包积液无症状	有症状,但不需抽水	心包压塞需抽水	心脏压塞需手术治疗
神经系统					
神志情况	清醒	短暂嗜睡	嗜睡时间不到清醒的 50%	嗜睡时间多于清醒 50%	昏迷
周围神经	正常	感觉异常和/或腱反射减弱	严重感觉异常和(或)轻度无力	不能耐受的感觉异常和/或显著运动障碍	瘫痪
便秘	无	轻度	中度	重度,腹胀	腹胀,呕吐

续表

	0度	Ⅰ度	Ⅱ度	Ⅲ度	Ⅳ度
疼痛	无	轻度	中度	重度	难治的

注:N——指正常值上限;PVC——房性期前收缩;便秘——不包括麻醉药物引起的;疼痛——指药物所致疼痛,不包括疾病引起的疼痛。

二、不良药物反应的处理

化疗药物绝大多数在杀伤肿瘤细胞的同时,对正常组织器官也会造成不同程度的损害。认识化疗不良反应并正确予以处理,是保证肿瘤化疗达到预期效果的重要环节。

(一)骨髓抑制

骨髓是储存造血干细胞的器官。骨髓抑制是肿瘤化疗十分常见的毒性反应,约90%以上的化疗药物可出现此反应,表现为白细胞计数下降、血小板计数减少、贫血等。紫杉醇、CBP、米托蒽醌、IFO、长春地辛、替尼泊苷、氮芥类对骨髓的抑制作用较明显,而VCR、博来霉素、DDP对骨髓抑制较轻。人类红细胞的半衰期为120天,血小板的半衰期为5~7天,粒细胞的半衰期为6~8小时,故化疗后通常白细胞计数下降最常见,一般多在用药后第2天开始,7~10天降至最低。其次为血小板,对红细胞的影响较少。有些药物抑制时间可达4周左右。粒细胞的明显减少往往可导致各种继发感染,严重感染和出血通常是这些患者的直接死因。

处理要点。①根据外周血象进行药物剂量调整:一般化疗前后及过程中需监测外周血象变化,除白血病外,当白细胞计数<3.5×10⁹/L,血小板计数<80×10⁹/L时不宜应用化疗药物。必要时应调整药物剂量。②提升血象:当3.5×10⁹/L<白细胞计数<4.0×10⁹/L时,可以口服升白药为主,如利血生、鲨肝醇等;若白细胞计数<3.0×10⁹/L时,可皮下注射粒细胞、巨噬细胞集落刺激因子;若白细胞计数<1.0×10⁹/L时,除了使用升白药,还可以给予成分输血,如白细胞等。贫血明显,可用促红细胞生成素皮下注射。血小板计数减少可用白细胞介素-Ⅱ或输注血小板。③防治感染:当白细胞计数<3.0×10⁹/L时,应积极预防感染;若已经出现发热等感染症状时,应使用敏感抗生素。当白细胞计数<1.0×10⁹/L时,应让患者进入无菌隔离室。④防止出血:有出血倾向者应给予止血药。

(二)胃肠道反应

胃肠道反应是化疗药物常见的不良反应之一,发生率在65%~85%。其反应程度与用药的种类、剂量、次数、单用还是联用,以及患者个体差异、心理状态等因素相关。大多数化疗药物可刺激胃肠道黏膜上皮细胞,抑制其生长。其刺激可经传入神经至自主神经系统与脑干,兴奋第四脑室底部的化学感受区,引起不同程度、不同类型胃肠道反应。较强烈的致吐剂有DDP、ADM、CTX、IFO、CBP等。

1.常见症状

(1)恶心、呕吐:是最常见的早期毒性反应,严重的呕吐可导致脱水、电解质紊乱和体重减轻,并可增加患者对化疗的恐惧感。化疗药物引起的呕吐可分为急性呕吐、延迟性呕吐与预期性呕吐3种。急性呕吐是指化疗后24小时内发生的呕吐;延迟性呕吐是指化疗24小时后至第7天发生的呕吐;预期性呕吐是指患者在第一个化疗周期中经历了难受的急性呕吐之后,在下一次化疗即将开始之前发生的恶心或呕吐,是一种条件反射。

（2）黏膜炎：化疗药物可损伤增殖活跃的黏膜上皮组织，易引起消化道黏膜炎，如口腔炎、唇损害、舌炎、食管炎和口腔溃疡，导致疼痛和进食减少，甚至吞咽困难。

（3）腹泻与便秘：5-Fu 引起的腹泻最常见，大剂量或连续给药，可能会引起血性腹泻。长春新碱类药物尤其是长春新碱可影响肠道运动功能而产生便秘，甚至麻痹性肠梗阻，老年患者及用量较大的患者更易发生。

2.处理要点

（1）心理治疗：解除患者对化疗的恐惧感，减轻心理压力。

（2）饮食调理：化疗期间忌生冷硬及各种刺激性、不易消化的食物，可少食多餐，多饮水及流质饮食。可同时服用具有促进脾胃运动功能的中药。

（3）预防和对症处理：目前临床上用于预防化疗所致恶心、呕吐的药物品种较多，大部分为5-羟色胺受体拮抗剂，如恩丹西酮等。还有镇静剂、普通止吐药，如盐酸甲氧氯普胺、吗丁啉、维生素 B_6、地塞米松等，但这类药物止吐作用较弱，单用很难预防和控制较明显的呕吐。因此，多采用联合止吐，即用中等剂量作用强的止吐药与中等剂量作用弱的止吐药并用。腹泻较明显者可使用思密达，或口服洛哌丁胺，同时应补液及电解质，尤其注意补钾。若出现血性腹泻，则应停用化疗药，同时补液、止血，给予肠道黏膜保护剂，并监测生命体征及时对症处理。发生口腔炎或溃疡者，首先保持口腔卫生，进行口腔护理。

（三）肝脏损伤

肝脏是许多抗癌药物代谢的重要器官，许多抗癌药物或其代谢产物，如 CTX、多柔比星、阿糖胞苷、MTX 等，均可引起肝脏损伤。

1.临床表现

（1）肝细胞功能障碍：通常由药物或其代谢产物直接作用引起，是一个急性过程。表现为一过性的血清氨基转移酶升高，严重者可产生脂肪浸润和胆汁郁积，一般停药后可恢复。

（2）静脉闭塞性肝病：是由于肝小叶下小血管阻塞，静脉回流障碍所引起的。表现为血清肝酶显著增高、腹水、肝大和肝性脑病。

（3）慢性肝纤维化：多次接受化疗或大剂量化疗后的患者可以出现。

2.处理要点

（1）化疗开始前认真了解患者的肝脏功能，正确选择化疗药物；化疗期间及结束后应监测肝功能，随时给予对症处理。

（2）化疗过程中若出现肝功能损害，首先是药物减量或停药（表 4-2），其次给予保肝治疗，如联苯双酯、维生素 C 等。有严重肝功能损害者以后的治疗应换药或进行剂量调整。

表 4-2 肝功能障碍时化疗药物剂量调整标准

磺溴酞钠（BSP）潴留百分率（45 分钟）	血清胆红素/(μmol/L)	其他肝功能参数	药物剂量调整	
			蒽环类	其他
<9	<20.5	2 N	100%	100%
9～15	20.5～51.3	2～5 N	50%	75%
>15	>51.3	>5 N	25%	50%

注：N 为正常值上限；其他肝功能参数包括凝血酶原时间、血清蛋白、血清氨基转移酶等，这些指标异常时，亦应减少剂量；其他药物包括甲氨蝶呤、亚硝脲类、长春碱类、丝裂霉素等。

(四)心血管损伤

许多化疗药均可引起心脏损伤,如多柔比星、紫杉醇、CTX 等。其中首推蒽环类抗癌药物对心脏毒性最大。统计表明多柔比星的慢性心肌毒性与总剂量密切相关。化疗药物诱发的心脏毒性包括急性毒性反应与慢性毒性反应。急性毒性反应包括一过性心电图改变如窦性心动过速、ST 段与 T 波的改变,这一反应与剂量关系不大,出现与消失均较快,不必停药。慢性毒性反应为不可逆的"心肌病综合征",呈充血性心力衰竭的征象。既往如有因胸部肿瘤及恶性淋巴瘤等放疗后的患者,照射常可累及心脏,加重化疗药物对心脏的毒性反应。另外,化疗可加重以往存在的心脏病。

处理要点:①主要以预防为主,化疗前应对患者的心脏功能仔细评价。②目前推荐阿霉素的累积总剂量≤500 mg/m²;老年人、15 岁以下儿童、有心脏病病史及纵隔或左侧乳腺曾接受过放疗的患者,ADM 总剂量不应超过 350 mg/m²;合用氨磷汀可减轻反应;同时应给予一定心肌营养药,如维生素 E、维生素 B_6、维生素 B_{12} 等。③同用 CTX、放线菌素 D、MMC、曲妥珠单抗等可能会增加心脏毒性;曲妥珠单抗本身可引起严重的心脏毒性,如联用蒽环类易诱发或加重慢性心功能衰竭。④若出现心律失常,可用维拉帕米、乙胺碘酮。⑤若出现心衰可给予能量合剂、洋地黄强心剂、利尿剂及低钠饮食。

(五)泌尿系统毒性

泌尿系统毒性主要指化疗药物对肾及膀胱所产生的毒性。肾脏是体内药物排泄的主要器官,许多抗癌药物及其代谢产物经肾及膀胱排泄的同时给肾及膀胱造成损伤。常见的药物有DDP,MTX,IFO,CTX,MMC 等。临床症状轻度只表现为血肌酐升高、轻微蛋白尿或镜下血尿,严重可出现少尿、无尿、急性肾衰竭、尿毒症。

1.肾毒性

化疗药物引起的肾脏毒性,可在用药时即刻出现,如 DDP、大剂量 MTX 等;也可在长期应用中或停药后发生,如 MMC、洛莫司汀等。肾脏毒性是 DDP 的剂量限制性毒性。单一剂量<40 mg/m² 通常很少引起肾损害,但大剂量化疗而不水化,则可发生不可逆性肾衰竭;CBP 肾毒性较轻,过去接受过肾毒性药物治疗的患者或大剂量应用时,卡铂也可产生肾毒性。MTX 大剂量用药可产生急性肾毒性,导致急性。肾功能不全,血清肌酐和血尿素氮迅速增加,出现脱水、少尿甚至无尿。IFO 肾毒性发生率在儿童较高,表现为肾小管功能障碍。

2.化学性膀胱炎

CTX、IFO 代谢产物可损伤泌尿道上皮尤其是膀胱上皮,引起泌尿道毒性。两者诱发的膀胱炎通常在静脉给药后早期发生,而口服给药通常发生较晚。另外膀胱内灌注化疗药物或生物反应调节剂治疗膀胱表浅肿瘤也可引起化学性膀胱炎。

处理要点:①化疗前应评估患者肾功能状况,老年人、有肾病病史者慎用有肾毒性药物,而肾功能不全者不用;在使用易致肾功能损害的药物时,应严密定期检测肾功能指标。如尿素氮、肌酐等。②DDP 单次剂量>40 mg/m² 时,化疗前后均需水化,尿量每天应大于 100 mL/h。一般而言,水化用生理盐水最好,因为高氯化物浓度可抑制 DDP 在肾小管水解,使肾脏得到保护。③大剂量 MTX 静脉滴注,应碱化尿液,防止肾小管损伤;可提前口服别嘌呤醇防止高尿酸血症发生;用 IFO 和大剂量 CTX 时,必须同用美司钠,可大大减少血尿的发生。④肾功能差者需减量或停药,剂量调整见表 4-3。

表 4-3　肾功能损害时化疗药物剂量调整标准

肌酐清除率 mL/(min×1.73)	血清肌酐 (μmol/L)	尿素氮 (mmol/L)	药物剂量调整		
			DDP	MTX	其他药物
>70	<132.6	<7.14	100%	100%	100%
70~50	132.6~176.8	7.14~17.85	50%	50%	75%
<50	>176.8	>17.85	—	25%	50%

注:蛋白尿≥3 g/L 也应调整剂量;其他药物包括博来霉素、依托泊苷、环磷酰胺、丙卡巴肼、丝裂霉素、六甲密胺。

(六)肺毒性

引起肺组织损害的药物首推博来霉素、MTX、白消安、卡莫司汀、MMC、CTX 等。临床表现常呈缓慢发展趋势,早期多为非特异性表现,可有咳嗽、呼吸短促,X 线表现为慢性肺间质性病变,晚期可呈不可逆肺纤维化改变。确诊需结合用药史,以往接受过胸部放疗的人容易发生肺毒性。

处理要点:①限制药物累积总量,如白消安的总剂量不超过 500 mg,博来霉素不超过 450 mg,MMC 40~60 mg 等。②对于放疗后、联合化疗、70 岁以上半年内用过博来霉素、既往有慢性肺病患者,应慎用博来霉素。③用药期间密切观察肺部症状、体征及 X 线改变,定期行血气分析及肺功能检查。④出现肺毒性症状时则立即停药,并给予对症处理,可试用类固醇皮质激素治疗,有发热时应合并使用抗生素,同时予以支持治疗。

(七)神经毒性

化疗引起神经系统损伤并非少见,放疗、化疗或联合治疗都可引起神经毒性。VCR、长春碱等对周围神经有明显毒性,临床表现肢体感觉异常、肌无力、便秘、尿潴留、肠麻痹等。MTX 鞘内大剂量注射可引起中枢神经系统不良反应,表现为脑膜刺激征。DDP 诱发的神经病变可表现为末梢神经病、听神经损伤等。

处理要点:抗癌药物引起的神经系统损伤应及时减量或停药,给予 B 族维生素、胞二磷胆碱,并可配合中药、针灸治疗。一般神经功能可能需要数周至数月恢复。

(八)生殖功能障碍

已知在实验动物中丙卡巴肼、白消安、CTX、阿糖胞苷和多柔比星等都明显影响精子的形成或直接损伤精子,但临床上以氮芥类药物和丙卡巴肼最易引起不育,而大多抗代谢药物似不易发生。联合化疗特别是长期应用后,其发生率较高。闭经在化疗患者中虽多见,但化疗对卵巢功能的影响了解尚少。

(九)皮肤毒性

化疗药物可引起局部和全身性皮肤毒性。局部毒性是指发生于药物注射部位周围组织的反应,包括静脉炎、疼痛、红斑和局部组织坏死。全身毒性包括脱发、皮疹、瘙痒、皮炎及皮肤色素沉着等。

处理要点:①化疗药物所致的脱发为可逆性的,通常在停药后 1~2 个月内头发开始再生,不需做特殊处理。②药物外渗需预防,给药期间应细心观察注射部位,若疑有外渗,应立即停止药物输注;若发现药物外渗,可立即予氢化可的松琥珀酸钠局部多点向心性注射,以稀释止痛或普鲁卡因局部封闭,局部冷敷;在顺利的静脉滴注过程中,直接推注或经输液管将这些药物注入静脉然后再予冲洗可避免静脉炎或栓塞。③若合并感染,适当加用抗生素。④若出现溃疡长期不愈,应请外科处理。

三、远期反应

由于肿瘤治疗的进展,许多患者能长期生存。随访中发现与治疗相关的远期反应主要有发育不良、不育、第二原发肿瘤等。

(一)对性腺的影响

CTX、长春碱等常引起闭经,CTX 可致精子缺乏。

(二)第二原发肿瘤

第二原发肿瘤比正常人的预期发病率高 20～30 倍。发生在治疗后 1～20 年,发病高峰为 3～9 年。霍奇金病常发生急性非淋巴细胞性白血病和非霍奇金淋巴瘤。非霍奇金淋巴瘤常发生实体瘤和急性淋巴细胞性白血病。

(陈杜鹃)

第五章　内分泌系统肿瘤的病理诊断

第一节　原发性垂体肿瘤

一、原发性腺垂体肿瘤

原发性腺垂体肿瘤包括腺瘤、不典型腺瘤和癌,其中腺瘤占绝大部分。

(一)腺瘤

腺垂体腺瘤分类应根据组织学、免疫组化、超微结构、临床内分泌功能、影像学和手术所见综合考虑。腺瘤大小为 0.1～10 cm。≤1 cm 者称为微小腺瘤或小腺瘤,>1 cm 为中等大腺瘤,≥10 cm 为大腺瘤。腺瘤可位于鞍内或扩张至鞍外(如鞍上、蝶窦、鼻咽、海绵窦)等。一般为膨胀性生长,亦可侵袭性生长,侵犯硬脑膜、骨、神经及脑组织等(侵袭性腺瘤)。手术时所见腺瘤常为紫红色,质软。大腺瘤可有出血、坏死及囊性变。PRL 腺瘤可见砂粒体样小钙化灶。

所有腺瘤形态一致。瘤细胞似正常前叶细胞或稍大,瘤细胞弥漫成片或排成索、巢、假腺或乳头状结构,间质为血管丰富的纤细间质,瘤细胞可有一定的异型性但核分裂罕见。单凭 HE 形态不能鉴别上述分类中各种类别的腺瘤,只能用免疫组织化学结合临床内分泌功能才能进行正确分类。

1.生长激素细胞瘤

生长激素细胞瘤占垂体腺瘤的 10%～15%,占手术切除垂体腺瘤的 25%～30%。临床表现为肢端巨大症或巨人症。血清 GH 和胰岛素样生长因子-1 增高。有些患者血内 PRL 也可增高。

大体上这些肿瘤一般界限清楚,位于腺垂体的侧翼。根据电镜下瘤细胞内分泌颗粒的多少,分为多颗粒型和少颗粒型。多颗粒型主要由嗜酸性粒细胞构成,免疫组化:胞质 GH 强阳性(图 5-1)。核 Pit-1 强阳性,核周低分子量 CK 中度阳性,胞质可不同程度表达 α-亚单位。分泌颗粒圆形,150～600 nm。少颗粒型由排列成实性片块嫌色细胞构成,核异型性和核仁明显。核旁有中丝构成的球形纤维小体,此小体低分子量 CK 强阳性。GH 灶性弱阳性,核 Pit-1 阳性,分泌颗粒直径 100～250 nm。

2.催乳素细胞腺瘤

催乳素细胞腺瘤是垂体腺瘤中最常见的一种,但半数是尸检时偶然发现,手术切除者并不多,占手术切除垂体腺瘤的 11%～26%。可能是这种肿瘤常常由内科治疗的缘故。年轻妇女多见,男性患者年龄相对较大,女性患者临床表现为泌乳和卵巢功能不正常如无月经和不育等。男性主要表现为性功能低下,偶尔可有泌乳。血清 PRL 升高(＞250 ng/mL)。影像学显示女性患者常为小腺瘤而男性多数为大腺瘤并向鞍上伸展。

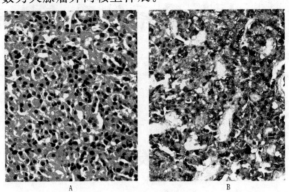

图 5-1　生长激素细胞腺瘤

A.HE 染色:瘤细胞多角形,胞质丰富,强嗜酸性;B.免疫组化 GH 强阳性

小腺瘤最常见于前叶的后侧部分,大腺瘤可侵入硬脑膜、鼻窦和骨。肿瘤软、红或灰色,质实,如有砂粒体则可显沙砾感。

少颗粒 PRL 腺瘤是最常见的一种亚型。嫌色细胞排列成乳头、小梁或实性片块,也可围绕血管形成假菊形团,可有钙化和砂粒体形成。免疫组化:PRL 强阳性呈核旁(相当于 Golgi 区)PRL 阳性小球,核 Pit-1 常阳性,ER 亦可阳性。分泌颗粒球形,少,大小 150～300 nm,分泌颗粒的异位胞吐是 PRL 瘤的电镜诊断标志。多颗粒型 PRL 腺瘤较少颗粒少见。由嗜酸性粒细胞构成,胞质弥漫性 PRL 阳性。分泌颗粒大者可达 700 nm,异位胞吐也为诊断指标。

3.腺瘤具有生长激素和催乳素细胞分化

(1)混合型 GH-PRL 细胞腺瘤:这种腺瘤具有少颗粒型 PRL 和多颗粒型 GH 腺瘤的临床表现和病理形态。

(2)生长催乳素细胞腺瘤,最常见于巨人症和年轻的肢端巨大患者。①病理:肿瘤主要由嗜酸性粒细胞构成,排列呈弥漫性或实性片块,其中可见散在嫌色细胞。②免疫组化:同一细胞可显 GH 和 PRL 阳性,α-亚单位可不同程度阳性,低分子量 CK 染色显核周阳性,像多颗粒 GH 瘤,核 Pit-1 强阳性,偶尔 ER 阳性。分泌颗粒核心色泽均匀,颗粒异型性明显,大者可达到 1 000 nm。可见异位胞吐。

(3)嗜酸性干细胞腺瘤。临床上有轻度高 PRL 血症,有或无肢端巨大,通常血清 GH 不高。此瘤多见于女性,生长快,呈浸润性生长。病理:由略嗜酸的大细胞形成实性片块,胞质空泡状(相当于巨大线粒体),PRL 强阳性,GH 散在阳性,有些肿瘤甚至检测不出 GH,电镜下胞质内充满大线粒体和巨型线粒体,可见散在含纤维小体或核旁成束 CK(＋)中丝的细胞。分泌颗粒少,150～200 nm,可找到异位胞吐。

4.促肾上腺皮质激素细胞腺瘤

促肾上腺皮质激素细胞腺瘤占垂体腺瘤的 10%～15%。临床表现为库欣综合征(垂体依赖性高皮质醇血症)。血浆 ACTH 升高较异位分泌 ACTH 患者的血浆 ACTH 低。病理:引起库欣综合征最常见的为垂体嗜碱性细胞小腺瘤(由促皮质激素细胞构成,常位前叶的中心部位);而引起 Nelson 综合征者常为大腺瘤而主要是嫌色细胞或少颗粒细胞腺瘤。

（1）多颗粒 ACTH 腺瘤是最常见的 ACTH 瘤亚型，由嗜碱性细胞排列呈血窦样结构，免疫组化显示 ACTH、β-内啡肽和其他 POMC 来源的肽阳性。引起库欣综合征的腺瘤可见低分子量 CK（+），而 Nelson 综合征时肿瘤细胞不含角蛋白微丝，分泌颗粒大小形态和核心致密度不等，$105\sim450$ nm。

（2）少颗粒 ACTH 腺瘤：较多颗粒型少见，光镜下肿瘤由嫌色细胞构成。CK 强阳性而 ACTH 和其他由 POMC 衍生肽弱阳性。电镜下细胞器发育不好，少量分泌颗粒，颗粒的大小、形态和密度变异大。

（3）Nelson 瘤（双侧肾上腺切除后垂体长出的肿瘤）无 CK 阳性微丝。

（4）Crooke 细胞腺瘤：在高皮质醇血症反馈作用下正常垂体 ACTH 细胞可出现核周玻璃样物沉着，称 Crooke 变性。由 Crooke 变性细胞构成的腺瘤罕见，形态像多颗粒 ACTH 腺瘤。电镜下核周有成环状中丝（角蛋白）聚集，分泌颗粒被推致细胞边缘和包裹在高尔基区内，核异型性明显。

5.促甲状腺激素细胞腺瘤

促甲状腺激素细胞腺瘤罕见，仅占垂体腺瘤的 1% 左右。临床可表现为甲亢、甲低或甲状腺功能正常。由于大多数 TSH 腺瘤为浸润性大腺瘤，可影响视野。

病理：大体常为侵袭性和纤维化大腺瘤。光镜下瘤细胞为嫌色细胞，细胞界限不清，核不同程度异型性，间质纤维化较常见，偶尔可见砂粒体（图 5-2）。

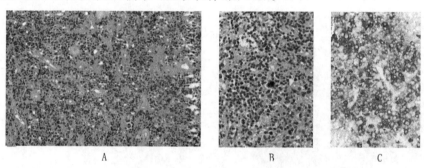

图 5-2 促甲状腺激素细胞腺瘤
A.光镜下为嫌色细胞；B.砂粒体；C.免疫组化 TSH 强阳性

免疫组化：TSH 阳性，分泌颗粒球形，大小 $150\sim250$ nm，沿胞膜排列。有些颗粒多的细胞，偶尔可见 350 nm 的大颗粒。

6.促性腺激素细胞腺瘤

虽然临床上可有性功能失常的表现，但主要临床症状为由于肿瘤造成的头痛，视野影响和脑神经损伤。中年男性多见。发生在绝经前年轻妇女可出现原发性卵巢功能衰退的症状。诊断此瘤必须有血清 FSH 或 LH 或二者均升高。一般是 FSH 升高或 FSH 和 LH 均高，单独 LH 升高者罕见。

病理：分男性型和女性型 2 种，均为嫌色细胞，排列成索、乳头或实性，可有假菊形团形成，灶性细胞嗜酸性变常见。

FSH/LH 男性型电镜下像无功能腺瘤，细胞器很少。FSH/LH 女性型瘤细胞内有丰富的轻度扩张的粗面内质网，高尔基体呈蜂窝状。二型分泌颗粒均很少，<200 nm，位于胞膜附近，免疫组化：α-亚单位、β-FSH 和 β-LH 不同程度阳性。

7.多激素垂体腺瘤

这种腺瘤可分泌多种激素,最常见为 GH＋PRL 或 GH、PRL 和 TSH 等。虽然分泌多种激素,但临床上常常仅表现一种激素的功能。

病理:形态和免疫组化可显示单一种细胞分泌多种激素或多种细胞分泌多种激素,即单一形态多激素腺瘤和多形态多激素腺瘤。

8.无功能细胞腺瘤

无功能细胞腺瘤约占垂体腺瘤的 1/3。无激素亢进症状,主要症状为头痛、视野受损、脑神经损伤,偶尔有海绵窦症状。如瘤细胞广泛坏死出血则可导致垂体功能低下症状或垂体卒中。

病理:诊断无功能垂体腺瘤主要靠形态。无功能促生长激素细胞腺瘤像少颗粒 GH 腺瘤。无功能催乳素细胞腺瘤和无功能促甲状腺激素细胞腺瘤形态与其相应的功能性腺瘤相似。无功能促皮质激素细胞腺瘤常伴有催乳素血症。此瘤的Ⅰ型像功能性多颗粒 ACTH 瘤,Ⅱ型则像少颗粒 ACTH 瘤,无功能促性腺细胞腺瘤形态与其功能性腺瘤同,代表无功能腺瘤的最大一组。嗜酸性粒细胞瘤代表无功能促性腺细胞腺瘤伴广泛嗜酸性变。细胞排列成片或巢,含丰富的嗜酸性颗粒状胞质。

(二)不典型腺瘤

不典型腺瘤的形态特点是核分裂指数升高,一般良性腺瘤很难找到核分裂,而不典型腺瘤可以找到或＞2/10HPF(图 5-3),Ki-67 指数＞3％。

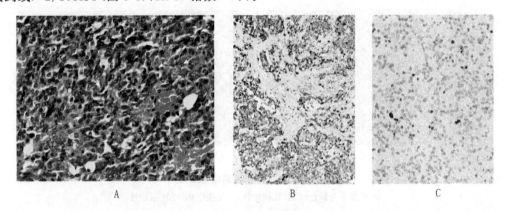

A B C

图 5-3 不典型腺瘤

A.瘤细胞核分裂明显增多;B.本例为 PRL 细胞腺瘤,PRL 阳性;C.Ki-67 指数高

这种腺瘤可能具侵袭性或潜在的复发性。15％不典型腺瘤表达 p53。良性腺瘤亦可侵犯垂体实质、腺周硬脑膜或邻近的骨和软组织,所以不典型腺瘤不是基于肿瘤的侵袭性而是根据核分裂,Ki-67 指数和 p53 表达。

(三)垂体癌

当垂体腺瘤侵犯破坏周围硬脑膜及骨组织时称为侵袭性腺瘤。诊断癌的指标是出现转移。垂体癌一般起始为垂体腺瘤,可引起种种激素异常,或临床上无功能。只有以后出现转移或侵犯脑组织才能确诊为癌。浸润转移部位有蛛网膜下腔、脑实质、颈淋巴结、骨、肝和肺等。

病理:形态上无特殊的改变,可出现细胞密集、坏死、出血、核分裂增多、核异型性明显。Ki-67 指数高,可高达 12％,而腺瘤仅 1％,侵袭性腺瘤 4.5％;但亦有的垂体癌 Ki-67 指数在腺瘤范畴内。

免疫组化:除 NSE、Syn、CgA 阳性外各种垂体激素亦可阳性。

遗传学:各种垂体腺瘤和垂体癌均有不同程度的染色体不平衡,如 GH 腺瘤、PRL 腺瘤和 ACTH 腺瘤的染色体不平衡为 48%～80%,GH 腺瘤中最常见,为 9、17 增多,18、1、2、11 丢失。PRL 腺瘤中常见的为 4q、5q 增多,1、2、11 和 13 丢失。ACTH 腺瘤中 5、8 和 11 丢失常见,促性腺激素细胞腺瘤中 13q 丢失常见。一般来说染色体不平衡在侵袭/复发腺瘤较腺瘤多见,癌又较侵袭/复发腺瘤多见,Nam 等研究结果认为 11q13 和 13q 的 LOH 对预测垂体腺瘤的侵袭性有意义。Rickert 等分析 4 例垂体癌转移,染色体不平衡平均为 8.3(增多 7,丢失 1.3),最常见的增多为 5、7p 和 14q,他们认为 14q 丢失可能与垂体癌的恶性进展和转移有关。

二、神经垂体和下丘脑原发性肿瘤

(一)节细胞瘤

节细胞瘤亦称神经节瘤。由成熟的神经元细胞构成,瘤细胞很可能来自下丘脑的神经节细胞。临床症状主要由肿块引起的症状如下丘脑调节异常,垂体功能低下和高催乳素血症。由于这些肿瘤能合成下丘脑肽类激素,所以有时可伴有其他激素症状包括肢端巨大症、性早熟或库欣综合征。

大体:肿瘤大小不一。

光镜:由成熟的神经节细胞构成,双核或多核细胞多见。瘤细胞分布于不等量的神经胶质-纤维组织构成的间质内,小血管增生。

免疫组化:Syn 和 NF(＋)。

电镜:瘤细胞有丰富的内质网、线粒体和神经微丝。分泌颗粒集中于细胞胞突中。肢端巨大症的患者肿瘤常为组合性即节细胞瘤＋少颗粒促生长激素细胞腺瘤。

(二)胶质瘤

胶质瘤包括星形细胞瘤、少突胶质细胞瘤和室管膜瘤,毛细胞星形细胞瘤是最常见的一种,多见于年轻人,发生在儿童的低恶性度的胶质瘤预后好。放射后的胶质瘤和累及视神经的胶质瘤侵袭性强和很快致死。

(三)脑膜瘤

鞍区脑膜瘤女性多见,占脑膜瘤总数的 20%,完全限于鞍内的脑膜瘤罕见。

(四)颗粒细胞瘤

颗粒细胞瘤见于神经垂体和垂体柄,大多数肿瘤体积小,为尸检偶然发现。手术切除肿瘤都因肿瘤大而引起临床症状。形态与身体其他部位的颗粒细胞瘤相同,肿瘤无包膜但界限清楚,GFAP 和 S-100 常常阴性。

(五)脊索瘤

发生在蝶鞍的脊索瘤患者年龄＞30 岁,生长缓慢,但局部侵袭性。形态与其他部位脊索瘤同。免疫组化示低分子量 CK、EMA 和 S-100 阳性,有时 CEA 亦显阳性。

(六)神经鞘瘤

鞍内神经鞘瘤罕见,形态及免疫组化与其他部位神经鞘瘤同。

三、鞍区其他肿瘤和转移性肿瘤

(一)颅咽管瘤

颅咽管瘤由颅颊囊残留物发生,占颅内肿瘤的 2%～4%。是儿童最常见的蝶鞍肿瘤,约占儿童中枢神经肿瘤的10%。颅咽管瘤任何年龄都能发生,高峰为5~20岁,第2个高峰为50~60岁。3/4有肿块效应(头痛和视野缺损)。大多数患者有垂体功能低下,<50%患者有高催乳素血症,约25%患者有尿崩症。儿童可呈侏儒状。

影像学多数为囊性病变,仅10%为实性。50%显蝶鞍增大和被腐蚀,>50%鞍区钙化。肿瘤可浸润下丘脑,甚至第三脑室,由于此瘤的高浸润性,所以手术常切不净,以致术后复发率高,特别是年轻患者,可高达10%~62%。术后放疗可降低复发率。颅咽管瘤为良性但局部浸润性,仅有个别恶变的报道。

病理:85%完全在鞍上,仅15%有鞍内成分。大多数肿瘤诊断时<1 cm,界限清楚但不一定有包膜。切面囊性多见,内含黏稠油样液(像黑泥)及胆固醇和钙化,光镜下在疏松的纤维间质中有上皮细胞岛和囊,胆固醇结晶,角化碎屑(成为钙化核心)。组织学类型可分为造釉细胞瘤型和乳头型。乳头型多见于成人,特点是假乳头状鳞状上皮;呈实性或囊状。一般没有纤维化和胆固醇,此型似较造釉细胞瘤型预后好。免疫组化:CK(+),电镜可见张力纤维和细胞间连接,无分泌颗粒。

(二)生殖细胞肿瘤

生殖细胞肿瘤包括生殖细胞瘤、胚胎性癌、畸胎瘤、内胚窦瘤和绒癌,约占成人颅内肿瘤的<1%,占儿童颅内肿瘤的6.5%,最常见的部位为松果体,其次为鞍上。鞍区纯的生殖细胞瘤和纯的畸胎瘤最多见,也有混合性生殖细胞瘤。所有生殖细胞肿瘤形态与其他部位同。

(三)Langerhans 细胞组织细胞增生症

Langerhans 细胞组织细胞增生症(Langerhans cell histi-ocytosis,LCH)包括嗜酸性肉芽肿、HSC 症、L-S 病,可累及神经垂体和下丘脑,导致尿崩症,垂体功能低下和高催乳素血症。LCH很少累及前叶,形态与其他部位同,免疫组化 CD-1a(+),S-100(+)。电镜下可找到 Birbeck颗粒。

(四)间充质肿瘤

文献报道的有血管瘤、血管球瘤、血管网状细胞瘤、脂肪瘤、软骨瘤、软骨肉瘤、软骨黏液样纤维瘤、骨巨细胞瘤、软组织腺泡状肉瘤、骨肉瘤及纤维肉瘤等。形态与其他部位软组织肿瘤同。

(五)转移性肿瘤

由于垂体血运丰富,所以许多恶性肿瘤如肺、乳腺和胃肠道癌经血行转移到垂体并不少见,有的报道可高达26.7%。累及神经垂体较腺垂体多见。

(张丽娜)

第二节 甲状腺肿瘤

一、甲状腺腺瘤

甲状腺腺瘤是由单一前体细胞发生基因突变或异常引起局灶性甲状腺滤泡细胞增生、增殖的结果,是最常见的甲状腺良性肿瘤,占所有甲状腺疾病的16%~25%。TA 可以发生在各个年龄段,以15~40岁中青年妇女多见,呈散发性。肿瘤多为单发,表现为甲状腺实质内单个边界清楚的肿物,有完整的包膜,大小从直径数毫米到 3～5 cm 不等,个别患者甚至可达 10 cm 以上。肿瘤内部有时可见囊性变、纤维化或钙化。临床病理分为滤泡性腺瘤和乳头状腺瘤两种,前者多见。

(一)临床表现

TA 多数无自觉症状,常在无意中偶然发现颈前区肿块;多数为单发,圆形或卵圆形,表面光滑,边界清楚,质地韧实,与周围组织无粘连,无压痛,可随吞咽上下移动。肿瘤直径一般在数厘米至十余厘米不等,生长速度较缓,病程可长达数十年,此类患者常可出现瘤体钙化而使瘤体触质坚硬。但如果一旦发生瘤体内出血,体积可迅速增大,且伴有疼痛和周围器官压迫症状,如呼吸困难和吞咽不适。部分肿块出血吸收后(一般是 2～3 个月)会缩小,部分瘤体生长速度过快,实质部分因血供不足而发生坏死、液化发生囊性变。少数增大的肿瘤逐渐压迫周围组织,引起气管受压、移位,患者会感到呼吸不畅或呼吸困难,特别是平卧时为重。胸骨后的 TA 压迫气管和大血管后可能引起呼吸困难和上腔静脉压迫症。多数典型的 TA 不影响甲状腺功能。需注意的是,中老年女性的 TA 常为滤泡性腺瘤,生长迅速,血运丰富,常伴有压迫症状,部分往胸骨后生长,术中肿瘤质脆而容易破裂,出血多而导致解剖不清,手术难度较大,容易引起喉返神经损伤致术后声音嘶哑。少数 TA 可发展为功能自主性腺瘤(20%)而引起甲状腺功能亢进,出现心慌、手抖、多汗、消瘦和易饥等症状。

(二)病理特征

临床上 TA 一般生长缓慢,体检时随吞咽而上下移动。肉眼:多为单发,圆或类圆形,切面多为实性,色暗红或棕黄,可并发出血、囊性变、钙化和纤维化。

其共同的组织学特点或病理诊断要点:①有完整纤维包膜的单个结节;②肿瘤的组织结构与周围甲状腺组织不同;③瘤体内部结构具有相对一致性(变性所致改变除外);④对周围组织有挤压现象。根据肿瘤细胞形态学特点,一般将 TA 分为以下几种病理类型。

1.滤泡性腺瘤

滤泡性腺瘤是最常见的病理类型,占所有良性甲状腺肿瘤的 85%,根据滤泡分化程度,又可分为以下几种亚型。

(1)胚胎型腺瘤:又称梁状和实性腺瘤,瘤细胞小,大小较一致,分化好,呈条索状、小梁状或网片状排列,有少量不完整的滤泡状腺腔散在,无胶质,水肿的疏松纤维间质类似胚胎期甲状腺。

(2)胎儿型腺瘤:又称小滤泡型腺瘤,主要由小而一致、仅含少量胶质或没有胶质的小滤泡构成,上皮细胞为立方形,与胎儿期甲状腺组织相似。

(3)单纯型腺瘤:又称正常大小滤泡型腺瘤,肿瘤包膜完整,肿瘤组织由大小较一致、排列拥挤、内含胶质的滤泡组成,与成年人正常甲状腺相似的滤泡构成。

(4)胶样型腺瘤:又称巨滤泡型腺瘤,肿瘤组织由大滤泡或大小不一的滤泡组成,滤泡内充满胶质,并可互相融合成囊,肿瘤间质少。

2.乳头状腺瘤

滤泡上皮细胞排列成单层,呈乳头状向腺腔内突出,滤泡常形成大囊腔,故亦称囊性乳头状瘤。间质少,肿瘤常并发出血、坏死及纤维化。具有乳头状结构者有较大的恶性倾向,故良性乳头状腺瘤少见。

3.变异类型

(1)嗜酸性粒细胞型腺瘤,又称 Hürthle(许特莱)细胞腺瘤,较少见。瘤细胞大而多角形,核小,胞质丰富嗜酸性,内含嗜酸性颗粒。电镜下见嗜酸性粒细胞内有丰富的线粒体,即 Hürthle 细胞。瘤细胞排列成索网状或巢状,很少形成滤泡。

(2)不典型腺瘤,少见,瘤体包膜完整,质地坚实。其瘤细胞丰富,生长较活跃,有轻度不典型增生,可见核分裂象。瘤细胞排列成索或巢片状,很少形成完整滤泡,间质少,但无包膜和血管侵犯。此类型肿瘤术后应追踪观察,可做降钙素、上皮膜抗原(epithelial membrane antigen,EMA)和角蛋白等免疫组织化学检查,从而与甲状腺髓样癌和转移癌相鉴别。

(3)透明细胞腺瘤,发生于甲状腺的透明细胞型滤泡型腺瘤罕见,应与原发甲状腺透明细胞癌、异位的甲状旁腺腺瘤或转移性肾透明细胞癌鉴别。大体观瘤体包膜完整,切面淡红色,质软及韧。镜下见细胞体积较大呈多边形或圆形,胞质透明或细颗粒状,核异型不明显,包膜完整未见肿瘤细胞浸润。由于本病非常罕见,故容易误诊。因此当甲状腺肿瘤细胞胞质透明或嗜酸性时,应当充分取材、询问病史、行免疫组织化学检测及特殊染色以明确组织来源而排除转移性肾透明细胞癌、甲状旁腺腺瘤及甲状腺透明细胞癌,以免误诊而影响治疗。

(4)功能自主性腺瘤(autonomously functioning adenoma,AFA),又称毒性甲状腺腺瘤或高功能腺瘤,由于该腺瘤发生功能增强,产生大量甲状腺激素,外周血 T_3、T_4 水平增高,以 T_3 增高较为明显,从而引起甲亢的表现。查体时往往可以发现甲状腺有结节,SPECT 扫描多为热结节,而周围甲状腺组织的放射性核素分布往往缺乏或减低。

二、分化型甲状腺癌

甲状腺癌是起源于甲状腺滤泡细胞和滤泡旁细胞的恶性肿瘤,其发病率近年来呈上升趋势,发病人数也迅速增加。根据 WHO 病理分型主要包括以下四大类:甲状腺乳头状癌、甲状腺滤泡癌、甲状腺髓样癌和甲状腺未分化癌。依据组织学分化程度的不同又可将甲状腺癌分为分化型和未分化型。其中 PTC 和 FTC 属于分化型甲状腺癌(differentiated thyroid carcinoma,DTC),DTC 占所有甲状腺癌的 90% 以上,文献资料显示此类患者 30 年生存率亦超过 90%,预后佳。

(一)甲状腺乳头状癌

甲状腺乳头状癌(papillary thyroid carcinoma,PTC)是甲状腺癌中最多见的一型,既往流行病学资料显示 PTC 占甲状腺癌的 60%~90%,近年来全世界范围内其发病率呈明显上升趋势,天津医科大学肿瘤医院 2011 年的一项调查结果显示,该院 PTC 患者比重已经占全部甲状腺癌的 96.0% 左右,权重明显升高。其组织学亚型较多,临床特性呈多样化。

甲状腺乳头状癌的发病率因地区、营养状况及医疗水平而异。由于 PTC 远处转移率及病死率均较低,因此 PTC 属低度恶性肿瘤;但在某些特定人群中,如老年人及有射线接触史者,PTC 亦具有较强的侵袭性,并可侵犯喉返神经、气管、食管等。

1.临床表现

PTC 患者初期多无自觉不适,甲状腺肿物为最常见表现。除微小癌外,甲状腺触诊可及单发或多发肿物,质硬,吞咽时肿块移动度减低。随病情进展,晚期可出现声音嘶哑、呼吸困难、吞咽难等表现。若肿瘤压迫颈交感神经节,可产生 Horner 综合征。颈丛浅支受侵犯时,患者可有耳、枕部、肩等处疼痛。此外,有些患者就诊时可出现颈淋巴结转移及远处脏器转移。需注意的是,目前有相当比例 PTC 患者为微小癌,其临床表现隐匿。这类患者多在常规体检时行颈部超声检查发现甲状腺肿物,或以颈部淋巴结转移为首要症状就诊。颈淋巴结转移是 PTC 较常见的临床表现,可高达 50% 以上。转移淋巴结部位以同侧Ⅵ区最为常见。Ⅱ、Ⅲ、Ⅳ区也可见转移。Ⅰ、Ⅴ区偶见。血型转移较少,多见于肺,亦可出现肝、脑、骨转移。

2.病理特征

(1)大体形态:肿瘤直径为数毫米至数厘米不等,可单发亦可多发,多为硬而坚实,亦可硬韧或呈囊实性。微小者多为实性,最小可为数毫米,倘不注意,易被忽略;癌灶多无包膜,常浸润正常甲状腺组织而无清楚分界,呈星芒状,有的似瘢痕组织结节。肿物较大者一般切面呈苍白色,胶样物甚少,常有钙化,切割时可闻磨砂音。可有包膜或不完整,有时可为囊性伴部分实性成分,有时可见乳头状突起,也有的肿物边界极不清楚,无明显肿物轮廓,切面呈散沙状。

(2)镜检:在镜下,典型的PTC乳头状结构表现为由中央为纤维血管轴心、表面衬覆一层肿瘤性上皮所构成。典型的乳头较长,有复杂的分支。衬覆在乳头表面和肿瘤性滤泡的上皮细胞核具有特征性改变。细胞核大、互相重叠在一起。核圆形或卵圆形,核边缘欠规则,呈锯齿状或有皱褶,可出现与核长轴平行的核沟。核染色质常平行排列,聚于核内膜下,致使核膜增厚,核空淡,呈毛玻璃样。核仁小,不明显。核分裂现象罕见或无。在乳头纤维血管轴心中、淋巴管内、实性上皮成分之间和肿瘤性滤泡之间的间质中常存在同心圆层状结构的砂粒体。

(3)分型:近年来,国内外认为PTC组织学上的多样性可能与其临床表现上的差异具有密切的联系。WHO已于肿瘤国际组织学分类标准中对PTC的组织学分型进行了重新分类,其中主要包括滤泡型、嗜酸性粒细胞型、弥漫硬化型、高细胞型、柱状细胞型等十余型。近年来也有研究将一类有纤维囊包裹的"滤泡亚型甲状腺乳头状癌"(EFVPTC)进行重新命名,现在它的名字则是"带有乳头状细胞核特征的非浸润性滤泡型甲状腺肿瘤"(NIFTP),此类型为极低度恶性潜能肿瘤,绝大部分肿瘤完整切除后已经可以治愈,不需要追加RAI治疗。

下面将对乳头状癌各分型的临床病理特征进行分述。

弥漫硬化亚型:该型常累及儿童和年轻成人,表现为双侧或单侧弥漫性甲状腺肿胀。大多数研究表明此型生物学上较经典型乳头状癌更具侵袭性,表现为更高的淋巴结转移率(几乎100%)和较高的远处转移概率。经过充分的治疗,病死率与经典型相似,大概与患者发病时年轻有关。甲状腺实质被白色较硬的组织弥漫替代,切面有砂粒感。典型的组织学特征如下。①弥漫累及单侧腺叶或双侧腺叶;②重度淋巴浆细胞浸润伴生发中心形成;③丰富散在的砂粒体;④多灶而分散的位于淋巴管内的乳头状癌小岛,伴明显的鳞状上皮化生巢(图5-4);⑤在鳞状分化区域乳头状癌核特征缺失。

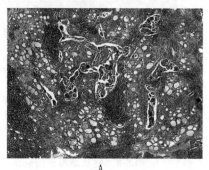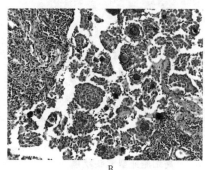

A   B

图 5-4　弥漫硬化型乳头状癌

A.桥本甲状腺炎的背景,多灶淋巴管内见乳头状癌巢(HE×50);B.较
多砂粒体形成伴鳞状细胞化生巢(HE×200)

实性亚型:指具有50%以上实性生长方式的乳头状癌。由纤细的纤维血管分隔肿瘤细胞岛,肿瘤细胞圆形或不规则形,具有乳头状癌核的特征(图5-5,图5-6)。不出现肿瘤坏死。与普通的乳头状癌相比,其远处转移的频率稍高,预后稍差。此亚型在术中冷冻切片诊断时具有一定难度,因其往往没有明显纤维化,核特征没有常规切片中明显,部分病例浸润性生长亦不明显,但仔细观察在肿瘤边缘多有异型的肿瘤性小结节形成。主要的鉴别诊断是低分化癌(核较深染,核分裂象常见,可见灶性坏死,Ki-67增殖指数较高,多高于10%)和髓样癌(点彩状染色质,淀粉样物,间质富于血管,降钙素阳性)。

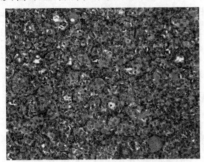

图5-5 实性亚型乳头状癌(1)

癌巢被纤细的纤维血管分隔(HE×200)

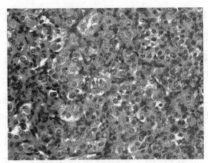

图5-6 实性亚型乳头状癌(2)

高倍显示可见肿瘤细胞核具有乳头状癌的核特征(HE×400)

高细胞亚型:肿瘤细胞的高度至少是宽度的三倍,呈典型乳头状癌特征的核大多位于基底。胞质丰富,因线粒体堆积而呈嗜酸性,有时胞质局灶透明(图5-7)。常富于乳头及高度浸润性。肿瘤体积往往较大。更容易向甲状腺外扩展(2%~82%)。更具侵袭性(复发率18%~58%,病死率9%~25%)。

柱状细胞亚型:有包膜的肿瘤可有包膜浸润,有时有血管浸润。浸润性肿瘤常表现为甲状腺外扩散。以混合性乳头、复杂腺体、筛状和实性结构为特征。乳头和腺体被覆高柱状细胞,核呈假复层排列、深染、卵圆形或梭形(类似于结直肠癌或子宫内膜样腺癌)。可出现核下空泡及透明胞质(图5-8)不同于高细胞亚型,柱状细胞更高,核深染,呈明显假复层排列,胞质缺乏嗜酸性改变,高细胞亚型更像典型的乳头状癌。

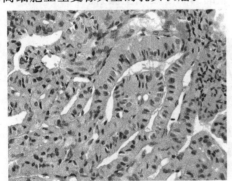

图5-7 高细胞亚型乳头状癌

肿瘤细胞的高度是宽度的3倍以上,胞质嗜酸(HE×400)

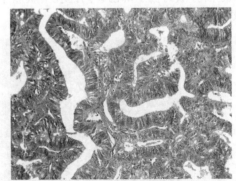

图5-8 柱状细胞亚型乳头状癌

肿瘤细胞核拉长,类似结肠腺瘤或子宫内膜癌样(HE×200)

包膜内亚型:指完全由包膜包裹的乳头状癌。纤维性包膜可能显示或不显示肿瘤浸润,但淋巴结转移可能发生在无包膜或血管浸润的情况下。包膜内的乳头状癌形态多样,以乳头状和滤泡结构为最多见(图5-9)。完全由滤泡组成的病例需仔细辨认核特征进行准确的评估。与经典型乳头状癌相比,患者较年轻,较少出现压迫症状,淋巴结转移率低,预后极好。

滤泡亚型:指全部或几乎完全由滤泡组成的乳头状癌。多数呈浸润性生长,无明显包膜,为滤泡浸润型;有完整包膜者,依据有无包膜浸润,又分为包膜完整亚型和包膜浸润亚型(图5-10)。滤泡大小、形状不一,滤泡常常拉长,形状不规则,类胶质常常深染,边缘呈锯齿状。可出现砂粒体和间质硬化。诊断主要依靠乳头状癌典型的核特征,临床行为与经典的乳头状癌无明显差别。

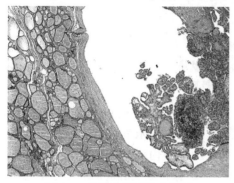

图5-9 包膜内亚型乳头状癌

有完整包膜包裹,以乳头状为主(HE×50)

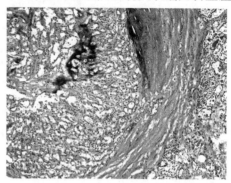

图5-10 呈包膜浸润的滤泡亚型乳头状癌(HE×100)

Warthin瘤样亚型:部分乳头状癌类似于唾液腺的Warthin瘤,呈乳头状生长,乳头轴心伴有大量淋巴浆细胞浸润(图5-11)。乳头被覆细胞常常呈嗜酸性,可为立方或柱状细胞。该亚型往往伴有淋巴细胞性甲状腺炎或桥本甲状腺炎背景。

嗜酸性粒细胞亚型:主要由含丰富嗜酸性胞质的细胞组成,胞质可部分或全部透明(图5-12)。具有典型的乳头状癌细胞核,核仁较明显。生物学行为及分子特征与经典型乳头状癌无差别。与嗜酸性粒细胞滤泡性肿瘤的鉴别非常重要,主要在于核特征及有无包膜和/或血管侵犯。

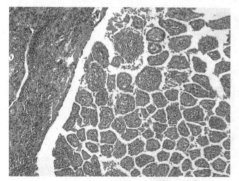

图5-11 Warthin瘤样亚型乳头状癌

乳头状结构,表面被覆嗜酸性肿瘤细胞,
间质为淋巴组织(HE×100)

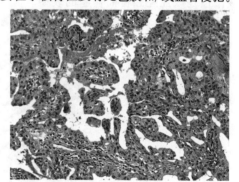

图5-12 嗜酸性粒细胞亚型乳头状癌

肿瘤细胞胞质嗜酸,核具有异型性(HE×200)

透明细胞亚型:经典型乳头状癌和滤泡亚型可以主要由透明细胞构成,常常是乳头状结构占优势,有些可见到滤泡生长方式。肿瘤细胞显示广泛的透明胞质,一部分肿瘤可见到嗜酸性粒细胞和透明细胞相混合(图5-13)。细胞核的特征与经典型乳头状癌一致。

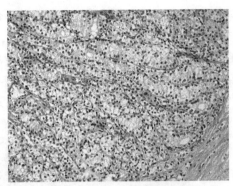

图 5-13　透明细胞亚型乳头状癌

瘤细胞胞质透明,细胞核具有乳头状癌的核特征(HE×200)

巨滤泡亚型:50%以上的区域由大滤泡组成。因为大多数这个亚型的肿瘤有包膜,容易与增生性结节或大滤泡腺瘤相混淆。巨滤泡的被覆细胞变扁,可能不显示乳头状癌的特征性核。然而,部分滤泡细胞含有大而亮的核和乳头状癌所特有的核沟和核内假包涵体用以明确诊断。这一亚型是以很少见到淋巴结转移为特点,当发生转移时,仍然保持原发肿瘤的大滤泡形态。

筛状-桑葚样亚型:罕见类型,以明显的筛状结构为特征,腔内缺乏类胶质;散在鳞状分化(桑葚样)岛(图 5-14)。其细胞核内常有轻度嗜酸性、均质、含生物素的包涵体。紧密排列的滤泡、乳头和小梁结构常混合存在。肿瘤细胞柱状、立方状或扁平。核染色质丰富,但局灶总可见典型的乳头状癌的核特征。肿瘤常界清,甚至有包膜,伴或不伴有包膜及血管浸润。易被误诊为高细胞/柱状细胞乳头状癌、玻璃样变梁状腺瘤、甲状腺低分化癌或腺癌。此亚型可发生于家族性腺瘤性息肉病(FAP,常为多中心)或为散发(常为孤立性)。发生于 FAP 患者的多数甲状腺癌属于这一亚型。女性明显多见(男女比例为 1:17),确诊时的平均年龄为 27.7 岁,有时先于 FAP 的诊断。此亚型确诊的意义在于提示临床医师警惕与 FAP 的相关性。β-catenin 免疫组织化学染色核阳性是该亚型独特而普遍的表型。

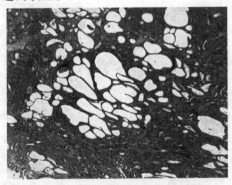

图 5-14　筛状-桑葚样亚型乳头状癌

典型的混合性结构特征,可见筛状、实性及乳头状结构(HE×50)

伴丰富结节性筋膜炎样间质的亚型:为少见亚型,乳头状癌伴有丰富的结节性筋膜炎或纤维瘤病样反应性间质(图 5-15)。主体肿瘤由于很分散而不明显可能被掩盖,需仔细寻找,必要时需免疫组织化学染色辅助确诊。间质由梭形肌成纤维细胞组成,位于有外渗红细胞的含血管的纤维黏液基质中。间质与肿瘤的相互作用可能导致特殊的组织学结构,类似乳腺的腺纤维瘤、叶状肿瘤或纤维囊肿病。这些变化没有特殊不好的预后意义。

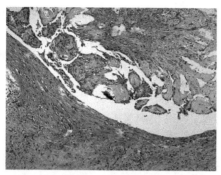

图 5-15 伴结节性筋膜炎样间质的乳头状癌（HE×100）

小梁亚型：超过 50% 的肿瘤呈梁状生长。肿瘤细胞呈立方或柱状，在长直的小梁内垂直排列（图 5-16）。肿瘤往往较大，具有侵袭性。预后较差，可能是乳头状癌的一种低分化亚型。

乳头状癌伴鳞状细胞癌或黏液表皮样癌：原发甲状腺鳞状细胞癌十分罕见。偶见乳头状癌与鳞状细胞癌混合存在（图 5-17）。这种混合性癌不应与乳头状癌伴鳞状上皮化生相混淆，前者呈侵袭性临床过程，而后者临床行为与通常乳头状癌相同。乳头状癌也可与黏液表皮样癌相混合，通常不伴有嗜酸性变或桥本甲状腺炎。

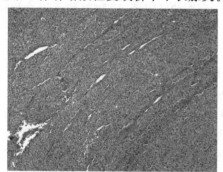

图 5-16 小梁亚型乳头状癌
肿瘤细胞呈小梁状生长方式（HE×100）

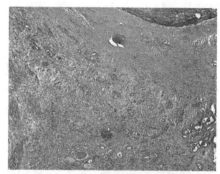

图 5-17 乳头状癌伴鳞状细胞癌
右下为乳头状癌成分，左侧为鳞状细胞癌成分，右上为钙化成分（脱钙处理后切片）（HE×50）

去分化乳头状癌：指乳头状癌与未分化或低分化甲状腺癌并存的状态（图 5-18）。未分化或低分化成分可出现于乳头状癌发生或复发时。这种转化可发生于原发灶或转移灶。由于高级别成分的存在，预后差，除非未分化或低分化成分仅占整体肿瘤的一小部分。

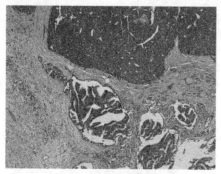

图 5-18 去分化乳头状癌
下方为乳头状癌成分，上方为低分化癌成分（HE×50）

乳头状癌伴梭形细胞化生：少数乳头状癌中会出现梭形肿瘤细胞，所占比例多少不等。形态温和的梭形细胞形成短束状，与乳头状癌成分融合。

乳头状癌伴脂肪瘤样间质：有少数病例，脂肪细胞散在分布于乳头状癌内。

(二)甲状腺滤泡癌

甲状腺滤泡癌(follicular thyroid cancer,FTC)是一种显示滤泡细胞分化，但缺乏乳头状癌特征的甲状腺恶性上皮来源肿瘤，与甲状腺乳头状癌同属于分化型甲状腺癌(DTC)，是甲状腺癌第二种常见的组织学类型。目前，全球FTC患者比重占所有甲状腺癌的9%～40%，其结果差异取决于人种、摄碘情况以及甲状腺乳头状癌滤泡亚型作为子诊断的应用等因素，例如，文献报道低碘地区甲状腺滤泡癌相对偏多。美国SEER数据库统计1992—2012年的甲状腺癌患者，发现75 992例患者中25.7%为甲状腺滤泡癌，而我国的FTC占比以往为10%～15%，但近年来有逐渐下降趋势。

1.临床表现

大部分患者的首发表现为甲状腺肿物，肿物生长缓慢，质地中等，边界不清，表面不光滑。早期随甲状腺的活动度较好，当肿瘤侵犯甲状腺邻近的组织后则固定，可出现不同程度的压迫症状，表现为声音嘶哑，发声困难，吞咽困难和呼吸困难等。与PTC相比，FTC发生颈部和纵隔区域淋巴结转移较少，为8%～13%，远处转移则较多，可高达20%以上，以肺部和骨转移为常见，其他脏器如脑、肝、膀胱和皮肤等也可累及。

2.病理特征

(1)大体表现：大多数甲状腺滤泡癌呈实性，瘤体存在包膜，剖面呈黄褐色或浅棕色。可发生继发性改变，如出血、囊性变。根据包膜是否完整，甲状腺滤泡癌可分两型。①有包膜，但有显微镜下血管和/或包膜浸润，此型称为包裹性血管浸润型(图5-19)；②包膜不完整并明显浸润周围甲状腺膜组织，此型称为浸润型(图5-20)。包裹性血管浸润型滤泡癌肉眼观察像甲状腺滤泡性腺瘤。浸润型滤泡癌切面灰白色，可侵占大部分甲状腺组织并侵出甲状腺包膜外，与周围组织粘连或侵入周围组织如气管、肌肉、皮肤和颈部大血管并常累及喉返神经。

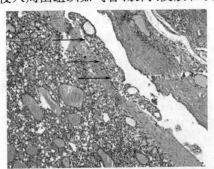

图 5-19 微浸润性滤泡癌(包裹型血管浸润型)
肿瘤栓子位于包膜血管内(箭头所示)，
表面被覆血管内皮细胞(HE×100)

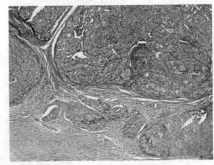

图 5-20 广泛浸润性滤泡癌
肿瘤广泛浸润邻近组织和多个血管(HE×50)

(2)组织学表现：甲状腺滤泡癌以滤泡状结构为主要组织学特征，无乳头状形成，淀粉样物少见。癌细胞一般分化良好，常似正常甲状腺组织，且滤泡中含胶体，有些似甲状腺肿结构，癌细胞可见轻度或中度间变，常见包膜、血管、淋巴管侵犯，癌组织在包膜外浸润性生长。根据滤泡大小，可将甲状腺滤泡癌分为大滤泡型、正常滤泡型以及小滤泡型。呈小梁状或实性排列的肿瘤可称为梁状或胚胎型。

除典型的滤泡癌外,许特莱细胞癌和透明细胞癌为甲状腺滤泡癌的两个特殊亚型:①许特莱细胞癌,形态与许特莱细胞腺瘤相似,具有丰富的嗜酸性胞质,因线粒体积聚而呈颗粒状,有包膜、血管和/或邻近甲状腺实质浸润或有卫星结节形成。过去研究认为该种亚型预后较差,5年生存率20%~40%;而新近研究表明组织学特征能准确地预测许特莱细胞的行为,无浸润的肿瘤可行腺叶切除治疗。②透明细胞癌,罕见,肿瘤由具有透明胞质的癌细胞构成。癌细胞界限清楚,胞质内富含糖原。诊断甲状腺透明细胞癌必须先除外转移性肾透明细胞癌和甲状旁腺癌。

三、甲状腺髓样癌

目前占所有甲状腺癌的1%~2%,较以往报道的比例有所下降。年龄高峰为40~60岁,亦可见于青少年和儿童。性别差别不大。髓样癌来自甲状腺的C细胞,能分泌降钙素。80%~90%的髓样癌为散发性,10%~20%为家族性。家族性髓样癌为常染色体显性遗传,常合并其他内分泌腺异常如嗜铬细胞瘤、甲状旁腺增生或腺瘤、黏膜神经瘤等,组成多发性内分泌腺肿瘤2型(2A型和2B型)。肿瘤由于分泌过多的降钙素而造成患者严重腹泻。此外,肿瘤还能分泌异位激素如ACTH、5-羟色胺、P物质和前列腺素等,因此部分患者可合并库欣综合征或类癌综合征。

(一)大体

包膜可有可无,直径1~11 cm,界限清楚。切面灰白色,质实。散发性髓样癌多为单个结节,体积较大。家族性髓样癌常伴C细胞增生,为多结节性。分布在甲状腺两侧叶的中上部。

(二)光镜

癌细胞呈圆形、多角形或梭形。核圆形或卵圆形,核仁不显,核分裂罕见。肿瘤可呈典型的内分泌肿瘤样结构,或形成实性片块、细胞巢、乳头或滤泡样结构。如滤泡样结构中充有嗜酸性物质则与滤泡癌所含的胶质很难鉴别。梭形细胞常呈旋涡状排列或呈肉瘤样。髓样癌的另一个特点是间质有淀粉样物质沉着。淀粉样物质的形成据认为是与降钙素的分泌有关。现在越来越多的材料指出髓样癌的形态可像滤泡癌或乳头状癌而且没有间质淀粉样物质。这种肿瘤应作免疫组化及电镜观察,髓样癌为降钙素 calcitonin 阳性(图5-21)。

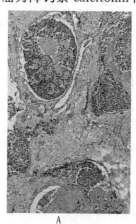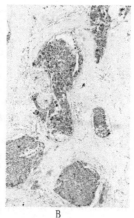

A   B

图5-21 甲状腺髓样癌

A.癌细胞由小的圆形和卵圆形细胞构成,瘤细胞形成巢,有不等量的纤维组织分隔,细胞之间和间质内有淀粉样物沉着;B.降钙素染色强阳性

(三)电镜

有直径 100～300 nm 的神经分泌颗粒。颗粒大小较一致,核心电子密度较高。分子生物学技术检查显示有 calcitonin mRNA 和 CGRP mRNA。

(四)遗传学

散发性髓样癌常有 1p、3p、3q、11p、13q、17p 和 22q 的杂合子丢失(LOH)以及 *RET* 基因突变。

约 2/3 病例手术时已有颈淋巴结转移。其他转移部位有上纵隔、肺、肝、肾上腺和骨等。手术时无淋巴结转移者预后好,10 年存活率可达 60%～70%;有淋巴结转移者 10 年存活率为 40%左右。癌组织中有坏死、核分裂多和以梭形细胞为主者预后差。

近来发现越来越多的滤泡上皮和 C 细胞混合型癌,称为髓样-滤泡混合型癌或髓样-乳头混合型癌。光镜下癌细胞排列成小梁或滤泡样或乳头状结构。临床表现恶性度较高。

(五)鉴别诊断

髓样癌为 calcitonin 阳性、thyroglobulin 阴性。滤泡癌、乳头状癌和未分化癌均为 thyroglobulin 阳性、calcitonin 阴性。髓样-滤泡混合型癌和髓样-乳头混合型癌则 thyroglobulin 和 calcitonin 均为阳性。

四、甲状腺未分化癌

甲状腺未分化癌(anaplastic thyroid carcinoma,ATC)又称为间变癌,而梭形细胞癌、巨细胞癌、多形性癌、肉瘤样癌、化生性癌或癌肉瘤也常隶属此类,这些名称都是以组织学形态特点或生物学行为来命名的。它是恶性程度最高的甲状腺肿瘤,也是所有甲状腺恶性肿瘤中预后最差的一种。

甲状腺未分化癌病因不明,其发生受遗传、环境和激素等因素的影响。病因学上一般认为,大多数患者是在原有乳头状癌、滤泡癌或低分化癌的基础上发生间变所致,部分患者有放射线接触史。甲状腺癌恶性程度进展被认为是一个多步骤的肿瘤演进过程,甲状腺滤泡细胞早期可发生*BRAF*、*RAS* 基因突变,导致分化型甲状腺癌的发生,而 P53 基因突变导致了上述细胞进一步失分化成甲状腺低分化癌(poorly differentiated thyroid carcinoma,PDTC)和 ATC。而与 ATC 发生密切相关的基因组改变主要包括 RAS/RAF/MAPK/ERK 信号通路、PI3K/Akt/mTOR 信号通路等。

(一)临床表现

甲状腺未分化癌好发于 60 岁以上老年人。该病临床表现复杂多变,常具有以下特点。①症状多样性:一般为几种症状同时或相互交错出现,或以消化、呼吸系统的某一症状为突出表现,如常伴有吞咽困难、声音嘶哑、呼吸不畅和颈区疼痛等症状;②颈前常可触及板样硬肿物且发展迅速,边界不清,触诊活动度差或相对固定,这是肿瘤广泛侵犯周围组织且与转移淋巴结相融合所致;③早期即可发生淋巴道和血道的转移,转移常可见于肺、肝、肾及上纵隔等部位。

(二)病理

组织学上甲状腺未分化癌全部或部分由未分化细胞组成,可直接发生于甲状腺滤泡细胞,亦可发生于分化较好的甲状腺癌细胞转化而来,此类细胞仅能通过免疫表型或超微结构辨认其上皮源性。由于在形态学上 ATC 表现形式多样,与其他甲状腺原发肿瘤可有部分形态重叠,甚至免疫与遗传学特点亦有重叠,因此其鉴别诊断比较困难。

甲状腺未分化癌往往体积大,质地硬,无包膜,可呈多结节状,切面呈灰白或棕褐色,常伴有坏死、出血,甚至囊性变。细胞学检查可见少量淋巴及单核细胞背景,肿瘤细胞单个或成簇分布,细胞呈鳞状、巨细胞样或梭形(图 5-22)。细胞质丰富,无明确边界,嗜酸性。细胞核明显异形或怪异,染色质粗块状,有单个或多个明显核仁,核分裂象多见,包括病理性核分裂象。

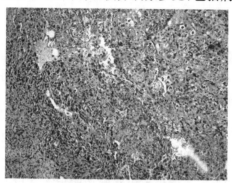

图 5-22 甲状腺未分化癌
可见上皮样及梭形肿瘤细胞弥漫分布,细胞异形性大并可见坏死(HE×100)

ATC 无统一的组织学形态,肿瘤之间差异较大,其组织学特点取决于梭形细胞、鳞状或上皮样细胞、巨细胞三种主要细胞成分的构成,表现为以梭形和巨细胞为主的肉瘤样形态,以上皮样细胞为主的癌样形态,或两者混合。

免疫组织化学方面与甲状腺乳头状癌和滤泡癌不同,ATC 的组织学形态更类似于软组织肉瘤,因此在病理诊断过程中常需要免疫组织化学的帮助。低分子量和高分子量角蛋白混合标记物 AE1/AE3 可出现在约 80% 的甲状腺未分化癌中,EMA 在 40% 左右的未分化癌患者中表达,CEA 表达一般不常见,TTF-1 表达呈弱阳性,以上标记物一般为局灶性表达,很少出现大面积的阳性区域。组织学上若未见明显的甲状腺滤泡上皮,则 Tg 不表达;若存在甲状腺球蛋白渗透,则可见 Tg 表达阳性。CD68 常在肿瘤组织中的破骨细胞样巨细胞中表达。此外,未分化癌一般很少出现如 desmin、S100、Myoglobin 等的阳性表达,除非含有横纹肌、软骨及平滑肌肉瘤成分,但常可见 SMA 或 Actin 的灶性阳性表达。

(三)鉴别诊断

1.软组织肉瘤

若肿瘤组织中未见明确的乳头状癌、滤泡癌或低分化癌成分,在组织学形态上很难与恶性纤维组织细胞瘤、纤维肉瘤等软组织肉瘤相区别,但患者常有甲状腺结节病史或甲状腺癌手术史,短期内颈部肿块可迅速增大,病情凶险,提示甲状腺未分化癌可能性大。必要时行连续切片,在肿瘤与正常甲状腺组织交界部位,常能发现原发病变。此外,免疫组织化学能帮助识别肉瘤样组织中残留的上皮性癌成分。

2.髓样癌

部分髓样癌完全由梭形细胞组成,在组织学形态上易与未分化癌相混淆,但髓样癌的梭形细胞形态较温和,异型性小,核分裂象也比未分化癌的少,且常有较多小血管分布,间质中可见淀粉样物质沉着。髓样癌免疫组织化学 Ct、CgA、Syn 常呈强阳性。

3.伴胸腺样分化的梭形细胞肿瘤(SETTLE)

大部分的 SETTLE 肿瘤呈双向分化,既有上皮样成分又有梭形细胞成分。但 SETTLE 常发生于儿童及青少年时期,而 ATC 则常见于老年人。相较于 ATC,SETTLE 细胞异型性不大、核分裂象也不常见,上皮样成分尽管可见腺管或乳头状结构,但细胞呈柱状,有时还能见到纤毛,腺腔内无胶质,这些特点可与甲状腺滤泡相区别。此外,免疫组织化学能帮助确认该上皮细胞是否为真正的滤泡上皮细胞。

五、特殊类型甲状腺癌

(一)原发性甲状腺恶性淋巴瘤

原发性甲状腺恶性淋巴瘤(primary thyroid malignant lymphoma,PTML)是指原发于甲状腺内淋巴组织的恶性肿瘤,亦称为甲状腺淋巴瘤,临床上较为少见。

1.临床表现

PTML 好发于 50～80 岁的女性,高峰年龄在 60～70 岁。男女发病率比为(3～4)∶1。PTML典型的临床表现为短期内迅速增大的甲状腺肿块,多为分叶,质韧包块,可伴有声音嘶哑和呼吸困难,吞咽困难较为少见。多数患者甲状腺功能正常,约有 10% 的患者有甲状腺功能减低。少数患者可有恶性淋巴瘤的 B 症状(发热、盗汗和体重减轻等)。约 50% 的 PTML 患者有桥本甲状腺炎(HT)病史,而通过病理及免疫组织化学检测可发现更多的 PTML 同时伴有 HT。流行病学显示 HT 患者发生 PTML 的危险度为正常人群的 70～80 倍,每 200 例 HT 患者中将有 1 例发展为 PTML,HT 为 PTML 独立的危险因素。

2.临床病理特征

大体观:肿块大小不等、质地硬实,边界不清晰,无包膜包裹,切面颜色灰白,质地细腻,呈鱼肉状,少数标本伴有出血及坏死。

经染色镜检原发性甲状腺淋巴瘤,可发现该类肿瘤细胞比正常淋巴细胞要大,其细胞核容易被深染,染色质同样比正常细胞粗,且表现为颗粒状,部分呈现出无规则性核沟,其细胞质染色后颜色较浅。在镜检中可以清楚发现肿瘤细胞浸润或者已经对甲状腺滤泡结构造成破坏,部分滤泡已被完全填充,少数可见残余滤泡结构。同时 CD20、CD79a、LCA 均为阳性。PTML 约为全身性恶性淋巴瘤 2.5%,大多数 PTML 是非霍奇金淋巴瘤。其中 50%～80% 的 PTML 是弥漫大B 细胞淋巴瘤(DLBCL),20%～30% 是黏膜相关淋巴组织(MALT)淋巴瘤。大多数结外边缘型,其他罕见亚型包括滤泡淋巴瘤(12%),霍奇金淋巴瘤(7%),小淋巴细胞淋巴瘤(4%)和Burkitt 淋巴瘤(4%);同时也有 T 细胞为主 PTML 的个案报道。

3.病理诊断

PTML 是非甲状腺来源的恶性肿瘤,早期诊治可以获得很好的疗效,诊断的方法有多种,病理是诊断 PTML 的金标准。细针穿刺细胞学(FNAC)是初诊时首选的主要方法,但因 FNAC 所取的组织范围较小,很难在细胞学上将甲状腺淋巴瘤从未分化甲状腺癌、甲状腺炎中鉴别出来,尤其是像 MALT 这一类低度恶性的淋巴瘤,同时该项技术存在一定的技术安全性、患者耐受性、标本满意度和诊断准确性问题,限制了其在 PTML 的初始诊断地位。但随着流式细胞技术、免疫组织化学技术、PCR、Southern 印记法等对相关基因重排分析的发展,FNAC 对 PTML 的诊断能力也得到了提高,对诊断仍不明确的病例可在超声引导下行 FNAC,亦可用于不能手术或不宜手术但需组织学检查结果的患者,但假阴性率偏高。

与 FNAC 相比,切开活检或者切除活检能够获得组织学切片,组织切片比细针穿刺涂片能够更全面地反映组织病变的范围、细胞类型,是作为 FNAC 筛选后进一步确诊所必要的。而切开活检在组织病理学上比切除活检有优势,尤其是肿瘤增大并扩散到甲状腺外的组织,因为它没有明显的手术并发症,又可以获得足够的组织行相关的检查,常作为最终的诊断手段。

(二)甲状腺转移癌

由于甲状腺转移癌临床发病率极低,其鉴别诊断也较困难,常被误诊为原发甲状腺癌。本病诊断主要依靠病史、体检及必要的辅助检查,有恶性肿瘤既往史的患者发现甲状腺肿物,特别是对于具有高转移倾向的食管癌、肾癌、肺癌、乳腺癌等,应警惕甲状腺转移癌的可能性。也有患者以甲状腺转移癌为首发症状而没有恶性肿瘤既往史,此时应做详细的全身检查寻找原发灶。甲状腺转移癌男性多发,且转移灶多为单发。

细针穿刺细胞学检查简便、易行、创伤小,能对多数临床可触及的甲状腺肿物做出定性诊断。近年来开展的超声引导下针吸活检技术使穿刺部位更准确,尤其适用于手术困难、危险性大的病例。病理学检查和免疫组织化学在甲状腺转移瘤的诊断和鉴别诊断中有着重要作用,甲状腺转移癌免疫组织化学甲状腺蛋白染色为阴性,而甲状腺原发肿瘤 Tg 染色一般为阳性。

(三)儿童及青少年甲状腺癌

发生于儿童及青少年的甲状腺癌,无论病理、临床表现,还是长期预后,均与成人患者有所不同。有关儿童及青少年甲状腺癌的年龄范围尚不统一,文献对儿童及青少年甲状腺癌年龄段的划分没有一个明确的界定,不同文献报道包括 14 岁、15 岁、18 岁或 20 岁以前定义为儿童及青少年甲状腺癌。在 2015 年由 ATA 颁布的儿童及青少年甲状腺结节与分化型甲状腺癌诊治指南中,将儿童及青少年患者定义为年龄≤18 岁。

1.临床表现

儿童及青少年甲状腺癌以分化型甲状腺癌多见,但特点不同于成人,临床缺乏典型的症状和体征。大部分的分化型甲状腺癌表现为可触及的甲状腺结节,但是也有一部分甲状腺癌表现为颈部淋巴结肿大而不伴有被触及的甲状腺结节,而肿大的淋巴结容易被误诊为慢性淋巴结炎或淋巴结结核。因此,当发现儿童及青少年颈部淋巴结肿大时,应仔细检查双侧甲状腺。还有少数儿童及青少年甲状腺癌是在检查身体其他疾病时由影像学检查偶然发现,甚至有些甲状腺癌在发生远处转移后才被发现。有研究显示,与成人甲状腺癌相比较,儿童及青少年的单发结节癌比例甚高,为 38.6%~44.0%。儿童及青少年甲状腺癌与成年人甲状腺癌比较,局部侵袭性及转移能力较强,颈淋巴结及肺转移率高。文献报道,儿童及青少年甲状腺癌颈淋巴结转移率一般为 40%,最高可达 90%。而 2017 年天津医科大学肿瘤医院统计的一份包括 61 例 14 岁以下的甲状腺乳头状癌患者的病例中,56 例患者合并中央区淋巴结转移(91.8%),47 例患者合并侧颈淋巴结转移(82.5%),表明儿童及青少年分化型甲状腺癌较成人患者具有更强的侵袭转移能力。

2.病理类型

儿童及青少年甲状腺癌绝大多数为分化型甲状腺癌。Winship 报道,在 606 张儿童及青少年甲状腺癌病理切片中,434 例(71.6%)为乳头状癌,家族性髓样癌占 2.6%。天津医科大学肿瘤医院统计的1970—1987 年的 59 例儿童及青少年甲状腺癌中,乳头状癌 44 例(74.5%),滤泡癌 9 例(15.3%),髓样癌 4 例(6.8%),未分化癌 2 例(3.4%)。而在近年来的报道中,儿童及青少年甲状腺癌中乳头状癌所占比例高达 90%甚至更多,滤泡癌不常见,而髓样癌及未分化癌则更为罕见。这和目前流行病学研究中发现的甲状腺癌病理类型变化趋势即乳头状癌增多而滤泡癌患者减少是相符合的。在儿童及青少年甲状腺乳头状癌的病理学亚型中,高细胞亚型和弥漫硬化型等高侵袭亚型比例相对偏高(图5-23)。另外,儿童及青少年甲状腺癌尤其是 10 岁以下儿童的甲状腺乳头状癌,与成人相比可能不具备典型的乳头状结构,而且肿瘤可以不被包裹而表现为广泛侵犯腺体。

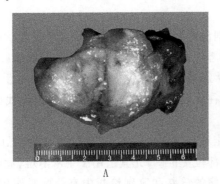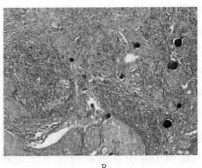

A   B

图 5-23　弥漫硬化型甲状腺乳头状癌

A.大体标本;B.HE 染色

（张丽娜）

第三节　甲状旁腺肿瘤

一、甲状旁腺良性肿瘤

甲状旁腺良性肿瘤主要指甲状旁腺腺瘤和甲状旁腺囊肿。

甲状旁腺囊肿极少见,多见于老化的甲状旁腺,可以分为功能性和无功能性两种,无功能性囊肿占 85%,功能性囊肿占 15%,前者以女性多见,后者以男性多见。囊肿通常为单房性,壁薄光滑,囊内有澄清液体,PTH 含量高(图 5-24)。

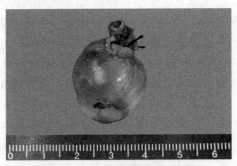

图 5-24　甲状旁腺囊肿大体观

甲状旁腺腺瘤以女性多见,男女性别比为 1:(3~4),多见于 40~60 岁,好发于下部的甲状旁腺,病变累及一个腺体者占 90%,2 个以上的多发性腺瘤仅占 1%~4%。重量 0.1~5 g,有完整包膜,红褐色,质软,光滑,呈椭圆形、哑铃形或泪滴形(图 5-25)。80% 以上的原发性甲状旁腺功能亢进是由于甲状旁腺腺瘤过多分泌甲状旁腺激素引起。

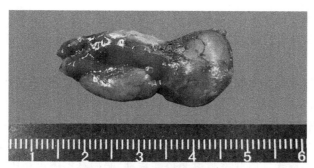

图 5-25 甲状旁腺腺瘤大体观

(一)临床表现

目前临床上约 85％的原发性甲状旁腺功能亢进患者罹患甲状旁腺腺瘤,因此,文献报道的甲状旁腺腺瘤的主要临床症状和体征都是由于甲旁亢的高钙血症所致。在疾病早期或腺瘤小时,可以有相当一段时间无临床症状。随着肿瘤逐渐生长,分泌 PTH 增多,高钙血症程度增高,可以引起一系列全身症状与体征。在我国,由于血清钙测定不属于常规检查项目,因而极少发现早期病例。近年来超声检查、核医学检查及影像 MRI、CT 检查的广泛应用,早期病例有所增加。

甲状旁腺腺瘤的临床表现包括全身表现及肿瘤局部表现两部分。局部表现:甲状旁腺腺瘤或囊肿初起很小,肿瘤本身不会引起局部症状,当肿瘤增大时许多患者常以甲状腺结节去医院就诊。当腺瘤伴有包膜内出血,局部可有刺激、疼痛感。

(二)病理

甲状旁腺腺瘤为良性肿瘤,由于腺瘤分泌大量 PTH,正常的甲状旁腺呈失用性萎缩,镜下观:甲状旁腺腺瘤有三种细胞类型。

1.主细胞腺瘤

主细胞腺瘤为边界不清的多角形细胞,直径为 6～8 μm。胞质甚少,核居中,呈圆形而深染,似淋巴细胞的核。多数腺瘤是以主细胞为主的腺瘤。

2.透明细胞腺瘤

透明细胞腺瘤又称水样透亮细胞。直径为 10～15 μm。其特点为细胞质多而不着色,呈透亮状。细胞边界清楚,核居中,其大小与染色均与主细胞相同。

3.嗜酸性粒细胞腺瘤

细胞直径为 11～14 μm,边界清楚。其形态特点为胞质内充满嗜酸性颗粒,经电镜证实为线粒体。核较大。呈卵型,染色较浅。这种细胞发生退变时,胞质呈均匀嗜酸性,核小而深染。

在主细胞和透明细胞之间尚存在过渡性细胞,称为水样透明过渡细胞,这种细胞的核与主细胞核相同,而胞质内出现大空泡。主细胞与嗜酸性粒细胞间也有过渡性细胞,称为嗜酸过渡细胞,此种细胞大多见于甲状旁腺增生时,由此可见,上述细胞往往相互关联。

二、甲状旁腺恶性肿瘤

甲状旁腺恶性肿瘤是一种极为罕见的恶性肿瘤,约占所有恶性肿瘤的 0.005％,占原发性甲状旁腺功能亢进症的 0.5％～5.0％。甲状旁腺恶性肿瘤最常见是腺癌。在美国和大部分欧洲国家甲状旁腺恶性肿瘤占甲状旁腺功能亢进症患者比例＜1％,然而日本和意大利有高于 5％报道。大部分甲状旁腺癌发病年龄在 45～55 岁，很少发生在儿童与青少年，性别分布较均一。近年来甲状旁腺癌的发病率有所增加，可能原因：①血钙检测的普及；②甲状旁腺功能亢进症手术指征放松。

甲状旁腺癌的临床表现与甲状旁腺腺瘤大多相似，但少部分患者由于肿瘤局部生长和侵犯可出现吞咽困难、声音嘶哑等症状。甲状旁腺癌可出现血行转移至肺、肝、骨等。

病理：甲状旁腺癌的瘤体一般较大，呈白色，常无明显包膜，且与周围有广泛粘连。镜下肿瘤细胞较正常细胞大，胞质丰富，核趋向单形性，有包膜及血管的侵犯和核分裂象，肿瘤组织由纤维条索分隔及索条样生长模式是甲状旁腺癌的诊断标准，肿瘤是否侵出包膜有助于区分腺瘤与癌。应用免疫组织化学方法可以检测出细胞内有免疫活性的甲状旁腺素，神经特异性烯醇化酶可区别肿瘤是甲状腺来源或甲状旁腺来源；电镜可观察到细胞内丰富的粗面内质网及粗而致密的分泌颗粒，提示这种肿瘤为神经内分泌来源。

（张丽娜）

第四节　肾上腺肿瘤

一、肾上腺皮质肿瘤

（一）无功能性肾上腺皮质结节和腺瘤

大小自数毫米至数厘米。小者位于包膜内，大者突至包膜外。黄色或橘黄色。

光镜：主要由透明细胞构成。增生的结节与腺瘤的区别以直径 1 cm 为界，≥1 cm 者为腺瘤，<1 cm 者为结节。结节常为多发性和双侧性，多见于高血压患者，高血压患者皮质结节的检出率可 2～4 倍于正常人群。腺瘤直径 1～5 cm。包膜完整或不完整。有纤维间隔将腺瘤分隔成小叶。大腺瘤常有出血、玻璃样变和黏液性变。

（二）无功能肾上腺皮质癌

无功能肾上腺皮质癌较少见。多数发生于成人。男女比例约 2∶1。患者常因腹痛、腹块而就诊。癌体积可很大，大者直径>20 cm，重≥1 000 g。有包膜。切面黄色，常有广泛坏死、出血和囊性变。

光镜：纤维血管间隔将瘤组织分隔成大小不等的小叶，不同肿瘤甚至同一肿瘤的不同部位瘤细胞分化程度不一，有的分化好形如腺瘤，有的分化差，细胞呈梭形或有多量瘤巨细胞和核分裂。肾上腺皮质癌易侵入肾上腺静脉、下腔静脉和淋巴管。转移至肝、肺、淋巴结和其他脏器。手术后 5 年存活率约 30%。

鉴别诊断：腺瘤与癌的鉴别主要根据浸润和转移。其他形态指标如癌常显大片坏死、重量>100 g、有宽的纤维带、弥漫性生长、正常和不正常核分裂、血管浸润等，但这些指标无一特异，就以重量来说良性腺瘤重量可>1 000 g，而癌也可很小，重量仅 38 g。

功能性和无功能性肾上腺皮质肿瘤单从形态上不能鉴别。鉴别诊断主要依据临床症状、生化和激素测定。皮质肿瘤免疫组化显示 Syn 和 Melan-A 阳性，有时 α-inhibin 亦可阳性（图 5-26）。

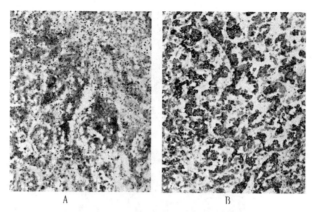

图 5-26　醛固酮增多症的皮质癌

二、肾上腺髓质肿瘤

(一)嗜铬细胞瘤

WHO 2000 年版分类中将肾上腺和肾上腺外嗜铬组织来源的肿瘤统称为交感肾上腺副节瘤,其中包括嗜铬细胞瘤(又称肾上腺髓质副节瘤)、肾上腺外副节瘤和组合性嗜铬细胞瘤;WHO 2004 年版中又改为肾上腺髓质肿瘤,其中包括恶性嗜铬细胞瘤、良性嗜铬细胞瘤和组合性嗜铬细胞瘤、副节瘤;而肾上腺外嗜铬组织来源的肿瘤如肾上腺外交感神经节和膀胱等归入肾上腺外副节瘤。为简化起见,本节肾上腺髓质肿瘤仍按传统分类。

嗜铬细胞瘤是由嗜铬组织发生的较少见的肿瘤。90％来自肾上腺髓质,10％来自肾上腺外嗜铬组织。虽然大多数嗜铬细胞瘤为良性,但因它能合成和分泌去甲肾上腺素和/或肾上腺素,导致阵发性或持续性高血压以及有关并发症而威胁生命。除高血压外其他症状还有高血糖、便秘、消瘦、震颤和易激动等。这些症状是由于儿茶酚胺抑制胰岛素分泌,刺激肝糖原生成、降低胃肠道动力和刺激甲状腺功能亢进引起。嗜铬细胞瘤引起的高血压典型的是阵发性高血压,发作持续数秒至数天,多数在 15 分钟以内。发作时除高血压外还伴有出汗、心悸、剧烈头痛、眩晕和视力障碍等。由嗜铬细胞瘤引起的高血压只占高血压患者的 1％以下,切除肿瘤即可治愈。少数嗜铬细胞瘤只分泌多巴胺,这种病例临床上无高血压。

嗜铬细胞瘤多见于 20～50 岁。20％发生于儿童,儿童患者年龄高峰为 9～14 岁。性别无明显差异。肾上腺嗜铬细胞瘤右侧较多见,家族性嗜铬细胞瘤左侧较多见。约 10％为双侧性或多发性。肾上腺外嗜铬细胞瘤最常见的部位为沿后颈部到盆底的交感神经链,主要是腹膜后和后纵隔,30％～50％发生于 Zuckerkandl 器(位于从主动脉分叉到下肠系膜动脉根部之间的腹主动脉腹侧面的嗜铬组织),10％来自膀胱,其他少见部位有肝门、肾门、下腔静脉背侧、肛门、阴道、睾丸和尾骶部等。

大体:肿瘤重量平均 100 g,直径 1～10 cm,平均 3～5 cm。多数肿瘤界限清楚有完整包膜。位于肾上腺内的小肿瘤有一薄的纤维包膜或由周围被压迫的肾上腺组织构成的假包膜。膀胱的嗜铬细胞瘤位于膀胱肌层内(图 5-27),可突入膀胱腔,界限清楚,但无包膜。切面灰白或粉红色。经甲醛溶液固定后呈棕黄色或棕黑色。大肿瘤切面常有出血、坏死和囊性变,有时有钙化。

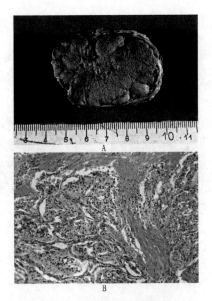

图 5-27　膀胱嗜铬细胞瘤

A.固定后的大标本切面灰棕色,周围为膀胱肌
壁;B.光镜下瘤细胞浸润于膀胱平滑肌层内

光镜:由包膜发出的纤维条索伸入瘤组织内将瘤组织分隔成分叶状。瘤细胞多数为多角形,少数为梭形或柱状。小的多角形细胞与正常髓质中嗜铬细胞大小相似,而大的多角形细胞可比正常嗜铬细胞大2～4倍。瘤细胞胞质丰富,颗粒状,丝状或空泡状。经甲醛溶液固定的组织,瘤细胞胞质嗜碱。瘤细胞核呈圆形或卵圆形,核仁明显,核异型性多见,但核分裂少或无。瘤细胞排列成巢、短索、小梁或腺泡状。有富含血管的纤维组织或薄壁血窦分隔(图 5-28)。有些肿瘤中可见到像神经母细胞样的小细胞,有些则可见成熟的神经节细胞。

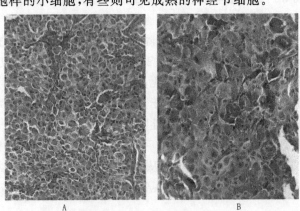

图 5-28　嗜铬细胞瘤(1)

光镜下形态:A.瘤细胞为圆形或多角形,胞质丰富;B.瘤细胞为大多角形核异型性明显

电镜:瘤细胞核呈圆形或卵圆形,有的则核形极不规则,有核内假包涵体。核仁明显,呈岩石或线团样。胞质内有丰富的细胞器如大量线粒体、丰富的粗面和光面内质网、核糖体和溶酶体等,高尔基体较发达。胞质内有不等量的神经分泌颗粒,其形态与正常髓质嗜铬细胞的分泌颗粒相似。分泌肾上腺素的颗粒直径 50～500 nm,形态不规则,除圆形和卵圆形外还有棍棒形、哑铃

形或逗点形等。分泌颗粒核心电子密度高,界膜与核心之间的空晕窄。分泌去甲肾上腺素的颗粒大小较一致,直径 100～300 nm,呈圆形或卵圆形。核心电子密度高,均质或花心状。核心偏位,空晕很宽以致有的颗粒像鸟眼。同时分泌去甲肾上腺素和肾上腺素的嗜铬细胞瘤,上述两种不同的颗粒一般储存在不同的瘤细胞内,但亦有同一瘤细胞内含两种颗粒者。

免疫组化:主要是 CgA 强阳性,epinephrine、Syn 也可阳性,其他标记有 NSE、Leu7、Leu-en-kephalin、metenkepha-lin、somatostatin、calcitonin、VIP、ACTH 等,S-100 染色支柱细胞阳性(图 5-29),分子生物学技术检测出 CgA 和 CgB mRNA。

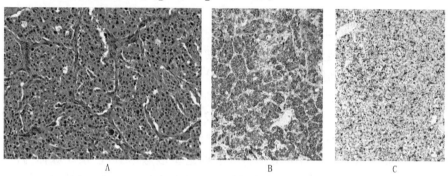

图 5-29 嗜铬细胞瘤(2)
A.光镜下瘤细胞排列成巢状,有薄壁血窦分隔;B.CgA 阳性;C.S-100 阳性的支持细胞

家族性嗜铬细胞瘤发病年龄早,双侧性多见(可高达 70%)。每一家族中发生嗜铬细胞瘤的患者的年龄和部位常常相同。这是一种常染色体显性遗传伴很高的外显率。由于有此遗传背景,所以家族性嗜铬细胞瘤常合并一些遗传基因缺陷病如 von Hippel-Lindau 病、神经纤维瘤病和脊髓发育异常等,亦合并其他内分泌肿瘤如甲状腺髓样癌、甲状旁腺增生或腺瘤,三者构成 MEN 2 型。

嗜铬细胞瘤的良恶性单从形态上不能鉴别,良性瘤中常可见显著的核异型性、瘤巨细胞,甚至奇形怪状核的细胞。另一些肿瘤的细胞形态规则,核分裂少甚至没有,这种形态上"良性"的肿瘤却可发生转移,至于包膜浸润或侵入血管亦不能成为诊断恶性嗜铬细胞瘤的可靠指标,只有广泛浸润邻近脏器与组织以及在正常没有嗜铬组织的器官或组织内发生转移瘤才能诊断为恶性嗜铬细胞瘤。近年有不少学者从形态、tenascin、Ki-67 指数、DNA 倍体等多方面探讨,试图找出可鉴别良恶性的指标。如 Salmenkivi 等研究结果显示恶性嗜铬细胞瘤 tenascin 免疫组化中-强阳性,良性则为弱阳性;Elder 等认为 Ki-67 指数和人端粒酶反转录酶(hTERT)表达对鉴别良恶性有意义。我们的研究结果认为 Ki-67 指数>3%,非整倍体,核分裂>1/10HPF 伴或不伴融合性凝固性坏死,这类肿瘤有很高的恶性潜能。由于嗜铬细胞瘤可多发,这些多发瘤可从在体内分布很广的嗜铬组织和副神经节发生,所以要确诊为转移瘤一定要先除外多发瘤。恶性嗜铬细胞瘤的发生率为 10%,但肾上腺外嗜铬细胞瘤的恶性率可高达 30%或更高。常见的转移部位为淋巴结、肝、肺和骨等。

嗜铬细胞瘤周围的脂肪常呈棕色脂肪性变,即脂肪组织像胚胎或冬眠动物的脂肪组织。据认为这是由于儿茶酚胺的溶脂作用所致。

遗传学:1p、3q、17p 和 22 丢失在散发性和家族性嗜铬细胞瘤中均较多见,1p 上至少有 3 个对嗜铬细胞瘤发生有关的暂定的抑癌基因位点。Dannenberg 等用 CGH 分析 29 例肾上腺和肾上腺外嗜铬细胞瘤,最常见的位点丢失依次为 1p11-p32、3q、6q、3p、17p、11q,最常见的位点增多为 9q 和 17q。6q 和 17p 的丢失与嗜铬细胞瘤的恶性进展密切相关。

鉴别诊断:有功能的嗜铬细胞瘤的诊断不困难。有少数功能不明显(只分泌多巴胺的肿瘤)与肾上腺皮质肿瘤、软组织腺泡状肉瘤、肾细胞癌等鉴别会有一定困难。电镜及免疫组化有一定帮助。嗜铬细胞瘤电镜下有典型的神经分泌颗粒,免疫组化显示 CgA 强阳性,Syn、NSE、CD15 阳性。皮质肿瘤 Syn、D11、α-inhibin 和 melan A 阳性,NSE 部分阳性;肾细胞癌 CK、EMA 和 vimentin阳性;软组织腺泡状肉瘤 PAS 染色胞质内有晶状体样物,肌源性标记为阳性。

(二)副节瘤

副神经节包括颈动脉体、主动脉肺动脉体、颈静脉鼓室、迷走神经体、喉和散在于身体其他部位的副神经节。副神经节与副交感神经系统有密切关系,对血氧和二氧化碳张力的变异起反应,因此参与调节呼吸功能。颈动脉体位于颈总动脉分叉处的颈内动脉远端,通常是一个界限清楚的卵圆形结节,有时可含 2~4 个分散的部分。主动脉肺动脉体的界限不清,可位于动脉导管与主动脉弓之间、沿肺动脉主干、位于无名动脉根部或位于主动脉弓降部的前侧面。颈静脉鼓室副神经节分散在颈静脉球圆顶的外膜内,由数个小球组成。迷走神经体位于迷走神经的外膜内。喉副神经节散在分布于喉附近。各处的副神经节的组织形态相似,以颈动脉体为例,包膜不完整,从包膜发现纤维条索(小梁)将颈动脉体分隔成小叶和细胞巢。细胞为圆形或卵圆形或上皮样。胞质丰富,核圆,染色深,位于细胞中央,纤维小梁中除血管外有丰富的神经纤维。

副神经节发生的肿瘤(副节瘤)一般均以解剖部位命名如颈动脉体副节瘤。副节瘤一般无症状,约 1‰副节瘤可分泌儿茶酚胺或儿茶酚胺合成酶从而产生嗜铬细胞瘤样的临床症状。

1.颈动脉体副节瘤

副节瘤中以颈动脉体副节瘤最多见。各年龄段均能发生,最小 3 个月,但多数为 40~50 岁。女性稍多见。散发病例中 3‰~8‰为双侧性,而有家庭史的病例中 38‰为双侧性。多数颈动脉体副节瘤最大径 3~6 cm,亦有>20 cm 者。肿瘤界限清楚,可有假包膜。瘤细胞卵圆或多角形,较正常大。核可有异型性,但核分裂罕见。瘤细胞排列成巢(细胞球)、索或腺泡状。巢索之间有丰富的血窦(图 5-30),间质可硬化或血窦显著扩张而出血。恶性肿瘤发病率为 1‰~10‰,可转移至淋巴结、骨、肺、肝等。免疫组化示瘤细胞 CgA 强阳性,支持细胞 S-100 阳性。

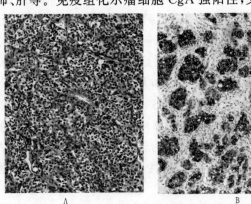

图 5-30　**颈动脉体副节瘤**

A.瘤细胞排列成巢(细胞球),有丰富的血窦分隔;B.CgA 阳性

2.颈静脉鼓室副节瘤

位于颅底和中耳,肿瘤体积小。解剖部位较清楚者有时可分为颈静脉副节瘤(位于颅底,与颈静脉外膜紧密相连)和鼓室副节瘤(位于中耳)。当肿瘤很大,不能分清解剖部位,则统称为"颈静脉鼓室副节瘤"。肿瘤可沿骨裂缝、裂隙和孔扩散,并侵犯骨质。

3.迷走副节瘤

由位于迷走神经头部(嘴部)的副神经节发生。肿瘤常靠近结状神经节,形态与颈动脉体副节瘤同。

4.喉副节瘤

由与喉相关的播散的副神经节发生,形态与颈动脉体副节瘤同。

5.主动脉肺副节瘤

由位于心底部与大血管相关的播散的副神经节发生。可分为心脏和心外副节瘤。这些肿瘤的相当一部分可功能活跃,分泌过量的儿茶酚胺而产生嗜铬细胞瘤样临床症状,这些肿瘤可能发生于功能活跃的主动脉肺副神经节。

其他少见部位副节瘤有眼眶、翼状窝、鼻咽、食管、气管、甲状腺、涎腺、口腔等。

遗传学:家族型和散发性副节瘤均可检出 11q22-23 和 11q13 LOH。相当部分副节瘤表达 RET,但无 RET 突变。

(三)神经母细胞瘤和神经节瘤

神经母细胞瘤和神经节瘤是一组来自神经母细胞的肿瘤,包括神经母细胞瘤、节细胞神经母细胞瘤和神经节瘤,它们与嗜铬细胞瘤均来自交感神经原细胞。神经母细胞瘤是这组中最不成熟和最恶性的肿瘤,神经节瘤是分化成熟的良性肿瘤,节细胞神经母细胞瘤则是从神经母细胞瘤向神经节瘤分化过程中的中间阶段。这三种肿瘤都能分泌儿茶酚胺和它的产物如去甲肾上腺素、香草扁桃酸(vanilmandelic acid,VMA)、多巴胺、高香草酸(homovanillic acid,HVA)和多巴。尿内多巴胺和 HVA 排出量的增加是神经母细胞瘤的特征。神经母细胞瘤本身含很小量的儿茶酚胺,而且所分泌的儿茶酚胺在肿瘤内很快代谢,故多数神经母细胞瘤患者无高血压的症状和体征。

1.神经母细胞瘤

神经母细胞瘤好发于婴幼儿,80%为 5 岁以下,35%为 2 岁以下。少数亦可发生于青少年或成人。成人年龄高峰 20～40 岁,最大者 70 岁以上。年龄与预后有密切关系,1 岁以下的患儿较 1 岁以上者预后好。神经母细胞瘤、Wilms 瘤、胶质瘤和白血病是儿童期主要的肿瘤。部分神经母细胞瘤有家族史。

神经母细胞瘤的好发部位为肾上腺髓质和腹膜后,占 50%～80%;其次为后纵隔脊椎旁、盆腔、颈部和下腹部交感神经链;偶尔亦可见于后颅凹或其他部位。

大体:肿瘤软,分叶状,有完整或不完整的包膜。重量多数为 80～150 g,亦有＜10 g 者。切面灰红色。大肿瘤常有出血、坏死和/或钙化。

光镜:瘤组织由弥漫成片或片块状排列的淋巴细胞样细胞构成。瘤细胞呈圆形、卵圆形或短梭形。核深染。胞质极少。多数肿瘤中可找到假菊形团,假菊形团中央为纤细的神经纤维微丝。

电镜:瘤细胞细胞器极少。神经分泌颗粒小的直径 90～160 nm,大的 250～550 nm,细胞突起内含微丝和神经小管,有像突触样的结构和连接复合器。假菊形团中央的微丝直径约 10 nm。

神经母细胞瘤的转移发生得早而广泛。除局部浸润和局部淋巴结转移外,主要是由血行转移至肝、肺、骨和骨髓内播散。骨转移可呈溶骨性改变或伴新骨形成，以致 X 线下病变骨呈毛刺状或洋葱皮样。

肾上腺神经母细胞瘤的预后比肾上腺外的差。分子生物学技术检测有 *N-myc* 癌基因表达者预后差。

一部分神经母细胞瘤及其转移灶可分化成神经节神经母细胞瘤或神经节瘤。1%～2% 的神经母细胞瘤可自行消退。

鉴别诊断：主要与其他小细胞恶性肿瘤如淋巴瘤、Ewing/PNET 瘤、小细胞未分化癌和胚胎性横纹肌肉瘤鉴别。

电镜：有神经分泌颗粒和神经小管。

免疫组化：NF、Syn、NSE 及 CgA 阳性。

2.神经节神经母细胞瘤

神经节神经母细胞瘤是罕见的恶性肿瘤。约 1/3 发生于肾上腺，其余可位于腹膜后、纵隔和其他部位。多见于年龄较大的儿童和成人。镜下特点为由未分化神经母细胞、假菊形团、神经纤维和神经节细胞混合而成。神经节细胞越多预后越好。免疫组织化学 CgA、Syn、NSE、NF 及 S-100 阳性。

3.神经节瘤

神经节瘤是良性肿瘤。儿童和成人都能发生。最常见的部位为后纵隔和腹膜后，其他部位有肾上腺和有交感神经链处，亦可发生于消化道、子宫、卵巢和皮肤。神经节瘤可分泌过量儿茶酚胺而导致高血压。肿瘤为圆形，有包膜，质实。切面灰白色波纹状，可有散在的钙化和黏液性变区。

光镜：为无髓鞘的神经纤维中有成片或散在分化成熟的神经节细胞。

电镜：神经节细胞核大，核仁明显。胞质内含丰富的细胞器。有大量形态不一的线粒体、粗面内质网和扩张的光面内质网，高尔基体发达。神经分泌颗粒直径 100～700 nm。

免疫组化：S-100 和 NSE 阳性。

(四)组合性嗜铬细胞瘤/副节瘤

组合性嗜铬细胞瘤/副节瘤指由嗜铬细胞瘤或副节瘤与神经母细胞瘤系列肿瘤或外周神经鞘瘤组合而成的肿瘤。

三、肾上腺其他肿瘤

(一)髓脂肪瘤

髓脂肪瘤为肾上腺少见的良性肿瘤，由成熟的脂肪组织和造血组织构成。大部分为无功能性，近年来有少数功能性髓脂肪瘤的报道。症状有气短、腹痛、血尿、性激素分泌过多综合征或库欣综合征等。肿瘤大小差别很大，从显微镜下可见到直径 20 cm 或更大。肿瘤呈圆形。质软。常无包膜，但与残留的肾上腺组织界限清楚。切面红黄相间，红色区为造血组织，黄色区为脂肪组织。大肿瘤常有出血、钙化或骨化。

(二)肾上腺间叶组织肿瘤

间叶组织来源的肿瘤有血管瘤和血管肉瘤、淋巴管瘤、神经纤维瘤、神经鞘瘤、脂肪瘤、平滑肌瘤和平滑肌肉瘤等。

（三）淋巴瘤

除非洲 Burkitt 淋巴瘤常侵犯肾上腺外，肾上腺的原发和继发的淋巴瘤均罕见，继发淋巴瘤主要为非霍奇金淋巴瘤和浆细胞瘤。

（四）转移瘤

晚期肿瘤全身播散时可累及肾上腺，常见的转移癌来自肺、乳腺、胃和结肠，其他有皮肤黑色素瘤。肾上腺转移瘤因无症状，多数为尸检时偶然发现；仅少数因发生剧痛而手术。

（张丽娜）

第五节　多发性内分泌腺肿瘤

多发性内分泌腺肿瘤（multiple endocrine neoplasia，MEN）是指患者的数个内分泌器官均有病变如增生、腺瘤或癌。MEN 是一独特的临床综合征。研究 MEN 患者及其家族，发现大多数患者家族的其他成员有类似的内分泌腺病变。1954 年，Wermer 提出家族内这类患者聚集是单个染色体基因突变后按显性方式传递的结果。对患者的有关家族进行早期和定期检查，以期在某些癌转移之前，或某些功能性腺瘤产生不良影响之前，发现新的 MEN 家族成员是治疗 MEN 的有效措施。

一、MEN 1 型

MEN 1 型（简称 MEN 1）是由 *MEN 1* 基因（11q13）种系突变所致，其主要病变为甲状旁腺增生或腺瘤、胰腺内分泌肿瘤和垂体腺瘤。胰腺和垂体肿瘤可以是功能性或无功能性。除上述外，近来越来越多的患者还发生支气管或十二指肠类癌以及皮下或内脏脂肪瘤。有的患者还合并肾上腺皮质增生或腺瘤，以及甲状腺肿或腺瘤。这些肾上腺皮质和甲状腺病变在常规尸检中亦很常见，因此可能与基因突变无关。MEN 1 各内分泌腺病变的临床表现不一，但总是以甲状旁腺功能亢进为主要症状。一组 122 例 MEN 1 中 97％主要症状为甲旁亢。

（一）甲状旁腺功能亢进

10％～15％原发性甲旁亢有家族史。这些患者大多数属于 MEN 1 或 MEN 2。许多 MEN 1 家族成员在接受检查时，他们唯一内分泌异常为甲旁亢。MEN 1 中 80％以上的甲旁亢是由甲状旁腺增生或多发腺瘤引起的。多数学者认为增生（弥漫性或结节状）是 MEN 1 甲旁亢的主要病变，真正腺瘤可能是从增生基础上发生的。

（二）胰腺内分泌肿瘤

这些肿瘤多数为功能性，主要分泌胃泌素或胰岛素。有些肿瘤分泌高血糖素或胰多肽，另一些可分泌异位激素如 ACTH 或降钙素等。免疫组化显示多数肿瘤含有多种激素分泌的细胞，但临床症状常以一种激素为主。胰腺内分泌肿瘤为多中心性。

1.胃泌素瘤

MEN 1 的胰腺内分泌肿瘤中约 2/3 为胃泌素瘤，其临床特点和过程与散发性的胃泌素瘤同。有些经家族普查检出的 MEN 1 患者可有无症状性高胃泌素血症。胃泌素瘤不管是散发性还是 MEN 1 的一个组成，其原发瘤多数为多发性，只是 MEN 1 中胃泌素瘤的多发性频率更高，可达70%；MEN 1胃泌素瘤的侵袭性生长及转移率略低于散发性，前者为40%，后者为50%～70%。MEN 1胃泌素瘤的部位为胰腺或十二指肠壁。胃泌素瘤所引起的反复发作的消化性溃疡的并发症如溃疡穿孔或出血是MEN 1患者死亡的主要原因之一。

2.胰岛素瘤

胰岛素瘤约占MEN 1胰腺内分泌肿瘤的1/3。大约10%MEN 1胰腺内分泌肿瘤同时有胃泌素瘤和胰岛素瘤。临床上可出现高胃泌素血症和高胰岛素血症。这些肿瘤亦可相继发生。75%～90%MEN 1患者有多发的胰岛素瘤，而一般散发性胰岛素瘤仅10%为多发性。有些患者有弥漫性胰腺B细胞增生。MEN 1胰岛素瘤的恶性率为5%～15%，略高于散发性胰岛素瘤。

3.其他胰腺内分泌肿瘤

虽然不少，MEN 1患者血中高血糖素水平升高，但仅少数患者有高血糖素瘤。患高血糖素瘤的MEN 1患者没有像散发性患者那种典型的皮疹、舌炎或口炎等。一些患者唯一的临床表现为糖尿病。有些患者的高血糖是由于其他原因如生长激素或皮质醇分泌过多引起的，或由于原发性糖尿病。许多MEN 1患者血内胰多肽水平升高。胰多肽升高可能是由于PP细胞增生而非肿瘤；此外，患胰腺其他功能性肿瘤如胃泌素瘤或胰岛素瘤时血内胰多肽亦可升高。

（三）垂体腺瘤

MEN 1中垂体腺瘤的发病率为50%～60%，但真正的发病率可能要高得多。MEN 1垂体腺瘤的症状与散发性同，主要取决于肿瘤大小和分泌状态。MEN 1垂体腺瘤中以催乳素细胞腺瘤最多见，其次为生长激素细胞腺瘤。促肾上腺皮质激素细胞腺瘤最少见。

（四）其他内分泌异常

25%～40%MEN 1患者有肾上腺皮质增生或腺瘤，但很少出现血内糖皮质激素或盐皮质激素增高。少数MEN 1患者出现库欣综合征，综合征是由于垂体分泌过多ACTH或由于异位肿瘤分泌ACTH的结果，因此MEN 1患者的肾上腺病变不是基因突变的结果。

（五）类癌

5%～9%MEN 1患者可发生类癌，主要部位在支气管、胃、十二指肠和胸腺。良恶性均能发生。虽然患者尿内5-羟吲哚乙酸(5-hydroxyindoleacetic acid,5H IAA)可增高，但很少出现典型的类癌综合征。除5-羟色胺外，MEN 1类癌还可分泌降钙素和ACTH等异位激素。

（六）非内分泌肿瘤

许多MEN 1患者发生皮下多发性脂肪瘤，偶尔内脏脂肪瘤，多数人认为这亦是基因突变的结果。其他如胃肠道腺瘤等则可能是偶合。

MEN 1患者死亡的原因除消化性溃疡穿孔出血外尚有甲旁亢危象、低血糖昏迷、垂体瘤、感染和恶病质等。

二、MEN 2型

MEN 2型分为2A和2B，MEN2是由RET基因(10q11.2)种系突变所致。

（一）MEN 2A型

主要病变为甲状腺髓样癌、嗜铬细胞瘤和甲状旁腺腺瘤或增生。1961年，Sipple发现甲状腺髓样癌患者中嗜铬细胞瘤的发病率较一般人群高14倍。1962年，Cushman首先注意到此综合征的家族性，他报道一家族患有甲状腺髓样癌和嗜铬细胞瘤。1968年，Steiner等提出了

MEN 2 型(MEN 2A)这一名称以区别于 MEN 1 型(MEN 1)。甲状腺髓样癌是 MEN 2A 的标志,所有受累家族均有甲状腺髓样癌。50%的家族以嗜铬细胞瘤为主要症状。40%～80%患者进行甲状旁腺探查可查见腺瘤或增生,但仅一小部分出现高钙血症。MEN 2A 的嗜铬细胞瘤、甲状腺髓样癌和甲状旁腺腺瘤多数为多发中心,而且肿瘤发生前有肾上腺髓质增生。MEN 2A 亦为常染色体显性突变。

1.甲状腺髓样癌

甲状腺髓样癌除分泌降钙素外还能分泌其他生物活性物质和酶如 L-多巴脱羧酶、Katacalein(一种从降钙素前身裂解下来的非降钙素肽)、CEA、5-羟色胺、前列腺素、ACTH、组织胺酶和 P 物质等。甲状腺髓样癌引起的死亡主要是肿瘤广泛扩散所致。

2.嗜铬细胞瘤

MEN 2A 患者的嗜铬细胞瘤 60%～70%为双侧性,肾上腺外嗜铬细胞瘤罕见。MEN 2A 嗜铬细胞瘤发生前常有双侧肾上腺髓质增生,弥漫增生的髓质伸展至肾上腺的体、尾部和两翼,使该处皮髓质比例下降。MEN 2A 嗜铬细胞瘤所产生的临床症状亦随患者而异,有的症状典型而且严重,有的则很轻甚至无症状。

3.甲状旁腺功能亢进

MEN 2A 患者伴甲状旁腺增生者 50%～70%血钙正常而且血内 PTH 水平亦正常,所以不少MEN 2A患者的甲状旁腺病变是在作甲状腺髓样癌手术时才发现。MEN 2A 甲状旁腺增生有人认为是降钙素刺激的结果,但 MEN 2A 患者亦有只有髓样癌而无甲状旁腺增生或腺瘤者。

(二)MEN 2B 型

MEN 2B 型 主要病变为甲状腺髓样癌、嗜铬细胞瘤、黏膜神经瘤和胃肠道神经节瘤,Marfanoid 体型和/或有髓角膜神经纤维。患者有典型的脸部和骨骼改变。MEN 2B 虽然亦是常染色体显性遗传,但约半数患者无家族史,这可能代表一种新的突变。

1.甲状腺髓样癌和嗜铬细胞瘤

MEN 2B 甲状腺髓样癌常在儿童或青少年时发生,而 MEN 2A 甲状腺髓样癌则好发于中老年。有报道 MEN 2B 甲状腺髓样癌年龄最小的患者为 15 个月。一个 3 岁儿童的髓样癌诊断时已发生转移。患者平均年龄 20 岁。MEN 2B 甲状腺 C 细胞增生较 MEN 2A 少见。MEN 2B 的嗜铬细胞瘤的发病率与 MEN 2A 同。由于 MEN 2B 甲状腺髓样癌恶性度高,所以因嗜铬细胞瘤死亡者少。

2.黏膜神经瘤和胃肠道神经节瘤

主要累及唇和舌,其他部位有颊、龈、鼻、结合膜和喉黏膜,亦可发生于消化道、胰、阑尾和胆囊等处。肿瘤呈黄白色或粉色结节。患者唇增大、外翻、嘴唇张开,形成典型的 MEN 2B 型脸,睑板的神经瘤使眼睑增厚、结节状和外翻。胃肠道神经节瘤由黏膜下层和肌内神经丛中增生的神经节细胞和施万细胞构成。主要症状为便秘,有时可合并毒性巨结肠和结肠憩室等。如累及食管和胃则可出现吞咽困难、呕吐和胃内容滞留等。

3.肌肉骨骼异常

患者可呈 Marfan 样虚弱体型,细长指(趾)、关节松弛、高的弓形腭、臂距增大、鸡胸或凹陷胸、脊柱侧凸、弓形足或畸形足等。

MEN 1 和 MEN 2 可重叠,例如患者有嗜铬细胞瘤或甲状腺髓样癌同时又有类癌,有的患者患垂体腺瘤(肢端巨大症)和嗜铬细胞瘤,有的患垂体腺瘤、嗜铬细胞瘤和甲状旁腺增生。这些重叠病例无常染色体显性遗传的迹象。

近年发现一些患者患嗜铬细胞瘤和无功能胰腺内分泌肿瘤。这类患者有常染色体显性突变迹象，患者都较年轻。嗜铬细胞瘤和胰腺肿瘤都为多发中心，这类患者称 MEN 混合型。

遗传学：*MEN1* 基因位于染色体 11q13。*MEN1* 基因含 10 个外显子，编码蛋白 Menin（610 氨基酸）。Menin 是一个核蛋白，它调节细胞周期。Menin 在细胞内的位置取决于细胞周期，间期时位于核内，细胞分裂后立即转移至胞质内，MEN 1 型患者的大多数肿瘤均有 11q13 的 LOH。MEN2 是由 *RET* 原癌基因 10q11.2 种系突变所致，*RET* 基因含 21 个外显子，编码一跨膜受体酪氨酸激酶有 3 个蛋白 isoforms 分别含 1 072、1 106 和 1 114 氨基酸。大多数 MEN 2A 患者 RET 的细胞外区（域）半胱氨酸基因突变（密码子 609、611、618、620 和 634），并与出现嗜铬细胞瘤和副甲亢密切相关。绝大多数 MEN 2B 伴 RET 细胞内区密码子 918 或 883 密变。

（张丽娜）

第六章 女性生殖系统肿瘤的病理诊断

第一节 外 阴 肿 瘤

一、表皮内肿瘤（vulvar intraepithelial neoplasia，VIN）

外阴表皮内肿瘤是指外阴鳞状上皮不典型增生-原位癌病变的系列连续过程，包括了以往称谓的"鲍温氏病""Queyrat红斑"及"单纯型原位鳞癌"病变。实际上所谓"鲍温样丘疹病"和"Queyrat红斑"都是临床诊断名词，尽管病变常见于妊娠或产后妇女，呈多发性、细胞异型性轻微并可以自行退缩，但在组织形态上很难与VIN鉴别，不推荐作为病理的诊断名词。

VIN的组织形态特点是表皮的极向消失，细胞核有异型性，发生于表皮的不同层面。按病变层面不同，从下向上分为VIN Ⅰ、Ⅱ、Ⅲ，病变可以累及皮肤附属器。发展为浸润癌的概率约为10%。部分外阴表皮内肿瘤同时合并宫颈和/或阴道的表皮内肿瘤或癌，呈下生殖道的多中心性病变，通常与HPV感染相关。

病理形态：外阴表皮内肿瘤有4种组织学类型，即经典型、基底样型（图6-1）、湿疣样型（图6-2）、单纯或分化型。前3型组织形态有重叠或同时并存，又被称作"混合型"或合并为"未分化型或经典型"；形态诊断的关键是基底细胞有异型性，与HPV感染有关。病变可以累及皮肤附件，类似于宫颈病变的累腺。基底样型是异型的基底或基底旁细胞向上扩展，可达全层，病变通常扁平而不形成乳头状；有的似鲍温样，瘤细胞核大，胞质少，细胞界限不清楚，可见核分裂，表层有少数挖空细胞；此型常与外阴基底细胞样鳞癌移行。湿疣样型是异型的基底或基底旁细胞向上扩展的同时，表面伴有外生乳头状湿疣病变；可发展为外阴湿疣样鳞癌。免疫组化p16和Ki-67强而弥漫表达。

需要注意的是，经典型VIN可以累及皮肤附件，若又同时组织横切时，可以形成好像浸润的图像，这种似乎浸润的区域通常是多灶分布，基底部圆钝，由与表面VIN上皮类似的基底样细胞构成，包绕以基底膜样物质。真性的早期浸润轮廓不规则，胞质嗜酸性、细胞核空泡状而不保留基底细胞样特征；周围浸润的淋巴细胞没有意义，因为VIN累及附件同样也可伴有淋巴细胞浸润。早期浸润的过度诊断可能导致没有必要的淋巴结清扫，因为外阴癌＞1 mm的浸润深度时需要进一步清扫淋巴结。

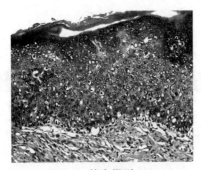

图 6-1　基底样型 VIN
由异型的基底或旁基底细胞向上扩展形成（HE）

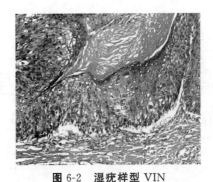

图 6-2　湿疣样型 VIN
异型的基底或旁基底细胞向上扩展的同时，表皮有挖空细胞（HE）

与以上"未分化型或经典型"相对应的是"分化型或单纯型"VIN，最少见，有时与硬化性苔藓伴随，又被称作"分化性或单纯性原位癌"。硬化性苔藓的病例一定要注意观察是否合并有此型 VIN，以提示临床密切随诊。病变的特点是基底和/或旁基底细胞有轻微异型性，表现为细胞密集、细胞核深染异型（图 6-3）或出现单个或小簇细胞，胞质丰富嗜酸性即胞质成熟而细胞核异型，又称不良角化（逆向成熟）；有时虽然核的大小较均匀，但发空、染色质较粗或有明显核仁。典型的形态是上皮脚增粗分支并逆向成熟，在其内出现角化珠（图 6-4）。正常基底细胞 p53 表达弱阳性，分化型 VIN 时表达强度增加，比例增多。此型 VIN 见于角化型鳞癌的癌周上皮，形态上虽然分化好，异常细胞仅位于底层而不是全层，但在分级上属于高级别上皮内病变（HSIL）。

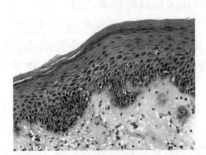

图 6-3　硬化性苔藓伴分化型 VIN
患者 68 岁，局部切除病灶。镜下除硬化性苔藓外，上皮的基底和旁基底细胞密集，有异型性和核分裂（HE）

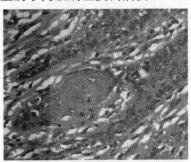

图 6-4　分化型 VIN
特点是细胞分化好，有不良角化，在上皮脚内出现角化珠（HE）

二、恶性肿瘤

（一）鳞状细胞癌

鳞状细胞癌占外阴恶性肿瘤的 $80\%\sim90\%$。可由上皮内肿瘤发展而来，但多数是直接发生。最常见的症状是局部瘙痒，多位于大阴唇，也可在小阴唇、会阴、阴阜，约 10% 发生在阴蒂。目前按肿瘤是否与 HPV 相关分为两大类。大多数外阴鳞癌病因不明，多见于老年妇女（平均 63.3 岁），组织学为典型鳞癌。少数外阴鳞癌（35%）与 HPV 感染有关，被称作 HPV 相关外阴鳞癌。后者见于较年轻妇女（平均47.8 岁），癌旁常伴有 VIN 病变，有的可同时或先后伴有下生殖道其他部位的多中心性鳞状上皮肿瘤；手术治疗后复发率较高（4/13 例），但淋巴结转移率低（0/13 例），再次手术后效果较好；组织类型为 Bowen 样或湿疣样癌。

病理形态：大体呈实性结节状、疣状或形成边缘僵硬隆起的溃疡。

1.典型鳞癌

典型鳞癌又称角化鳞癌,分高、中、低分化。高分化者以大小不等的鳞状细胞巢为特点,表面常覆以大致正常的鳞状上皮。细胞巢略呈圆形,常可见桥粒结构;巢中心有角化株,有时呈洋葱皮样,几乎取代整个细胞巢。中分化者的细胞巢内角化物较少,细胞分化略不成熟。低分化肿瘤的细胞呈实性片状、梁索状、小簇状分布,异型性明显,角化很少。癌周上皮可见分化型 VIN、硬化性苔藓、上皮增生或萎缩等改变,但亦可正常无变化。

2.与 HPV 相关的鳞癌

与 HPV 相关的鳞癌主要为 Bowen 样或湿疣样癌(图 6-5、图 6-6)。肿瘤表面为平坦、钝圆或毛刺样突起的乳头结构,乳头由角化过度的鳞状上皮和纤维血管轴心构成。瘤细胞巢内常见单细胞角化、角化株或大的轮状角化物;细胞异型性明显,有挖空细胞、双核或多核细胞。肿瘤基底部不规则插入周围组织。

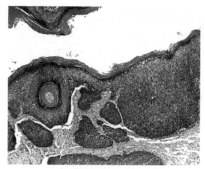

图 6-5 外阴 Bowen 样癌

表面由异型的基底或旁基底样细胞构成(HE)

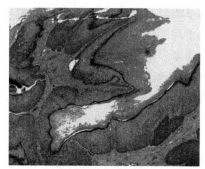

图 6-6 湿疣样癌

表面毛刺状突起的乳头由角化过度的鳞状上皮和纤维血管轴心构成(HE)

(二)疣状癌

此型癌多见于绝经后妇女,阴道、宫颈及子宫也可发生,多数与 HPV 感染无关。

病理形态:大体上肿瘤体积较大,呈菜花样外生性,不同于尖锐湿疣之处在于基底较固定,表面常有溃疡。镜下:鳞状上皮呈宽带状延伸并形成乳头状生长,乳头的表面有角化过度和角化不全,纤维血管轴心纤细。鳞状上皮分化成熟,棘细胞层明显增厚,仅基底部可有轻微异型性。基底部上皮脚粗大,呈球状或棍棒样挤压、推入上皮下间质(图 6-7)。小活检取材浅表,诊断需结合临床大体所见。

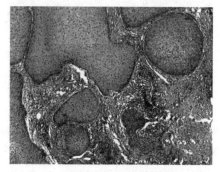

图 6-7 疣状癌

细胞分化成熟,上皮脚粗大,呈球状或棍棒样挤压或推入间质(HE)

鉴别诊断：主要与尖锐湿疣或湿疣样鳞癌鉴别。疣状癌的特点如下。①体积较大，为孤立结节，表面有坏死及溃疡；而湿疣体积小，常多发。②乳头较细长，血管结缔组织轴心较纤细。③上皮分化成熟，仅基底部有轻微异型性；而湿疣样鳞癌的异型性明显，挖空细胞易见。④上皮脚向下呈压入和推移性生长，而湿疣样鳞癌是插入性浸润，并形成"角化珠"。临床上的所谓的"巨大湿疣"这一名词，目前仍有争议；其病理形态则可能为不典型尖锐湿疣、疣状癌或湿疣样鳞癌。

慢性非特异性炎或其他原因引起的"假上皮瘤样增生"，表面无明显疣状及乳头状突起，上皮内炎症水肿明显。高分化鳞癌的上皮脚不呈球状，而呈小团状、舌状或条索状浸润，异型性明显。

疣状癌切除不彻底可以复发，但很少转移；经局部手术完整切除病变治疗后的 5 年生存率为 94%。

(三)基底细胞癌

基底细胞癌见于老年妇女(70~80 岁)，生长缓慢，与 HPV 不相关。镜下特征是瘤细胞巢边缘细胞呈栅栏状排列，形态同其他部位皮肤基底细胞癌。若出现鳞状分化，则称"鳞状基底细胞癌"；若出现腺样结构，就称"腺样基底细胞癌"；如含有大量色素可称"色素性基底细胞癌"。

腺样基底细胞癌与腺样囊性癌的区别是，肿瘤更实性而无含嗜酸性物质的小囊腔。与 VIN，特别是基底细胞样 VIN 的区别是本病变没有异型性。

此癌局部浸润，可多发中心并有卫星结节，需仔细检查切缘，切除不彻底可复发，但极少发生转移。

(四)外阴腺癌

外阴的原发性腺癌罕见，可以来源于皮肤附件、乳腺样组织、小前庭腺、尿道旁腺、巴氏腺或其他异位组织如子宫内膜异位或泄殖腔残余等。诊断时要结合肿瘤的部位，并注意除外转移性。

1.前庭大腺癌

前庭大腺癌又称巴氏腺癌。临床多见于中老年妇女，表现为大阴唇后部的深在肿块，但有局部手术或外伤史的患者肿瘤部位可以不典型。组织学类型可以是分泌黏液的腺癌(约 40%)、鳞癌(约 40%)、腺样囊性癌、移行细胞癌、神经内分泌癌、未分化癌、混合型癌(图 6-8)等，有的可有乳头形成。其中腺样囊性癌的预后好于其他组织类型，鳞癌的预后也相对较好，腺癌有一定的淋巴结转移概率。肿瘤内常有残留的巴氏腺导管或腺泡可提示诊断。

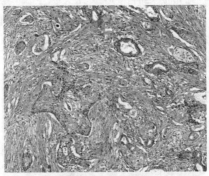

图 6-8　巴氏腺癌

患者 47 岁，发现外阴阴道口旁肿物 1 个月余，皮肤无红肿破溃，肿物
直径约 4 cm，界清、活动。镜下为鳞癌和黏液腺癌分化(HE)

在治疗上除了完整切除肿瘤外，还应探查双侧腹股沟淋巴结和辅助放疗。其中腹股沟淋巴结阳性者盆腔淋巴结转移的概率为 20%。有学者研究 36 例材料，其中鳞癌、腺癌、腺样囊性癌

和腺鳞癌的发生分别为 27 例、6 例、2 例和 1 例;整体的淋巴结转移率为 47%,但这些病例的 5 年生存率仍为 77%。

2.其他类型腺癌

其他类型腺癌主要包括乳腺、汗腺、小前庭腺等来源的各型腺癌、腺样囊性癌、黏液表皮样癌等。其中尿道旁腺来源的腺癌免疫组化前列腺抗原 PSA 阳性。

原发肠型腺癌可以见于宫颈、阴道或外阴,罕见。形态上除癌之外,常伴有腺瘤、腺病或肠化的上皮,但并不是没有这些伴随成分就一定不是原发癌,如原发宫颈肠型腺癌。来自一穴肛残留的肠型腺癌可见于外阴后联合阴道入口处(图 6-9),因其胚胎残留组织多位于阴道后壁及直肠前壁;诊断时需与转移性肠癌鉴别。

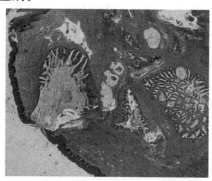

图 6-9　外阴肠型腺癌

患者 62 岁,2007 年发现外阴后联合阴道口旁小结节,疑为巴氏囊肿观察。2013 年 1 月因肿大流脓手术。术后 3 个月检查,阴道直肠隔触及 4 cm 实性结节。图示镜下鳞状上皮黏膜下肠型腺癌(HE)

(五)外阴 Paget 病

外阴 Paget 病又称乳腺外 Paget 病,瘤细胞来自皮肤胚胎生发层的多潜能基底细胞;可与 VIN 同时存在。患者通常年长(平均 69 岁),术后复发率为 32%。与乳腺 Paget 病不同的是仅 20%~30% 的病例其下方同时伴有浸润性腺癌,这些腺癌可位于皮肤附件、巴氏腺、宫颈、泌尿道或肛门-直肠区。

病理形态:通常可以分为 3 种类型。

(1)Ⅰ型:最常见,是原发于皮肤的一型特殊外阴表皮内肿瘤或称表皮内腺癌,肿瘤细胞(Paget 细胞)来自皮肤附属腺,沿导管到达表皮;由于肉眼不易识别病变的边缘可导致手术切除不完整而复发,通常需要术中冷冻证实,临床完整切除病变(包括边缘和皮下组织)预后好。

(2)Ⅱ型:外阴表皮内腺癌(即Ⅰ型)伴有浸润(图 6-10),伴有浸润的病变,尤其是深度超过 1~3 mm 者,可转移至淋巴结。

(3)Ⅲ型:同时伴有原发性外阴皮肤或非皮肤腺癌如原位/浸润性直肠-肛门腺癌、宫颈腺癌或泌尿上皮肿瘤。

以上各型 Paget 病的皮肤的镜下形态与乳腺 Paget 病相似。Paget 细胞吞噬黑色素时应注意与"Paget 样黑色素瘤"鉴别,来源于泌尿上皮癌的 Paget 样细胞胞质不含黏液,免疫组化有助于鉴别。外阴 Paget 病还可与 VIN 伴随发生,可能同样来源于多潜能的表皮基底细胞。对病变的进一步组织学分型是提供临床选择合理治疗方案和预后估价的重要依据。

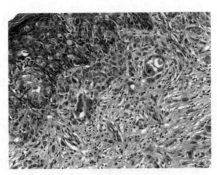

图 6-10 外阴 Paget 病

伴有间质浸润（HE）

(六)外阴皮肤 Merkel 细胞癌

Merkel 细胞癌是发生在黏膜皮肤的一种神经内分泌癌,临床高度恶性,通常 2～3 年死亡。很少发生在外阴,表现为老年妇女的真皮内结节。

镜下有 3 种类型:小梁型(类癌样)、中间型和小细胞型(燕麦细胞样)。可有腺样和鳞状分化,也可伴有 VIN 或浸润性鳞癌。肿瘤位于真皮,细胞小,排列成巢、小梁或弥漫成片,核分裂多见,呈浸润性生长,常见瘤栓。免疫组化低分子角蛋白呈细胞核周胞质点状阳性;神经内分泌标记如嗜铬粒蛋白 A、NSE、synaptophysin 均阳性,亦可显示其他肽类激素的免疫活性如 ACTH、生长激素释放抑制因子、降钙素等;但 S100 阴性。电镜下可找到神经分泌颗粒。病变可以同时伴有上皮内肿瘤或浸润性鳞癌成分,诊断时需除外转移性。外周神经外胚层肿瘤免疫组化 CD99 阳性可以与本瘤区别。

肿瘤常在一年内转移至淋巴结和之后的远处部位。

(七)外周神经外胚层肿瘤

有报道发生在儿童和生育年龄妇女的外阴。大体呈皮下或息肉样肿物。镜下瘤细胞小而一致,核分裂多见;细胞排列成多分叶状,有未分化区域、血窦样或小囊。

(八)外阴黑色素瘤

外阴黑色素瘤是继鳞癌之后的第二常见恶性肿瘤。发病年龄较其他部位的黑色素瘤长(高峰年龄大约 60 岁),但也可见于儿童和青年;多见于大阴唇、阴蒂、小阴唇。可以继发于色素痣恶变(约占 5%),但大多数是直接发生。病理特点及分型同皮肤黑色素瘤(略)。

三、其他少见肿瘤

主要包括各种间叶性(如血管、肌肉、脂肪、神经等)、巴氏腺、前庭腺、皮肤附属器及乳腺来源的少见良、恶性肿瘤。

(一)外阴侵袭性血管黏液瘤

外阴侵袭性血管黏液瘤是局部侵袭性肿瘤。多见于年轻妇女,也有发生在儿童的报道,高峰年龄40岁。主要位于外阴、阴道、会阴、腹股沟和盆腔软组织,与周围界限不清。

病理形态:肿瘤通常体积较大且边界不清,直径通常在 5～10 cm 或以上,质软似囊肿。切面呈胶冻状,均质柔软或灰白色质韧;有时肉眼可见黏液中的小血管,可以出血囊性变。镜下成片的疏松黏液样间质内有散在星芒状或小梭形细胞和少量胶原纤维(图 6-11);其中有少量散在及成群分布、直径大小不等、管壁厚薄不一的毛细血管和有肌壁的中型小动脉,有时可见红细胞外渗;这些肌性血管旁常见簇状小平滑肌细胞。肿瘤主体为小梭形或星芒状成纤维细胞和肌成纤维细胞,免疫组化显示这些黏液中的细胞 SMA、MSA、vimentin 阳性,CD34、ER、PR 也常阳性。肿瘤无坏死、异型性、核分裂。

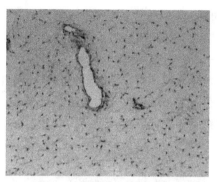

图 6-11 侵袭性血管黏液瘤
成片的黏液样间质内有散在星芒状或小梭形细胞,其中有少量血管(HE)

鉴别诊断:①血管肌成纤维细胞瘤的特点是肿瘤体积较小且边界清楚。镜下肿瘤细胞较大而丰富,有些呈上皮或浆细胞样;肿瘤内的血管为薄壁的毛细血管样小血管,血管周有较多上皮样的间质细胞。免疫组化(包括 ER、PR)没有鉴别意义;有时二者可重叠并存。②黏液样神经纤维瘤有黏液样成分,但缺乏相应的血管特点,S100 阳性。③各型黏液性软组织肿瘤如肌肉内黏液瘤多位于大腿或股部,缺乏本肿瘤的血管特征图像;黏液性纤维组织细胞瘤的异型性更明显等。

由于肿瘤生长缓慢并呈局部侵袭性,切除不彻底容易复发,复发率可高达 72%;术后有必要长期随诊。复发瘤的治疗仍为手术切除,也有个别转移或致死的个例报道。

(二)血管肌成纤维细胞瘤

与上述侵袭性血管黏液瘤不同的是此瘤为良性肿瘤。常位于生育年龄和绝经前妇女的外阴,也有发生在阴道的报道。

肿瘤体积较小(<5 cm),界限清楚;质地柔软或稍韧,切面均质,浅粉或灰黄色。镜下由细胞稀少的水肿间质和富细胞区域混合存在,其中有丰富但不规则分布的毛细血管样薄壁小血管,血管有分支或扩张。细胞稀少的水肿间质区域由含有胶原纤维和炎细胞的梭形细胞构成,常看见较丰富的间质细胞包绕血管周围;富细胞区域的间质细胞核短梭形,胞质嗜酸,似上皮或浆细胞样。所有肿瘤细胞形态一致,异型性轻微,核分裂罕见;可见双核或多核细胞。

与侵袭性血管黏液瘤比较,该肿瘤有局部侵袭性,细胞稀少,血管少而且相对大,有的是厚壁的玻璃样变血管。

肿瘤完整切除后无复发,有的肿瘤合并有侵袭性血管黏液瘤成分则有局部侵袭性。

文献报道有伴肉瘤变的病例,见于老年妇女。镜下肉瘤区域有明显的异型性和核分裂。

(三)女性下生殖道肌成纤维细胞瘤

女性下生殖道肌成纤维细胞瘤又称表浅型肌成纤维细胞瘤,见于阴道、外阴或宫颈,多发生在 40~50 岁妇女。大体呈息肉样或结节状,累及真皮及皮下。镜下肿瘤边界清楚但无包膜,与表面的鳞状上皮之间有少量正常组织,很少累及上皮和上皮直下;此特点可与纤维上皮性息肉区别。肿瘤分叶状,由黏液样间质和小血管构成。瘤细胞核卵圆、短梭、星网状或波浪状埋置于胶原间质中,形成带状、网状、栅栏状,可以多核。常有黏液水肿区和散在炎细胞,有时可见陷入的皮肤附件,鳞状上皮或基底样细胞,很少有核分裂。免疫组化 vimentin、SMA、ER、PR 阳性,有时 CD34 也阳性,S100 阴性。

已报道病例证实为良性病变,仅有个例术后 9 年复发。

某医院的一例下生殖道肌成纤维细胞瘤患者 2 岁,表现为"阴道出血 10 天",检查发现盆腔肿物。术中见子宫 3 cm×3 cm×3 cm,在宫颈及阔韧带后叶有一肿物,直径约 4 cm。手术切除的肿物呈盘状,一侧表面被覆光滑的宫颈黏膜,肿瘤切面灰黄、实性、质地细腻。镜下为短梭形细胞肿瘤(图 6-12),免疫组化染色 vimentin、SMA 弥漫阳性,Calponin 散在阳性,证实为肌成纤维细胞,由于肿瘤同时混有散在和成簇的炎细胞,形态同软组织"炎性肌成纤维细胞瘤"。

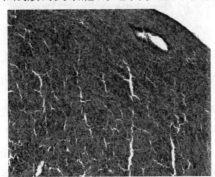

图 6-12　宫颈炎性肌成纤维细胞瘤
右上角为宫颈内膜组织,其下为片状梭形细胞肿瘤组织(HE)

临床多数为良性病程。治疗主要是手术切除,核分裂多和异型性突出的肿瘤复发概率增高;位于盆底、后腹膜的病变不易切除干净,约 1/3 也可能复发,复发瘤的治疗仍以手术为主。

(四)细胞性血管纤维瘤

细胞性血管纤维瘤是一种中年妇女外阴的少见良性肿瘤,极少见于阴道。大体上,肿瘤边界清楚但无包膜,质韧,灰白色;直径通常＜5 cm。镜下,肿瘤由形态一致的梭形细胞和含有胶原的纤维间质构成,肿瘤常伴有较多中、小型玻璃样变的厚壁血管。可以有局灶异型性,核分裂通常少见,但也有高达11/10 HPFs的报道。免疫组化 vimentin、CD34、ER、PR 阳性,S-100 和肌源性表达阴性。

与侵袭性血管黏液瘤的区别是细胞相对较丰富,纤维成分较多而黏液间质较少,并具有玻璃样变的血管壁。与血管肌成纤维细胞瘤的区别是细胞图像较单一,没有血管周围积聚的上皮样或浆细胞样细胞;而且血管肌成纤维细胞瘤的血管是薄壁血管。由于细胞性血管纤维瘤可以有少量脂肪成分,需要与梭形细胞脂肪瘤区别,后者含较多的脂肪成分而没有玻璃样变的厚壁小血管。

此肿瘤偶有局部复发的报道。

(五)平滑肌肿瘤

外阴的平滑肌肿瘤很少见,肌瘤与肌肉瘤的比例约为 3∶1。各部位发生概率的多少依次为大阴唇、巴氏腺区域、阴蒂或小阴唇。组织类型主要为梭形细胞性、上皮样型及黏液透明型,其中以后者相对常见。由于外阴的平滑肌肿瘤很少见,诊断的标准,尤其是良、恶性的判断标准一直不如子宫肌肉瘤明确。目前采取的标准是具有以下指标中的 3 项以上者诊断肌肉瘤,2 项为非典型肌瘤,1项以下仍归为良性:①直径>5 cm;②核分裂数5/10HPFs;③边缘浸润性生长;④细胞异型性中-重度。此标准虽然并没列出坏死,但若有明确的坏死则高度提示恶性。

(六)青春期前外阴纤维瘤

青春期前外阴纤维瘤又称"儿童不对称性外阴肿大"。至今已有数十例报道,年龄3~13岁。肿物位于单侧外阴黏膜或黏膜皮肤下方,偶见于双侧。镜下境界不清,由胶原水肿或黏液样间质中的梭形细胞构成,侵入正常血管、脂肪和神经组织,通常CD34阳性。

病变的性质可能是错构瘤,但更多的研究认为是生理性的。Vargas收集的14例病例中,7例术后复发,其中1例未经手术自行退缩;提出此病变是儿童期伴随乳腺发育的生理性改变。

(七)肌上皮癌

肌上皮癌又称上皮-肌上皮癌,发生在外阴罕见,来自巴氏腺或皮肤附件的多形性腺瘤(皮肤混合瘤)。国外报道的2例分别为44岁和51岁,瘤周均有正常巴氏腺成分,认为是来自巴氏腺的低度恶性肿瘤。

形态同涎腺的肌上皮癌,肿瘤呈分叶状结构,细胞成分呈片、小梁或网状,其间有黏液样或透明的间质(图6-13);免疫组化:肌上皮细胞SMA、S100、P63均阳性,上皮细胞AE1/AE3、CK7阳性。其侵袭和破坏性的生长方式可与良性肌上皮瘤鉴别。McCluggage等报道的病例直径分别为2 cm和3 cm,镜下还伴有腺样囊性癌成分。

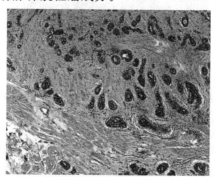

图6-13　外阴肌上皮癌

外阴会阴部肿物,直径约5 cm,累及局部阴道。
镜下呈分叶状结构,小叶内有黏液样间质

肿瘤以局部侵袭为主,部分术后复发,属低度恶性,少数病例死于肿瘤。

四、转移性肿瘤

发生率约占外阴肿瘤的8%。主要来源于泌尿生殖道如宫颈、子宫、卵巢、膀胱、尿道,以及肺、消化道、乳腺等,腹膜后或盆腔的恶性肿瘤也可转移至外阴。外阴原发的异位乳腺癌周围常有乳腺组织可与转移性鉴别。

(王新营)

第二节 阴道肿瘤

一、阴道良性肿瘤

(一)乳头状瘤

阴道乳头状瘤有两型:鳞状上皮乳头状瘤和苗勒乳头状瘤。前者多位于下段近处女膜,与湿疣的主要区别是缺乏典型的挖空细胞;后者多见于幼儿,常位于阴道上段,镜下为分支的短粗纤维血管轴心被覆矮柱状-立方上皮(图6-14)。

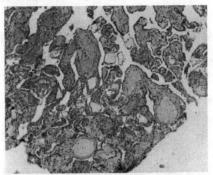

图6-14 阴道苗勒管乳头状瘤
患者4岁,阴道内上三分之一前后壁簇状新生物(HE)

(二)小管-鳞状上皮性息肉

罕见,息肉位于阴道上部或宫颈,多见于绝经后妇女。形态上以疏松的纤维间质肌膨胀性鳞状上皮巢和小管结构为特点,小管结构免疫组化前列腺标记阳性;可能来源于异位的尿道旁小Skene腺。

(三)其他良性肿瘤

阴道尚有其他少见的良性肿瘤,如:绒毛状管状腺瘤(相似于结肠直肠病变)、平滑肌瘤、横纹肌瘤、血管瘤、良性混合瘤(似涎腺混合瘤,由分化成熟的鳞状上皮、黏液腺体及小型间质细胞组成)等。阴道是良性横纹肌瘤较常见的部位,发病年龄较大,平均45岁。肉眼呈孤立的结节或息肉样,通常被覆完整的黏膜上皮。镜下的横纹肌细胞可以是成人型,也可以是胚胎型。诊断此类肿瘤时要注意与横纹肌肉瘤鉴别,前者分化良好,无明显异型性、核分裂少见,无病理核分裂。

二、阴道恶性肿瘤

阴道原发性恶性肿瘤少见,大多为其他器官转移或直接浸润的继发性恶性肿瘤,诊断这一部位的恶性肿瘤时需注意除外转移性。阴道常见的原发性恶性肿瘤主要为鳞癌,其他少见的肿瘤包括腺癌、黑色素瘤、葡萄状肉瘤、内胚窦瘤、平滑肌肉瘤及血管肉瘤等;其中的葡萄状肉瘤和内胚窦瘤多见于儿童。

(一)阴道表皮内肿瘤(vaginal intraepithelial neoplasia,VaIN)

发病率比下生殖道的其他部位如宫颈、外阴的上皮内肿瘤少得多。HPV感染亦是其发病的重要因素。VaIN的大体形态可以正常或为浅糜烂或为隆起的白斑,也可呈多灶性,主要分布在阴道的上1/3段。

(二)阴道鳞癌

发生在阴道的鳞癌比宫颈少得多,大约占妇女恶性肿瘤的2%。早期鳞癌常无自觉症状,主要依靠中老年妇女的定期体检做细胞学及活检诊断。大体及光镜形态与宫颈或外阴等其他部位发生的鳞癌相似。

阴道的微浸润癌极少见,其诊断标准尚不明确。

肿瘤的复发主要在局部,常在术后2年内。临床预后主要与手术分期有关,而与癌的组织学类型和分化程度关系不大。Ⅰ、Ⅱ、Ⅲ和Ⅳ期的5年存活率为75%～80%、45%～60%、31%～43%和20%～40%,总体的5年存活率为40%～50%。阴道鳞癌经典的发展模式:鳞状上皮内肿瘤→早期浸润癌→浸润性鳞癌包括Ⅰ、Ⅱ、Ⅲ及Ⅳ期鳞癌。

(三)阴道疣状癌

疣状癌是鳞癌的一个亚型,也是发生在阴道的一种高分化的癌,很少见;发病因素可能与HPV感染有关。

大体呈明显外生性结节状、乳头状或蕈伞样。镜下特点为分化好的鳞状细胞呈宽大的乳头状生长,基底部压向并侵入间质(同外阴)。

疣状癌手术切除后可局部复发,但很少淋巴结转移。形态上合并有经典鳞癌成分时则侵袭性强,应归类为阴道鳞癌。

(四)阴道小细胞癌

阴道小细胞癌很少见,恶性度高。它可以呈现为单一的神经内分泌性小细胞癌,形态似肺的小细胞癌。以前单凭光镜形态特点可诊断为小细胞未分化癌,以后经免疫组化及电镜观察这类肿瘤的最大特点是细胞内有神经分泌颗粒及神经内分泌的标记,故将它列属于阴道神经内分泌肿瘤。既没有鳞、腺分化,也没有神经内分泌表达的肿瘤才归属为未分化或分化不良的小细胞癌。有的病例除小细胞癌结构外,尚可见腺癌或鳞状细胞癌的分化,具有一定比例此种组织学结构的肿瘤,也可称为复合性小细胞癌。阴道的神经内分泌肿瘤,除小细胞癌及复合性小细胞癌亚型外,也可表现为其他亚型包括经典的类癌及不典型的类癌形态结构。

(五)阴道腺癌

阴道原发腺癌少见,诊断时需注意除外来自子宫、宫颈、卵巢、输卵管、结直肠、泌尿道和乳腺的转移性癌。

病理形态:根据临床病理特点可以分为以下四型。

1.透明细胞癌

透明细胞癌最常见。光镜形态与子宫或卵巢的同类型癌相似。较老的文献称为中肾样癌,现在已公认它是起源于Müllerian上皮。免疫组化及电镜显示亦与发生子宫及卵巢的透明细胞癌相似。

患者以青年居多,平均年龄为17岁,12岁前及30岁后很少。肿瘤位于阴道的任何部位和/或宫颈,60%位于阴道,多在上段前及侧壁;临床预后通常较好,小的病变可以手术治愈,浸润深度3 mm以上者复发转移率增高。患者常有接触雌激素的历史,故提示这类型腺癌可能与雌激素或有关药物有关。

诊断时要注意与阴道腺病的微小腺体增生和Arias-Stella(A-S)反应鉴别。二者均可发生在宫颈,也可见于阴道腺病。微小腺体增生时的腺体大小较一致,无明显癌性间质反应,细胞无明显异型性,透明细胞黏液染色强阳性等特点可与之鉴别;A-S反应则以细胞核的退变为特征。

透明细胞癌除局部蔓延外,亦可经淋巴道或血行转移至盆腔淋巴结、肺部及锁骨上淋巴结等处。临床5年生存率约为80%,Ⅰ期病例约为100%,复发的时间多在3年内。提示预后较好的因素包括:早期病变,肿瘤体积小,组织学囊管状图像,核分裂少和异型性轻。

2.子宫内膜样腺癌

子宫内膜样腺癌第二常见。常位于阴道直肠间隔、阴道穿隆、后壁或侧壁,一般早期常并无阴道或直肠黏膜的侵及。它可以起源于阴道异位的子宫内膜,近年Staats等报道的18例病例中,14例可见异位子宫内膜并存。临床早期的病例预后较好,在Staats等的11例Ⅰ期材料中有2例复发但均存活。

3.黏液腺癌

黏液腺癌可以来源于阴道腺病、尿道旁的Skene腺、子宫黏膜异位症、异位的肠黏膜或泄殖腔残留物。后者又称阴道泄殖腔肿瘤,患者无结肠癌病史,多见于中老年人;镜下与结肠腺癌相似,即肠型黏液上皮癌,有的还伴有腺瘤或正常腺体成分(图6-15、图6-16);免疫组化染色CK20和CEA阳性,CK7阴性。来自阴道腺病的阴道黏液腺癌常伴有鳞化和肠化,免疫组化染色CK7和CEA阳性,CK20阴性。尿道旁Skene腺来源的腺癌免疫组化前列腺标记阳性。

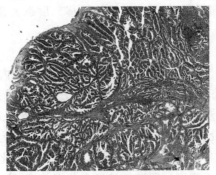

图6-15 阴道黏液腺癌

患者53岁,阴道后穿隆11°有一直径3 cm肿物,质硬、紫红色、菜花样,突出黏膜2 cm,表面黏膜缺失;同时见近处女膜处质硬结节,表面黏膜完整,基底呈浸润性,直径约3 cm。此图示阴道后穿隆活检低倍镜下很像结肠癌(HE)

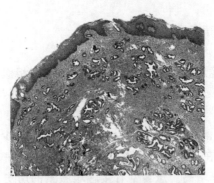

图6-16 近处女膜处质硬结节活检

鳞状上皮下的黏液腺癌伴有腺瘤成分(HE)

由于阴道原发性腺癌少见,诊断时应注意有无宫颈、消化道或泌尿道癌的病史以除外转移性。还应注意有无子宫切除史,因为切除了子宫以后的输卵管可脱垂至阴道,在伴有炎症和增生时可以形态不典型,容易被误认为腺癌。

4.中肾管源性腺癌

这型癌仅有个案报道,似乎侵袭性不强,治疗以手术为主。常位于阴道侧壁,来源于中肾管残件。组织学呈现为分化较好的管状腺癌,腺体较规则,大小较一致,腺上皮为矮立方或矮柱状,胞质较透明或空泡状,需要注意与透明细胞癌鉴别。免疫组化 CD10、vimentin、Calretinin 阳性。

(六)阴道胚胎性横纹肌肉瘤或称葡萄状肉瘤

葡萄状肉瘤是阴道较少见的、恶性度较高的肿瘤。其临床病理主要特点:①绝大多数为5岁以下幼儿,平均年龄2岁以下;②主要位于阴道前壁,大体呈多结节或息肉状互相融合的突起,紫红色,形似葡萄,因此而得名;③临床上主要症状为阴道出血,检查时葡萄状肿物充满阴道,有时可突出阴道外口;④光镜下特点为胚胎性横纹肌肉瘤的结构和上皮下的"生发层"。

病理形态:肿瘤呈结节或息肉状,突起的表面被覆鳞状上皮,可有糜烂或溃疡形成。息肉的间质为疏松水肿样富于黏液的幼稚的间叶组织,其上皮下可见不连续的"生发层",主要细胞为淋巴细胞样或成纤维细胞样的幼稚的间叶细胞和少量不成熟的横纹肌母细胞,后者形态上或为圆形胞质较宽、透明富于糖原的无明显肌性分化的幼稚肌母细胞,或似单核细胞样,或短带状突起的胞质强嗜酸性,或红颗粒状示有肌性分化的肌母细胞。有时在这些幼稚的间叶细胞及肌母细胞之间常可见分化较好横纹肌母细胞,它们具有明显的长短不一的带状胞质,有纵纹或横纹分化。在肿瘤细胞间还可见呈蝌蚪样或网球拍样的多核细胞,这些多核巨细胞胞质较红,仔细观察也可见纵纹或横纹分化。带状或网球拍样细胞是较典型横纹肌分化细胞。有时肿瘤分化较低,或经治疗后残留病变很少或有退化,常规染色无明显肌性分化细胞,则需借助于免疫组化协助证实诊断。有的肿瘤有灶性软骨岛,通常患者的年龄相对较大,预后相对较好。

阴道葡萄状肉瘤最主要的特点是:婴幼儿阴道葡萄状肿物,肿物主要由富于黏液的幼稚的间叶组织构成,有横纹肌分化即可诊断。

鉴别诊断:①良性横纹肌瘤,此瘤大体可呈结节或息肉,但无明显葡萄状外观,婴幼儿少见;组织学上分化好,主要特点为似胚胎性分化的排列较规则的正常胚性横纹肌,或似正常成人成熟的横纹肌,无多量幼稚的间叶细胞或不成熟的肌母细胞及黏液性间质;②阴道息肉,常为单发,无葡萄状外观,间质可以有少数核大深染的异常细胞,无幼稚间叶细胞及横纹肌分化的细胞;③阴道内胚窦瘤,发生在婴幼儿,可呈结节或息肉,富于幼稚的黏液性间质,可与葡萄状肉瘤相似。但组织学内胚窦瘤除黏液性间质外,都可找见各种上皮性分化,鉴别诊断并不困难。

(七)阴道苗勒管腺肉瘤

罕见,文献上仅有个例报道。临床常伴有或继发于反复复发的难治性子宫内膜异位症,表现为阴道内快速长大的包块。

病理形态:大体为结节或息肉样,直径1～20 cm(平均6.5 cm);切面实性或有小囊状裂隙或囊实性,囊内可含黏液样或血样物。

镜下肿瘤由两种成分混合构成即良性或少数异型的腺体和肉瘤性间质。腺体结构不规则,呈裂隙状和息肉样突入管腔(图6-17),腺上皮有不同程度的萎缩、增生或复层化。所谓肉瘤性间质是指腺管周呈"剑鞘样"围以细胞丰富的成纤维细胞套,常有异型性和核分裂(图6-18)。

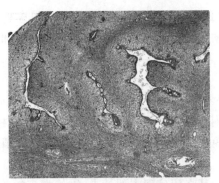

图 6-17　伴有难治性子宫内膜异位症合并的
阴道苗勒管腺肉瘤(HE)

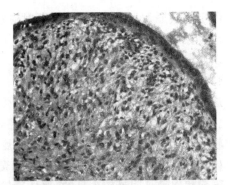

图 6-18　高倍镜下腺管周的密集细胞带(HE)

(八)其他

阴道原发性恶性肿瘤除上述各型外,尚可见平滑肌肉瘤、基底细胞癌、恶性黑色素瘤、恶性苗勒混合瘤、腺泡状软组织肉瘤、滑膜肉瘤、恶性神经纤维瘤及恶性纤维组织细胞瘤等。阴道的恶性黑色素瘤常位于下 1/3 段,小结节或息肉样,有时伴有表面溃疡,镜下形态经典的病例诊断不难;但梭形细胞亚型的黑色素瘤有时很像肉瘤,免疫组化除 S100 外,其他常用的黑色素瘤标记如 HMB45、Mean A 通常阴性,需要注意鉴别。

阴道的转移性肿瘤比原发性恶性肿瘤更常见,多来自女性生殖道、卵巢、下消化道及泌尿道等。有时临床上来自直肠的胃肠道间质瘤(GIST)可以很像阴道的平滑肌肿瘤,镜下常规的组织学形态也很难鉴别,但前者免疫组化 desmin 阴性。

(王新营)

第三节　子宫颈肿瘤

一、子宫颈癌的流行病学

据国际癌症研究署(IARC)2012 年数据,子宫颈癌为第四大恶性肿瘤,全世界新发子宫颈癌病例总数 52.8 万,为全世界 26.6 万人的死亡原因。大约 85% 的子宫颈癌发生在发展中国家,占女性肿瘤的 12%,而在发达国家,子宫颈癌仅占女性肿瘤的 3.0%。世界范围内,子宫颈癌最高发生在非洲的东部、西部和南部。在全球有登记数据的 184 个国家中,子宫颈癌在 39 个国家中为最常见的恶性肿瘤,在 45 个国家中为女性的主要死因。这些国家多位于撒哈拉沙漠以南的非洲地区、亚洲部分地区和南美洲地区。印度作为第二人口大国占全球子宫颈癌死亡病例的 25%(67 477)。我国子宫颈癌新发病例占全球新发病例的 12%(61 691),死亡病例占全球死亡病例的 11%。尽管目前世界范围内子宫颈癌发病率逐渐下降,但发展中国家的发病率未见明显下降,且不同国家及不同地区子宫颈癌发病率变化差异较大。

除了人类乳头状瘤病毒(human papillomavirus,HPV)是子宫颈癌的主要病因外,引发子宫颈癌的协同危险因素主要有以下三类:一是生物学因素,包括细菌、病毒和衣原体等各种微生物的感染；二是行为危险因素，诸如性生活过早、多个性伴侣、多孕多产、社会经济地位低下、营养不良及性混乱等；三是遗传易感性。这三类协同因素中，行为危险因素对人群子宫颈癌疾病负担的影响极为严重，与经济、文化和宗教关系密切，相应的行为危险因素的干预可以有效降低子宫颈癌疾病负担。

（一）我国子宫颈癌的流行病学特点

子宫颈癌是危害我国女性居民健康和生命的主要恶性肿瘤之一。根据 IARC 估计，2012 年我国子宫颈癌发病率为 7.5/10 万，死亡率为 3.4/10 万。20 世纪 70 年代，我国妇女子宫颈癌导致死亡居女性人口恶性肿瘤死因顺位第 3 位，仅次于胃癌和食管癌。随着社会经济的发展，环境、生活方式等因素的改变，我国居民癌谱发生了变化，子宫颈癌在肿瘤死因构成中的比重大幅度下降，2004－2005 年第 3 次全国肿瘤相关死因回顾调查中，子宫颈癌的死亡率居第 9 位。2002 年，中国医学科学院肿瘤医院和全国肿瘤防治研究办公室建立了"全国肿瘤登记中心"，在全国范围建立肿瘤登记点，负责肿瘤登记资料收集等工作。自 2008 年开始，国家卫健委（原卫生部）以中央转移地方支付项目的形式给各登记处以经费支持，全国肿瘤登记中心开始采用国际通用的肿瘤登记报告内容和格式陆续出版中国肿瘤登记年报，目前肿瘤登记点达 308 个，为我国子宫颈癌的流行病学研究提供了宝贵数据。

1.发病率

胡尚英等对我国肿瘤登记中心 1989 年至 2008 年肿瘤登记数据进行分析，探讨我国女性子宫颈癌发病和死亡的变化趋势发现，1989－2008 年，我国子宫颈癌发病率总体呈上升趋势，全国子宫颈癌标化发病率由 1989 至 1990 年的 2.13/10 万上升到 2007 至 2008 年的 7.03/10 万，粗发病率以平均每年 8.7％的速度递增，且农村地区升高的速度高于城市地区，分别为 10.3％和 5.6％。根据《2012 年肿瘤登记年报》发布的数据，2009 年我国肿瘤登记地区中，子宫颈癌发病率为女性肿瘤发病的第 7 位，粗发病率为 12.96/10 万，中标率为 7.42/10 万。陈万青等 2015 年最新发表的文章中，2011 年肿瘤登记数据显示，子宫颈癌的发病率进一步上升，粗发病率为 13.40/10 万，中标率为 10.40/10 万，子宫颈癌发病率上升到我国女性全部肿瘤发病的第 6 位，在 2009－2011 年继续呈增长趋势。

2.死亡率

我国共进行三次死因调查。20 世纪 70 年代（1973－1975 年），由我国卫健委（原卫生部）肿瘤防治研究办公室组织并领导了覆盖全国 8.5 亿人口中的 3 年全部死亡人口的死因回顾调查。20 世纪 90 年代（1990－1992 年）及 21 世纪初（2004－2005 年）进行了两次死因回顾抽样调查。根据 20 世纪 70 年代全死因回顾调查资料，我国妇女子宫颈癌的粗死亡率为 11.35/10 万，占女性人口全部恶性肿瘤死亡的 17.91％，居女性人口恶性肿瘤死因顺位第 3 位。90 年代的死因回顾调查中，子宫颈癌在肿瘤死因构成中比重的大幅度下降，为 3.25/10 万，下降了 68.39％，占女性人口恶性肿瘤死亡的 4.86％，居女性人口肿瘤死亡顺位的第 6 位。而 2004－2005 年第三次死因回顾抽样调查显示，21 世纪初我国子宫颈癌粗死亡率为 2.86/10 万，中标率为 1.89/10 万，与 20 世纪 90 年代相比继续降低。根据中国医学科学院肿瘤医院在高发区山西省襄垣县的调查资料，子宫颈癌 20 世纪 70 年代的死亡率为 58.72/10 万，2000－2002 年的调整死亡率为 21.66/10 万，粗死亡率下降至 27.04/10 万，这是 10 余年间多次进行子宫颈癌筛查得到的数据。后两次全国死因回顾调查采用抽样调查，缺乏子宫颈癌高发区数据，据此推断子宫颈癌死亡率实际下降的程度要低于估计。

3.地理分布

子宫颈癌的发病率和死亡率在不同地区、不同经济状况的国家和地区有着非常显著的差别。与发达国家和地区相比较,发展中国家和地区子宫颈癌的发病率和死亡率均较高。历年来,全世界子宫颈癌新发病例中,发展中国家占80%以上。我国子宫颈癌发病数约占亚洲国家总数的22%,虽然近20年来我国子宫颈癌死亡率总体下降,但其分布具有地域差异,呈现东部与中西部地区的发病率相当,但中西部地区的死亡率显著高于东部;省、市或县的分布有明显的聚集现象等特征。

我国子宫颈癌的分布山区高于平原,全国各高发省区多处于山区。东、中、西部地区子宫颈癌死亡率比较发现,中、西部地区子宫颈癌死亡率明显高于东部地区,中、西部地区中标率分别约为东部地区的两倍。

4.年龄分布

全国肿瘤登记中心收集的2003—2007年32个肿瘤登记地区数据资料分析显示,子宫颈癌的发病率在20岁及以下年龄组的发病率处于较低水平,25岁年龄组开始上升,城市地区在40岁年龄组达到高峰,随后下降;农村地区在55岁年龄组达到高峰,之后下降。45岁之前各年龄组发病率城市高于农村,40岁之后年龄组发病率农村高于城市。在中国2009年子宫颈癌发病与死亡分析研究中,全国肿瘤登记中心收集的72个肿瘤登记处资料显示,子宫颈癌的年龄别发病率在0~30.14/10万范围内,随着年龄的增长呈上升趋势,达到峰值后下降。30岁之前,各年龄组发病率较低,在5/10万以下,30岁及之后各年龄组发病率迅速上升,至45岁年龄组发病率达到峰值30.14/10万,之后又逐渐下降,在85岁年龄组发病率下降到10.18/10万。比较2003—2007年与2009年子宫颈癌发病数据,从35岁组开始,2009年各年龄组妇女子宫颈癌发病率均增高,提示子宫颈癌发病有年轻化的趋势。

2003—2007年肿瘤登记地区数据资料显示,子宫颈癌年龄别死亡率在35岁组及以下各年龄组处于较低水平,随后上升,城市地区在80岁及以上组达到最高峰,而农村地区在75岁组达到高峰后,85岁及以上年龄组下降。赵方辉等对2004—2005年中国居民子宫颈癌死亡情况及30年变化趋势的研究中,女性子宫颈癌的死亡率随着年龄的增加而增加,从40岁开始增加比较明显,在55~60岁时达到一个小高峰,为8.38/10万,60~65岁稍有下降,之后到85岁一直上升,达到峰值20.83/10万。在35~39岁组、40~44岁组死亡率比20世纪90年代同年龄组的死亡率高,提示子宫颈癌的危害有年轻化的趋势。

5.民族分布

子宫颈癌在不同种族中的发病率是不同的。在西方国家,黑人子宫颈癌发病为白人的1.5~2.28倍。在我国56个民族中,子宫颈癌发病率也存在差异,曾对我国8个少数民族进行过调查,发现维吾尔族的子宫颈癌死亡率最高,其年龄调整死亡率为17.27/10万,年龄组死亡率曲线起点高,上升幅度大;其次是蒙古族(15.72/10万)、回族(12.29/10万),而藏族、苗族、彝族较低。在新疆维吾尔族女性人乳头状瘤病毒感染与子宫颈癌相关性的流行病学调查的研究中,子宫颈癌现患率高于我国城市汉族女性。同处新疆的维吾尔族与哈萨克族相比,前者死亡率较后者(9.67/10万)高一倍左右。此外,藏族妇女为子宫颈癌高发人群,回族妇女子宫颈癌发生比其他民族早10岁。在内蒙古自治区开展的以人群为基础的12万妇女宫颈细胞学研究显示,不同民族妇女的细胞学异常存在差异,分布不均衡。蒙古族妇女子宫颈细胞学异常率高于汉族。经病理诊断的CIN和早期子宫颈癌的发病率蒙古族妇女明显高于汉族。

6.城乡分布

根据 2012 年肿瘤登记数据,比较我国城乡地区年龄调整子宫颈癌情况,2009 年我国妇女子宫颈癌发病率城市地区高于农村地区(13.35/10 万 vs.12.14/10 万)。在 50 岁之前是城市高于农村;50 岁之后,农村高于城市。总体来看,我国子宫颈癌发病率城市略高于农村,而农村子宫颈癌死亡率却高于城市(3.42/10 万 vs.3.21/10 万)。除 45 岁组外,农村各年龄组的死亡率均高于城市地区,呈现发病晚但死亡早的特点。2015 年最新发表的全国肿瘤登记地区 2011 年数据显示,城市地区子宫颈癌发病率为 14.27/10 万,中标率为 10.62/10 万;农村地区的发病率为 12.48/10 万,中标率为 10.06/10 万,城市地区子宫颈癌的发病率仍然略高于农村。

利用 2004−2005 年全国第三次死因调查结果显示,农村和城市女性子宫颈癌死亡率分别为 2.88/10 万、2.83/10 万,农村略高于城市,中标率之比是 1.20:1。农村和城市女性子宫颈癌死亡在全肿瘤死因中分别占 3.07％、2.53％,分别位居恶性肿瘤死因顺位第九位和第十一位。不论城市还是农村,子宫颈癌死亡率都与前两次死因调查相比均呈现大幅度下降,城市和农村的女性人口中标率分别下降 77.73％、67.86％,城市下降较农村明显;与第二次调查相比,本次调查中城市和农村的女性人口中标率下降率分别为 31.84％、44.17％,农村下降程度较城市明显。

全世界子宫颈癌发病率和死亡率的下降与近年整体医疗水平的提高、HPV 疫苗的使用、子宫颈癌及癌前病变筛查在全世界的推行等措施密不可分。自 20 世纪 70 年代初,我国开展了子宫颈癌防治工作,并取得了显著的成效,我国子宫颈癌死亡水平已由 20 世纪 70 年代的高水平下降到 21 世纪的中等水平。但由于我国幅员辽阔、人口基数大,2012 年我国子宫颈癌新发病例占世界子宫颈癌新发病例总数的 11.7％,超过了亚洲发病人数的 1/5。

近年来,伴随着我国社会经济高速发展,快速的城市化使大批农村人口涌入城市,环境恶化,生活节奏加快,人群生活方式发生巨大变化,性行为的改变使生育期妇女更早地暴露于子宫颈癌的危险因素。城市地区生活条件的改善,医疗卫生条件的进步,城市人群的子宫颈癌死亡率在逐步下降,而农村地区由于经济原因,医疗卫生资源低下、卫生设施不完善、群众的卫生保健意识缺乏等限制,死亡率高于城市。在未来的几十年中,由于我国人口老龄化、性观念的开放,子宫颈癌防治工作任务将更加艰巨。2009 年起,我国政府主导开展针对子宫颈癌和乳腺癌的农村妇女"两癌"筛查项目,使用细胞学或肉眼观察法在三年内免费为 1 000 万农村妇女进行子宫颈癌检查,并在 2012 年将免费筛查范围扩大到每年 1 000 万,这是我国子宫颈癌防治工作中浓墨重彩的一笔,受到了广大农村妇女的热烈欢迎及积极响应,实际效果如何,还需要对 2009 年之后子宫颈癌发病及死亡资料进行长期追踪随访来进行评估。

(二)中国女性人乳头状瘤病毒(HPV)的流行状况

1.HPV 感染的疾病负担

HPV 可引起人类多种增殖性上皮病变,包括乳头状瘤(疣)和瘤样病变。据估计,全球调整的 HPV 现患率为 10.4％。在世界范围内 HPV 引起的相关疾病主要是子宫颈疾病和生殖器疣,无临床症状的 HPV 感染有 3 亿,由非致癌型 HPV(主要是 6 型和 11 型)引起生殖器疣有 3 000 万,还有 3 000 万的低度子宫颈病变,部分是由非致癌型 HPV 引起,部分由致癌型 HPV。HPV 感染引起最严重的疾病是女性子宫颈癌,致癌型 HPV 所引起的高度癌前病变有 1 000 万,癌症约 50 万。子宫颈癌与致癌型 HPV 感染的相关性是建立在强大的流行病学证据基础之上,全球数据表明,几乎 100％的子宫颈癌患者检测出 HPV DNA。HPV 感染与 90％的肛门癌、50％的阴茎癌、40％的外阴癌、70％的阴道癌和 20％～60％的口咽癌相关。在发达地区,肛门癌和 HPV

相关的口咽癌正在逐渐增多。

IARC 与中国医学科学院肿瘤医院合作在 2004－2007 年开展了以人群为基础的多中心横截面研究（山西阳城、深圳和沈阳），利用通用引物 GP5＋/6＋聚合酶链免疫反应技术（PCR）检测，15～59 岁妇女的 HPV 感染率为 16.1％，世界人口标化感染率为 15.9％，最常见的五种 HPV 亚型包括 16、18、52、58 和 39。另一项在北京、上海、山西、河南以及新疆开展的人群筛查研究收集了 4 215 名 17～54 岁女性的宫颈标本并检测，该人群的 HPV 感染世界人口标化率为 14.5％。赵方辉等对 1999－2008 年十年间在我国 9 个省市开展的 17 项以人群为基础的子宫颈癌筛查研究数据进行汇总分析，超过三万名女性的数据显示，我国女性人群高危型 HPV（HR-HPV）粗感染率为 17.7％，年龄标化感染率为 16.8％。农村和城市的 HR-HPV 感染率略不同，城市地区 HR-HPV 粗感染率为 18.0％，年龄标化感染率为 16.3％；农村地区粗感染率为 15.2％，年龄标化感染率为 16.0％。如图 6-19 所示，根据年龄分层，农村女性的 HR-HPV 粗感染率从 15～24 岁组的 16.2％下降到 25～29 岁组的 11.3％，而在 35～39 岁组升高到 18.6％并保持在较高水平；城市女性的 HR-HPV 粗感染率从 15～24 岁组的 18.7％下降到 35～39 岁组的 11.3％，在 40 岁及以后升高到 16.0％左右。

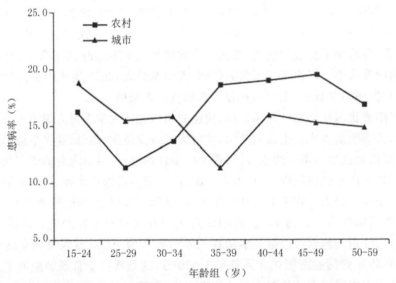

图 6-19　城市和农村地区高危型 HPV 感染率年龄变化趋势

2.HPV 感染的型别分布

目前，已有 200 多种 HPV 被发现。每种 HPV 型别均靶向作用在表皮或者黏膜上皮。已经发现至少 40 种 HPV 型别能够感染生殖道黏膜，其中 15 种能够导致子宫颈癌和高度癌前宫颈上皮内病变，这些型别属于致癌型或高危型 HPV（如 HPV16、18、31、33 和 45 型）；感染生殖道黏膜的低危型 HPV（如 HPV6、11、42、43 和 44 型）是引发良性生殖器疣的主要原因，能够导致低度宫颈上皮内病变，但很少导致浸润性癌。

HPV16 型和 18 型是最常见的两种致癌型 HPV，分别存在于全球大约 53.5％和 17.2％的子宫颈癌样本中，其余的子宫颈癌与其他致癌型 HPV（如 HPV45、31 和 33 型）相关。全球范围内，不论鳞癌还是腺癌，HPV16、18、45 和 31 型是子宫颈癌中最常见的型别。2007 年一项在横跨我国 7 个子宫颈癌发病率不同地区的 19 家医院开展的多中心研究显示，在子宫颈癌患者中最常发现的 HPV DNA 类型是 HPV16 型,占 76.7%,然后是 HPV18 型(7.8%)、HPV31 型(3.2%)、PV52 型(2.2%)、HPV58 型(2.2%)和 HPV59 型(2.1%)。这些研究结果与中国以外其他国家的流行病学数据一致,表明 HPV16 型和 HPV18 型至少与全球大约 70%的子宫颈癌相关。

2013 年一项在我国进行的基于人群的横截面调查显示,HPV16、18 与大部分宫颈病变有关,而其他的 HPV 型别,如 HPV33、52、58 也在宫颈病变中起着重要的作用;CIN2+病变中 HPV 阳性妇女有 71.4%归因于 HPV16、18 感染,有 24.1%归因于 HPV33、52、58 感染;CIN1+病变中存在 HPV31、33、52、58 感染。在对我国台湾 11 923 位参加者(30~65 岁)16 年随访过程中也发现,与每次随访 HR-HPV 均阴性妇女相比,任一种 HR-HPV 持续感染妇女子宫颈癌发病风险显著升高(HR=75.4)。其中 HPV16、58 和其他 HR-HPV 阳性妇女 16 年子宫颈癌累计发病风险分别为 13.5%、10.3%和 4.0%,而 HR-HPV 阴性妇女仅为 0.26%。鲍彦平等对中国妇女子宫颈 HPV 型别分布的 Meta 分析结果显示,在子宫颈癌、高度上皮病变(HSIL)、低度上皮病变(LSIL)和正常子宫颈标本中,分布最广的均为 HPV16 型,其感染率分别为 61.9%、46.7%、21.0%和 3.1%。在子宫颈癌中,排第 2 位和 3 位的 HPV 型别分别为 HPV 8 型和 HPV58 型,其感染率分别为 7.7%和 6.4%;在 HSIL、LSIL 和正常妇女的子宫颈中,HPV58 型和 HPV52 型为第 2 和 3 种最常见的 HPV 型别,其感染率在 HSIL 分别为 16.2%和 13.7%,在 LSIL 中分别为 18.9%和 12.1%,正常子宫颈中分别为 1.8%和 1.5%。按型别感染率由高到低排序,子宫颈癌中依次为 HPV16、18、58、52、31、33、59 和 45 型;HSIL 中依次为 HPV16、58、52、18、33、31、51 和 68 型;LSIL 中依次为 HPV16、58、52、18、33、68、31 和 56 型;正常组中依次为 HPV16、58、52、18、39、33、68 和 6 型。在子宫颈癌、HSIL、LSIL 和正常妇女子宫颈中 HPV16/18 型感染率依次为 69.6%、59.1%、32.3%和 4.4%。

3.HPV 感染的特性

HPV 感染是一种常见的通过性行为传播的疾病,其感染率高低主要取决于人群的年龄和性行为习惯。年轻的性活跃女性 HPV 感染率最高,感染的高峰年龄在 18~28 岁。据调查,有 20%~25%的青春期少女或大学阶段的女性 HPV DNA 检测阳性。在 25~55 岁女性人群中约为 5.3%(5%~10%)的高危型 HPV 的新发病率。对于有正常性行为的女性,宫颈感染至少一种 HPV 型的终身累积概率高达 80%。前瞻性队列研究显示在性行为开始后很快就会发生 HR-HPV 的感染,大约有一半的年轻女性在开始性行为后的 3 年内就会感染 HPV。虽然年轻女性的 HPV 感染及其引起的宫颈低度病变的频率很高,但绝大多数都会在短期内自动消失,当然还会反复感染,也可同时感染几种不同亚型的 HPV。随着年龄的增长,宫颈 HPV 的新发感染率明显下降,但相对于年轻女性,大年龄段的女性更容易发生 HPV 的持续感染。这大概与免疫功能随着年龄的增加而下降有关,降低了人体对新发和既往感染的病毒的清除能力。有研究还报道了我国女性 HPV 感染的第二个高峰年龄段是在 45~50 岁,部分原因可解释为其本人或其配偶与新的性伴侣接触而发生的感染。2005 年在我国首次开展的一项以人群为基础多中心的女性 HPV 感染和子宫颈癌的流行病学调查发现,无论是城市还是乡村的 15~54 岁中国女性,致癌型 HPV 的感染率都很高(平均感染率为 15.0%);并且 HPV 感染的年龄分布也呈现两个峰,分别是 20~25 岁和 40~45 岁,如图 6-19 所示。

二、HPV 检测

(一)历史沿革

作为恶性肿瘤,子宫颈癌与绝大多数恶性肿瘤一样,经历了从不被了解到被了解,进而手术治疗以及药物治疗,最终发现与其他疾病一样可以通过筛查有效控制肿瘤的发生以及术后的复发。在过去的 40 多年的研究中,子宫颈癌最重要的诱发因子 HPV 的发现及 HPV 预防性疫苗的上市,使得子宫颈癌的防控成为众多恶性肿瘤中最具特色的疾病之一,也成为人类抗击恶性肿瘤中最典型的案例,有望成功实现一个恶性肿瘤三级预防的全面覆盖。

19 世纪后半叶,随着科学理论和技术的发展,临床医学特别是外科手术的体系基本完善,人类逐渐认识到了预防和治疗肿瘤的重要意义。在手术治疗发展的同时,人们发现了部分肿瘤的早期诊断指标,这其中就有子宫颈癌。1928 年帕潘尼古拉博士最先发现了宫颈脱落细胞的异常与子宫颈癌的相关性,由于采用简单的涂片以及简单染色的方法,这种简便易行的方法很快成为子宫颈癌筛查的重要方案。在 20 世纪末,作为这一方案的衍生产物——液基薄层细胞学的出现,使得这一检测成为现在子宫颈癌筛查最重要的手段之一。实际上,在子宫颈癌预防医学领域,更具有划时代意义的事件是发现了诱发子宫颈癌的病原微生物。20 世纪 70 年代,2008 年诺贝尔奖获得者祖·豪森首先提出 HPV 与子宫颈癌相关性的假说,以及随后对这个理论的确认,HPV 检测已经在一些国家作为子宫颈癌筛查的主要手段。除了上述两种筛查方案外,早在 20 世纪 30 年代由 Schiller 发明的直接观察法,如醋酸白实验和碘染色实验也依然在使用。需要指出,直接观察法在医疗资源较为贫乏的地区应用较广,也是我国最主要的子宫颈癌筛查手段之一。

HPV 是一种嗜上皮性病毒,有高度的特异性,属双链闭环的小 DNA 病毒,包含约 8 000 个左右的碱基对。其中包括 8 个早期开放读码框架、2 个晚期读码框架和 1 个非编码长控区。位于早期开放读码框架中的 E6 和 E7 基因对细胞生长刺激最为重要,所编码的 E6、E7 蛋白可以引起宫颈上皮细胞永生化。而晚期读码框 L1 和 L2 基因分别编码 HPV 的主要和次要衣壳蛋白,形成 HPV 的衣壳。自 1976 年德国科学家 zur Hansen 提出 HPV 可能是导致子宫颈癌的假说以来,HPV 感染与子宫颈癌关系的研究成为肿瘤病毒病因研究的热门课题。Hansen 也因此获得 2008 年度医学与生理学诺贝尔奖。迄今为止,已发现的 HPV 有 100 多个型别,各型别与体内特定感染部位和病变有关,其中 40 多个型别与人类生殖道疾病有关;而高危型 HPV 感染是子宫颈癌及癌前病变发病的必要条件,99.8% 的子宫颈癌患者存在高危型 HPV 感染。在临床上,根据 HPV 亚型致病力大小或致癌危险性大小不同,可将 HPV 分为低危型、高危型两大类。低危型主要导致尖锐湿疣和低度宫颈上皮内瘤变 CIN1。如 HPV6、11、30、39、42、43、44 亚型。高危型除可引起生殖器疣病外,更重要的是引起外生殖器癌、子宫颈癌和高度宫颈上皮内瘤变 CIN2、CIN3,如 HPV16、18、31、33、35、45、51、52、53、56、58、66 等。

(二)HPV 的检测方法

随着分子生物学等技术的进展,对核酸的检测手段也日益多元化。目前 HPV 核酸检测技术主要包括 DNA 印迹杂交、原位杂交、聚合酶链反应(PCR)、杂交捕获试验(HC)、低密度基因芯片导流杂交技术、Invader technology 等。

1.DNA 印迹杂交

DNA 印迹杂交是利用碱基互补的原理,利用放射性核素标记的核酸探针检测 HPV 的核酸,并对病毒 DNA 进行分型;早期的 HPV 检测研究中运用比较多,但该方法敏感性低、耗时,对样本要求高,因此不适用于临床 HPV 分型的检测应用。

2.原位杂交技术

原位杂交技术开发的成功,其主要目的是应用于染色体基因的定位。原理是应用带有放射性核素标记已知碱基序列 DNA,与待测核酸进行杂交,然后用反射显影等方法显示,显微镜下就可观测待测 RNA 或 DNA 的存在与定位。原位杂交用于研究宫颈组织细胞内是否含有 HPV 的 DNA,不需要从组织细胞中提取核酸,能在成分复杂的组织中进行单一细胞的研究而不受组织中细胞内其他成分的影响,并可完整地保持组织和细胞的形态。但该法有灵敏度较低、实验周期长、操作复杂、实验过程易受到多方面条件限制、无法同时检测多份标本等缺点。还有一种是利用荧光原位杂交法检测高度鳞状上皮病变标本中 HPV E6、E7 mRNA,结果显示其灵敏度为 83.3%,特异度为 91.3%。

3.PCR

PCR 技术采用 DNA 聚合酶催化特异性引物来选择性扩增 HPV 的 DNA,然后进行检测。迄今已发现 HPV 有 120 多种分型,如针对不同分型 HPV 特异序列,合成特异性引物进行 PCR 反应,则工作量大,消耗多。为避免此弊端,可依据 HPV 各型具有高度保守的 L1 序列合成通用引物,包括 MY09/11、PGMY09/11、GP5+/6+ 和 SPF1/2。通用引物 PCR 具有广谱优势,阳性率高于特异引物 PCR,能检测到 40 多种不同类型 HPV,是使用最广泛的实验程序,便于临床大规模筛查和流行病调查。此外,该法既可检出 HPV 已知序列,又可检出未知序列,结合直接测序法不仅能对 HPV DNA 分型,还可发现 HPV 少见和变异类型。PCR 扩增产物检测通常用琼脂糖凝胶电泳,该方法灵敏度较差且结果不易保存。实时荧光定量 PCR 与 PCR 不同之处在于 PCR 反应体系中除了有针对 HPV 型特异性引物之外,还加入一个带有荧光标记的荧光探针,利用扩增过程中荧光信号积累实时监测 PCR 进程,最后通过标准曲线对未知模板进行定量分析。在常规 PCR 基础上把基因扩增、分子杂交和光化学融为一体,使 PCR 扩增和产物分析的全过程在单管封闭条件下进行,实现了实时动态检测和结果自动分析,从根本上解决了扩增产物污染和不能定量的问题。此法通过探针杂交进一步提高了 HPV DNA 检测的特异性,具有快速、简便、灵敏度高、特异性强等优点,适用于临床工作和大规模筛查。但该技术主要针对 HPV6、11、16 和 18 感染,易漏诊其他 HPV 亚型。而分析 HPV 型别时则需应用多通道实时荧光定量 PCR 技术,其检测 HPV 的 DNA 是通过使用多种具有不同激发/发射波长的荧光物质标记不同或通用特异性探针进行示踪,从而实现在同一反应管内对不同基因型别进行检测。该方法特异性和灵敏度均高,分型的同时还可以准确定量,但分型检测时工作量大,仪器较贵,限制了其广泛应用,所以目前市场上还没可以分型的荧光 PCR 产品出现。

4.杂交捕获试验

杂交捕获试验是利用化学发光对抗体捕获的信号加以放大的方法,可检测 13 种高危型 HPV。采用 RNA 探针与对应基因进行杂交,形成 RNA DNA 混合物被标记有特异性单克隆抗体的微孔板捕获,通过加入底物进行化学发光比色,光的强弱对应于标记物碱性磷酸酶含量的高低,从而确定待测的 HPV DNA 的含量。该技术使用两种特异性探针:高危型探针检测 HPV16、18、31、33、35、39、45、51、52、56、59 和 68 型,低危型探针检测 HPV6、11、42、43、44 型,方法标准化,检测效率高。德国学者 Petry 等对 8 466 例 HPV 患者进行杂交捕获试验检测,发现对宫颈上皮内瘤变Ⅱ级(CIN2)杂交捕获试验检测的敏感性远较常规细胞学的高,前者是97.8%而后者是 43.5％，而且杂交捕获试验检测对其的特异性、阳性预测值和阴性预测值分别为 95.3％、10.9％和 100％，与细胞学检测基本吻合。另有报道杂交捕获试验对于检测 CIN2、3 和浸润癌中的 HPV，其敏感度为 66％～100％，特异度为 61％～96％。此法的缺点是不能对 HPV 分型，当任何一种型别的 HPV DNA 超过阈值，其检测结果均为阳性。此外，高危型探针还可与其他型别 HPV 交叉反应，如 HPV53、66、67 和 73，产生假阳性结果，降低试验特异性。

5.低密度基因芯片导流杂交技术

导流杂交法是 Hybribio 的核心技术（美国专利号：5,741,647；6,020,187）。其原理是主动将目标分子导向固定在基因芯片上特别设计的探针，跟捕捉到的分子进行杂交而产生复合物，同时不受限制的分子则穿过芯片被清除。导流杂交法提高了分子之间的相互作用，将传统杂交法的二维平面作用提升至三维空间的相互作用，提升了 DNA 分析的特异性，达到临床快速检测的要求。不仅省时，而且耗用的样本和试剂量少，大大减低检验成本，提高检测效率，且操作方便，从而避免了传统杂交方法冗长的操作过程。利用该技术可以一次检测出包括 13 种 HPV 高危型（HPV-HR：HPV16、18、31、33、35、39、45、51、52、56、58、59 和 68）、5 种 HPV 低危型（HPVLR：HPV6、11、42、43 和 44）和中国人群常见 HPV 病毒类型（HPV53、66，CP8304）共 21 种 HPV 亚型，并能够检测出混合型感染，最终给出 HPV 病毒感染分型结果。研究结果表明，该检测技术平台对 HPV 检测的灵敏度和特异性均在 95％以上。阴性预测值和阳性预测值分别为 94.80％和 98.27％。另外，同传统的使用杂交炉或杂交箱方法相比，该技术平台最大的优点就是时间短，背景干净，且不会发生常见的交叉污染现象。

6.Invader 技术

该技术主要原理：反应体系包含两个同步进行的等温反应。特异性的 HPV 探针和 Invader Oligo 片段存在于反应体系中。如果提取的样本含有高危 HPV 病毒，则 HPV 探针和 Invader Oligo 片段同时与病毒模板结合，形成侵润结构该结构能被裂解酶识别，进行切割反应，释放出 5′端部分（flap），该 flap 能够同体系中另外一个 FRET 探针结合，释放出荧光基团 F1，形成荧光信号。病毒模板越多，释放出的 F1 越多，荧光信号就越强。最后通过荧光阅读系统判断阴性或者阳性。该技术平台一次可以检测出 16、18、31、33、35、39、45、51、52、56、58、59、66、68 十四个高危亚型 HPV 病毒。该技术的优点是不经过 PCR 扩增，减少了产生污染的环节。但缺点是不能够进行分型。

随着预防医学和临床检验学的发展，HPV 核酸检测技术，尤其是 HPV 分型技术的出现，将会对有关 HPV 和子宫颈癌关系的临床和医学基础研究提供强有力的工具。

（三）HPV 分型检测在临床工作中的重要意义

高危型 HPV 的检测用于子宫颈癌及其癌前病变的筛查世界卫生组织和国际癌症研究所（WHO/IARC）早已明确 HPV 持续感染是子宫颈癌的主要病因。专家的大量研究表明：对于两次以上检测 HPV 阳性，只有检测出属于同一基因型才能确认是 HPV 持续感染。不同高危型的反复感染患 CIN2、3 的风险比为 192，而相同高危型的持续感染，患 CIN2、3 的风险比显著升高达 813。尽管细胞学作为子宫颈癌筛查方法取得了成功，细胞学还是存在一些明显的局限性。这些局限导致细胞学联合 HPV 检测来进行子宫颈癌的筛查产生相当好的效果。十余年回顾性追踪研究证明，细胞学和高危 HPV 双项检测阴性的女性，只有不足千分之一的危险患 CIN2 或更严重的病变，且发展成 CIN3 的危险性极小。30 岁以下的女性因为她们发生一过性 HPV 感染比例很高，所以 WHO 建议 HPV DNA 检测与宫颈液基细胞学联合用于年龄在 30 岁以上妇女的子宫颈癌筛查中,两项检测联合应用对于 CIN2、3 和子宫颈癌检测的敏感性达到 96%～100%。资料显示:HPV 检测发现的敏感度为 95.49%,特异度为 34.85%,阳性预测值 37.13%,阴性预测值 95.04%。美国阴道镜及宫颈病理协会(ASCCP)认为,如果没有足够的对患者的心理辅导,HPV 检测会增加女性的焦虑,这样会使这类女性接受阴道镜检查,和其他不必要环形电切术(LEEP)治疗,换言之,这些筛查与获益相比将会带来更大的伤害。因此,对于 HPV 知识的普及是非常重要的工作。

未明确诊断意义的不典型鳞状细胞(ASC-US)患者的分层管理:对 ASC 人群的管理需要考虑多种因素。因素之一是,ASC 细胞学结果是所有分类中重复性最差的。另一个因素是,ASC 人群的浸润癌患病率很低(0.1%～0.2%)。来源于在 ASC-US/LSIL 治疗的类选法(ALTS)和其他研究的临床数据表明,6 个月间隔 2 次重复细胞学检查、检测 HPV 和单独使用阴道镜检查都是管理 ASC-US 人群的安全有效方法。鉴于 HPV 是子宫颈癌及其癌前病变的主要病因,在美国和英国首选高危型 HPV 检测已被广泛用于细胞检查结果为 ASC-US 的女性,这样做对 ASC-US 进行了分层管理,以减少不必要的检查和过度治疗。我们对 184 例宫颈细胞学诊断为 ASC-US 的患者,分别进行高危型 HPV 检测和阴道镜下宫颈组织活检,高危型 HPV 阳性组 CIN 以上病变检出率明显高于高危型 HPV 阴性组($P < 0.003$)。由此可见,高危型 HPV 检测能够显著降低 ASC-US 患者中进行进一步阴道镜检查的概率,减轻患者的焦虑和经济负担。

在 ASC-US 分层处理中,无须特别强调分型检测,这是基于以下的事实:仅仅大约 50% 的 CIN2、3 与 HPV16 或者 HPV18 感染有关。在 ALTS 研究中,对于 HPV 阳性的 21 岁以上的 ASC-US 妇女,累积 2 年的 CIN2、3 的发生率为 25%,通过 HPV 基因型分层研究,发现 HPV16 或者 18 阳性的 ASC-US 妇女,其 CIN2、3 的累积发生率为 40%,而其他高危型 HPV 阳性的 ASC-US 妇女其 CIN2、3 的累积发生率为 20%,在 21～29 岁以及 30 岁以上的妇女中也观察到相似的情形,所以除 HPV16 和 18 以外的其他的高危型阳性的 ASC-US 妇女,其发生 CIN2、3 宫颈上皮内高等级病变的风险高,也足以进行阴道镜检查,因此,在 ASCCP 共识的指南中,对 ASC-US 患者仅仅检测是否有高危型 HPV 感染即可,不建议再进一步行 HPV 分型处理。

阴道镜检查的适应证:波兰的学者们对 20 810 位细胞学阴性的 30 岁以上妇女进行长达十年的追踪后发现,在 HPV16 和 18 型感染者中,发展为 CINⅢ 的患者中分别为 21% 和 18%,而其他高危亚型仅占 1.5%。子宫颈癌及其癌前病变的发生主要与某些特殊高危亚型的感染有关,如 HPV16、18 型等。我们的研究发现,在 CIN3 中 HR-HPV 的感染高达 98.1%,其中 HPV16 在 CIN3 中占了大多数,高达 75.5%。应用 Logistic 回归分析,HPV16 是发生 HSIL 风险性最高的亚型,其次是 HPV33 和 31 型。鉴于我们的资料,我们认为 HPV31、33 型者也建议行阴道镜检查。由此可见,HPV 分型检测在决定患者是否需进一步进行阴道镜检查是很重要的。ASCCP 发布了 HPV 基因分型检测指南,明确指出,对于那些宫颈细胞学无异常而 HPV 阳性的 30 岁以上的妇女,如其为 HPV16、18 亚型感染者,应立即进行阴道镜检查,如其为其他高危型 HPV 阳性,则 12 个月后重复细胞学和高危型 HPV 检测。因此,HPV 分型检测相对于单纯的高危型 HPV 检测更有临床指导意义。

CIN 治疗后残留或复发病变的预测及随访:消融或切除治疗 CIN 失败的比率在 1%～25%。系统性的综述表明,不同方法的整体失败率为 5%～15%,不同方法间无显著差异。大多数失败发生在治疗 2 年后。此外,关于复发/持续 CIN 的发展,CIN2、3 治疗后的女性在拖延一段时间后会增加浸润癌的风险。一个最近的系统性综述报道,在治疗后 20 年内女性浸润癌的罹患率约

56/10万,高于美国普通人群(5.6/10万人年)。因此,随访是必须的。

治疗后随访中应用 HPV DNA 检测的系统性综述表明,其性能优于细胞学随访方法。总体来看,治疗后 6 个月 HPV 检测鉴别复发/持续性 CIN 的敏感性达 90%,而且保持这种水平到 24 个月。与此相比,细胞学的敏感性大约为 70%。另外,CIN 治疗失败或术后复发的主要危险因素是,同一亚型高危型 HPV 的持续感染。如果 HPV 分型结果是阳性,则需要判别患者现在感染的 HPV 亚型与术前感染是否相同,如果相同则说明手术存在着有残留的风险;如果感染的是不同亚型,则说明患者又有新的感染。对 HPV16、18 型感染的患者其随访强度大于其他类型感染者。因此,HPV 分型检测在追访中有助于判断高危亚型的持续感染还是新亚型的新型感染;是多型混合感染还是单独亚型病毒感染。应重视 CIN 及子宫颈癌手术治疗前、后应用 HPV DNA 分型检测进行病变的随访。

指导 HPV 疫苗的研究与使用:免疫和筛查哪种类型的 HPV 需要通过 HPV 基因分型检测来完成。IARC 从 25 个国家募集的 3 607 名子宫颈癌妇女的一些研究显示,96% 的标本中检测到了 HPV DNA,最常见的 15 种 HPV 基因型别是(按频率的降序排列)16、18、45、31、33、52、58、35、59、56、39、51、73、68 和 66。在北非 16 型分布比平均比例高,南非是 18 型,亚撒哈非洲是 45 型,美洲中部和南部是 31 型。含有 HPV16 和 18 型的疫苗能潜在预防世界范围内 87% 的子宫颈癌。我们对 3 086 名有性生活史妇女 HPV 感染分型检测。结果 21 种 HPV 亚型均被检出,3 086 名妇女中 HPV 阳性率为 63.1%,检出率在 5.0% 以上的有 5 种高危型,依次为 HPV16、58、52、33 及 53。因此,必须通过 HPV 分型检测来分析不同地区 HPV 感染的流行状况,才能据此开发出有针对性的 HPV 病毒基因预防性疫苗。在欧洲现有两种正规的 HPV 预防疫苗,即 Gardasil 针对 HPV6,11,16,18(+31)和 Cervarix 针对 HPV16,18(+31,33,45)。疫苗是模拟 HPV16/18 的 L1 蛋白衣壳(一种病毒样颗粒-病毒脂蛋白),两种疫苗都无感染性。研发的机制是使机体产生抗-HPV L1 抗体,在尽可能用最少量的抗原下,加用不同的辅助剂延长免疫反应。通过 HPV 分型检测证实 HPV 阴性的女性接种这两种疫苗后,有 90% 以上的人不会产生由 HPV16/18 型引起的癌前病变。到目前为止,这种高浓度,长效抗 HPV 持续感染的预防疫苗才开展了 6 年,如果接受预防者在接种时已经 HPV16/18 阳性,是否有治疗作用尚未明了。如果接种了 HPV16 和 18 型疫苗,也还有感染其他高危型 HPV 的可能,仍需要采用 HPV 分型检测进行监测。

HPV 基因分型检测的意义在于:宫颈病变及子宫颈癌的筛查,不同亚型致癌能力不同,通过分型检测,对患者进行个体化评估,预测宫颈病变发生的风险度,如 HPV16 亚型主要引起鳞癌,HPV18 亚型主要引起腺癌;未明确诊断意义的不典型鳞状细胞和腺细胞(ASC-US/AGUS)和宫颈上皮内低度病变(LSIL)的分流,HPV 基因分型检测可排除可疑或低度病变,提高诊断的可信度,降低漏诊风险;宫颈病变治疗后的追踪和随访,通过分型检测,预测病变进程及复发的风险,有效指导术后追踪及随访。治疗前后感染亚型是否相同可作为手术成功与否的一个重要标志;HPV 流行病调查研究和疫苗研制的重要依据,因为不同国家地区引起宫颈疾病的 HPV 亚型分布有差异,据此结果可指导疫苗研制及应用。

(四)HPV 感染的处理

1.对因处理

大量的临床研究和实验室资料表明,HPV 宿主的免疫反应,对控制其 HPV 感染及相关病变具有十分重要的作用。大多数 HPV 感染者都可以自发清除其感染的 HPV,而不会出现任何继发病症,只有持续性 HPV 感染才与宫颈病变密切相关对已感染了 HPV 病毒并已引起相应疾病的个体,细胞免疫比体液免疫更为重要。同时有研究发现,感染了 HPV 的 CIN 和子宫颈癌患者体内,普遍存在对 HPV 的低免疫状态。因此,有可能使用疫苗,特别是联合免疫疫苗来刺激患者的机体产生强有力的免疫反应。这种联合免疫能诱发机体产生针对 HPV 早期蛋白(E6 和 E7 转化蛋白)的细胞毒性淋巴细胞反应,从而将含有整合 DNA 的细胞或癌细胞杀伤,同时控制早期 HPV 感染的病毒增殖。它还能诱发机体产生中和抗体,以中和病毒,减少病毒感染细胞数,并帮助 CTL(肿瘤特异性杀伤 T 淋巴细胞)更好地清除病毒感染。这种中和抗体主要由具有天然空间结构的病毒壳蛋白(HPV 晚期蛋白)诱发。上述两类免疫反应建立后,就能有效地清除已有的 HPV 感染和手术后残余的癌细胞,以及预防 HPV 的再次感染,达到预防和治疗子宫颈癌的目的。

由于 HPV 在体外难以培养和具有致癌性,因此不大可能将完整的 HPV 的病毒颗粒制成疫苗,只能研制基因工程疫苗。近十几年来,HPV 疫苗研究可以分为两类,即预防性疫苗研究和治疗性疫苗研究。预防性疫苗一般以 HPV16 主要衣壳蛋白 L1 和次要衣壳蛋白 L2 为靶抗原,其作用在于诱发机体产生特异性的中和抗体和有效的局部免疫反应,以阻止 HPV 的长期感染和再感染。HPV 的衣壳蛋白在真核以及原核表达系统中表达时,能自我装配或形成病毒样颗粒(VLP),其结构和抗原表位与天然的病毒颗粒十分相似。VLP 能与细胞受体结合并进入细胞,这样有利于抗原的加工呈递以及诱发较强的细胞免疫。治疗性疫苗通常是以经修饰后去除其转化活性,但仍保留其抗原性的 HPV16 早期蛋白作为靶抗原,它可诱导特异性的细胞免疫反应,被用于控制或消除感染 HPV 的良性和恶性病灶,并可作为这类疾病的手术后的辅助治疗。在大多数与 HPV16 相关的子宫颈癌及其癌前病变中,HPV16 的 E6 和 E7 蛋白持续表达,而这种持续表达是肿瘤细胞转化和维持恶性特征所必需的。并且,正常组织中不存在这两种蛋白。因此,E6 和 E7 蛋白就成为 HPV16 相关子宫颈癌及癌前病变治疗性疫苗的理想靶抗原。对中晚期子宫颈癌患者手术后残留的肿瘤细胞,可应用这种治疗性疫苗,通过激发患者的细胞免疫来杀伤、清除这些肿瘤细胞和已感染的上皮细胞,从而防止或限制肿瘤的复发和扩散。预防性和治疗性 HPV 疫苗的作用也有交叉,如在良性疣和轻度 CIN 病变中存在 HPV 晚期蛋白的表达,预防性疫苗对这些疾病也有一定治疗作用。近年研制的一些疫苗,如嵌合性疫苗、HPV 假病毒疫苗等,同时具备预防和治疗双重作用。

2006 年,子宫颈癌的预防性疫苗,在经历长达十多年的临床研究后,终获美国 FDA 批准上市。子宫颈癌也由此可能成为人类通过注射疫苗、筛查和早诊早治来预防,并被消除的第一个恶性肿瘤。它包括已净化并且未激活的来自 4 种最常见的 HPV 类型的蛋白质:低危型 HPV6、11 型和高危型 HPV16、18 型。预防性四联 HPV 疫苗为灭菌悬液注射剂,其抗原是 HPV 主要衣壳蛋白的 L1 片段。通过重组 DNA 技术,L1 蛋白在酵母中表达,并自我组装到构象完整且无感染性的病毒样颗粒(vLPs)中。美国妇产科学会(ACOG)鼓励 9～26 岁女性全部注射疫苗。

疫苗的成分为每剂 0.5 mL 包含 20 μg HPV6 L1 蛋白,40 μg HPV11 L1 蛋白,40 μg HPV16 Ll 蛋白和 20 μg HPV18 L1 蛋白。每剂 0.5 mL 还包含 225 μg 无定形硫酸羟基磷酸铝。其他成分还有氯化钠、L-组氨酸、聚山梨醇酯 80、硼酸钠和注射用水,未加入抗生素。应用时分 3 针肌内注射,每针 0.5 mL。第 2 针应在首次接种后的第 2 个月进行,第 3 针接种的时间为首次接种后第 6 个月。四联 HPV 疫苗要求在 2～8 ℃条件下保存,禁止冷冻。四联 HPV 疫苗对于预防 HPV6、11、16 和 18 相关的持续性感染、CIN2/3 和外生殖器病变(生殖器疣、VIN 和 VAIN)。

然而,疫苗注射是对免疫系统的刺激,虽然可以产生抗病的免疫,也可能产生不良反应。目前的 HPV 疫苗需要肌内注射,容易引起不良反应,而且其长期效果并不清楚,是否能降低子宫颈癌的发病率值得观察,多长时间需要复种才能有效,目前都不知道,需要继续关注。

在子宫颈癌筛查做得很好的国家,预防接种并不能进一步降低子宫颈癌的发生率,预防接种三年内,可以降低 20%～25% 的诊断性阴道镜检查量,Cervarix 疫苗降低宫颈活检量 69% 与 Gardasil 疫苗降低宫颈活检量 42%。免疫接种后必须继续进行宫颈细胞学筛查,否则十年后子宫颈癌会增加到现有的两倍;在子宫颈癌筛查做得不好的国家,如果疫苗可以持续作用长达 15 年,子宫颈癌发病率会明显降低,但也只是宫颈细胞学检查的两倍(从 50/100 000～5/100 000),如果疫苗的作用小于 15 年,子宫颈癌仅仅会推迟而不会被预防。HPV 疫苗是提高控制子宫颈癌发病的一种新的补充工具,但是并不能够因为它而消减宫颈的筛查计划。有关机构除了应当引进预防接种外,还要继续努力去广泛的提高宫颈筛查工作的质量。目前,不论接受疫苗注射与否,宫颈检查的三阶梯计划未改变。

2.对症处理

经宫颈病变规范化诊断无 CIN 后,患者宫颈存在高危型 HPV 感染的 30 岁以上的妇女,我们建议采取三个措施。

(1)调动全身免疫功能。滤过性病毒能够引起疾病的原因是,病毒能够利用患者身体中的基因复制系统来复制自身。如果病毒大量复制,则身体自身的细胞就不能正常工作。于是,身体中的免疫细胞就会清除这些感染病毒。然而,这些病毒能够产生某种化学物质而导致正常的免疫细胞死亡。除此以外,病毒变异不易被我们的身体识别。这样,在免疫系统和病毒之间就会展开一场长时间的斗争。实际上,病毒并不能杀死一个健康人身体中的所有免疫细胞。人身体的免疫功能越强,此人受病毒侵害的概率就越小。所以,在感染病毒后的病情严重情况和康复的概率基本上感染者的免疫功能有多强。你无法避免被感染,除非你不去接触被感染者和被感染地区。但是,你可以尽你所能调动你的免疫系统,确保你处于"非常健康"的状态,至少在这段非常时期。如果你的免疫系统够强,就算你非常不幸地被感染上病毒,也会将病毒的侵害降到最低限度。所以一定要保证自身免疫力强大,归纳有以下几点。①全面均衡适量营养:维生素 A 能促进糖蛋白的合成,细胞膜表面的蛋白主要是糖蛋白,免疫球蛋白也是糖蛋白。维生素 C 缺乏时,白细胞内维生素 C 含量减少,白细胞的战斗力减弱,人体易患病。除此之外,微量元素锌、硒、维生素 B_1、维生素 B_2 等多种元素都与人体非特异性免疫功能有关。所以,除了做到一天三餐全面均衡适量外,还可以补充维生素等。②适度劳逸:适度劳逸是健康之母,人体生物钟正常运转是健康保证,而生物钟"错点"便是亚健康的开始。③经常锻炼:加强自我运动可以提高人体对疾病的抵抗能力。④培养多种兴趣,保持精力旺盛:广泛的兴趣爱好,会使人受益无穷,不仅可以修身养性,而且能够辅助治疗一些心理疾病。⑤戒烟、限酒:医学证明,吸烟时人体血管容易发生痉挛,局部器官血液供应减少,营养素和氧气供给减少,抗病能力也就随之下降。⑥心理健康:善待压力,把压力看作是生活不可分割的一部分,学会适度减压,以保证健康、良好的心境。向患者宣讲 HPV 知识,解除患者对"HPV 是性病,也就是癌症"的思想压力,保持好的身体状态,及早将 HPV 病毒消除。

(2)可以对患者宫颈局部的免疫功能进行改善,选择一些能刺激宫颈局部免疫细胞,例如,单核细胞,NK 细胞或者巨噬细胞等免疫细胞的药物,抑制病毒的合成,达到消除的目的。干扰素生物效应的发挥,首先与细胞表面的受体相结合,通过一系列信号传导分子,而发挥其抗病毒和免疫调节作用。在抗病毒作用中,干扰素与受体结合后可诱导蛋白激酶、2',5'寡核腺苷合成酶具有降解病毒核酸和抑制病毒复制等分子的表达,从而抑制细胞内病毒的复制。由于干扰素诱导的抗病病毒蛋白对病毒复制的抑制多发生在胞浆,而对细胞核内复制机制的病毒难于发挥直接的抗病毒效应,因此对 HPV 的治疗效果需要继续观察。

(3)积极建议患者采取避孕套性交。HPV 感染者体内抗体出现高峰的时间,一般是在感染后 6~12 个月,病毒可通过摩擦与接触传播。因为 HPV 病毒有传染性,是一种传染性疾病。它的主要传播途径就是男女之间的性接触,因此也是性传播疾病。在女性第一次性交后的第一年,感染率约为 30%;40 岁的妇女,累积感染率为 70%~80%。绝大部分的性传染病,是性伴侣越多,发生率也越大;但子宫颈癌不同,即使只有单一性伴侣,第一次性行为,只要有性器官接触,不论男女,也存在被感染的机会。因此,积极建议患者采取避孕套性交,减少宫颈 HPV 的再感染以及其他炎性有害物质对宫颈的伤害。

三、阴道镜检查

(一)概述

阴道镜是一种放大仪器,用于检查子宫颈与下生殖道及肛门生殖器区域的被覆上皮和血管。阴道镜检查可利用生理盐水的清洁作用、5%醋酸溶液和卢戈(Lugol)复方碘溶液的染色对比效果,区别正常与异常的宫颈阴道被覆上皮,利用染色对比与适度放大的可视性图像,说明有无宫颈或下生殖道癌前期病变。

阴道镜检查的另一组成部分,是对最有可能异常的区域取活检,如果检查未发现异常,可以对转化区随机取样(如钳取宫颈 3、6、9、12 四个点,或每一象限随机取一个点),为使组织学评价尽可能全面,可以同时行 ECC。在某些情况下,仅仅做点活检和 ECC 是不够的,还应根据病情需要,对可疑病灶行楔形切除活检或对宫颈转化区行电外科 LEEP,为组织学检查提供合格的宫颈标本。综合 HPV 检测、细胞学、阴道镜与组织学活检结果,最终得出临床诊断,为患者提供符合最新指南的治疗方案与随访计划。

一个称职的阴道镜医师应学习如何执行阴道镜检查操作,熟知宫颈疾病的视觉特征,正确解读美国阴道镜及子宫颈病理协会对子宫颈癌前期病变管理共识指南,在学习掌握阴道镜技术的过程中,运用哲学思维与逻辑推理,逐步提高心理活动技能与临床管理能力。

(二)阴道镜工作原理

阴道镜检查是在光源的照射下,阴道镜将子宫颈、阴道的黏膜放大一定的倍数,借助于醋酸和卢戈碘液等药物,观察在光源照射下,宫颈上皮不同病变导致的宫颈阴道上皮透光率、反光率、折光率的变化,观察到镜下上皮的颜色厚度变化和血管的走行及形态改变,发现许多肉眼不能看到的亚临床病变。同时阴道镜指导下定位活检,提高取材的准确率。

(三)阴道镜分类和结构

1.阴道镜分类

(1)按功能分类。①诊断型阴道镜又称标准型阴道镜:该阴道镜仅适用于做检查,而无特殊能源匹配供阴道镜下手术。②诊断治疗型阴道镜:该型阴道镜则是将普通型阴道镜和特殊能源相结合,如激光联合型阴道镜等,该阴道镜可以在做阴道镜检查的同时配以同轴激光作局部的激光手术。

(2)按成像系统分类。①光学阴道镜:即指通过光学透镜系统成像的阴道镜。②电子阴道镜:即指将光学信息转变为数字信息成像的阴道镜。

（3）按资料储存方式分类。①普通型阴道镜:即指阴道镜附件中不含有计算机部分,阴道镜检查资料仍以传统的手写方式保存。图像采集以照相和摄录像为主。②数码电子阴道镜:即指光学或电子阴道镜附件中包含有计算机图文信息管理系统部分,阴道镜资料以标准的计算机化语言和实时图像采集并存的方式储存于计算机中。阴道镜检查医师可以通过电视屏幕观察,可以多人同时观察并将图像采集、冻结、储存、打印,利于教学和会诊。

2.阴道镜结构

（1）光学阴道镜,主要由镜体、支架、光源和附件四大部分组成。①镜体:位于支架的顶部,设有倾斜度调节和左右调节手柄,保证镜体可自由地转动。前方有两个物镜,光源出口及滤色镜片。后端有双目目镜,双目镜间距调节以检查者瞳孔间距为准,使双侧目镜的图像重叠,成一最佳的立体图像。②支架:分陆地式和悬挂式两种。支架的选择主要取决于阴道镜诊室的条件。③光源:有镜内光源和镜外冷光源两种。④附件:包括照相系统（普通照相、立体照相和1次成像系统）、摄录像系统、打印系统。

（2）电子阴道镜,主要包括电子阴道镜头主体、支架和附件等。

（四）阴道镜器械及附属品

1.器械

窥器、长平镊、活检钳、宫颈钳、颈管刮匙、纱布、纱球等。

2.试剂

阴道镜检查必备的试剂为:3％冰醋酸溶液和5％卢戈（Lugol）碘溶液。

（五）阴道镜检查的临床价值

阴道镜检查是一种运用阴道镜将下生殖道即外阴、阴道和子宫颈放大至4～40倍不等的临床形态学的诊断手段。阴道镜的问世已有80余年,目前已能运用其开展对临床上肉眼所不能发现的细小病变作出诊断,其价值越来越受到临床医师的重视,成为提供下生殖道癌前病变及早期癌的早期诊断、早期治疗的重要方法之一。目前阴道镜作为对宫颈、阴道和外阴癌前病变和癌变的重要辅助诊断措施之一,并且在人乳头瘤病毒（human papilloma virus,HPV）感染的诊断中有其独到之处,即对HPV亚临床型感染的检出既迅速又经济,尤其对高危型HPV感染的临床随访有着重要的价值。阴道镜检查在临床诊断、治疗、教学及科研等方面均有其独特的应用价值。

1.诊断

阴道镜是一座架于临床与病理形态学之间的观察活组织形态学的桥梁,是临床医师用于诊断下生殖道疾病的有效武器。阴道镜检查具有以下优点:①可反复检查、无创伤性;②借助醋酸试验和碘试验可以发现肉眼看不到的宫颈病变,及时发现癌前病变、早期癌;③阴道镜下定位活检提高活检阳性率;④妊娠期宫颈病变,阴道镜结合细胞学检查可以降低活检率,避免不必要的活检;⑤数码电子型阴道镜可以通过计算机记录储存图像,并可以通过网络实现远程会诊。

2.治疗

阴道镜检查是一种形态学方面的诊断措施,通过阴道镜可观察到用肉眼所看不到的细微变化,从而指导临床治疗等。在阴道镜检查后可提高治疗的准确性,避免遗漏病变部位。

3.教学及科研

数码电子型阴道镜可以多人同时观察,利于教学,并可以通过网络实现远程会诊。数码电子型阴道镜可以通过计算机记录储存图像,大容量硬盘可以储存海量病例及图像,在教学及科研方面发挥作用。

（六）阴道镜应用的展望

阴道镜目前还停留在形态学定性诊断水平,对阴道镜初学者来说掌握还须特殊培训,因此阴道镜如何走向定量诊断水平是今后研究的方向。数码电子阴道镜的问世已使阴道镜资料的储存、统计、会诊及远程医疗等得以实现,电子阴道镜在图像处理中如何将上皮、血管等改变进行量化以达到定量诊断的目的仍为目前需攻克的项目。阴道镜检查结果如何和分子水平的诊断相结合以进一步提高阴道镜诊断的敏感性是阴道镜临床诊断水平的又一突破性的提高和尝试。

（七）阴道镜检查前的准备

1.患者为阴道镜检查所做的准备

通常宫颈筛查结果阳性的妇女被告知需要做一个阴道镜检查,检查前 24 小时内禁止阴道性交、冲洗或上药。老年妇女、妊娠妇女或残疾妇女允许一名家属陪伴,这对降低患者的紧张焦虑有帮助。向受检妇女讲解阴道镜检查的原因、注意事项及基本操作过程。进行阴道镜检查的最佳时间是月经周期的第 8～12 天,该时期的宫颈管黏液栓黏度不高、易于清除。阴道镜检查可在月经周期的任一时段进行,包括月经期,但应避免在最大出血时段进行。

2.医师为阴道镜检查所做的准备

（1）详细询问记录妇科病史:在阴道镜检查前,医师应与患者沟通,以下妇科病史非常重要,包括首次性交年龄、性伴侣数、妊娠分娩史、避孕方法、生殖道感染治疗史、特别是 HPV 感染史。对先前有子宫颈癌或癌前期病变治疗史的情况需详细记录。

（2）阴道异常流血:重视患者提供的异常阴道流血或性交后出血史,因为这些情况表明患者有潜在的子宫颈浸润癌的可能性。

（3）对末次月经的日期应仔细询问:如果怀孕则需确诊是否为宫内孕,在某些特殊情况下,宫外孕或滋养叶细胞疾病的患者也会在不知晓的情况下,位于预约等待阴道镜检查的妇女中。

（4）对绝经期后妇女的阴道镜检查:绝经期后或阴道上皮有萎缩性变化的妇女,可在医师指导下于阴道镜检查前 1～2 周,阴道内使用雌激素软膏,以利于阴道上皮的糖原化,为阴道镜检查做准备。

（5）对妊娠期妇女的阴道镜检查:需严格遵守阴道镜检查指征,检查最好安排在妊娠期 12～24 周。在阴道镜检查前,医师应与孕妇及其家属在诊室见面,说明阴道镜检查目的,签署知情同意书。对年轻孕妇(＜21 岁)TCT 报告 ASC-US、LSIL 者,如果不能为患者提供一名资深的阴道镜专家,可将她安排在产后 8 周检查为宜。

（6）免疫功能低下:患者有无免疫功能低下是一个特别值得重视的问题,这类患者包括器官移植术后、肾衰竭肾透析、系统性红斑狼疮等。这些免疫功能低下的妇女,一旦感染了高危型 HPV,感染通常不易自动清除,且为持续性感染,多合并下生殖道多部位、多灶性癌前期病变(CIN3、VaIN3、VIN3),病程长、康复慢、容易复发。应详细询问记录器官移植术的年份、免疫抑制剂的使用情况、还应注意有无糖尿病史、免疫缺陷病毒(HIV)感染等。

（7）其他:注意询问患者有无使用抗凝剂或抗血小板药物的情况,这对于宫颈活检或转化区环切除术有不良影响。对吸烟患者应鼓励她们术后戒烟。

（八）阴道镜检查的操作流程

（1）插入窥器前,裸眼检查外阴和肛周部位。

（2）可视化记录宫颈和阴道被覆上皮图像,必要时也包括外阴和肛周部位的异常。

（3）识别鳞-柱交界（SCJ），360°环视、检查、记录转化区的全部区域。

（4）确定阴道镜检查为满意或不满意（即转化区暴露是否充分）。

（5）识别和评估病变的解剖位置、尺寸大小和严重程度。

（6）ECC（妊娠妇女为禁忌证、1 型转化区可以不取）。

（7）识别最严重的病变并行组织学活检。

（8）将宫颈筛查结果、活检病理与阴道镜评估印象相关联，得出临床诊断，制定一个符合循证医学指南的治疗与随访计划。

（9）与患者交流检查结果，告知下一步处理方案。

（10）完成一份阴道镜图文报告，将图像与相关数据整理存储以备审核。

完成上述操作流程，可以在最大程度上保证阴道镜检查的完整性与可靠性。检查后与患者沟通交流检查结果，也是阴道镜操作流程中不可或缺的部分。最后，将阴道镜检查指征、挑选出的诊断图像、阴道镜评估印象、活检位点和下一步诊治随访计划，有条理地记录于阴道镜检查报告中。阴道镜数据库中对患者的检查记录、治疗与随访计划，将作为质量控制与技术评估的重要依据。

（九）阴道镜检查的技术流程

为了保证阴道镜检查的规范化与有效性，实施一个系统的阴道镜检查技术流程是必要的。根据美国《现代阴道镜教科书与图谱》的标准，一个系统的阴道镜检查的技术流程包括四个基本步骤，即可视化（visualization）、评估（assessment）、取样（sampling）和关联性（correlation），这四个步骤的英文缩写为 VASC。

阴道镜检查的第一步，获得宫颈和阴道的可视化图像；第二步，评估转化区和任何异常的上皮；第三步，如有必要对可疑病变区域取活检；第四步，将阴道镜检查所见与宫颈筛查结果和组织学活检结果相关联，获得一个临床诊断。

1.可视化

阴道镜检查的第一步，获得宫颈外口与阴道上段的可视化图像，这是对阴道镜检查的基本要求。为了获得清晰的阴道镜图像，应注意以下技术环节。

（1）阴道镜对焦摄片与放大倍数的使用：阴道镜检查首先通过低倍放大（×7.5）观察子宫颈全貌。移动阴道镜的头部，对准子宫颈，通过简单的前后移动，即可获得低倍放大与粗对焦。阴道镜物镜与宫颈焦点间的距离为物镜焦距，多数阴道镜的物镜焦距为 300 mm，这就为医师在患者与阴道镜之间进行医疗操作提供了最大空间。一旦获得了粗对焦，用右手操作机器手柄及调节钮（注意右手总是保持清洁，最好不用它触摸患者身体），左手固定窥器，前后左右轻微移动窥器，即可达到精细对焦，此时即可在阴道镜下进行拍照取图，有时需纠正宫颈面对镜头的角度。一般情况下，×7.5 的放大倍数可以拍照子宫颈全貌，增加放大倍数（×15 为中等放大倍数），可以观察上皮表面更细微的变化，包括镶嵌、腺体开口及毛细血管口径与血管排列。阴道镜检查一般不需要大于×15 的放大，除非描述记录异型血管的细节，最常用的放大倍数是×7.5 和×15。用阴道镜摄片客观记录病变部位与形态学特征，从而为阴道镜检查报告提供客观证据，这是对阴道镜医师的基本要求。将阴道镜照片拍清楚、对拍摄内容解读准确，则是一个长期积累、逐渐提高的过程。

（2）充分暴露子宫颈。能否充分暴露子宫颈与阴道上段，是考验阴道镜医师临床能力的第一关，如果在阴道镜检查中不能充分暴露子宫颈与阴道上部，其检查结果将不可信。①选择尺寸大小合适的窥器：阴道镜检查首先要选择尺寸大小合适的窥器扩张阴道、暴露宫颈，以便将病变部位进行可视化图像采集。②借助棉棒固定子宫颈拍照：将一个棉棒放在宫颈的外侧，可协助固定宫颈拍照。同样的方法，将阴道壁病变与子宫颈同时展示于一张图片上。③利用避孕套改善暴露条件：将一个避孕套套在窥器外面插入阴道，扩张窥器后，避孕套可将阴道壁赘肉挤向阴道内腔的外侧，使子宫颈的暴露得以改善。对妊娠中、晚期妇女的阴道镜检查，首先要解决的是将脱垂的阴道壁组织推开，避孕套是解决该问题的好办法。④宫颈管缩短：先天性宫颈管短小或因宫颈切除手术致颈管缩短，影响宫颈暴露，建议用俯拍角度进行阴道镜拍照。

（3）施加生理盐水有助于显现黏膜白斑与血管图像：生理盐水是一种良好的介质，表层上皮经生理盐水洗涤后有利于光线穿透，图像能更清楚。在实际工作中，生理盐水的使用并非常规，建议在描述记录黏膜白斑或血管图像时使用。

黏膜白斑是指在醋酸染色前，经裸眼或阴道镜观察到的一种明显增厚的白色上皮。黏膜白斑的形成与病变组织表层细胞过度角化或角化不良有关。见到黏膜白斑一定要取活检确诊，它的下方可能有浸润癌或高级别 CIN，也可能有低级别病变或上皮损伤及炎症等。

血管图像：正常上皮、炎症修复上皮或低级别鳞状上皮病变（CIN1、湿疣）等，其表层毛细血管网排列紧密而规则，血管外观为细点状或细镶嵌。异形血管见于高级别鳞状上皮病变，血管排列极不规则（杂乱分叉、形态多变）、粗镶嵌与粗点状血管（血管粗大、间距增宽）。异形血管的出现警示宫颈存在高级别 CIN，尤其警示子宫颈浸润癌。

（4）施加 5％醋酸溶液观察染色反应：最初在阴道镜检查中使用稀释的醋酸溶液，是基于它的清洁作用，之后发现这种稀释的醋酸溶液对宫颈阴道的正常和异常上皮均有不同程度的染色效果，这种染色效果可使上皮的表面轮廓与边界呈现一个可视化特征。醋酸白上皮表现了一个广泛的组织学型谱，即从单纯正常上皮（未成熟鳞状化生上皮、炎症或修复上皮）到癌前期病变或浸润癌。

醋酸白染色的原理：醋酸溶液可迅速透过上皮、作用于上皮表层组织的细胞核，核蛋白发生可逆性沉淀反应、发生沉淀反应的上皮影响光线的穿透，光线被上皮组织反射到观察者的眼睛，呈现为醋酸白上皮，这一现象被称为醋酸白染色阳性。

5％醋酸溶液的配制：阴道镜检查常用的醋酸溶液浓度为 3％或 5％。5％的醋酸溶液最为常用，其配比方式为 100％纯度的冰醋酸 5 mL，加入 95 mL 蒸馏水中混合制成。

施加醋酸的方法：用一个沾满醋酸溶液的大棉球湿敷在宫颈外口，或者用醋酸溶液喷壶向宫颈阴道喷洒，或者用醋酸棉棒涂抹在宫颈表面，还可将一个蘸有醋酸的棉棒插入宫颈管口内 1 cm、等待 1 分钟等。总之，不管怎样施加醋酸，用量必须充分，等待时间至少为 1 分钟，才能引起一个最佳的醋酸白染色反应。

所谓醋酸白染色阳性是指宫颈阴道被覆上皮经 3％或 5％的醋酸染色作用后 1 分钟，上皮颜色从粉红色短暂地变为白色，这种醋酸白上皮在宫颈、阴道、外阴或肛门直肠区均可见到，可见于未成熟化生上皮、修复上皮以及癌前期病变上皮。醋酸白染色是阴道镜检查中最常用的、最重要的观察指标，然而，并非所有的醋酸白上皮都是异常的，柱状上皮与化生上皮也可以对醋酸染色呈现一个短暂的白色反应。

观察醋酸白染色最常犯的错误：醋酸白染色反应通常在醋酸作用后 1 分钟出现，消退时间（2～10 分钟）则因上皮有无病变、病变的级别与病变的面积大小而有所不同。缺乏经验的医师，最常犯的错误是施加醋酸过少或等待时间不足，这将导致严重的病变逃离阴道镜的观察视野。

有些位于宫颈管口处的小病灶,需要细心地施加二次醋酸染色,才能呈现一个可视性的醋酸白染色反应。建议将一个醋酸棉棒插入宫颈管口 1 cm、等待 1 分钟,然后观察二次醋酸染色反应。

高级别鳞状上皮病变:典型的高级别 SIL,由于病变组织层次增加,细胞核异形、增大、拥挤,病变范围超越上皮全层的 2/3,所以醋酸白染色可迅速出现,持续 3~5 分钟,然后缓慢消退,高级别 SIL 醋酸白上皮致密浓染、轮廓鲜明、病变边界与正常上皮之间泾渭分明,常常见到宽大的腺体开口、提示病变累及腺体。

低级别鳞状上皮病变:低级别 SIL 的组织结构改变位于上皮的下 1/3 段,醋酸穿透上皮到达底层后才能发生醋酸白反应,因此醋酸白染色反应迟缓,但消失迅速(大约 1 分钟)。低级别 SIL 的醋酸白上皮轻薄透明,可见光易于穿透,有些病例可见血管图像,为细镶嵌和细点状。

正常柱状上皮与化生上皮:对醋酸呈现较弱的染色反应,包括轻微变白与水肿反应,不足 1 分钟即可消退。正常原始鳞状上皮对醋酸染色不起反应,仍保持其原来的淡粉色。

动态观察醋酸白染色的变化:在阴道镜下动态观察宫颈阴道被覆上皮对醋酸染色的反应与消失的过程,对评价上皮病变有提示价值,常见的规律是病变越重,醋酸白上皮出现得越快,消退的越缓慢。病变轻(LSIL)或不成熟化生上皮,醋酸白上皮出现的慢,消退的快。

注意对阴道穹隆的醋酸白染色观察:与宫颈紧密相邻的阴道上 1/3 段,其鳞状上皮对 HPV 同样敏感,既可以发生 LSIL,也可以发生 HSIL(VaIN2~3),因二者的胚胎学起源同为泌尿生殖窦与旁中肾管。当阴道镜检查未发现宫颈转化区异常时,应特别注意检查阴道壁上段有无高级别鳞状上皮病变,即高级别阴道上皮内瘤变(VaIN2~3)。

要特别注意对阴道后壁及后穹隆部位的检查,因窥器遮蔽,此处易被漏检。阴道镜下高级别 VaIN 可视化特征:醋酸白上皮浓染,病变越重白上皮越厚,少数病例可见到异形血管,碘染色全部呈阴性反应,病变在糖原化上皮的环绕下,轮廓与边界易于显现。

如有必要对外阴-肛周部位也要做醋酸白染色检查:有经验的阴道镜医师用裸眼即可发现外阴部位的病变。判断始于阴道镜检查的第一步,插入窥器前,用裸眼环视外阴-肛周部位有无异常,如有异常,可先对异常部位拍照记录,然后用醋酸棉球或醋酸纱布湿敷病变部位皮肤 3 分钟(外阴为角化型鳞状上皮,对醋酸反应较慢),观察记录醋酸白染色情况。高级别外阴上皮内瘤变(VIN2-3)的特征是病变部位呈扁平、隆起、苔藓化的色素性斑块。有些年轻的 VIN3 级患者常与外生殖器湿疣并存。

(5)鲁戈碘液染色的原理。鲁戈碘液是一种针对糖原的染色剂,碘对糖原有亲和力,两者相遇会立即出现阳性反应。将鲁戈碘液涂抹在宫颈阴道表面,如果上皮被迅速地染成棕黑色,间接说明鳞状上皮细胞内富含糖原且上皮分化正常。糖原的存在决定了鳞状上皮能否与鲁戈碘液发生化学反应。①鲁戈碘溶液:其配方为 5 g 碘加 10 g 碘化钾混合 85 mL 蒸馏水制成。②碘染色阳性(糖原化上皮):育龄期妇女宫颈阴道原始鳞状上皮、移行带(转化区)内分化成熟的化生上皮,这些上皮的中表层细胞质内富含糖原,可被 Lugol 碘染成深棕色或黑色(碘染色阳性)。碘染色阳性的上皮又称糖原化上皮,表明了上皮组织的良性本质。③碘染色阴性(非糖原化上皮):这可以见于多种情况,如高级别 SIL、子宫颈浸润癌以及上皮分化异常(低分化、不成熟分化)等,因上皮细胞内无糖原,所以碘染色呈阴性反应。柱状上皮与转化区内未成熟鳞状化生上皮,尽管也是良性的,因上皮细胞内缺乏糖原,碘染色也是阴性的,表现为黄色或红棕色。雌激素缺乏、哺乳期、绝经期后的妇女,因血液循环中缺乏雌激素,宫颈阴道上皮细胞内缺乏糖原,碘染色也是阴性的。

2.评估

可视化完成后,阴道镜医师下一步就要评估他们的检查所见。评估包括以下内容:辨认鳞状上皮和柱状上皮、SCJ 和转化区的类型;识别有无上皮内瘤变;如果存在病变,应估计病变的范围、大小和严重程度。

(1)"满意的阴道镜检查"的概念。在阴道镜检查被引入临床之前,Pap 涂片结果阳性的妇女,常规用冷刀锥切(CKC)排除有无浸润癌。在引入阴道镜后的前半个世纪中,普遍使用阴道镜评估 Pap 结果阳性的妇女,对筛选出的阴道镜检查满意的患者,可以在门诊进行保守性管理,即取宫颈活检+ECC,而不必首选 CKC,由此引入了"满意的阴道镜检查"这一历史概念。所谓"满意的阴道镜检查"是指在宫颈外口转化区全部可见,即原始鳞柱交界(OSCJ)与新鳞柱交界(NSCJ)360°全部可见。如果存在宫颈病变,病变的全部边界,即宫颈外口的近端边界与远端边界全部可见,只有这样的阴道镜检查才能被分类为"满意的"。

根据阴道镜下转化区的外观以及一个或多个宫颈活检的结果,对于确诊宫颈病变是有局限性的,只有全部转化区和所有病变的实体都被取样做组织学检查,才能排除浸润癌,因此确定一个阴道镜检查是"满意的"应十分谨慎。如果阴道镜检查被确定为"不满意的",根据细胞学及其他相关结果,一个宫颈锥切术常常是必要的。

(2)识别转化区。识别转化区的第一步,首先要学会识别转化区的内外边界,即 NSCJ 和OSCJ。NSCJ 位于宫颈外口的近端或宫颈管内,OSCJ 通常位于宫颈外口的远端、甚至阴道穹隆,也有可能位于宫颈管内。这两种 SCJ 在女性一生中,或某一生理阶段,呈动态上下移动,每一位女性在她的不同生理时期,转化区的类型是动态变化的。

年轻女性的原始 SCJ 容易识别,其腺体开口或腺体囊肿在转化区中经常保持可见,这是确定转化区的重要标志。获得一个满意的阴道镜检查的必备条件是转化区以及病变的内外边界必须全部可视化。然而,识别老年妇女的原始 SCJ 常常是困难的,因为她们的转化区多为 3 型。

阴道镜医师要用可视化阴道镜图像说明阴道镜检查是满意的还是不满意的。转化区中新鳞柱交界及其毗邻区域,对高危型 HPV 十分易感,该部位最有可能发生宫颈上皮内瘤变或浸润癌。

(3)识别异常上皮。在阴道镜检查中识别有无异常上皮,是为了寻找宫颈筛查结果异常的来源。宫颈筛查结果异常通常表明宫颈可能存在病变,但并非总是如此。①识别异常上皮的方法:依次施加生理盐水、5%的醋酸溶液、卢戈氏碘溶液进行观察,那些位于宫颈外口的病变,通常会显示出一种或多种上皮或血管方面的异常变化,如黏膜白斑、醋酸白上皮、镶嵌及点状血管或异型血管等。这些特征源于病变上皮在组织结构与血管方面所发生的变化。②阴道镜检查结果不尽人意:2008 年,美国国立卫生研究院(NIH)与 ASCCP 联合研究阴道镜的诊断分级,对 ASCCP在 ASC-US 和 LSIL 分拣研究(ALTS)中的阴道镜诊断分级,给予了如下评价:阴道镜的诊断分级与 CIN 相符,但却不是最终的确诊。细胞学 ASC-US 或 LSIL 转诊阴道镜的初次评价所发现的 CIN3,仅为 2 年随访中最终检出 CIN3 的 53%,认为这些 CIN3 有些可能是在首次阴道镜检查后发展的,也有一些病变可能因为病灶太小、上皮太薄(通常<10 个细胞厚度),以至于在首次阴道镜检查中未能发现,还有一些病变是被遗漏的。

2014 年 WHO 第 4 版《女性生殖系统肿瘤分类》指出,用阴道镜检查区分 LSIL 和 HSIL 并不可靠,因二者可共存于宫颈同一象限或在各自象限。多点宫颈活检+ECC 可能增加 CIN 的检出率,但活检也会漏掉最严重的病变,经宫颈活检诊断为 LSIL 的患者中,有 10%的 HSIL 被漏诊。某些患者的转化区虽然为 1 型,其最严重的病变却不在宫颈外口,而是位于宫颈管内或间质内(包括 AIS),阴道镜检查难以发现此类病变。另外,有些阴道镜图像显现为 LSIL,组织学诊断为 HSIL,是因病变上皮薄、细胞层次减少所致,使用免疫组化 p16 染色有助于诊断鳞状上皮病变。对于那些具有欺骗性的阴道镜图像,通过临床分析、逻辑推理,选择实施宫颈 LEEP,将有助于检出那些藏匿于间质内的病变,如 AIS。

总会有些阴道镜图像令人迷惑,难以判断,有些阴道镜图像与组织学诊断不一致是常见的,特别是那些反复取过宫颈活检,有过宫颈锥切史,或者宫颈物理治疗史的妇女,由于她们的转化区已经遭到破坏,宫颈外口多为陈旧性化生上皮,难以进行准确的阴道镜评估。有经验的阴道镜医师,不会仅凭阴道镜图像来判断受检妇女有无宫颈病变,结合宫颈筛查结果与相关临床病史,进行综合分析判断总是必要的,在三阶梯检查结果不一致的情况下,一个宫颈 LEEP 常常是解决问题的好办法。

阴道镜医师应熟悉宫颈外口的各种形态学变化,包括生理变化、良性病变、癌前期病变及浸润癌等,这种能力对于识别、鉴别宫颈病变非常重要。重要的是不仅能用阴道镜检查发现异常,而且还能对表现最为异常的区域取活检,更重要的是,当阴道镜检查未发现异常时,你能预见什么、做些什么。

今天的阴道镜医师在思维方法与心理活动技能上,应当树立起一个全新的理念,即:子宫颈癌及其癌前期病变的检出,已经从细胞形态学异常过渡到分子生物学技术(HPV 检测结果阳性),这意味着转诊阴道镜的妇女,不可能通过一次阴道镜检查＋宫颈活检,就能做出准确的临床诊断,很可能在以后随访中检出子宫颈癌前期病变或浸润癌。阴道镜检查应从注重表面被覆上皮的形态学异常,过渡到如何探明、验证宫颈管内的病变,特别是腺上皮有无病变。从事阴道镜专业的医师必须要细心和耐心,当阴道镜检查未发现宫颈外口病变时,下一步检查的重点是宫颈管和阴道壁,应特别注意检查与子宫颈紧密相邻的阴道上段与后穹隆。

阴道镜医师不仅能对异常所见提供点活检标本,还应具备用电外科技术对宫颈转化区做环切除的能力,为病理检查提供合格完整的组织学标本,为临床确诊提供最高级别的证据。

(4)一旦得出了阴道镜拟诊(印象),下一步是确定宫颈病变的尺寸、形状、轮廓、位置和范围。

确定宫颈病变的尺寸:可以从病变占据宫颈象限的数目来判断,病变可以仅占据一个象限,也可以占据多个象限,甚至向阴道壁的方向延伸。一般而言,宫颈病变的尺寸越大、环绕病变的线性长度越长,病变就越严重。通过阴道镜检查预估宫颈病变尺寸,只能为临床提供粗略或模糊的信息,它的准确性是有限的,了解这一点很重要。低度鳞状上皮内病变(CIN1、挖空细胞、HPV 感染)与宫颈湿疣(尖锐湿疣或扁平湿疣),多见于性活跃的年轻女性或免疫功能抑制的妇女,阴道镜评估低级别鳞状上皮病变,其尺寸大小与病变级别并无规律可循。比较难处理的是,LSIL 与宫颈阴道被覆上皮不成熟化生很难区别,环绕在宫颈外口的醋酸白上皮伴细镶嵌、细点状血管通常也与高级别 CIN 无关。

宫颈病变的形状和边界:宫颈外口病变的形状和边界可以提示病变的严重程度。病变的边界模糊、不规则通常代表低度病变,相反,病变边界整齐规则、病变与正常上皮对比分明,提示病变可能是高度,为这一类型中最典型的图像。

宫颈病变的表面轮廓:隆起的外生性病变可能是癌或湿疣。TCT 异常的来源可能位于宫颈转化区的不同象限或宫颈管内和/或阴道壁,病变可以是孤立的、局灶的,也可以是多灶性的、弥散性分布。宫颈病变的尺寸、形状、轮廓和位置,将影响治疗方式的选择,因此,阴道镜医师在选择治疗方法之前,一定要将宫颈病变的位置、大小、级别、满意或不满意,给予清楚的视觉化表达。一般而言,考虑为高级别病变,应尽量选择宫颈 LEEP 而非物理治疗,在切除治疗宫颈病变的同时,保留其有诊断价值的宫颈组织,有助于检出先前未能预期的 CIN3+(AIS 和/或)子宫颈浸润癌。

3.取样

如有必要,阴道镜医师必须采集位于宫颈外口、宫颈管内或下生殖道其他部位最明显异常的一个或多个组织学活检标本。组织学活检对于确认阴道镜的评估结果与病变级别(如果病变存在)是必要的。此外,对于宫颈筛查结果阳性、宫颈外观正常的转化区,随机取宫颈活检,也能提高检出高级别病变的敏感性。

(1)对宫颈活检的定义:通常是指取自宫颈外口上皮与下方间质组织的点活检样本,也包括宫颈管刮取术(ECC)或宫颈管刷片的样本,后两者称为宫颈管内取样(ECS),目的为评价宫颈管内不可见的区域。

(2)对哪些患者有必要做 ECC:TCT 结果 AGC 或 HSIL 以及 HPV18 型检测阳性的妇女推荐 ECC。对于阴道镜检查不满意的患者,ECC 有助于发现阴道镜视野外、宫颈管内的病变。对于阴道镜检查满意的患者,ECC 则有助于发现可能的腺上皮病变(AIS)或罕见的"跳跃性病变"(多见于先前做过宫颈物理治疗或宫颈锥切术的妇女)。

ECC 的临床应用尚存争议。其一,ECC 要对宫颈管内腔进行全面搔刮,这是患者在接受阴道镜检查+活检术的过程中,感受最不愉快且痛苦的经历,因此可能导致患者随诊的依从性降低。其二,ECC 刮取的组织标本小而破碎,甚至仅见黏液或血凝块,组织缺乏方向性与间质,给病理诊断带来困难。

20 世纪 70 年代,ECC 被认为是阴道镜检查的一个基本组成部分,这对于阴道镜的初学者而言十分必要,经验丰富的阴道镜医师则会有选择地使用。ECC 的必要性是基于 20 世纪 80 年代 Townsend 和 Richart 的报道,他们总结分析了阴道镜检查与宫颈冷冻治疗后所发生的子宫颈浸润癌病例,发现省略 ECC 是导致漏诊子宫颈浸润癌最为普遍的潜在性错误。这个发现导致了下面的建议:在确认实施宫颈消融治疗之前,患者不仅要有一个满意的阴道镜检查,还要有一个阴性的 ECC 结果,假如后来诊断出癌症,ECC 可作为安全行医的一种潜在的法医学援助。对患者而言,ECC 是经历一次有着痛苦感受的医疗操作。对于临床诊断,ECC 的敏感性是有限的,因此并非所有的阴道镜检查一定要进行 ECC 的操作。根据 ASCCP 指南,对于评价细胞学 AGC 或 HSIL 的非妊娠妇女、细胞学 LSIL、阴道镜检查未发现病变的妇女,以及阴道镜检查不满意的妇女,建议在阴道镜检查时+ECC。对于妊娠妇女则禁止行 ECC。

对于先前有宫颈病变治疗史的妇女,如果在随访中因筛查结果阳性转诊阴道镜,则强烈建议在阴道镜检查的同时+ECS,因过往的治疗改变了宫颈外观与转化区形态,阴道镜检查常常是不满意的。

(3)宫颈活检术:辨认从哪个区域取活检是阴道镜检查最困难的部分之一。对于一个初学阴道镜的医师来说,增加临床实践的积累,多观摩、多动手、多取宫颈活检,无疑会提高宫颈取样的水准。另一方面,阴道镜医师必须依赖一群技术水平高超的病理科医师,才能提高阴道镜评估与宫颈活检的准确性。将阴道镜的各种图像、活检位点与病理结果进行比对,经常与病理科医师沟通交流临床信息,养成相互学习的好习惯,经过日积月累的不懈努力,一定能提高阴道镜检查与评估的准确性和组织学取样的技术水平。活检的仪器须锐利,活检标本应尽量保持上皮的完整性并应取到足够多的间质,方能有利于病理医师评估是否存在间质内的病变(AIS 和/或残留病变 HSIL 累及的腺体)或浸润癌。

宫颈活检首先取自转化区最异常的部位:多数情况下,宫颈活检首先取自最异常外观的区域,不管它位于宫颈的何处。确定活检位置后,将开口的活检钳,固定于宫颈口的近端或内侧,然后咬合钳取组织标本。活检后应在阴道镜下确认目标区域是否被充分取样、钳取的标本是否完整、是否取到足够的间质。如果没有取到满意的有代表性的活检标本,应立即尝试再取一次。

对宫颈活检创面的止血:活检后首先使用棉球或纱布压迫活检创面,对于浅表的出血,这种压迫常常奏效。或将沾满硝酸银溶液或蒙赛尔凝胶的棉棒涂抹、触压于活检创面上完成止血。另一种十分奏效的止血措施是,将一根直径 5 mm 的金属止血棒放在酒精灯上烧热,然后对活检创面进行热凝止血。宫颈活检极少需要缝合止血,如果需要,应能迅速提供必要的物品与设备。对妊娠患者或浸润癌患者的宫颈活检,在操作前应将止血材料与必要设备放在随手可及的位置上,以利操作者迅速止血。宫颈活检与止血操作完成后,可将 1～2 条蘸有少许碘伏消毒液的无菌纱布,填塞压迫于宫颈表面,尾端置于阴道口处,方便患者遵从医嘱自行取出(通常填塞压迫 6～24 小时)。

(4)宫颈 LEEP:正如前文所述,辨认从哪个区域取活检是阴道镜检查最困难的部分之一,某些情况下,仅仅会做点活检是不够的,还应根据病情需要对病灶做楔形切除活检或宫颈转化区环切除术。

四、特殊情况妇女子宫颈癌筛查

(一)概述

人类免疫缺陷病毒(HIV)感染与宫颈肿瘤的关系最早是在 1988 年提出的,当时有人发现,在相同人数情况下在妇科阴道镜门诊就诊的患者感染 HIV 的概率是那些在产科门诊就诊患者的 5 倍(10%：2%)。研究表明,通过阴道镜检查确诊 HIV 感染的患者宫颈 CIN 的发病率是 HIV 阴性及具有高危性行为的妇女或青少年的 4～5 倍。HIV 阳性的女性患子宫颈癌的风险是 HIV 阴性者的 5～8 倍。通过女性生殖道途径感染的 HPV 通常被认为是子宫颈癌发展的必要条件但不是充分条件。HIV 感染的患者面临着免疫系统受损的风险。免疫抑制是发展为 CIN 的一个重要危险因素,这可能是由于免疫系统的减弱导致了 HPV 的持续存在。感染 HIV 病毒的女性免疫抑制的程度预示了宫颈病变的患病率及严重程度。

恶性肿瘤发生在艾滋病感染患者身上的特点:发病年龄较早,病理不典型(高级别肿瘤),侵袭性更强,和/或更晚的肿瘤阶段。这些特征可能对子宫颈癌筛查和治疗有影响,可能会导致更差的结果、病情的快速进展、复发率更高并且疗效更差。因此艾滋病感染者的子宫颈癌筛查及治疗与一般女性的筛查及治疗有所不同。除了欧洲艾滋病临床学会外,大多数癌症筛查指南还没有对艾滋病感染患者做出子宫颈癌筛查的建议。

(二)艾滋病感染者的子宫颈癌筛查

宫颈细胞学筛查是子宫颈癌早期诊断、早期治疗的主要方法,早期治疗可以阻止早期子宫颈癌发展成浸润性癌。因此,子宫颈癌筛查对所有妇女来说都十分重要。对于感染 HIV 病毒的妇女和青少年,子宫颈癌筛查尤其重要,阴道镜检查证实,感染 HIV 病毒的妇女和青少年 CIN 的发病率是未感染 HIV 病毒的有高风险性行为的妇女和青少年的 4～5 倍。CIN 多见于感染 HIV 病毒的妇女,其原因为:HIV 病毒和 HPV 是通过性传播的;感染 HIV 病毒的妇女更可能有 HPV

持续感染;一个或多个致癌的 HPV 亚型持续感染是导致子宫颈癌前病变和恶性疾病发病的主要因素。有文献报道:很不幸,至少有 1/4 感染 HIV 病毒的妇女没有每年做一次巴氏涂片检验。

1.宫颈细胞学筛查

作为筛查感染 HIV 病毒妇女的 CIN 或癌症的工具,宫颈细胞学的性能评估一直颇受争议。一些研究报道指出,它检测细胞异常的灵敏度较低,而其他研究报道则一直对这项技术的可靠性比较放心。无论是常规的巴氏涂片试验还是液基宫颈阴道细胞学都将可能被用于筛查。作为筛查宫颈病变的主要工具,宫颈细胞学是可靠的。

(1)筛查方法:美国妇产科医师学会和美国预防服务工作组建议,感染 HIV 病毒(或其他免疫缺陷)的妇女在诊断出感染 HIV 病毒后的第一年应使用宫颈细胞学筛查子宫颈癌两次,如果检查结果正常,此后每年进行一次癌症筛查。

感染 HIV 病毒的妇女尤其要关注前两次的宫颈筛查评估报告,因为这些女性上皮内瘤变并不少见,且恶化迅速,还因为在单一的涂片中高度病变可能漏诊。一项对 942 名 HIV 感染的妇女的研究阐述了在检查结果持续为阴性后宫颈细胞学每年检查的疗效。连续 3 次细胞学检查结果都呈阴性,15 个月后,患者无癌前病变(这里指 CIN2,3,非典型腺细胞肿瘤,原位腺癌),39 个月后,只有 2% 的女性有癌前病变。一项采用美国的一次模拟临床实践的成本-效益分析也支持这一建议。该研究对比了 HIV 感染妇女筛查的 6 种策略,分别是不筛查、每年一次巴氏涂片检查、获得两次(每六个月一次)阴性涂片后每年一次宫颈巴氏涂片检查、半年一次巴氏涂片检查、每年一次阴道镜检查及半年一次阴道镜检查。获得两次(每六个月一次)阴性涂片后每年一次宫颈巴氏涂片检查和他临床预防措施生活质量调整寿命效益的成本相差不多。每半年一次巴氏涂片筛查提供了额外的生活质量调整的寿命(QALYs),但成本花费很大,而阴道镜检查虽然成本花费大但却没有额外的效益。

HIV 感染晚期的妇女(特别是那些借助高效抗逆转录病毒疗法控制病情的)比那些 HIV 感染早期的妇女,更有可能持续感染 HPV 和 CIN;然而,尚没有客观的数据证明更进一步筛查的必要,或者证明更进一步的筛查能影响最后的结局。

虽然细胞学腺性异常率似乎随着 HIV 感染妇女的免疫抑制程度增加,但腺体瘤是罕见的。一个大型的对 50 000 多次巴氏试验的群组研究说明了这一观点。宫颈细胞学检查过程中的腺细胞异常率在 HIV 阳性和 HIV 阴性的妇女之间没有显著差异,前者 0.8%,后者 0.6%。此外,HIV 阳性的女性中,随着 CD4 淋巴细胞计数减少,腺细胞异常率显著升高。最后,宫颈活检只发现一例 HIV 阳性的妇女有宫颈腺癌,和一例 HIV 呈阴性的妇女有腺体异型性;而其他女性组织学检查为阴性,或有鳞状异常,与 HIV 感染血清阳性患者相比无显著差异。

(2)筛查结果的处理。①检查结果正常的随访:建议连续两次细胞学检查都正常的妇女每年的复查应该包括对肛门、外阴和阴道,以及宫颈的一次全面性的外观检查。②异常结果评估:HIV 病毒感染者宫颈细胞学异常较 HIV 阴性者更常见。美国阴道镜及宫颈病理协会共识指南建议免疫抑制的妇女包括 HIV 阳性的、ASC-US,可像对待普通人群中的女性一样实施同样的处理措施。这类人群中的女性罹患 CIN2、3 或 HPV 阳性的风险不会增加。HIV 感染的妇女其他细胞学异常结果的也应以对 HIV 阴性妇女同样的评估方式进行评估。

2.人乳头状瘤病毒检测

一项成本-效果研究评估了 HPV 检测对于感染 HIV 病毒妇女子宫颈癌筛查的作用。对于正在使用抗逆转录病毒疗法的感染 HIV 病毒的妇女,第一年两次宫颈细胞学筛查同时加用

HPV 检测,然后根据 HPV 病毒 DNA 检测阳性的妇女每六个月一次宫颈细胞学筛查和 HPV 阴性的妇女每年一次宫颈细胞学筛查的检测结果,调整后的筛查方法更加有效且成本比每年单一的筛查更加划算。一些人也发现 HPV 高危亚型检测为阴性且 CD4 细胞计数正常的免疫缺陷妇女细胞学异常的风险低。一项队列研究表明,感染 HIV 病毒,CD4 细胞计数为 500/MCL,宫颈细胞学检查正常,HPV 的阴性检测结果在基线水平的妇女(平均年龄 37 岁)在未来的三年里患 CIN 的风险较低,和正常妇女患 CIN 的风险相当。

另外,一项对 103 名感染 HIV 病毒并且 CD4 细胞计数低于 500/MCL 的妇女的研究指出了 HPV 高危亚型的存在。虽然与各种 CIN 密切相关,但相比单一的细胞学筛查,这种 HPV 高危亚型只是稍微提高了基线筛查的灵敏度和预测价值。没有很大的优势可能是由于感染 HIV 妇女普遍感染 HPV 病毒。研究表明,感染 HIV 病毒的妇女比其他妇女更容易感染 HPV 高危亚型(除 16 和 18 外),并且更可能有持续感染。

专家认为使用 HPV 检测来确定感染 HIV 病毒妇女的后续筛查频率是合理的方法;HPV 检测为阴性和最初两次宫颈细胞学检查结果均为阴性的妇女应该每年进行一次细胞学筛查(如上所述),而那些带有高危型 HPV 病毒 DNA 的妇女应每六个月进行一次宫颈细胞学检查。这不同于未感染 HIV 病毒妇女的建议。

美国食品和药品监督管理局(FDA)批准 HPV 检测可用于 24 岁以上的女性的联合筛查或单独筛查。这是根据一项对 40 000 多名女性做的研究得出的结论。然而,这项研究并不包括已知的 HIV 病毒感染者。如上所述,传统的子宫颈癌筛查技术对于感染艾滋病毒的妇女而言并没有那么有效。因此,目前我们无法支持 HPV 检测作为 HIV 感染女性的独立筛查技术。还需要进行大量的临床试验来确定哪些感染 HIV 病毒妇女(如那些未感染 HPV 病毒和/或有正常的 CD4 细胞计数的感染 HIV 妇女),在子宫颈癌筛查的时间间隔可以超过一年。同时,推荐对那些感染 HIV 且宫颈细胞学异常或感染高危型 HPV 病毒的妇女每年的筛查时应增加评估的频率。

3.阴道镜检查

很多临床医师都会让感染 HIV 病毒的妇女做常规的阴道镜检查,要么让她们初始宫颈细胞检查时一起做阴道镜检查,要么让她们每年做一次阴道镜检查。这样做的原因如下。

(1)比起患其他病,感染 HIV 病毒的妇女去医疗系统做检查的频率往往多于一年一次,因此考虑到相关的花费和不便,她们不需要为了仅仅做一次筛查来医院。

(2)依从性较差,因此,消除了阴道镜复查的潜在需要。

(3)这些妇女外阴、阴道、肛门肿瘤的并发率较高。

(4)即使是涂片检查轻度异常与组织学 CIN 也密切相关(38%)。

由于有较高的多灶性发病风险,因此评估还应包括阴道、外阴及宫颈的阴道镜检查。专家建议在初始评价阶段使用阴道镜检查。根据宫颈细胞学结果来决定后续的检查。

4.子宫切除术后的筛查

关于 HIV 感染并已经做了子宫切除手术女性的外阴上皮内瘤变的流行病学及怎样做好其随访的资料很少。在一项研究中,102 例因各种适应证而接受子宫切除术的 HIV 感染妇女,在她们手术后的最初几年内,有 16 例发展为阴道上皮内瘤变。她们中,19 人在做子宫切除术时已经患有 CIN 或子宫颈癌,7 人没有任何 CIN 病变,其他 76 位患者没有相关的信息。值得注意的是,7 名无 CIN 的女性,在平均三年的随访期间,阴道细胞学检查结果是正常的。尽管研究中这组患者的数量较少,且数据不完全,阴道上皮内瘤变的高发病率表明,每年阴道细胞学筛查对 HIV 感染的妇女来说是一个合理的方法。

五、宫颈上皮内瘤变

在各种致癌因素中,包括人乳头瘤病毒(HPV)感染因素作用下,宫颈上皮的储备细胞在修复的过程中发生一系列化生-非典型化生-上皮内肿瘤性变化。这些变化是一个连续的谱系,常常是动态的和混合重叠的,可以自行消退或持续多年,也可进展为浸润性癌。病变初始常累及(80%以上)宫颈柱状上皮与鳞状上皮交界处(移行区),较少发生于颈管化生鳞状上皮及阴道部鳞状上皮;后唇较前唇多见。大体上无特点,可表现为红斑、白斑或糜烂。

命名与分类:以往根据细胞核非典型性的程度及其所累及表皮的范围分为轻、中、重度非典型性增生及原位癌(四级),以后又将此系列病变称作宫颈上皮内瘤变(CIN)。用 CIN 三级分类代替以前的四级分类,即用 CIN Ⅰ、Ⅱ 及 Ⅲ 代替以前的轻度、中度及重度非典型增生/原位癌能更好地反映病变的本质。从生物学行为来说,CIN 可分为低级别和高级别两大类。低级别 CINs 包括湿疣和 CIN Ⅰ 级,大体上病变大多数扁平,仅 20% 为尖锐或乳头状。湿疣保持正常鳞状上皮的结构,但在上皮的中层和浅层有凹空细胞;CIN Ⅰ 则底层细胞有明确异型性,而凹空细胞较湿疣不明显。高级别 CINs 包括 CIN Ⅱ 和 Ⅲ 级。1988 年,NCI 于 Bethesda 召开的工作会议提出了低级别鳞状上皮内病变(low grade squamous intraepithelial lesion,LSIL)和高级别鳞状上皮内病变(high grade squamous intraepithelial lesion,HSIL)两个名词。LSIL 包括 CIN Ⅰ 级、轻度凹空细胞性不典型增生(warty CIN Ⅰ)和单纯性凹空细胞增多症;HSIL 包括 CIN Ⅱ 和 Ⅲ 级。NCI 工作会议所提出的名词的优点是用病变代替肿瘤,这样能更正确地反映这些改变的本质,因为低级别的 CINs 并不完全是肿瘤性,有的可自行消退。Park 等分析 140 例 SILs 的克隆性,25 例 HSIL 均为单克隆性,而 68% LSIL 为单克隆性,71/79SILs 表现为单克隆者均与 HPV16、18、31、33、35、39、45、56、58 或 65 密切相关。

以上各种名词的变更反映了人类对这一病变的认识过程,由于老的名词已被大家接受,故本章保留和重叠应用了这些名词。

病理形态:主要观察宫颈鳞状上皮的生长图像、极向和核异型性。

(一)CIN Ⅰ

细胞及核有非典型性,病变的范围限于表皮基底层以上占 1/3 以内。以往称为轻度非典型性增生,也有人称为早期交界性病变。这类病变常伴随 HPV 感染(图 6-20)。与化生的不成熟鳞状上皮的鉴别要点:①核染色较深,染色质较粗;②核质比较大,胞质较少,且嗜碱性增强;③核大小不一致;④细胞极向紊乱。

(二)CIN Ⅱ

非典型性增生细胞异型性明显,病变范围累及表皮的 1/2 左右(图 6-21)。以往称为中度非典型性增生。

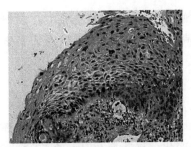

图 6-20　宫颈 CIN I 合并 HPV 感染(HE)

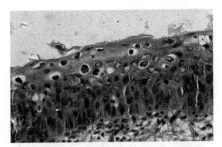

图 6-21　宫颈 warty CIN II (HE)

(三)CIN III

目前 WHO 将此病变包括以往的重度非典型性增生及原位癌。非典型性细胞的异型性更明显,病变几乎累及表皮全层(图 6-22)。细胞极向紊乱更明显,可出现个别核较大的明显肿瘤性细胞。表层细胞可以较扁平,但核较大,有异型性。虽然表皮的各层细胞异型性明显,但基底膜完好,无间质浸润是重要特点。

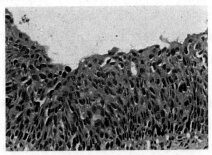

图 6-22　宫颈 CIN III (HE)

(四)累及腺体

CIN 累及腺体简称 CIN 累腺。各级 CIN 均可以累及部分腺体即部分为正常柱状腺上皮,部分为基底膜完好的 CIN;也可是整个腺体都被累及(图 6-23),但中心部位即腔面仍为腺体柱状上皮被覆。CIN 累腺要与腺体鳞状上皮化生鉴别,鳞化的腺体轮廓常无明显扩大变形,细胞可呈现鳞状上皮各层次分化,无异型性以及细胞极向规则等。CIN 累及腺体可随腺体分支伸延,呈现不规则团状。此时还要与腺体原位癌发展为早期浸润癌鉴别,后者分支尖锐,呈指状或锯齿状突起或呈不规则巢状膨胀挤压,破坏基底膜,周围常有较明显的组织反应;而原位癌累腺常呈圆顶状分叶状突起,基底膜完好。两个累及腺体的原位癌巢互相融合,中间间质不完整断续残存(做网织纤维染色更易观察),可视为原位癌的早期膨胀性浸润。

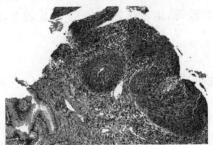

图 6-23　宫颈 CIN III,累及腺体(HE)

另外,有学者观察到伴随宫颈浸润癌周围的原位癌变有以下特点:①CINⅢ(CIS)广泛累及表面上皮和腺窝深部;②累及腺体时,原有的轮廓张力增大,腔内有坏死碎屑;③上皮内出现逆向成熟(图 6-24)。这些形态学变化提示病变存在浸润潜能,诊断时注意不要疏漏微浸润灶。

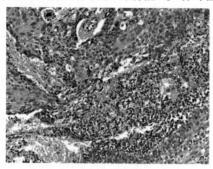

图 6-24　宫颈上皮内逆向成熟
异型的鳞状上皮中低层出现胞质嗜酸性的细胞;左中下侧的上皮开始突破基底膜(HE)

(五)鉴别诊断

CIN 在组织形态上可表现为种种亚型,如经典型、湿疣型、角化型、不成熟化生型和具有柱状细胞分化的复层上皮内病变型。后者实质上是原位腺癌(图 6-25)。认识这些亚型有助于在实际工作中与非肿瘤性病变鉴别。例如,角化型 CIN 需要与正常角化鉴别;不成熟化生型 CIN 需要与不成熟化生鉴别;特别是一些非肿瘤性病变的上皮,也可以出现分化不成熟、有轻微异型性,但上皮表层细胞胞质有鳞状分化迹象、细胞核增大但大小和形态相对较一致、核染色质匀且有核仁,这些微细的差异需要综合分析判断。

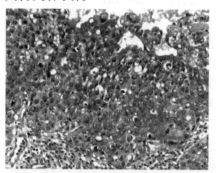

图 6-25　宫颈具有柱状细胞分化的复层上皮内病变(黏卡染色)

(1)反应性/修复性改变。特点:①上皮内水肿;②核轻-中度弥漫增大(从表层到底层),均匀分布,略微大小不等;③核仁清楚;④上皮内炎细胞;⑤表层上皮趋向成熟。与 CIN 的鉴别是细胞核染色质不粗,核的大小和轮廓较为一致,无明确的异型性。

(2)不成熟鳞化:特点是表层有柱状上皮和黏液分泌。形态上还包括以下变化。①轻微的上述反应性变化包括核大小和染色;②背景细胞的核一致,有核仁;③伴有炎症时表层上皮可有异型性,但通常上皮表层有分化迹象,底部细胞核较拥挤,有核仁;④如果有明确异型性和染色质增粗,尤其是位于上皮表层的异型核,要考虑 CIN 病变;免疫组化 Ki-67、p16 显示上皮内的旁基底细胞及其以上细胞核阳性有助于 CIN 的诊断。

(3)萎缩:绝经后妇女。萎缩的上皮细胞核深染,但形态温和、一致;有时细胞核拉长,有核沟;有时可见假性凹空细胞或个别大的核异型细胞;重要的是无核分裂。

（4）非上皮性改变：主要包括小片状的组织细胞和局部的蜕膜灶，镜下见到这些组织时，只要想得到就不难鉴别。

（5）非肿瘤性印戒细胞：非肿瘤性印戒细胞相对常见于淋巴结以及消化道和泌尿生殖道黏膜，也可见于宫颈和子宫黏膜，需注意与印戒细胞癌鉴别。良性印戒细胞位于黏膜浅层上皮下或腺腔内，常伴有炎症反应，细胞分化成熟；免疫组化 E-Cadherin 阳性而增殖指数 Ki-67 和 p53 阴性。

（6）放疗后：主要是细胞核增大、深染，但胞质丰富，故细胞并不拥挤、核质比例不高；胞质有空泡变性，胞核染色质模糊、固缩。

六、宫颈鳞状细胞癌

宫颈鳞状细胞癌根据浸润扩散程度可以分为原位癌、微小浸润癌及浸润癌。临床按浸润程度分期。

（一）微浸润性鳞癌（microinvasive squamous carcinoma，MIVCs）

微浸润性鳞癌又称早期浸润性鳞癌和浅表浸润性鳞癌。关于微小浸润癌的定义一直有争议。目前较公认的意见是所谓微浸润是指早期间质浸润即ⅠA1期。微浸润癌大多无血管癌栓形成及淋巴结转移，预后较好。但少数也有血管癌栓形成，甚至有淋巴结转移。1947 年，Mestwerdt 最先提出微浸润性癌（早期间质浸润）这一名词，其诊断标准是癌浸润深度在 5mm 以内。妇科肿瘤学会（SGO）主张从发生浸润的表面上皮的基底膜或宫颈内膜腺窝向浸润最深部测量，距离≤3 mm，并且无血管浸润者为微浸润性癌。Mestwerdt 当时提出以浸润深度来区分微浸润性癌和一般浸润性癌的目的是：深度在 5 mm 以内的癌不根治，预后好；但 1958 年 Schuller 报道 3 例浸润深度仅 3 mm 的宫颈癌患者，虽经根治术仍死于癌。此后陆续有报道浸润深度在 5 mm 以内者（1～5 mm）仍死于癌的病例。这些说明单一的浸润深度不能作为诊断微浸润性癌的唯一标准，而应考虑癌的面积，更可靠的是测量癌的体积。一些浸润深度为 3～5 mm 的癌如作连续切块和切片，可观察到癌向两侧浸润，可达 10～20 mm，甚至更大。1988 年，国际妇产科联合会（FIGO）提出的宫颈癌临床分期中ⅠA 期相当于微浸润性癌。

选择浸润深度≤5 mm，横向扩展≤7 mm 是基于这种肿瘤的体积≤350 mm³；因假定癌的第三度空间（未测量）不超过侧面直径的 50% 即 5 mm×7 mm×10.5 mm＝368 mm³。要测量微小癌的体积需做连续切片才能测出癌的三个最大径。有人认为 SGO 的标准（浸润≤3 mm，无血管浸润）较 FIGO 的标准好，因按 SGO 标准的微浸润性癌复发和淋巴结转移率极低（<1%）。Burghardt 报道 85 例 FIGOⅠA 期的宫颈随诊 5 年以上，其中 5 例复发，5 例中 3 例最终死于宫颈癌。

需要指出的是，微浸润癌的诊断需锥切标本经规范取材后才能确立，而宫颈活检材料并不能明确诊断。确立微浸润癌的意义是对需要保留生育功能的患者，可以通过腹腔镜取前哨淋巴结进一步明确分期后，采取保守治疗。

病理形态：癌的浸润灶可来自表面的 CIN 上皮或原位癌，也可来自累及腺体的 CIN 上皮或原位癌。浸润的深度从所发生浸润的上皮基底膜向下测量。若同时源自黏膜表面上皮与受累的腺体，则从黏膜表面上皮基底膜测量。

浸润方式分两型：第一型为"发芽"或"喷枪"即不规则浸润式，开始浸润时癌细胞形成小毛刺、小芽或舌状伸向间质（图 6-26），随后一个或多个浸润癌灶在间质内像树根样生长分支、交叉,形成网状或融合的浸润癌灶;这种浸润式的肿瘤易有血管癌栓形成,易发生转移,局部容易再发;另外一型为推进式浸润,表现为膨大推压的下缘和重叠、融合的累腺,失去宫颈的管泡状腺体轮廓和 CIN 上皮的栅栏状极向,有的膨胀的上皮巢呈假腺样中央有坏死;这型浸润方式预后不良的概率仅为 3%。

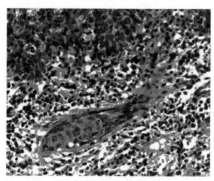

图 6-26　宫颈微小浸润癌(HE)

明确诊断有微浸润对治疗很重要,但有时鉴别一个真正的间质浸润灶和增生的上皮脚很困难,特别是单凭活检材料。老的概念是诊断浸润的指标是根据基底膜是否有破坏,但以后发现无论是特殊染色还是电镜观察均证实基底膜的完整与否并不是鉴别浸润的可靠指标,因为增殖的基底细胞和炎细胞均可破坏基底膜。在良性的上皮脚周围基底膜可消失,而在癌的浸润灶边缘可有完整的基底膜或基底膜再出现。

间质反应是鉴别浸润的一个重要指标。在浸润灶周围的间质纤维组织显得疏松,纤维收缩断裂和间质的基质改变,由于基质改变,在 HE 染色的切片上显示一定程度的嗜碱性。间质中有不等量的圆形细胞浸润。如癌细胞发生变性坏死则可出现多核巨细胞的反应。在非癌性浸润灶周围亦可有明显的炎细胞反应但无间质的改变。

除间质改变外,浸润灶内的癌细胞的形态和排列有重要参考价值,如浸润灶周围无栅栏状排列的基底细胞,浸润灶内的癌细胞一般都分化较好,胞质增多嗜酸性,细胞核空泡状,常有明显的核仁。这种现象的解释是当基底细胞分化时基底膜消失,基底膜消失后,基底细胞暴露在一个陌生的环境中,该环境阻碍基底细胞增殖而使之分化,所以处于没有基底膜包绕的浸润灶的癌细胞分化一般较好。

(二)浸润性鳞癌

浸润性宫颈鳞状细胞癌,简称为宫颈鳞状细胞癌,是女性器官中最常见的恶性肿瘤,绝大多数为中老年妇女,平均年龄在 40 岁以上。根据以前的统计宫颈癌中 90%～95% 为鳞癌,其余为腺癌。现在看来这个统计数字有必要纠正。从目前的诊断来看,鳞癌仅占 70%,腺癌占 20%,腺鳞癌占 8%～10%,腺的发病率增高除近 30 余年来腺癌的发生确实增多外,还由于在常规染色中增加了黏液染色(主要为 AB/PAS)。应用黏液染色后20%～30%在 HE 染色的切片中为鳞癌的组织实际上为分化差的腺癌或腺鳞癌。这一重新分类不仅纠正了癌的诊断、组织发生和不同类型宫颈癌的比例,更重要的是指出了预后;因黏液阳性的低分化腺癌和腺鳞癌恶性度高,其预后要比纯鳞癌差得多,而且这种隐蔽的黏液分泌性癌常发生在 40 岁以下的年轻妇女,是年轻妇女预后差和转移快的宫颈癌的重要组成部分。由于上述情况,鳞癌的定义不再仅仅是肿瘤像复层鳞状上皮,而应该明确为鳞癌是指一种癌,该癌具鳞状上皮分化即角化和/或有细胞间桥,而无腺体分化或黏液分泌。后两点即无腺体分化或黏液分泌很重要,根据这两点就可除外分化差的腺癌和腺鳞癌。

病理形态:大多数宫颈癌从鳞状上皮和柱状上皮交界处的移行带发生,来自该处表面上皮或累腺的 CIN 上皮或原位癌。35 岁以下的妇女其移行带位于宫颈外口,而 35 岁以上者倾向于回缩至颈管内,因此大多数老年人的癌位于宫颈管内。宫颈鳞状细胞癌的大体形态有 3 种。

1.外生型

这种癌一般来自宫颈外口,向外生长成息肉、乳头或菜花状肿物。肿瘤体积较大,但浸润宫颈组织浅。可侵犯阴道。这种外生性癌较少侵犯宫颈旁组织,故预后相对较好。

2.内生型

这种癌来自颈管或从外口长出后向颈管内生长。浸润宫颈深部组织,使宫颈增大成桶状或浸透宫颈达宫颈旁组。这种癌预后较差。

3.溃疡型

上述两型合并感染坏死后可形成溃疡,特别是内生型,溃疡可很深,有时整个宫颈及阴道穹隆部组织可溃烂而完全消失。

光镜下主要分为三型:①非角化型;②角化型;③小细胞型。

这三型鳞癌中小细胞型预后最差,此型形态有时似基底细胞癌,但比皮肤基底细胞癌分化差,异型性较明显。宫颈小细胞型鳞癌还需注意与小细胞神经内分泌癌鉴别,后者发病较年轻(平均年龄 36 岁),具有高度侵袭性,形态似原发于肺的小细胞癌,活检组织常容易有人为的挤压退变,免疫组化有明确神经内分泌表达;小细胞型鳞癌则呈巢状分布,细胞结构及其与周围间质界限均清楚,免疫组化 P63 阳性而神经内分泌表达阴性。还有一种特殊亚型的浸润性鳞癌被称作"CIN3 样癌",很像横切的 CIN3 累腺,以几乎融合的膨胀性球形隐窝和中心有核碎片为特点。

此外,鳞癌细胞巢内细胞发生棘层溶解可形成假腺样结构。它与腺癌的区别在于无黏液分泌以及有显示早期棘层溶解的细胞巢存在。癌巢周围间质可有不等量的淋巴细胞、浆细胞或嗜酸性粒细胞浸润。有大量淋巴细胞或嗜酸性粒细胞浸润者预后较好。

扩散与转移:宫颈鳞状细胞癌可直接扩散到宫体、阴道、子宫旁组织、卵巢,以及盆腔器官如下部输尿管、膀胱、直肠和阔韧带等。晚期肿瘤浸润并互相融合粘连,形成冷冻样团块,称为冷冻骨盆。

宫颈鳞状细胞癌的转移常通过淋巴道,转移可起始于直接扩散之前,但大多发生在有不同程度的直接扩散中,淋巴道转移中常按以下途径转移:子宫旁淋巴结,然后经髂内、髂外、闭孔、腹下及骶部等淋巴结,也可达腹股沟、髂总、主动脉旁以及主动脉淋巴结等。有的病例不按常规途径,而是跳跃式转移。

宫颈鳞状细胞癌很少发生血行转移,少数病例可发生肺(约 9%)及骨(约 4%)的血行转移。

七、宫颈腺癌

宫颈腺癌也分为微浸润癌及浸润性癌。

(一)微浸润性腺癌(microinvasive adenocarcinoma,MIA)

微浸润性腺癌又称早期浸润腺癌,其定义、预后均与早期浸润鳞癌趋于一致,但由于管泡状的宫颈腺体结构特点,其浸润深度的测量方法目前尚未达成共识,WHO 分类中也未明确列出微浸润性腺癌的分型。

病理形态：按浸润的生长方式将早期浸润的腺癌分为三型。①插入型，癌细胞形成毛刺、小芽或舌状从原位腺癌伸向间质，浸润的细胞胞质丰富嗜酸性，核仁空泡状，在间质延伸形成腺体，常伴有间质反应（图 6-27）；②膨胀型，原位腺癌样腺体膨大，结构复杂的乳头、筛状、迷宫或实性，通常无间质反应；以超过周围正常腺体 1 mm 深度为标准；③外生型，表面乳头状生长呈繁复的分支状而不是原位腺癌的简单乳头，基底部或有或无间质浸润。这些浸润方式常混合存在或以一种方式为主，分化好的如绒毛管状癌多为膨胀或外生图像生长。

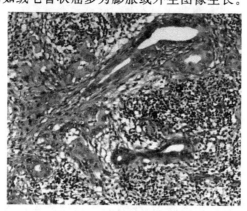

图 6-27　宫颈微浸润性腺癌
癌细胞形成小毛刺、小芽伸向间质并形成新的小腺体（HE）

还有学者总结形态学上浸润的指征为：①间质内有明确恶性细胞特点的单个细胞或不完整的腺体碎片；②周围有间质反应的恶性腺体；③腺体结构复杂、分支或融合的小腺体；④腺腔内无间质的恶性上皮呈筛状结构充填伴有周围间质反应；⑤位于正常腺体深层以远。偶然情况下，个别深部腺体受到原位腺癌累及，与浸润的鉴别会很困难。也有学者用免疫组化 CEA、p16、ER、Ki-67 和 SMA 协助判断，其中 SMA 在腺体周围的细丝状表达提示浸润时的促纤维反应。即使运用这些综合的方法，实际工作中 10%～15% 的病例明确微浸润的深度仍然很困难，可以用肿瘤的厚度取代。病变累及活检组织的边缘或病变表面有溃疡形成时最好不诊断微浸润，因其完整的病变和浸润的实际深度无法评估。

（二）浸润性腺癌

较少见，只占宫颈所有上皮性恶性肿瘤的约 5%。临床主要症状是宫颈出血（>75%）。

大体：可呈结节、息肉状或形成溃疡等，约 15% 的病例在大体上无明显异常，或仅有宫颈肥厚，稍粗糙等变化。

光镜：宫颈腺癌的组织学类型是多种多样的，它可以呈现相似于 Müllerian 上皮的各型腺癌。组织学分型主要为黏液腺上皮型，部分为子宫内膜样型、透明细胞腺癌或浆液性腺癌等，还有少量罕见的特殊类型如腺样囊性癌、腺样基底细胞癌和微囊性腺癌等。

1.黏液性腺癌

组织学上分为宫颈内膜型和肠型等，大多为高分化及中分化的宫颈内膜型黏液腺癌；早期病变常伴有 AIS。高分化者如分泌多量黏液可呈黏液腺癌结构（图 6-28），中分化者细胞和腺管的异型性明显增加，黏液分泌减少；低分化腺癌的癌细胞形成实性巢、索或片块，很少形成腺管，这种癌只能用黏液染色和/或免疫组织化学来确定其性质，宫颈内膜腺癌除黏液阳性外 CEA 和这 p16 为阳性。发生于宫颈的肠型腺癌罕见，其特点是腺癌上皮内有明确的杯状细胞，甚至可见具刷毛缘的吸收细胞、亲银和嗜银细胞以及 Paneth 细胞；有时也表现为胶样癌或印戒细胞癌，此时需特别注意除外转移性。

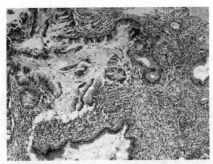

图 6-28　宫颈高分化黏液腺癌(HE)

鉴别诊断：典型的宫颈黏液腺癌诊断并不困难。主要注意与转移到宫颈的腺癌和宫颈腺体的良性增生病变鉴别。

2.微偏离腺癌

微偏离腺癌又称恶性腺瘤，发生率占宫颈腺癌的 1％～1.3％。很少合并 HPV 感染，其癌前病变尚不明确。组织学上多为宫颈内膜型，少数为子宫内膜型。大约 11％ 的患者伴有 Peutz-Jeghers 综合征，有的伴有卵巢黏液性肿瘤。临床可表现为水样或黏液样阴道流液，长期不断，有时量很大；偶有少量流血，反复检查找不到原因；也有的并无临床症状。窥镜检查宫颈外观正常，表面光滑或肥大呈桶状而无明确肿块；触诊质地较硬、肥大。细胞学检查或小的活检不易确诊，症状可拖延多年。大活检或楔形切除一般都能找到浸润的、比正常宫颈内膜相对异型的腺体，通常没有浸润的间质反应(图 6-29)；有时这种腺体呈小囊状，又称微囊性腺癌(图 6-30)；可用 CEA、p16 和 α-SMA 帮助诊断，腺癌为 CEA 阳性和 p16 核和/或胞质阳性，癌腺管周围间质 α-SMA 阳性。

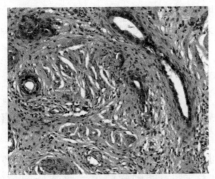

图 6-29　宫颈微偏离腺癌

浸润的小腺体，周围并无间质反应(HE)

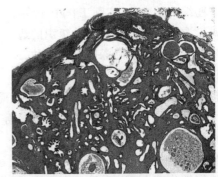

图 6-30　宫颈微囊性腺癌

患者 47 岁，宫颈肥大、质硬，触血阳性。低倍镜下浸润的腺体呈微囊性结构，分化好，无间质反应，很像良性病变(HE)

以往由于早期确诊困难，临床多为晚期病变，故预后差；近年随着诊断率的提高，预后有所改善。Hirai 报道的 6 例，临床均有典型的水样或血性阴道分泌物，虽然这 6 例活检均阴性，但细胞学阳性，仍行子宫切除证实为宫颈恶性腺瘤；由于诊断早，6 例治疗后均存活。目前认为这类肿瘤的预后比普通腺癌好，死亡的病例通常是经过漫长的过程才确诊的病例。

3.宫颈子宫内膜样腺癌

形态与分化好的子宫内膜腺癌同,有时伴有 AIS。活检和刮宫材料鉴别宫颈子宫内膜样腺癌和子宫内膜腺癌较困难,存在 AIS 病变和识别宫颈型间质可提示为宫颈癌;宫颈间质 CD34 阳性,CD10 阴性,而内膜间质则反之。Ansari-Lari 等认为用 p16 免疫组化和检测 HPV DNA 可鉴别二者,因多数宫颈腺癌含高危性 HPV-DNA,而子宫内膜腺癌很少合并 HPV 感染。

4.绒毛腺管状腺癌

绒毛腺管状腺癌为丛状外生、界限清楚的低度恶性肿物,多见于 20～30 岁妇女,通常不发生转移;年轻妇女可以行保守的手术治疗。镜下特点是由长的指状乳头结构膨胀性生长,被覆在乳头表面的上皮显中度异型性,核分裂少。重要的是,肿瘤细胞核异型的程度不能超过中度,腺体的轮廓必须是平滑的,即没有筛状结构和高级别癌成分(图 6-31)。肿瘤有时侵入宫颈管壁浅层,通常是经锥切最后证实。需要强调的是,若肿瘤合并有其他腺癌成分则可能影响预后。因此,只有对完整切除的病变做充分取材观察后,才能最终确定此诊断。

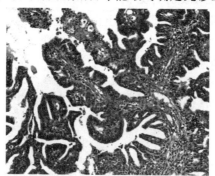

图 6-31 绒毛腺管状腺癌
宫颈绒毛腺管状腺癌的乳头结构,细胞分化好(HE)

5.透明细胞癌

与子宫内膜、卵巢和阴道的透明细胞癌形态相同,有时伴有阴道透明细胞癌,均为苗勒管来源。部分患者有应用二乙基己烯雌酚史。

镜下肿瘤细胞形成腺样、管状、囊性、实性、乳头状(图 6-32)多种图像,或混合存在或以某种图像为主。

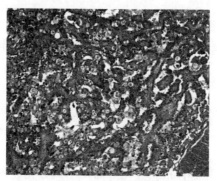

图 6-32 透明细胞癌
患者 22 岁,阴道出血半年,检查发现宫颈肿物,取活检为分化较好的、腺样囊管状和少量乳头状结构的宫颈透明细胞癌(HE)

妊娠时宫颈上皮可有明显 Arias-Stella(A-S)反应,细胞核增大,胞质透明,但以下几点可与宫颈透明细胞腺癌鉴别:①妊娠发生的 A-S 反应,虽然核可增大、深染,但无核分裂活性,更无病理核分裂;②腺体较规则,无明显囊性扩张,也无实性条索状增生;③无癌性纤维性间质反应;④无深部组织的浸润等。

6.浆液性腺癌

浆液性腺癌少见,年龄 21～70 岁。临床症状为不规则阴道出血、宫颈细胞学异常、阴道水样分泌物等。宫颈有息肉或外翻性肿物,或有溃疡或变硬。镜下形态与卵巢、子宫内膜、输卵管和腹膜发生的浆乳癌相同。瘤细胞形成复杂的乳头状结构和细胞簇,乳头核心和间质浸润处有大量急、慢性炎细胞浸润。

7.中肾管腺癌

中肾管腺癌位于宫颈侧壁,来自增生的中肾管残留物。镜下结构呈囊管状、网状、乳头、实性、梭形或索状混合,有时很像低级别上皮-间质混合性肿瘤。肿瘤周边有时能找到含嗜酸性物质的小管簇(图 6-33)。免疫组化 CK7、EMA、vimentin、CD10、Calretinin 阳性;CEA、CK20、ER、PR 阴性。与中肾管增生的鉴别是浸润性生长,与一般透明细胞癌或黏液腺癌的不同之处是中肾管腺癌的透明细胞内不含糖原亦不含黏液。预后可能好于普通腺癌。

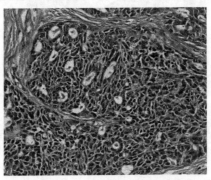

图 6-33　宫颈中肾管腺癌

患者 48 岁,体检发现宫颈肌瘤 1 年,明显增大 5 个月手术切除。术中见宫颈光滑,宫颈管内膜下见一 5 cm×4.5 cm×4 cm 灰黄色类圆形肿物,界限较清楚,质地中等,子宫及双附件未见特殊。图示肿瘤周边的中肾管样小管结构(HE)

(三)腺癌的少见组织亚型

腺癌的少见组织亚型主要包括腺鳞癌、神经内分泌癌、类癌、非典型类癌或混合型癌、腺样囊性癌和黏液表皮样癌等。

1.腺鳞癌

癌组织内有明确的腺癌和鳞癌成分称为腺鳞癌。不同病例的腺癌和鳞癌成分的比例可不同、两种成分的分化从高到低。低分化的腺鳞癌中另有一种亚型,称为毛玻璃样细胞癌。

2.神经内分泌癌

形态上,宫颈神经内分泌肿瘤包括从分化好的类癌到分化差的像支气管燕麦细胞癌样的小细胞癌或大细胞神经内分泌癌。小细胞神经内分泌癌的癌细胞小,胞质少,核分裂多见(图 6-34),常伴有坏死和瘤栓。由于一般不侵犯表面上皮,所以细胞学检查常为阴性。神经内分泌癌常伴鳞状或腺样分化,有研究证实二者为单克隆性(比例不超过 5%,比例大则称为混合癌)。

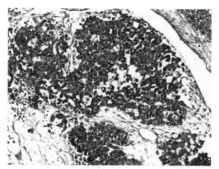

图 6-34 宫颈小细胞癌,患者 26 岁,已婚未育(HE)

诊断时需与分化差的非角化小细胞鳞癌鉴别,后者多见于年长的妇女,肿瘤有时也可伴有神经内分泌分化,但瘤细胞呈巢状而不是弥漫分布,细胞的结构及细胞巢与间质之间的界限清楚,免疫组化高分子角蛋白 CK5/6、$34\beta_1 2$ 和 P63 阳性。小细胞癌可分泌多种激素如 ACTH、生长抑素和 5-羟色胺等,但临床无激素引起的症状,免疫组织化学显示 CD56、chromogranin A、NSE、synaptophysin 等阳性(图 6-35),p16 通常阳性,但细胞角蛋白可以阴性。电镜下可找到神经分泌颗粒。真性的所谓小细胞未分化癌则应该是既无鳞状又无腺体和神经内分泌分化的癌。

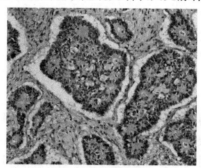

图 6-35 宫颈类癌

患者 44 岁,临床为宫颈浸润性癌,镜下为典型的类癌(HE)

3.腺样囊性癌

腺样囊性癌多见于老年妇女,与腺样基底细胞癌不同的是常形成宫颈肿块。形态与涎腺的腺样囊性癌相同,由大小一致的基底细胞样细胞排列成片块、实性巢或相互吻合的条索,核分裂多见;细胞巢常呈筛状,筛腔内含黏液样物;巢索周围有基底膜样嗜酸性玻璃样物围绕。癌巢周有明显的间质反应。肿瘤常混有鳞癌或腺癌成分。此癌常局部复发或发生远处转移,临床恶性度高,预后差。

八、子宫颈癌三级预防对策和措施

子宫颈癌是女性最常见的恶性肿瘤之一,在发达国家,子宫颈癌筛查管理与质量能得到保障,子宫颈癌发病逐年下降。由于我国地域广,人口多,人员流动管理难,经济发展不平衡,子宫颈癌筛查制度不完善,加上女性对宫颈疾病的忽视,给我国的子宫颈癌预防与控制带来诸多困难,子宫颈癌的发病率也明显高于发达国家,近年有发病年龄趋于年轻化的趋势。子宫颈癌病因明确,降低发病率在于预防和清除 HPV 感染,治疗疗效提高,关键还在于早期发现、早期诊断、早期治疗。因此,子宫颈癌的预防与控制应该围绕高危人群的预防及筛查。

子宫颈癌的预防与其他恶性肿瘤一样，是需要全社会动员的一个系统工程。子宫颈癌的三级预防是三道防线，第一道防线是减少发生癌的机会，对子宫颈癌发病知识普及和自我保健能力提高，第二道防线是已经患癌或癌前病变，应该早发现并及时得到治疗，越早治疗，治愈的机会也越大，第三道防线是规范化治疗，提高生存率和生活质量。

（一）子宫颈癌的一级预防

一级预防包括安全性生活，应用屏障法预防病毒传染及病毒疫苗的运用。而安全性生活的健康教育应和其他重要的全国健康活动（如控制性传播疾病、艾滋病及人口控制）结合起来。主要包括以下三个方面。①行为危险因素：如性生活过早、多个性伴侣、多孕多产、社会经济地位低下、营养不良等。②生物因素：生物因素包括病毒、细菌和衣原体等各种微生物的感染，特别是明确的致癌因素 HPV 病毒的感染。③免疫因素：高危型 HPV 持续感染是发生子宫颈癌前病变和子宫颈癌的必要条件，其持续感染者相对危险度比值高达 250，免疫功能的低下是高危型 HPV 持续感染的重要因素，子宫颈癌防治的一个重要环节是预防和清除已感染的 HPV 病毒。

子宫颈癌的一级预防措施可从以下几个方面来实施。

1.防止病毒感染

（1）控制传染源、切断传播途径：HPV 的传染源是所有感染了 HPV 的人，包括患者和病毒携带者。HPV 主要是通过性途径传播。有性生活的妇女一生均有感染 HPV 的机会，约有 2/3 为一过性感染，只有持续的高危型 HPV 感染才会导致子宫颈癌。研究表明，男性性行为与子宫颈癌关系密切，多个性伴侣和过早性生活是 HPV 感染的条件。一夫一妻的性关系、性生活初始时间推延、应用屏障避孕工具是一级预防的内容之一，应倡导人们改变以往的不良生活习惯和性行为方式。

（2）保护易感人群，HPV 病毒疫苗的研制与应用：由于子宫颈容易检查，筛查方法容易普及，长期以来，子宫颈癌的防治主要是依靠宫颈细胞学涂片等方法早期诊断，筛查并治疗患者。自 HPV 感染与子宫颈癌的关系明确后，人们期待 HPV 疫苗阻止 HPV 感染，希望从源头上防止子宫颈癌的发生。通过对未感染 HPV 的年轻妇女注射疫苗，提高这些人群对 HPV 病毒的免疫力，防止感染 HPV 病毒，从而有效地降低子宫颈癌的发病率。

HPV 病毒颗粒在人体内含量极低，用常规方法体外培养难以获得病毒抗原，影响了早期疫苗的研究工作，HPV 疫苗研制经历了漫长的历史，直到 1991 年科学家在实验室中分别研制出乳头瘤病毒样颗粒（VLP），HPV 疫苗才研究成功。

HPV 疫苗分预防性疫苗和治疗性疫苗两类，前者是针对健康人群，而后者是针对 HPV 感染和子宫颈癌患者，两者疫苗形式上无明显差异。

预防性疫苗：是通过分子生物学方法利用 HPV 衣壳蛋白 L1 和 L2，获得病毒重组颗粒，将其作为靶疫苗，具有类似于病毒的自然结构和良好的抗原性及免疫原性，诱导并刺激机体产生对病毒衣壳蛋白的中和抗体，封闭 HPV 与靶细胞结合位点，从而阻止 HPV 进入和感染细胞。这种抗体是针对病毒包膜蛋白 L1、L2 蛋白设计的，将 HPV 包膜蛋白 L1 基因整合入真核细胞表达出病毒小体（VLPs），VLPs 具有 L1 蛋白的抗原体，能诱导机体产生针对 L1 蛋白的中和抗体，但不含 HPV 病毒 DNA，不能复制，也没有致癌风险。目前已有两种 HPV 预防性疫苗上市，分别是 Merck 公司的 4 价疫苗（6、11、16、18 型）"Gardasil"和 GSK 公司的二价疫苗（16、18 型）"Cervarix"，现已在全球 100 多个国家批准应用，我国也完成了预防性疫苗的Ⅲ期临床研究。部分国家根据免疫学桥接试验结果，已批准疫苗用于青春期女孩、年轻女性（9～26 岁）和青春期男孩(9～15岁),甚至可用于中年女性(45岁以下),全球有近30个国家的公共财政将对HPV疫苗进行支持并推广全民接种。美国及世界卫生组织(WHO)认为能获得HPV疫苗保护的人群年龄为9～26岁,而最适宜接种年龄为11～12岁。HPV疫苗接种步骤,以接种四价疫苗为例,应于6个月内分3次注射。第一剂,自行选择日期;第二剂,第一剂后2个月;第三剂,第一剂后6个月。两种疫苗的多项临床试验结果显示,对尚未感染HPV的妇女而言,两种疫苗在预防子宫颈癌癌前病变和子宫颈癌方面均显示出长期高度的有效性(＞95%),4价疫苗还对相关HPV引起的生殖器病变有很好的预防效果(100%),文献报道对于已经感染相同型别的HPV的妇女,疫苗还显著减少异常细胞学的发生率。关于疫苗不良反应目前尚无接种HPV疫苗后出现相关死亡病例的报道。虽然目前尚未观察到孕妇不慎接种任何一种HPV疫苗后出现严重后果,并已证实4价HPV疫苗可在哺乳期女性中接种,但鉴于数据的局限性,仍然不推荐在妊娠女性、HIV阳性儿童和患有其他急性疾病的人群中接种HPV疫苗。WHO、疾病控制中心、欧洲医学机构等多个部门均认为HPV疫苗是安全有效的,应积极促进其在全球发达或发展中国家进行接种。

临床研究显示:已经接种疫苗的妇女可以预防持续性和暂时性的HPV16/18感染,还可预防与HPV16/18感染相关的癌前病变。HPV16持续和暂时感染的预防保护率分别为100%和91%,癌前病变的预防保护率为100%,疫苗不仅可以预防子宫颈病变的发展,还可以阻止病毒在妇女生殖道的繁殖,阻止传染给新的性伴侣。

但是HPV VLP疫苗有严格的病毒型别特异性,不同型HPV VLP疫苗之间不能产生交叉反应,目前研制成功的疫苗主要是针对HPV 16、18、6和Ⅱ型4价疫苗和针对HPV 16、18型2价疫苗,没有一种疫苗能够抵抗所有高危型HPV感染,另外,疫苗的保护期和持续时间也不能确定,还有成本效益等问题,给疫苗的应用增加了困难。

治疗性疫苗:与高危型HPV相关的治疗性疫苗研究颇多,目前研究的治疗性疫苗主要分布为3种。①重组疫苗。该疫苗将编码病毒蛋白的基因重组到载体DNA中,接种后感染细胞,在细胞内表达目的基因的抗原,持续诱发机体产生体液免疫和细胞免疫。②多肽疫苗。该疫苗将病毒编码的蛋白产物直接输注到体内以促发细胞毒性T淋巴细胞(CTL)反应,从而对肿瘤细胞起杀伤作用。多肽疫苗具有安全性强和易于生产的优点,但其较弱的免疫原性及组织相容性抗原限制性是临床前必须克服的问题。多肽疫苗部分已进入临床试验,并取得了一定效果。③核酸疫苗。核酸疫苗把编码特定抗原的基因克隆到真核质粒表达载体上,然后将重组质粒DNA注射到体内,使外源基因在体内表达,刺激机体产生抗原特性的体液及细胞免疫。其优点是制备简单、安全性质稳定,但对裸DNA疫苗而言,其免疫原性并不满意。

目前用于临床Ⅰ、Ⅱ期试验的多为多肽疫苗或联合疫苗。HPV相关的治疗性疫苗均诱导出良好的免疫反应。但评价手段目前亦只能停留于CTL增殖反应、体外诱导的靶细胞杀伤效应及病情进展情况,随访时间均未满5年,其远期效果及安全性如何仍需多中心长期跟踪研究。而且,子宫颈癌治疗中,HPV疫苗等生物治疗与手术和放疗相比,仅为辅助治疗,因此,开发安全有效的治疗疫苗将一直是研究的热点,另外,高效安全载体的选择(如rAAV、a病毒载体等)、新型治疗方法(如基因枪等)等也将是研究的发展方向。

总之,子宫颈癌疫苗成为人类第一个抗肿瘤病毒性疫苗,该疫苗的问世在人类征服癌症的道路上具有里程碑式的意义。

2.化学预防

化学预防可通过对易感人群使用天然或合成化学药品以逆转或抑制癌变过程,从而降低该人群患癌的风险。目前一些药剂作为子宫颈癌和癌前病变可能的化学预防药物,正在动物和人体进行Ⅰ/Ⅱ期临床研究。美国癌症研究协会的化学预防工作小组人员认为口服和局部外用的视黄醛衍生物是癌症化学预防中最有效的成分之一。在分子水平,视黄醛衍生物能降低HPVE6、E7和ECG-R的表达,降低端粒酶的活性及增加TGF-β的传播生长。在Ⅰ期和Ⅱ期临床试验中,将视硫磺膏局部涂抹于子宫颈中度上皮内瘤样变(CINⅡ)患者宫颈表明人体对视黄醛衍生物的毒性有一定的耐受性和50%的反应率。Ⅲ期临床研究表明视黄醛衍生物能明显升高CINⅡ患者的癌前期病变组织衰退率。许多水果和蔬菜里含有相对较丰富的可能具有癌症预防特性的特别成分。如食用十字花科的蔬菜(卷心菜、甘蓝、椰菜等)含有一种特别的化合物——吲哚-3-甲醇(Ⅰ-3-C),该物质可阻止或中断癌基因发展,临床上运用I-3-C治疗HPV感染的喉部病变已取得成功。另外,研究还发现前列腺素抑制剂能阻止肿瘤的发生发展。

3.吸烟与子宫颈癌

吸烟与肺癌的关系是众所周知的,但吸烟与子宫颈癌的关系却是近几年才引起人们重视的。2013年美国NCCN指南已将控烟作为子宫颈癌预防的措施,吸烟在子宫颈癌的发病中并不是作为一个启动因子,在很大程度上加速子宫颈上皮内瘤样病变的发展,这一点似乎与营养素的作用一样。

(二)子宫颈癌的二级预防

二级预防即"三早":早期发现、早期诊断、早期治疗。由于感染HPV后,大多需要多年后才能发展为子宫颈癌,这就为二级预防提供了充分的时间。

1.早期发现

早期发现是指那些没有临床症状,通过筛查,发现和防治高危人群,治疗癌前病变,由于大多数早期患者无症状,因此寻找生物标志物提高早诊水平,通过筛查进行二级预防是目前控制子宫颈癌最重要的措施。筛查可针对个体,针对整个人群进行的筛检即普查。

筛查是子宫颈癌二级预防的主要手段,是早期发现的重要措施,通过特定的检查方法定期地对健康人群进行检查,经早期治疗达到预防疾病发生或减缓疾病造成残疾和死亡的目的,使者获得较好的预后和生存质量,对于未被识别疾病的发展提出推断的依据。筛检阳性者必须进一步诊断和治疗。筛检和普查是到人群中去寻找可疑患者,而早期诊断是对可疑患者的进一步明确诊断或患者来找医师及时予以确诊。

(1)子宫颈癌筛查的意义及可行性:对子宫颈癌筛查目的是发现癌前病变,如果这些病变能给以适当的治疗,就可以阻止其发展为浸润癌,在筛查中也可发现早期浸润癌。及早治疗,其预后好。

随着子宫颈癌病因的研究发展,其防治方法也在不断地提高和发展。在HPV疫苗尚未在人群中普遍应用之前,筛查仍是预防和控制子宫颈癌的主要手段。各国的实践均证明普查可以降低宫颈浸润癌的发生率和死亡率,子宫颈癌的发生有一系列的癌前病变,其发生和发展是一个由量变到质变的过程,从轻度上皮内瘤样到原位癌再到浸润癌这一过程,要经历相当长的一个时期。一般讲,10~15年的时间。另外,子宫颈具有良好的早期发现的解剖学基础,易于暴露、便于观察,触诊及取材方便。早期子宫颈癌的治疗效果明显优于晚期子宫颈癌,总体子宫颈浸润癌的五年生存率约为67%,早期子宫颈浸润癌则能达到90%,甚至更高,而重度子宫颈上皮内瘤样变(CINⅢ)可以达到 100%。因此,通过筛查可以达到早诊早治,降低子宫颈癌发病率和死亡率的目的。

(2)子宫颈癌的筛查的主要方法:目前常用的筛查项目包括细胞学检查、HPV 检测、直接目视和阴道镜检查。

细胞学检查:宫颈脱落细胞学检查是子宫颈癌筛查的首选方法。巴氏涂片筛查经历了半个世纪的临床实践,对于早期发现子宫颈癌发挥了重要作用,然而其传统假阳性率高达 20% 以上。究其原因,主要是传统的制片方法在制片时取得的子宫颈上皮细胞数少,并混有红细胞、黏液等导致病理医师诊断困难。近几年来,细胞学检查在细胞标本的获取方法、细胞涂片的制备的方法、阅片技术等方面有了巨大的进步,宫颈脱落细胞学检查不得不提到宫颈液基细胞学,目前认为液基细胞学检查比传统的细胞学检测有更高的敏感性。液基细胞学的发展提高了子宫颈细胞学的诊断水平,而子宫颈细胞 TBS 诊断报告系统描述性诊断取代了传统的巴氏五级分类法诊断。新柏氏薄层液基细胞学检测(TCT)经美国 FDA 的认证,已经成为实用并逐渐广泛开展的子宫颈癌筛查方法。另外,计算机辅助细胞学检测系统,Autocyte prep 全自动细胞制片机的应用,可以节省人力物力,使液基细胞学逐渐成为细胞学筛查和子宫颈癌普查的重要方法。

HPV 检测:高危型 HPV 的持续感染是子宫颈癌发生的重要条件,所以对 HPV 的检测已经成为筛查的重要内容,早期发现高危型 HPV 感染,是提高子宫颈癌的早期诊断最有效途径,HPV 病毒检测方法多,主要检测病毒 DNA,目前在临床应用最为广泛的有二代杂交捕获和PCR 扩增法。

直接目视:包括涂抹醋酸肉眼观察(VIA)、碘试验肉眼观察(VILI)。VIA 由于经济实用,目前仍然是很多欠发达国家和地区子宫颈癌筛查的重要手段。VILI 用于识别宫颈病变的危险区,同时确定活检部位。

阴道镜检查:通过阴道镜可以发现病变部位,多用于宫颈细胞学或肉眼观察阳性,可有效指导临床医师取活检,提高诊断阳性率,但不满意阴道镜结果应考虑宫颈管诊刮活检。

(3)子宫颈癌筛查方案选择:近几年来,国内外对子宫颈癌的筛查方法做了大量的研究,进行了多种筛查方案的比较研究,也提出了一些新的筛查方案。中国癌症基金根据中国的国情推荐了 3 种不同的筛查方案,以适于我国不同地区,不同经济条件的人群筛查用。方案一,液基细胞学和 HPV 检测交联组合,灵敏度高,唯一缺点是价格昂贵,适宜我国经济发达地区妇女的筛查;方案二,传统的细胞学和 HPV 检测检查组合,适宜我国中等发展地区的筛查;方案三,肉眼观察(VIA/VILI),如果在质量上加以控制,其灵敏度可达 70%,这一方案适于贫穷落后、卫生资源相对缺乏的地区。

筛查的对象:子宫颈癌涉及两类人群,一类是高危人群,即具有子宫颈癌发病的高危因素者,这部分是普查对象的重点,一类是普通人群,对所有有性生活的妇女,都应定期进行宫颈细胞学检查。由于筛查组织的难度和经济等原因,至少应对以下有宫颈上皮内瘤变的危险因素者进行筛查。①有多个性伴侣的妇女,或其男性性伴侣有多个性伙伴;②性生活过早的妇女;③男性性伴侣有患子宫颈癌的性伙伴;④现在或既往有 HPV 感染、单纯疱疹病毒感染的妇女;⑤感染HIV 的妇女;⑥患有其他性传播性疾病的妇女;⑦有免疫抑制的妇女(如已接受肾移植的妇女);⑧吸烟。此外应强调对子宫颈癌的健康教育,让全社会关爱妇女,让妇女主动接受有效的筛查子宫颈癌可以预防。

筛查的间隔时间:假如两次正规筛查间隔的时间太长,那么筛查结果是不敏感的,因为肿瘤在这段时间里可能从未察觉阶段发展到浸润阶段。筛查频度增加,其敏感性增高。妇科肿瘤医师的经验和大量的文献资料表明,由子宫颈原位癌发展到浸润癌多数需要数年的时间,约有10％的子宫颈癌病例在5年之内从未发现异常(即肯定的宫颈细胞学涂片阴性结果)发展为浸润癌,且子宫颈癌发病率下降的趋势在间隔2～3年组比4～5年组要明显得多。因此,中国癌症基金会推荐,对所有有性生活的妇女,每年都应进行1次宫颈细胞学检查。当3次检查均正常者,可以减少检查次数。在美国,美国国立癌症研究所推荐对所有有性生活或18岁以上的妇女均应该每年进行1次宫颈细胞学检查。当连续3次或3次以上检查均为满意且正常的结果,则可由医师决定对低危者减少检查次数。对于有多个性伴侣、性生活过早、HIV/HPV感染、免疫功能低下等高危因素的高危人群要提前进行筛查。筛查的终止时间一般为65～70岁。据学者估算,如果从20～70岁定期接受至少每3年1次的筛查的话,则可降低浸润癌的死亡率至少90％。

筛查存在的问题。①筛查效果评价:目前国内外子宫颈癌筛查效果的评价仍停留在早诊率和生存率指标上,而死亡率才是评价筛查效果的硬指标。筛查的目的在于预防疾病造成的残疾和死亡,仅早期发现不是目的,而是希望通过早期发现、早期治疗,使患者获得较好的预后。早诊率高,如无有效的干预措施和治疗手段,患者的预后将得不到改善,筛查也达不到实际成效。生存率虽然可以反映患者的预后改善,但不能排除依靠时间偏倚和长度偏倚的改善,即不能准确反映筛查的效果。现在有许多报道筛查发现早期子宫颈癌的病例,但报道筛查人群的死亡率下降不多。②筛查效率低,缺少成本-效果分析:筛查方案不只是一个简单的临床诊断方法,而应该是一个鉴别诊断度、特异度均高的早期诊断方法。必须经过筛查效果的评价并优化筛查方案的研究,应该做成本-效益分析,提出一个完整的筛查流程及管理,包括筛查人群的定义(年龄、职业、地区等),高危人群的鉴别,筛查的频度,间隔时间,初筛检查方法,确诊方法和进一步规范治疗和随诊等。每一步必须给实际操作者提供决策依据和判断标准,才能成为可行的筛查方案。③筛查与治疗的费用:作为癌症筛查经济效益评价也是应考虑的,筛查方法所需的费用与筛查效果问题,是否能够覆盖更多人群和筛查的持续进行的必要条件。其中,宫颈细胞学无明确诊断意义的鳞状上皮细胞和宫颈细胞学低度病变的诊断,以及处理的多少和处理的方法也是决定费用的更关键。处理上述问题,也应根据国情,如印度所采用的即查即治的方法,就是根据其国情制定的,成为经济欠发达等国家的一种子宫颈癌防治的模式。降低筛查成本最有效的措施是针对高危人群进行筛查,如果筛查人群恶性肿瘤率达到1％,甚至10％以上,筛查成本将大大降低。

2.早期诊断

(1)早期诊断的可行性:大多数的子宫颈癌前病变和早期癌没有症状,与妇科其他部位肿瘤相比,子宫颈病变可通过对病灶直接观察或取样得以早期筛查诊断,使子宫颈癌成为可以早期诊断、早期治疗的肿瘤。如果能查出并且成功地治疗子宫颈癌前病变,就可以有效阻断子宫颈癌前病变发展为子宫颈癌,因此,定期妇科检查和子宫颈癌筛查有助于早期发现疾病。

(2)早期诊断的方法。

宫颈脱落细胞检查:为发现早期子宫颈癌最有效的检查方法,宫颈暴露在阴道顶端,易于观察和取材,使子宫颈癌前病变和早期癌的诊断阳性率大大提高,可达90％以上。为了提高涂片诊断的准确率,特别注意要从子宫颈癌好发部位即鳞状上皮与柱状上皮交界处取材。

阴道镜检查:可放大6～40倍,通过观察宫颈血管及组织的变化,诊断HPV感染、癌前病变和癌,提高肉眼诊断准确率,与病理诊断的符合率为78％。阴道镜可选择活体组织检查部位,协助对于阴道细胞学涂片可疑者,找到早期病变的部位、范围、性质和程度,但不能发现鳞柱交界内移或本身发生于宫颈管内的病变,所以不能代替宫颈涂片细胞学检查或活体组织检查。

宫颈摄影:采用 10 mm 显微镜附加 35 mm 相机及 50 mm 延伸圈组成摄影仪,将所获图像投射在宽 3.3 m 屏幕上,1 m 远处观察;鳞柱交界处全部显示,无异常为阴性,发现异常为可疑,未见鳞柱交界为不满意。有人观察其诊断准确率为 93.1%,故为一种准确性高,成本低,便于应用的新方法。

肉眼观察:采用直接肉眼、醋酸试验和碘试验方法观察子宫颈和阴道黏膜,在阳性处取活检,帮助提高活体组织检查的诊断准确率。

活体组织检查:是各项检查诊断的重要环节,也是目前对子宫颈癌诊断的金标准。通常在醋酸或碘试验阳性,或阴道镜检查可疑部位取材做病理组织学诊断。如果宫颈表面活检未发现病变,需要刮取颈管内组织送病理检查。

宫颈锥形切除术:是当宫颈细胞刮片检查多次为阳性,而多点活检及颈管刮术阴性,或已证明为原位癌,不能排除浸润癌时需选择的一种手段。此种方法既达到诊断的目的又将病灶一并切除,被认为是一举两得的方法,也常常被用于宫颈中到重度上皮内瘤样病变的处理。

荧光检查法:是利用癌组织与正常组织吸收荧光素多少不同而显示不同颜色的机制诊断有无癌变。癌组织吸收荧光素多,产生的荧光比正常组织强而呈深黄色,正常组织为紫蓝色。

肿瘤生化诊断:研究发现,在子宫颈癌患者体内,乳酸脱氢酶、己糖激酶、鳞癌抗原明显增高,尤其有浸润者,这些血清生化检测有助于临床诊断。

3.早期治疗

通过子宫颈活检明确诊断后对宫颈病变进行早期治疗。如果诊断为子宫颈癌应按照其临床分期以及患者的一般情况选择相应的治疗方案。如果诊断为 CIN,亦应根据轻、中、重予以随访或及时治疗。

(1)异常宫颈上皮细胞的处理:根据宫颈脱落细胞(TBS 分类)检查,结果阴性,则每年定期复查,结果为不典型鳞状细胞(ASC)或不典型腺细胞(AGC),3 个月后复查。对高度鳞状上皮内瘤变(ASC-H)和持续 ASC-US 应立即行阴道镜检查。如为不典型鳞状细胞或不典型腺细胞,但HPV 检测阳性,也应立即行阴道镜检查、活检、或行颈管诊刮。应强调的是 ASC 是一种排除性诊断,在其随访中发现有 10%～60% 的鳞状上皮内病变(SIL)。细胞学筛查由于病理医师资源有限,病理医师每天看 60 张片子,数量增加会影响检测的结果,导致质量下降。由于 HPV 检测客观有效,因此在 HPV 筛查呈阳性的情况下,再做细胞学筛查,符合中国人口众多的国情,保证了资源的合理利用。理论上来讲,没有 HPV 感染,就没有子宫颈癌。

TBS 报告系统要求在报告中进一步提示 ASC 的危险程序,如 ASC-US、ASC-H,进一步帮助临床医师评价患者上皮细胞不正常的危险,而把反应性的改变从 ASC 中取消。大多数 LSIL妇女将会自然逆转为正常,若 LSIL 持续存在 1 年以上,提示此病变不会自然消退,推荐阴道镜下取活检。HSIL 妇女做活检证实为 CINⅡ、Ⅲ者占 70%～75%,活检结果为浸润性子宫颈癌有1%～2% 的概率,对 HSIL 妇女处理建议为阴道镜下取活检和颈管内搔刮取材,此后处理按病变而定。

(2)CINⅠ～Ⅱ的处理:由于 CINⅠ有比较高的自然消退率,而且多为低危型 HPV 感染引起,所以目前对其是进行治疗还是严密观察还有争议。不过有以下情况应该进行治疗。高危型HPV 引起的 CINⅠ;合并宫颈湿疣,病变范围大;无随访条件或精神紧张拒绝随访者。

治疗方法以宫颈局部治疗为主,可以用激光治疗、冷冻治疗、电凝治疗、宫颈环状电切术

(LEEP)等。35%~40%的CINⅡ会进展为CINⅢ或子宫颈癌,其危险性是正常妇女的14.5倍,所以对于CINⅡ治疗的方法与CINⅠ相同。宫颈环状电切术治疗CIN可将切除的宫颈组织全部送病理检查,排除有无隐匿性子宫颈癌,所以LEEP对于一些大病灶,较深病灶的CINⅡ患者更为适合。

(3)CINⅢ(原位癌)的处理:CINⅢ多由高危型HPV持续感染引起,进展为子宫颈浸润癌症是正常妇女的46.5倍。对于CINⅢ的治疗国内多主张行全子宫切除,特别是对于无生育要求,老年患者或者合并其他子宫、卵巢、输卵管疾病者。现在由于一些年轻患者有保留生育要求,所以对CINⅢ的患者也可以考虑子宫颈锥切,保留其生育功能。由于锥切术后残留病灶或复发率高,患者术前必须排除微小浸润癌或浸润癌,保守性手术即子宫颈锥切治疗后应长期随访。子宫颈锥切的标本必须做连续病理切片,详细报告病理检查结果。如果为妊娠期妇女,做阴道镜检查应由经验丰富的医师进行,对怀疑的所有上皮内瘤变或癌的部位可做活检,但不做宫颈管内搔刮术。

(三)三级预防

三级预防即临床治疗和康复期指导,通常指提高子宫颈癌治愈率,提高生存率和生活质量,包含康复治疗、姑息治疗和止痛治疗。同时子宫颈癌的三级预防内容包括制定正确的治疗方案,对子宫颈癌患者进行心理治疗。应强调的是规范诊治和康复指导,进行生理、心理、营养、锻炼指导,对慢性患者开始姑息止痛治疗。

(王新营)

第四节　输卵管肿瘤

一、良性肿瘤及瘤样病变

(一)Walthard细胞巢

在输卵管浆膜面可见单发,偶为多发的小结节状病变,有时临床误诊为转移性瘤结节。结节由扁平到立方样复层细胞构成,有时似复层上皮巢(图6-36)。一般无角化及明显细胞间桥分化。有时上皮巢中有柱状上皮被覆腺腔样结构,似Brenner上皮巢。

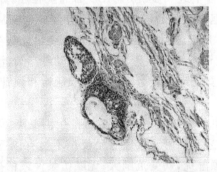

图6-36　输卵管浆膜的Walthard细胞巢(HE)

（二）峡部结节状输卵管炎

这是一型特殊的慢性输卵管炎，临床可伴有不孕或异位妊娠。常为双侧性病变，在子宫角输卵管峡部有界限清楚结节状肿瘤样病变形成。光镜下间质纤维肌组织增生，肌纤维组织之间为小囊状扩张腺样增生上皮。炎症常不明显，似腺肌瘤结节。要注意与子宫角中肾管残件增生鉴别，后者与输卵管无关，无明显肌纤维组织增生，腺体无明显小囊状扩张。

（三）结节状蜕膜反应

常在其他原因摘除输卵管时偶然发现，由异位蜕膜形成结节状病变，可见于输卵管黏膜或浆膜。这种蜕膜结节可由于妊娠异位或药物引起。

（四）异位组织

异位的子宫内膜可位于输卵管黏膜或肌层内、浆膜或系膜内（图 6-37）。罕见的颗粒细胞小结节异位在黏膜皱襞的上皮下，可以是 2 个结节，容易误认为转移性肿瘤，被认为可能是与排卵有关。

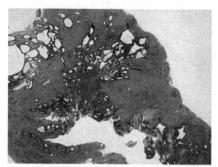

图 6-37　输卵管子宫内膜异位灶（HE）

在系膜内异位者常有平滑肌增生，形成卵管样结构或腺肌瘤样结节。也可继发出血或出血坏死结节，或胆固醇性肉芽肿。卵管系膜还可有肾上腺异位。

（五）化生性乳头状肿瘤

化生性乳头状肿瘤不常见，典型的病变是产后做绝育术时偶然发现，也可见于妊娠妇女；病变体积小，通常不形成明确的肿物。镜下病变体积小，仅累及部分输卵管皱襞，很像浆液性交界瘤，特点是乳头被覆细胞的胞质嗜酸性，有异型性和细胞出芽，但核分裂少见。偶尔为黏液上皮，分化很好；有时伴有间质细胞蜕膜样变。与输卵管早期癌的区别是体积小，无管壁浸润，细胞异型性轻微，并与妊娠有关。病变的性质是化生性还是肿瘤性不清楚，但迄今为止已报道的少数病例随诊结果均为良性。

（六）腺瘤样瘤

腺瘤样瘤是良性间皮源性肿瘤，多见于输卵管和子宫角的浆膜面。大体为界限清楚的实性小结节，少数为多发性，偶见大者或囊性者。镜下肿瘤细胞呈假腺样、隧道样或血管瘤样，被覆单层的矮立方或低柱状上皮，核分裂罕见。间质由增生和玻璃样变的纤维、平滑肌构成。肿瘤可以呈浸润性生长，不要误诊为癌。免疫组化和电镜证实为间皮细胞肿瘤。

（七）乳头状瘤、囊腺瘤和囊腺纤维瘤

多数为浆液性上皮，发生率远较卵巢少见，这些病变也可见于阔韧带。

（八）平滑肌瘤

平滑肌瘤很少见，与子宫平滑肌瘤相似。

二、输卵管上皮交界瘤

输卵管的交界瘤少见，组织类型和形态学诊断标准同卵巢。有报道输卵管还可发生交界性腺纤维瘤，影像学上很像输卵管妊娠，组织类型以子宫内膜样上皮为主。

某医院的 1 例为宫内孕 47 天合并输卵管肿物，因临床怀疑肿瘤破裂而急诊手术，术中见输卵管远端肿物 6 cm×4.5 cm×4 cm 大小，并有水样液体和乳头状物从输卵管伞端溢出，肿瘤并无破裂。镜下形态同卵巢的浆液性交界瘤（图 6-38）。

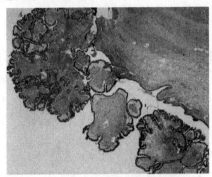

图 6-38　输卵管上皮交界瘤（HE）

三、输卵管癌

输卵管原发癌少见，发生率在宫颈癌、宫体癌、卵巢癌、外阴癌和阴道癌之后，居末位。但是输卵管伞端的癌，甚至上皮内癌或交界性病变，在病变早期就可以播散至盆腔，导致腹膜癌和卵巢癌而输卵管并不形成包块，这些被忽略的输卵管癌被认为是其发生率低的主要原因。

能够在输卵管形成肿物的卵管癌，临床绝大部分患者为绝经后妇女，主要表现为下腹痛、阴道分泌物增多或流血及盆腔可触性包块。这三种症状卵巢肿瘤也可以出现，故输卵管癌很少（约 5%）能术前诊断。

病理形态：肿瘤大多是单侧性，也可双侧，多发生在输卵管远侧 1/3 处（壶腹部）。输卵管膨大增粗、扩张或结节状，也有些仅轻度变粗；伞端闭锁并可与周围粘连，早期很像慢性卵管炎、积水或积脓。打开输卵管，癌组织呈灰白色实性或小囊性结节，或呈绒毛、息肉状充填管腔，有出血及坏死呈混浊的脓样液体，或形成溃疡性肿物侵蚀管壁。晚期可侵出管壁或从伞端突出。

光镜：所有卵巢癌的组织学类型均可在输卵管发生，其中以浆液性最常见（图 6-39、图 6-40），其次为子宫内膜样、移行细胞癌或未分化癌等，黏液性和透明细胞癌很少见。少数也可见其他如鳞癌、腺鳞癌、淋巴上皮样癌等。这些多样的组织类型反映了苗勒上皮的多向分化潜能。

关于输卵管上皮内癌，有学者提出严谨的形态学与免疫组化结合的诊断方案。形态学指标包括细胞核增大（＞2 倍，与周围正常黏膜无纤毛细胞比较）和/或变圆；明显多形性；染色质异常（增粗或空泡核伴核仁突出）；≥1 核分裂（正常或不正常）；上皮复层（＞2 层）；细胞核模铸；凋亡小体。这些形态学指标具备 2 项以上，并在数量上＞10 个无纤毛细胞，且免疫组化 p53 阳性＞75%，同时 Ki-67 指数＞10% 者就可以诊断为上皮内癌。

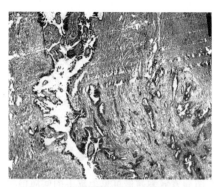

图 6-39　输卵管癌浸润卵管壁(HE)

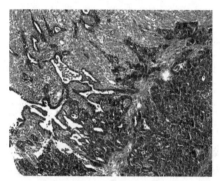

图 6-40　输卵管低分化浆乳癌伴未分化癌

48 岁,肿瘤广泛浸润双卵巢、子宫壁全层达内膜、宫颈外膜及腹膜(HE)

四、上皮-间叶混合型肿瘤

(一)输卵管腺肉瘤

输卵管腺肉瘤很少见,形态学诊断标准同子宫腺肉瘤(图 6-41、图 6-42)。

(二)输卵管恶性混合瘤

输卵管恶性混合瘤或称癌肉瘤,很少发生在输卵管。患者多为绝经后妇女,表现为腹部不适或阴道出血。形态学诊断标准见子宫。

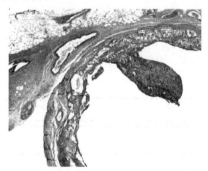

图 6-41　输卵管腺肉瘤

患者 43 岁,术中见卵巢-输卵管粘连,镜下卵管壁可见异位的子宫内膜(左上),同时见输卵管皱襞的间质细胞密集和个别小腺管(HE)

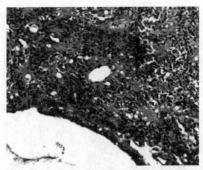

图 6-42　左图卵管皱襞高倍可见上皮下的间质肉瘤成分(HE)

五、其他少见肿瘤

其他少见肿瘤主要为生殖细胞肿瘤、软组织肿瘤、恶性淋巴瘤/白血病和转移性肿瘤。文献报道的输卵管原发的生殖细胞肿瘤以囊性畸胎瘤为主,少数为未成熟畸胎瘤或单胚层畸胎瘤如类癌或卵巢甲状腺肿,偶有与卵黄囊瘤混合存在的病例报道。输卵管的转移性肿瘤大约 89% 来自卵巢,其次为子宫内膜,也有来自消化道、乳腺和盆腔外包括胆囊的个例报道。

Wolffian 管来源的肿瘤(tumors of Wolffian origin,FATWO)罕见,来源于阔韧带输卵管系膜残留的中肾管上皮。这些残留的小管被厚厚的肌层包绕,可以形成囊肿或肿瘤,往往是偶然被发现。大体上肿瘤通常单侧性,大小不等的团块,质地较韧,悬挂于阔韧带或输卵管系膜;切面淡黄色,实性,可有微囊。镜下很像宫颈的中肾管瘤,形成实性、弥漫梭形或密集的小梁、小管状结构,彼此交错存在;小管中常有 PAS 阳性的嗜酸性物质。免疫组化 CK 及 vimentin 阳性,EMA 阴性,提示中肾来源。由于 FATWO 的 Inhibin(＋)、Calretinin(＋),免疫组化表达不能与性索-间质肿瘤鉴别。FATWO 多为良性,但由于有术后复发和预后不良的报道,应视为低度恶性,术后密切随诊。

(李凤鸣)

第七章　呼吸系统肿瘤的治疗

第一节　原发性气管癌

原发性气管癌是一种少见病,约占气管-支气管肿瘤中的2％,据 M.D.Anderson 癌症研究中心报道,1949－1988 年原发性气管恶性肿瘤 54 例,其中鳞癌 30 例(54.5％)、腺样囊性癌 10 例(18％)。Hajdu 报道,41 例气管原发癌,鳞癌 30 例(37％),腺样囊性癌 7 例(17％)。至 1994 年综合国内报道,气管癌有 124 例,其中鳞癌 49 例(39.5％)、腺样囊性癌 52 例(42％),腺癌 10 例(4.8％)、黏液表皮样癌 6 例(4.8％)、小细胞癌 3 例、类癌 2 例、恶性淋巴瘤 1 例和恶性多形性腺瘤 1 例。上海市胸科医院总结自 1957－1999 年间,共诊断气管肿瘤 480 余例,占同期原发性支气管肺癌(10 898 例)的 4％,其中原发性气管癌 444 例,占气管原发肿瘤的 92.5％。

一、病理

原发性气管肿瘤大多来自上皮或腺体的肿瘤,主要是鳞状细胞癌和腺样囊性癌(即圆柱瘤型腺癌),类癌较少见。良性肿瘤发病较少,占原发肿瘤的 25％～35％。恶性肿瘤较常见,占68％～77％,其中以腺癌和鳞癌较多,小细胞癌较少。良性肿瘤有纤维瘤、乳头状瘤、淋巴管瘤、平滑肌瘤、毛细血管内皮瘤、黏膜下血管瘤和息肉等。恶性肿瘤中以鳞癌和腺样囊性癌最为多见,后者生长速度缓慢,在黏膜下扩散,肉眼有时难于辨认其侵犯范围,某些患者虽然在气管腔内病灶较小,但肿瘤已穿出管外并浸润到纵隔内。小细胞癌、鳞腺混合癌、大细胞癌较为少见,罕见的类型包括:平滑肌肉瘤和恶性淋巴瘤、纤维肉瘤、软骨肉瘤、横纹肌肉瘤、脂肪肉瘤、血管肉瘤、癌肉瘤和恶性黑色素瘤。气管低度恶性肿瘤中以腺样囊性癌为最多见,此外包括黏液表皮样癌、类癌、恶性纤维组织细胞瘤和神经纤维瘤等。

原发性气管恶性肿瘤中鳞癌发展较快,常呈溃疡性变,向外侵犯较早。食管前壁肌层亦常累及。气管肿瘤主要的转移途径是通过淋巴道,由下向上引流至锁骨上淋巴结,而很少向下转移至纵隔和隆突下淋巴结。血道转移发生率极低,直接向管壁外浸润常常是导致死亡的主要原因。

继发性气管肿瘤都是邻近器官癌肿直接侵犯所致,如甲状腺癌、支气管肺癌和食管癌等。

二、临床表现

气管肿瘤的最常见症状是咳嗽,常呈刺激性、顽固性干咳,多种治疗无效,在早期气管腔未出现狭窄前,多有白色泡沫状痰,当肿瘤表面出现坏死者,可有血丝痰或满口血痰,但多数患者出血量不多,可在数天内自然停止。随着肿瘤的增大,气管腔逐渐狭窄,出现进行性呼吸困难,特点为吸气性呼吸困难,吸气期延长,即所谓的喘鸣,严重者吸气时锁骨上窝、胸骨上窝和下部肋间隙都凹陷,即三凹征。此时肺部 X 射线检查无特殊表现,故常有误诊为支气管哮喘。声音嘶哑是肿瘤晚期出现局部压迫、侵犯或淋巴结转移累及喉返神经所致。

肺部听诊可闻及双肺呼吸音粗糙,严重者可听到风箱气流样的声音和各种音调的哮鸣音,即使不用听诊器亦可在近身处闻及,提示上呼吸道的梗阻。

由于气管肿瘤早期症状不典型,胸片检查多无异常发现,而出现典型的上呼吸道梗阻症状时,多数已处疾病的晚期,晚期患者常有局部转移,导致颈部淋巴结肿大,颈交感神经压迫征和上腔静脉阻塞综合征等。有些在确诊前往往有数月或数年的病程。因此,对难于缓解的刺激性干咳、痰血,应尽早进行气管镜检查,以明确诊断及时治疗。

三、诊断

对年龄在 40 岁以上,近期出现气喘性哮鸣,体位变化能诱发或减轻症状,哮喘药物治疗无效,伴有痰血或阵发性夜间呼吸困难,而无心脏病等,都是鉴别气道梗阻和支气管哮喘的要点,应做进一步检查除外气管肿瘤。气管肿瘤常容易被误诊或漏诊,多数直至呼吸困难、病情危重时才被认识,故临床诊断时对长期顽固性咳嗽伴有吸气性呼吸困难者,应引起警惕,及时做相应检查。

(一)实验室检查

痰脱落细胞学检查。气管肿瘤,尤其是恶性气管肿瘤痰细胞学阳性率较高,对判断肿瘤的良恶性有帮助。但对气管肿瘤部位、范围、侵犯程度则需要其他检查手段来明确。

(二)X 射线检查

X 射线诊断以空气对比摄片和气管断层为最好。侧位片对颈段气管暴露较好,隆突部额面断层片能较好地显示胸段的气管全貌。如气管腔内有软组织阴影,管壁增厚,管腔狭窄可初步做出诊断。

(三)CT 检查

CT 检查在诊断气管肿瘤的累及范围、浸润深度、蔓延方向及有无淋巴结转移等方面较胸片有优势。气管恶性肿瘤常表现在气管及支气管腔内、外生长,CT 表现为沿气管生长的不规则形突起的软组织块影,多呈菜花状,并可沿气管环状生长而导致环行狭窄。肿瘤与主动脉或食管间的脂肪间隙消失,是表明纵隔已受侵犯的 CT 征象。纵隔及肺门淋巴结增大,提示气管肿瘤存在转移的可能。

(四)纤维支气管镜检查

纤支镜检查是诊断气管肿瘤最有效的手段,它既可在直视下获得细胞学及组织学诊断,又能对肿瘤的范围、部位做出定位。对气管肿瘤有较严重气管梗阻、有出血病史或在检查中发现肿瘤表面血管丰富者应慎做活检及刷检,以免出现意外。

四、治疗

对局限于气管的早期恶性肿瘤的治疗以外科为主,手术可达到切除病变,解除气道梗阻,重建气道的作用。手术方式以气管环状切除端端吻合最为常用,某医院共实施气管手术近 500 例,其中气管恶性肿瘤 400 例,并创新设计了隆突主支气管切除,多段支气管隆突成形术及气管和隆突切除、分叉人工气管置换等 20 多种新术式。因此,对患者一般情况较好,能够耐受手术者,应首选手术治疗；对病变范围广泛，难于手术的患者采用以放疗为主的治疗，同时辅以化疗，可取得较好的疗效。内科姑息性治疗还包括经气管镜内电烧、激光等治疗；近年来，镍钛记忆合金气管内支架为部分晚期无法手术或有手术禁忌的患者提供了新的治疗方法，具有快速、方便的特点，能够为进一步治疗赢得时间。

五、预后

气管鳞癌肿瘤完整切除术后 3 年生存率为 24.4％。也有报道，气管鳞癌伴局部淋巴结转移者生存率为 25％，气管切端阳性者生存率为 20％，对切除端阳性患者术后加用放疗可达到延长生存时间的目的。单纯放疗的中位生存期为 10 个月左右。腺样囊性癌生长相对缓慢，如手术能够完全切除，切端和淋巴结阴性术后 1 年生存率可达 85％，治愈率为 75％，但术后有较多的复发和转移。淋巴结阳性者术后 1 年生存率稍低 84％，而单纯放疗的一年生存率仅为 25％，因此，如有可能应采用手术治疗。气管腺癌较其他类型气管肿瘤更易出现局部转移侵犯纵隔，手术完全切除者 1 年生存率约半数。而单纯放疗者预后较差。气管类癌好发于气管下端 1/3 段，以无气管软骨的膜部多见。切除不完全者，术后易复发。肿瘤能够完全切除者多能长期生存。黏液表皮样癌预后相对较好，完整切除者多能长期生存。

（冯质坤）

第二节 肺 癌

一、肺癌的病因

（一）吸烟

吸烟已被公认是肺癌最重要的危险因素。吸烟是人们常见的一种生活习惯。在有些发达国家和地区，由于控烟工作开展良好，人群吸烟率已明显下降。但还有很多国家特别是发展中国家，吸烟率仍维持很高水平，甚至还在增长。

1.影响肺癌危险性的吸烟因素

（1）吸烟年限、吸烟强度：吸烟年限长短是影响肺癌危险性的最主要的吸烟因素。吸烟年限由吸烟者开始吸烟的年龄与吸烟者目前的年龄或者开始吸烟的年龄与戒烟时的年龄确定。吸烟年限愈长，则肺癌的危险性愈高。肺癌危险性也随每天吸烟支数增加而上升。吸烟强度不仅取决于每天吸烟支数，还受吸入深度、每支烟吸入次数等影响。

（2）戒烟：与持续吸烟者比较，戒烟者随戒烟年数增加，肺癌危险性会明显下降，但由吸烟引起的致肺癌效应不会完全消失。

（3）烟草的不同制品、卷烟的不同类型：不少流行病学研究报道，吸不同烟草制品所致肺癌危险性不同，吸卷烟者肺癌危险性最高，仅抽雪茄或烟斗者危险性较低。长期吸带过滤嘴或低焦油卷烟者其肺癌危险性比长期吸不带过滤嘴或高焦油卷烟者低。自 20 世纪中叶起，卷烟生产方法有所变化，采用混合烟叶，生产带过滤嘴的卷烟以及应用能降低卷烟的尼古丁和焦油含量的其他各种方法，但这些生产上的变化对吸烟者暴露于致癌物的实际变化情况的影响较难评定。原因是采用混合烟叶可以增加烟草特有的亚硝胺;吸烟者为了保持其惯有的尼古丁吸入水平,在吸带过滤嘴或低焦油卷烟时会代偿性地改变其原来的吸烟行为,如深吸或增加每支卷烟的吸人次数;特别是大多数吸烟者在其一生中不是只吸一种类型的卷烟,使得难以评价这些变化的后果。同时吸带过滤嘴香烟导致肺癌病例类型发生变化:鳞癌、小细胞癌的发病率下降而腺癌的发病率上升。

2.与其他危险因素的协同作用

当吸烟者暴露于其他的职业或环境因素时,吸烟与其他危险因素的联合致癌效应可能大于吸烟与其他因素各自单独作用时合并的效应,这时可认为吸烟和其他因素有致癌的协同作用。认识因素间致癌的协同作用对肿瘤预防是很重要的。

迄今还仅对吸烟和少数几个职业危险因素的致肺癌协同作用进行了比较系统的研究和评价。对石棉暴露、吸烟和肺癌间关系的流行病学研究先后曾多次进行评述,结果都认为吸烟与石棉暴露两个危险因素间的作用不是单纯相加的,即两个因素的作用不是相互独立的,两者间有一定的协同作用,但仍不能确定其协同作用是否符合相乘模型。曾对工作在金属冶炼厂和金属矿山暴露于砷的 6 个职业人群资料评价砷暴露、吸烟与肺癌间的关系,结果发现砷暴露和吸烟的致肺癌联合效应始终大于两个因素的作用相互独立时相加模型所表明的效应。上述职业因素与吸烟间存在致肺癌协同作用,即职业因素暴露者同时吸烟可使致肺癌效应明显放大,大于两个因素单独作用时合并的效应,说明在吸烟人群中预防职业性肺癌时不能仅限于采取职业防护措施,同时还要加强控制吸烟的措施。

(二)空气污染

1.室内空气污染

室内空气污染的来源和种类甚多,目前研究较多且与人群生活关系较密切的有环境烟草烟雾、固体燃料(煤以及木柴、秸秆等生物燃料)燃烧产生的烟气、高温下的食用油油烟和室内氡气等与肺癌的关系。

(1)环境烟草烟雾:环境烟草烟雾是由吸烟者呼出的主流香烟烟雾以及香烟熏烧时释放的、且为周围空气稀释的侧流烟雾所组成的混合物,它含有尼古丁、致癌物和毒素。香烟侧流烟雾的组成成分与主流烟雾相似,但侧流烟雾中各成分的相对含量和绝对量与主流烟雾中有所不同。侧流烟雾中许多成分已知是有遗传毒性和致癌性的化学物质,其中包括国际癌症研究中心认定的 1 类致癌物(苯、镉、2-萘胺、镍、铬、砷和 4-联苯胺)以及 2A 类致癌物(甲醛、1,3-丁二烯和苯并芘)和 2B 类致癌物(乙醛、异戊二烯、邻苯二酚、丙烯腈、苯乙烯、NNN、NNK、铅)。

国际癌症研究中心在其 1986 年出版的《吸烟》中就已提出,根据已知主流烟雾和侧流烟雾的成分、被动吸烟时吸入的物质的组成以及在暴露于致癌物时观察到的剂量效应关系,可以得出被动吸烟能使人类恶性肿瘤危险性有一定程度升高的结论。在《吸烟》专集发表后的三十余年中,在许多国家又发表了大量关于从不吸烟者暴露于吸烟配偶的二手烟雾与肺癌危险性关系的流行病学研究,其中大多数研究都报道肺癌危险性增加,尤其是在暴露较严重的情况下。对这些研究进行的综合分析发现,不吸烟妻子暴露于吸烟丈夫的二手烟雾与其肺癌危险性间存在统计上显著且一致的联系性,危险性随暴露程度增加而升高,肺癌超额危险性约为 20%,调整各种混杂因素后也是如此。除了在家中暴露于吸烟配偶的二手烟雾外,在工作场所也存在暴露的情况。暴露于环境烟草烟雾的年限与肺癌危险性间存在很强的相关关系。

可的宁是尼古丁的代谢产物,是目前测定环境烟草烟雾近期暴露状况的最合适的生物标志物。在二手烟雾暴露者的尿中可的宁的水平往往升高。在暴露者中还发现芳香胺血红蛋白加合物和多环芳烃白蛋白加合物的浓度比不暴露者高。吸烟母亲的胎儿脐带血中蛋白加合物的浓度与母亲血中的浓度有关,前者的浓度低一些。检测尿的生物标志物时,发现环境烟草烟雾暴露者中烟草特有的致癌物 NNK 的代谢产物的水平总是升高的,尿中这些代谢产物的水平为吸烟者的 1%～5%。非吸烟者摄入烟草特有的致癌物 NNK 的资料是反映二手烟雾与肺癌发生间有因果联系的辅助证明。此外,在人群中还发现被动吸烟与尿内致变物的浓度有联系,有些研究发现尿致变性与尿可的宁浓度有相关关系。曾发现,暴露于二手烟雾的儿童中姐妹染色单体交换水平升高。暴露于环境烟草烟雾的非吸烟者发生的肺肿瘤含有 P53 和 K-ras 突变,与吸烟者肿瘤中发现的情况相似。在体外和体内实验系统中都发现侧流烟雾、环境烟草烟雾或其凝聚物具有遗传毒性。根据上述种种证据,都足以作出环境烟草烟雾对人类具有致癌性的结论。

(2)固体燃料烟气:全球(主要是发展中国家和地区)有许多人在使用固体燃料作为家庭烹饪或取暖的燃料,因而使人群经常暴露于燃烧这些燃料时产生的烟气,家庭中妇女和儿童的暴露状况往往尤为严重。人群的暴露水平受燃料的种类、炉灶状况、房屋结构、室内通风状况以及当地气候条件等多种因素的影响,因此,在不同条件下取得的研究结果是可能不同的,推论时宜谨慎。

家庭燃烧煤和木柴时一般有 10%～30% 的燃料碳转化成燃烧不完全的气相和固相产物,这些产物中已发现有数百种化合物,包括已知对人类可能有致癌性的苯、甲醛和苯并芘等在内的半挥发和不挥发的有机化合物。煤比木柴含有更多的硫、砷、矽、氟和铅等污染物,燃烧时这些污染物及其氧化物释放出来污染空气。在大多数使用固体燃料的地方,微细颗粒物的污染水平每立方米一般可达数百微克,在烹饪时每立方米甚至可达数千微克。

高温下用食用油炒、煎、炸食物是中国和世界上华人中常见的烹调方法。已知吸烟是肺癌发生的主要原因,但在非吸烟的中国妇女中肺癌发病率比较高,在被食用油油烟污染的空气中存在可能使人类致癌的物质。肺癌危险性还随烹饪时室内油烟严重程度上升,也随眼睛刺激的频度升高。在多因素分析中,经调整通风状况变量后,烹饪时厨房内烟雾程度、食用油种类、煎炒频度均对肺癌危险性有独立的效应。肺癌危险性随每月炒菜次数增加而升高。肺癌危险性还随开始烹饪年龄提前、每天烹饪餐数增加以及烹饪年限增加而上升。

铀矿井下职业暴露于氡及其子体已知是致肺癌的,当累计暴露达 50～100 个工作水平月时,此时肺癌超额危险性是显著的。然而,居室内由建筑材料、高本底等引起的氡及其子体的浓度通常远低于铀矿井下,这时与肺癌的关系并不十分明确。

2.室外大气污染

在人口稠密的城市空气中发现含有多种已知对人类的致癌物,如苯并芘和苯等有机化合物、砷和铬等无机化合物以放射性核素,这些物质以能吸附有机化合物的碳粒、氧化剂、气溶胶状的硫酸等极为复杂的混合物的形式存在。燃烧煤、石油等矿物燃料生产能源或应用于交通运输是产生上述各种物质污染城市空气的主要来源。居住在排放污染物的局部污染点源附近的居民经常暴露于已知或可疑的致癌物,如燃烧矿物燃料的发电厂排放苯并芘等多环有机物、铬和镍等金属、氡和铀等放射性核素,非铁金属冶炼厂排放无机砷、其他金属以及二氧化硫,城市固体废物焚烧炉排放铅和镉等重金属、多环芳烃、二噁英等有机化合物以及酸性气体等。

(三)职业因素

肺癌是职业癌中最重要的一种。据估计,美国男性肺癌的 15% 和女性肺癌的 5% 可由职业因素解释。已有充分的证据认为是致肺癌职业因素的有石棉、氯甲甲醚和二氯甲醚、砷的无机化合物、铬化合物、镍及其化合物、铍及其化合物、镉及其化合物、煤炼焦过程(煤焦炉、煤气干流甑、煤气发生炉)、煤焦油沥青挥发物(涂屋顶材料、铝还原厂、烟囱清扫物)、铸造工人、赤铁矿、芥子气、油漆工人、电离辐射(放射性矿或氡)和硫酸烟雾等。可能致肺癌的工业材料有氯乙烯、氯甲苯、硫代甲烷、丙烯腈、切削油、柴油烟气、甲醛、玻璃纤维及其他人造纤维、滑石粉、镭、二氧化硅(结晶体)。还有一些职业致肺癌的因果关系尚不肯定,需要进一步查明这些职业中的致癌物,并通过前瞻性研究判定可能存在的剂量效应关系。这些职业包括农业工人、暴露于农药的工人、氯苯甲酰生产厂、水泥工人、化学师或化学工人、煤矿工、暴露于干洗溶剂的工人、屠宰和肉品加工工人、油漆生产工人、电焊工、铅管工、印刷工、橡胶企业工作区、炼钢工人及面包师傅等。

然而,与吸烟相比,职业因素对整个人群肺癌发病率的作用很小,但值得我们警惕的是,职业因素与吸烟等一些非职业危险因素有很强的协同致肺癌作用。如吸烟与暴露于石棉的协同作用近似于相乘模型或介于相加与相乘模型之间。铀矿工电离辐射暴露与吸烟间存在相乘或弱于相乘的协同作用。氡子体照射与吸烟的联合作用与相乘模型一致,但是联合作用的相对危险度最大可能是介于相乘和相加之间。吸烟与砷对肺癌的发生显示联合效应,其强度介于相加与相乘之间。我国云锡矿工肺癌,职业暴露如氡子体、砷和粉尘等与一些非职业危险因素,如吸烟、慢性支气管炎、文化程度以及部分营养素摄入不足也有一定的协同作用。由此可见,在职业性肺癌的调查研究和防治实践中,不能只重视职业因素而忽略吸烟等生活方式在肺癌发生中的重要作用。

(四)电离辐射

大剂量电离辐射可引起肺癌,不同射线产生的效应也不相同,如日本广岛释放的是中子和 α 射线,前者患肺癌的危险性高于后者。美国 1978 年报道一般人群中和电离辐射的来源 49.6% 来自自然界,44.6% 为医疗照射,来自 X 射线诊断的电离辐射可占 36.7%。

(五)饮食与营养

动物实验证明维生素 A 及其衍生物 β 胡萝卜素能够抑制化学致癌物诱发的肿瘤。有研究表明,摄取食物中维生素 A 能作为抗氧化剂直接抑制甲基胆蒽、苯并芘和亚硝酸铵的致癌作用和抑制某些致癌物和 DNA 的结合,拮抗促癌物的作用,因此可直接干扰癌变过程。美国纽约和芝加哥开展的前瞻性人群观察结果表明食物中天然维生素 A 类、β 胡萝卜素的摄入量与十几年后癌症的发生呈负相关,其中与肺癌的相关性最为明显。

(六)其他

美国癌症学会将结核病列为肺癌发病因素之一。有结核病史,尤其是结核瘢痕者,男性患肺癌的危险是正常人群的 5 倍,女性患肺癌的危险是正常人群的 10 倍。有结核病史肺癌的主要组织学类型是腺癌。

二、肺癌的临床表现

肺癌的临床表现与其发生的部位、大小、类型、发展的阶段、有无并发症或转移有密切关系。有5%～15%的患者于发现肺癌时无症状。主要症状包括以下几个方面。

(一)由原发肿瘤引起的症状

1.咳嗽

咳嗽为常见的早期现象,肿瘤在气管内可有刺激性干咳或少量黏液痰。肺泡癌可有大量黏液痰。肿瘤引起远端支气管狭窄,咳嗽加重,多为持续性,且呈高音调金属音,是一种特征性的阻塞性咳嗽。当有继发感染时,痰量增加,且呈黏液脓性。

2.咯血

由于癌组织血管丰富常引起咯血。以中央型肺癌多见,多为痰中带血或间断血痰,常不易引起患者重视而延误早期诊断。如侵蚀大血管,可引起大咯血。

3.喘鸣

由于肿瘤引起支气管部分阻塞,约有2%的患者可引起局限性喘鸣。

4.胸闷、气急

肿瘤引起支气管狭窄,特别是中央型肺癌;或肿瘤转移到肺门淋巴结,肿大的淋巴结压迫支气管或隆突;或转移至胸膜,发生大量胸腔积液;或转移至心包,发生胸闷、气促。如果原有慢性阻塞性肺疾病,或合并有自发性气胸,胸闷、气促更为严重。

5.体重下降、消瘦

体重下降为肿瘤的常见症状之一,肿瘤发展到晚期,由于肿瘤和消耗的原因,并有感染、疼痛所致的食欲减退,可表现为消瘦或恶病质。

6.发热

一般,肿瘤可因坏死引起发热,多数发热的原因是肿瘤引起的继发性肺炎所致,抗生素药物治疗疗效不佳。

(二)肿瘤局部扩散引起的症状

1.胸痛

约有30%的肿瘤直接侵犯胸膜、肋骨和胸壁,可引起不同程度的胸痛。若肿瘤位于胸膜附近时,则产生不规律的钝痛或隐痛,疼痛于呼吸、咳嗽时加重。肋骨、脊柱受侵犯时,则有压痛点,而与呼吸、咳嗽无关。肿瘤压迫肋间神经,胸痛可累及其分布区。

2.呼吸困难

肿瘤压迫大气道,可出现吸气性呼吸困难。

3.咽下困难

癌侵犯或压迫食管可引起咽下困难,尚可引起支气管-食管瘘,出现进食或饮水时呛咳,并可导致肺部感染。

4.声音嘶哑

癌直接压迫或转移至纵隔的淋巴结肿大后压迫喉返神经(多见于左侧),可发生声音嘶哑。

5.上腔静脉压迫综合征

癌侵犯纵隔,压迫上腔静脉时,上腔静脉回流受阻,产生头面部、颈部和上肢水肿及胸前部淤血和静脉曲张,可引起头痛和头昏或眩晕。

6.Horner综合征

位于肺尖部的肺癌称肺上沟癌(Pancoast癌),可压迫颈部交感神经,引起病侧眼睑下垂、瞳孔缩小和眼球内陷,同侧额部与胸壁无汗或少汗。也常有肿瘤压迫臂丛造成以腋下为主、向上肢内侧放射的烧灼样疼痛,在夜间尤甚。

(三)转移引起的症状

1.肺癌转移至脑、中枢神经系统

肺癌转移至脑、中枢神经系统可发生头痛、呕吐、眩晕、复视、共济失调、脑神经麻痹以及一侧肢体无力甚至偏瘫等神经系统症状。严重时,可出现颅内压增高的症状。

2.肺癌转移至骨骼

肺癌转移至骨骼,特别是肋骨、脊柱骨和骨盆时,则有局部疼痛和压痛。

3.肺癌转移至肝

肺癌转移至肝时,可有厌食、肝区疼痛、肝大、黄疸和腹水等。

4.肺癌转移至淋巴结

锁骨上淋巴结常是肺癌转移的部位,可以毫无症状,患者自己发现而来就诊。典型的多位于前斜角肌区,固定而坚硬,逐渐增大、增多,可以融合,多无痛感。皮下转移时可触及皮下结节。

(四)肺外表现

肺外表现包括内分泌、神经肌肉、结缔组织、血液系统和血管的异常改变,又称副癌综合征。有下列几种表现。

1.肥大性肺性骨关节病

肥大性肺性骨关节病常见于肺癌,也见于局限性胸膜间皮瘤和肺转移癌(胸腺、子宫和前列腺的转移)。多侵犯上下肢长骨远端,发生杵状指(趾)和肥大性骨关节病。前者具有发生快、指端疼痛及甲床周围环绕红晕的特点。两者常同时存在,多见于鳞癌。切除肺癌后,症状可减轻或消失,肿瘤复发又可出现。

2.分泌促性腺激素

分泌促性腺激素可引起男性乳房发育,常伴有肥大性肺性骨关节病。

3.分泌促肾上腺皮质激素样物

分泌促肾上腺皮质激素样物可引起库欣综合征,表现为肌力减弱、水肿、高血压和尿糖增高等。

4.分泌抗利尿激素

分泌抗利尿激素可引起稀释性低钠血症,表现为食欲不佳、恶心、呕吐、乏力、嗜睡和定向障碍等水中毒症状,称抗利尿激素分泌失调综合征。

5.神经肌肉综合征

其包括小脑皮质变性、脊髓小脑变性、周围神经病变、重症肌无力和肌病等。发生原因不明确。这些症状与肿瘤的部位和有无转移有关。它可以发生于肿瘤出现前数年,也可作为一症状与肿瘤同时发生;在手术切除后仍可发生,或原有的症状无改变。它可发生于各型肺癌,但多见于小细胞未分化癌。

6.高钙血症

肺癌可因转移而致骨骼破坏,或由异生性甲状腺样激素引起。高血钙可与呕吐、恶心、嗜睡、烦渴、多尿和精神紊乱等症状同时发生,多见于鳞癌。肺癌手术切除,血钙可恢复正常,肿瘤复发又可引起血钙增高。

此外,在燕麦细胞癌和腺癌中还可见因 5-羟色胺的分泌过多造成的类癌综合征,表现为伴哮鸣的支气管痉挛、阵发性心动过速、水样腹泻和皮肤潮红等,还可有黑色棘皮症及皮肌炎、掌跖皮肤过度角化症和硬皮症,以及栓塞性静脉炎、非细菌性栓塞性心内膜炎、血小板减少性紫癜和毛细血管病性渗血性贫血等肺外表现。

三、肺癌的诊断与分期

(一)诊断

1.病史和体格检查

明确患者的病史,并进行全面的体格检查。

2.无创性检查

(1)胸部 X 射线:胸片因其简便易行、经济有效,目前仍是肺癌初诊时最基本的检查方法,是早期发现肺癌的一个重要手段,也是术后随访的方法之一。

(2)胸部 CT:目前,已成为估计肺癌胸内侵犯程度及范围的常规检查方法,尤其在肺癌的分期上更有其无可替代的作用。低剂量螺旋胸部 CT 可以有效地发现早期肺癌,CT 引导下经胸肺肿物穿刺活检是重要的获取细胞学、组织学诊断的技术。

(3)B 型超声:因为含气肺组织不是超声的理想介质,且超声对肺部肿块的良恶性鉴别缺乏特异性,故超声检查在肺癌诊断中较少应用。主要用于诊断腹部重要器官以及腹腔、腹膜后淋巴结有无转移,也用于双侧锁骨上窝淋巴结的检查;对于邻近胸壁的肺内病变或胸壁病变,可鉴别其囊、实性及进行超声引导下穿刺活检;超声还常用于胸腔积液抽取定位。

(4)MRI:较 CT 检查更容易鉴别实质性肿块与血管的关系,MRI 检查对肺癌的临床分期有一定价值,特别适用于判断脊柱、肋骨以及颅脑有无转移。

(5)骨扫描:骨扫描是判断肺癌骨转移的常规检查。当骨扫描检查提示骨可疑转移时,应对可疑部位进行 MRI、骨 X 射片检查加以验证。

(6)PET-CT:主要用于排除纵隔淋巴结和远处转移,但因价格昂贵,且约有 20% 的假阴性和假阳性,目前还不能广泛应用。

3.内镜检查

(1)纤维支气管镜:纤维支气管镜检查技术是诊断肺癌最常用的方法,包括纤维支气管镜直视下刷检、活检以及支气管灌洗获取细胞学和组织学诊断。上述几种方法联合应用可以提高检出的阳性率。

(2)经纤维支气管镜引导透壁穿刺纵隔淋巴结活检术(trans bronchial needle aspiration,TBNA)和纤维超声支气管镜引导透壁淋巴结穿刺活检术(endo bronchial ultrasound guided trans bronchial needle aspiration,EBUS-TBNA):TBNA 有助于治疗前肺癌 TNM 分期的精确 N_2 分期。但不作为常规推荐的检查方法,有条件的医院应当积极开展。EBUS-TBNA 更能就肺癌 N_1 和 N_2 的精确病理诊断提供安全可靠的支持。

(3)纵隔镜:作为确诊肺癌和评估 N 分期的有效方法,纵隔镜是目前临床评价肺癌纵隔淋巴结状态的金标准。尽管 CT、MRI 以及近年应用于临床的 PET-CT 能够对肺癌治疗前的 N 分期提供极有价值的证据,但仍然不能取代纵隔镜的诊断价值。

(4)胸腔镜:胸腔镜可以准确地进行肺癌的诊断和分期,对于经纤维支气管镜和经胸壁肺肿物穿刺针吸活检术等检查方法无法取得病理标本的早期肺癌,尤其是肺部微小结节病变行胸腔镜下病灶切除,可以明确诊断。对于中晚期肺癌,胸腔镜下可以行淋巴结、胸膜和心包的活检,胸腔积液及心包积液的细胞学检查,为制定治疗方案提供可靠依据。

4.肿瘤标志物

肺癌相关的血清肿瘤标志物包括 CEA、CA125、Cyfra21-1、CA153 和 SCC 等,SCLC 具有神经内分泌特点,与促胃液素释放肽前体(ProGRP)、神经元特异性烯醇化酶(NSE)、肌酸激酶 BB(CK-BB)以及嗜铬蛋白 A(CGA)等相关。但这些标志物的敏感性和特异性均不高,因此在肺癌的筛查、诊断中的价值有限,目前主要是作为监测治疗反应和早期复发的辅助指标。

5.其他检查技术

(1)痰细胞学:痰细胞学检查是目前诊断肺癌简单方便的无创伤性诊断方法之一,连续三天留取清晨深咳后的痰液进行痰细胞学涂片检查可以获得细胞学诊断。60%～80%的中央型肺癌和15%～20%的外周型肺癌患者,可以通过重复的痰细胞学检查得到阳性结果。

(2)经胸壁肺内肿物穿刺针吸活检术(trans thoracic needle aspiration,TTNA):TTNA可以在CT或B超引导下进行,在诊断周围型肺癌的敏感度和特异性上均较高。

(3)胸腔穿刺术:当胸腔积液原因不明时,可以进行胸腔穿刺以获得细胞学诊断,并可以明确肺癌的分期。

(4)胸膜活检术:当胸腔积液穿刺未发现细胞学阳性结果时,胸膜活检可以提高阳性检出率。

(5)浅表淋巴结活检术:对于肺部占位病变或已明确诊断为肺癌的患者,如果伴有浅表淋巴结肿大,应当常规进行浅表淋巴结活检,以获得病理学诊断、明确分期并指导治疗。

(二)分期

1.非小细胞肺癌

目前非小细胞肺癌(non-small cell lung cancer,NSCLC)的TNM分期采用国际肺癌研究协会2009年第七版分期标准(表7-1、表7-2)。

表7-1　肺癌TNM分期中T、N、M的定义

原发肿瘤(T)		
	T_x	原发肿瘤不能评价;或痰、支气管灌洗液找到肿瘤细胞,但影像学或支气管镜没有可视肿瘤
	T_0	没有原发性肿瘤的证据
	T_{is}	原位癌
	T_1	肿瘤最大径≤3 cm,周围为肺或脏层胸膜包绕,气管镜检查肿瘤没有累及叶支气管近端以上位置(即没有累及主支气管)
	T_{1a}	肿瘤最大径≤2 cm
	T_{1b}	肿瘤最大径>2 cm 但≤3 cm
	T_2	肿瘤>3 cm 但≤7 cm 或符合以下任何一点:累及主支气管,但距隆突≥2 cm;侵犯脏层胸膜;伴有扩展到肺门的伴肺不张或阻塞性肺炎,但未累及全肺
	T_{2a}	肿瘤最大径>3 cm 但≤5 cm
	T_{2b}	肿瘤最大径>5 cm 但≤7 cm
	T_3	肿瘤>7 cm 或肿瘤直接侵犯了下述部位之一者:胸壁(包括上沟瘤)、膈肌、膈神经、纵隔胸膜、壁层心包;肿瘤位于距隆突2 cm 以内的主支气管,但未侵及隆突;或伴有累及全肺的肺不张或阻塞性炎症,或同一肺叶内出现分散的单个或多个卫星结节
	T_4	任何大小的肿瘤直接侵犯了下述部位之一者:纵隔、心脏、大血管、气管、食管、喉返神经、椎体和隆突;同侧非原发肿瘤所在肺叶的其他肺叶内出现单个或多个肿瘤结节
区域淋巴结(N)		
	N_x	区域淋巴结不能评价
	N_0	没有区域淋巴结转移
	N_1	转移至同侧支气管旁淋巴结和/或同侧肺门淋巴结;和肺内淋巴结,包括直接侵犯
	N_2	转移至同侧纵隔和/或隆突下淋巴结
	N_3	转移至对侧纵隔、肺门淋巴结,同侧或对侧斜角肌或锁骨上淋巴结转移
远处转移(M)		

续表

原发肿瘤(T)		
M_x		远处转移不能评价
M_0		没有远处转移
M_1		有远处转移
	M_{1a}	对侧肺叶内出现分散的单个或多个肿瘤结节,胸膜结节或恶性胸腔(或心包)积液
	M_{1b}	远处转移

注:①任何大小的、少见的表浅性肿瘤,只要局限于支气管壁,即使累及主支气管,也定义为 T_{1a};②肿瘤大小≤5 cm 或者大小无法确定的 T_2 肿瘤定义为 T_{2a},肿瘤>5 cm 但≤7 cm 的肿瘤定义为 T_{2b};③绝大多数肺癌患者的胸腔积液(以及心包积液)是由肿瘤引起的,但有极少数患者的胸腔积液(心包积液)经多次细胞学检查未能查到肿瘤细胞,而积液又是非血性和非渗出性的,临床判断积液与肿瘤无关,积液不影响分期,应被定义为 M_0。

表 7-2　2009 年国际肺癌研究协会肺癌第七版 TNM 分期

分	期	TNM
隐性肺癌		$T_x N_0 M_0$
原位癌 0 期		$T_{is} N_0 M_0$
Ⅰ期	Ⅰ A 期	$T_{1a,b} N_0 M_0$
	Ⅰ B 期	$T_{2a} N_0 M_0$
Ⅱ期	Ⅱ A 期	$T_{2b} N_0 M_0$
		$T_{1a,b} N_1 M_0$
		$T_{2a} N_1 M_0$
	Ⅱ B 期	$T_{2b} N_1 M_0$
		$T_3 N_0 M_0$
Ⅲ期	Ⅲ A 期	$T_3 N_1 M_0$
		$T_{1a,b} N_2 M_0$
		$T_{2a,b} N_2 M_0$
		$T_3 N_2 M_0$
		$T_4 N_0 M_0$
		$T_4 N_1 M_0$
	Ⅲ B 期	$T_4 N_2 M_0$
		$T_4 N_3 M_0$
		任何 T, N_3, M_0
Ⅳ期		任何 T,任何 $N, M_{1a,b}$

2.小细胞肺癌

对于接受非手术治疗的小细胞肺癌患者采用美国退伍军人肺癌协会的局限期和广泛期分期方法,对于接受外科手术的患者采用国际肺癌研究协会 2009 年第七版分期标准。VALG 将局限期定义为病变局限于一侧胸腔、可被包括于单个可耐受的放射野里,广泛期为病变超出同一侧胸腔,包括恶性胸腔、心包积液及远处转移。目前,国内常用的局限期定义为病变局限于一侧胸腔、纵隔、前斜角肌及锁骨上淋巴结,但不能有明显的上腔静脉压迫、声带麻痹和胸腔积液。

四、肺癌治疗的现状

(一)肺癌的治疗概况

肺癌是一个长在肺内又是全身性的肿瘤,按肿瘤发展的规律,可向周围组织、器官侵犯,又有存在于血道、淋巴道内的微转移和在远道器官形成的转移灶。因此,治疗时不仅需要针对肺脏局部,而且必须兼顾全身。肺癌发病时由于病变范围的不同,疾病分期不同,治疗方案也随之有变。如Ⅰ～Ⅲ期病变属于局部,无全身扩散证据,所以适合局部结合全身治疗,而一旦有转移到全身器官的证据,就应该采取有全身作用的治疗方法。

肺癌的综合治疗应"根据患者的身心状况,肿瘤的具体部位、病理类型、侵犯范围(病期)和发展趋向,结合细胞分子生物学的改变,有计划地、合理地应用现有的多学科各种有效治疗手段,以最适当的经济费用取得最好的治疗效果,同时最大限度地改善患者的生活质量。"

(二)肺癌的治疗方法

治疗肺癌的几种常用手段是外科治疗、放疗、化疗和靶向治疗。根据病变范围,这些手段可以单独或联合应用。

1.外科治疗

对于肺癌外科治疗必须遵循的处理原则如下:①无论如何要尽可能地将肿瘤和肺内淋巴结完全性切除,至少是解剖性肺叶切除;②术中要小心谨慎,不要挤压或弄破肿瘤,以防转移;③贴近肿瘤或受累的组织,应与肿瘤一起完整地大块切除,比分别切除要好;④术中尽可能用冷冻切片证实切缘无肿瘤残留,包括支气管、血管残端以及肿瘤周围组织,一旦切缘肿瘤残留,就不能达到完全性切除的要求;⑤所有能够见到的纵隔淋巴结包括被覆胸膜、周围脂肪组织及淋巴管应当全部予以切除并行病理检查,切除后纵隔结构应达到"骨骼化"标准。最好是按分组进行解剖,确切辨认淋巴结并予以标记。

最适宜进行手术治疗的肺癌是Ⅰ、Ⅱ期和部分经过选择的ⅢA期肺癌,如 $T_3N_1M_0$ 的非小细胞肺癌。影像学上已有明确纵隔淋巴结转移的 N_2 患者,不宜马上进行手术切除。至于ⅢB、Ⅳ期肺癌,手术不应列为主要的治疗手段。国内非小细胞肺癌手术治疗的5年生存率为31.8%～42.4%。Ⅰ期SCLC先行手术切除已得到国内外共识,Ⅱ期SCLC术前化疗的观点有所不同,仍处于研究中,而对期别较晚的Ⅲ期SCLC应以化疗为主,如化疗疗效较好、病员年龄较轻、全身情况良好,可考虑继以手术治疗。

2.放疗

对有纵隔淋巴结转移的肺癌来说,放疗是主要的治疗手段,对有远处转移的肺癌而言,放疗是有效的姑息治疗方法。在一些早期肺癌,因高龄或内科原因不能手术或拒绝手术的病例,放疗可作为一种根治性治疗手段;手术后放疗用于处理术后的阳性切缘、局部晚期的 N_2 或 T_4 病例。放疗也可用于控制肺癌的症状。

现代的三维适形放疗技术(3D CRT)和调强放疗技术(IM-RT)是目前最先进的放疗技术。已经建立了3D CRT技术的医院,应该把它们用于所有的肺癌患者,并用CT或CT/PET来进行放疗计划的设计。对还没有上述先进技术的医院,可采用常规的放疗技术,但是必须非常注意对肺、心脏和脊髓的保护,以避免对它们的放射性损伤。

近期研究表明,立体定向全身放疗(SBRT)和射频消融(RFA)可以作为拒绝手术或不能耐受手术的淋巴结阴性患者的治疗选择。最适合进行 SBRT 的患者肿瘤应≤5 cm 且远离一级或二级支气管。最适合进行 RFA 的患者为外周孤立病灶<3 cm，RFA 可用于既往照射过的组织以及用于姑息治疗。

对于医学上不能手术切除肿瘤但身体状况良好、预期寿命较长的Ⅰ期和Ⅱ期 NSCLC 患者，放疗应作为一种有可能治愈的手段提供给患者。然而，最近一项在 4 357 例未手术切除的Ⅰ期或Ⅱ期 NSCLC 患者中进行的研究发现，与未放疗的患者相比，接受放疗的患者中位生存期延长，但 5 年生存率没有明显差异。

3.化疗

肺癌化疗可分为根治性化疗、姑息性化疗、新辅助化疗、辅助化疗、局部化疗和增敏的化疗。根治性化疗主要用于 SCLC 的治疗，其特点是足量足程的联合化疗，以争取达到长期生存或治愈的最终目的。姑息性化疗主要用于晚期肺癌，其特点是延迟病变的发展，减少患者症状，提高生存质量、延长存活时间。新辅助化疗指术前化疗，通过化疗使病变转变为可手术，同时期望通过减少微转移而提高长期生存率。辅助化疗指完全性切除术后的化疗，期望通过减少微转移来提高生存率，特别是提高无瘤生存时间。局部化疗指在影像介导下经支气管动脉内或病灶供血血管直接注入化疗药物，形成瘤内药物高浓度以达到提高疗效的目的。增敏化疗是在放疗的同时所进行的目的为增进肿瘤细胞对放疗敏感性的化疗。

对于局限期小细胞肺癌，目前联合化疗方案的总缓解率可达 80%～90%，完全缓解率 40%～50%，中位生存期可达 20 个月。与未接受治疗的患者相比，有效的联合化疗能提高患者的中位生存期 4～5 倍。对于广泛期小细胞肺癌，联合化疗方案的有效率大约为 60%，中位生存期为 7～9 个月，有效率和生存期均低于局限期小细胞肺癌患者。

化疗对非小细胞肺癌的治疗效果近年虽有提高，但尚不能令人满意，目前是Ⅳ期非小细胞肺癌主要的治疗手段。肺癌对化疗的有效反应，包括了完全缓解和部分缓解两种情况，但绝大部分患者所表现的仅是部分缓解。肿瘤的缓解并不等于生存期的延长，目前顺铂是公认为唯一可以提高Ⅲb 期非小细胞肺癌 10%一年生存率的化疗药物，铂类是 NSCLC 有效联合化疗方案的基础。非小细胞肺癌的二线化疗方案中多西紫杉醇优于最佳支持治疗，能改善生存期和生活质量，培美曲塞与多西紫杉醇疗效相近，但血液毒性较小。

4.靶向治疗

靶向治疗包括具有靶向性的表皮生长因子受体阻断剂，针对某些特定细胞标志物的单克隆抗体，针对某些癌基因和癌的细胞遗传学标志的药物，抗肿瘤新生血管和针对血管生长因子的药物，抗肿瘤疫苗以及基因治疗等。

五、肺癌化疗的药物代谢特点

(一)药动学

肿瘤治疗中所使用的药物对正常组织和肿瘤组织均有杀伤，因此，了解其毒性和反应是治疗环节中最基础的，这主要是药动学和药效学。前者是探讨药物与其血浆浓度间的关系，这涉及药物的代谢和排泄，是指机体对药物的作用。临床判断药动学结果时还需要了解血浆药物浓度(或剂量)与效应间的关系或称药效学，这说明药物对机体的作用。

典型的药动学研究包括 4 个方面，即吸收、分布、代谢和排泄。肺癌化疗药物在体内的吸收、分布、代谢和排泄各不相同，但从总的体内代谢规律看，应注意以下特点。

1.吸收

吸收是药物透过肠黏膜被利用的过程,一般用生物利用度来表示,生物利用度是由口服的曲线下面积(AUC)与静脉注射后的 AUC 之比测定的。吸收不良或首关代谢增强均可降低生物利用度。一般情况下,给药途径不同,吸收速度亦不同,其吸收速度一般顺序:静脉＞吸入＞肌内＞皮下＞直肠＞黏膜＞口服＞皮肤。口服和肌内注射符合一级动力学过程,静脉滴注多采用恒速输入,符合零级动力学。占大多数的肺癌化疗药物通过静脉给药,而通常认为皮下或肌肉给药的生物利用度常接近 100％。化疗药物吸收的速度和程度则决定了药理效应起始的快慢和强度。血管外给药生物利用度较低,同时,药物进入血液循环的时间有不同程度的延迟。为获得预期的血浆药物浓度,需快速静脉注射,对于肺部肿瘤,采用静脉给药,药物首先经右心进入肺脏,肺组织受药量最大。理论上通过动脉给药可选择性地把药物直接导入肿瘤组织内,其所得血液药物浓度应高于同剂量静脉给药的浓度,从而产生更好的抗肿瘤效应,减少毒副反应,然而动脉内注射的危险性也相对增大。局部动脉插管灌注化疗治疗肺癌的效果目前尚未得到循证医学的证实。新的方便于患者的口服抗肿瘤药物也将成为一种趋势,然而医师在用口服药时必须了解新近手术、既往的化疗都可影响吸收。同时,服用影响胃肠动力性的药物,如吗啡类药物和盐酸甲氧氯普胺也可能是一种影响抗肿瘤药物吸收的原因。还应该认识到,细胞毒性化疗可以改变长期服用的其他药物的血浆浓度,如苯妥英或盐酸维拉帕米。即使是皮下或肌肉内给药,由于局部药物降解或其他因素亦可以降低生物利用度。

2.分布

药物在吸收并进入循环后向肌体的组织、器官或体液转运的过程称为分布。分布是十分复杂的,可用单个或多个相互连接的房室描述一个药物的药动学,从中央室向周边室运动称为分布。中央室通常是血浆,而药物作用的部位可能是周边室(如细胞内液),有必要强调的是,房室仅是一种数学模型,是数学上假想的空间概念,并非特指任何解剖学位置。虽然血药浓度常用于代表中央室的浓度,但实际上中央室容积并不等于血浆容积。分布到周边室的药物,最终经再分布返回血浆或中央室。广泛分布的药物通常有长的终末半衰期,在线性药代学模型中,药物从一个房室转运到另一个房室的速率与药物在第一个房室内的药量成正比,所谓线性是指这种比例因子是一个恒定的常数(即系统不会饱和)。对于三室模型,药物从房室 1(中央室)向房室 2 的转运速率等于速率常数 K_{12} 与房室 1 中的药量的乘积,而药物从房室 2 向房室 1 的转运速率则是另外一个不同的速率常数 K_{21} 与房室 2 中的药物量的乘积,药物从房室 1 向房室 2 转运的净速率为这两项乘积的差,其他房室间的转运速率依此类推。

效应是由 Hul 和 Sheinner 等提出,用来解释药物峰效应滞后于血浆峰浓度的临床现象,主要是因为药物的作用部位不是血浆(中央室),一般意义上的效应室浓度均意指"表观"浓度。效应室"表观"浓度定义为产生同样药物效应时的血浆稳态浓度,血浆浓度和效应室浓度之间有不平衡现象,这种不平衡与药物在血浆和效应室之间转运速率及给药速度有关,单次注射时,效应室滞后现象明显,而持续输注时血浆浓度和效应室浓度几乎同时达到峰值。

抗肿瘤药物的分布受器官的血流量、脂肪含量和药物的理化性质的影响。脂溶性强的药物在脂肪组织中分布量较多,而水溶性药物则主要分布在血液。多数抗癌药在体内分布广泛,在迅速增殖的组织(骨髓、血细胞等)含量较高,在肿瘤中的含量也较高,但总体来讲缺乏分布的特异性。目前,正处于广泛研究阶段的导向治疗,就是提高肿瘤局部药物浓度的有效方法。化疗药物通过与瘤细胞有亲和性的药物载体结合成复合物,将药物高度特异而且十分准确地导向靶目标瘤细胞,增强了化学药物对瘤细胞的杀灭作用,这类载体有脂质体、单克隆抗体和某些高分子物质等。虽然导向治疗在理论上和实践中均取得了突破性进展,但是临床上常常由于抗体的专一性不强或体内存在交叉抗原而出现非特异性导向,尚需要进一步研究完善。体内的屏障结构也影响了药物的分布,如血-脑屏障是阻止外源性物质进入脑组织的重要屏障,但在脑膜炎、肿瘤脑转移和脑放疗后,这种作用会降低。替尼泊苷(威猛)分子量小、脂溶性高,易通过血-脑屏障,脑原发肿瘤、脑转移瘤中浓度较高,而脑脊液中浓度较低,相当于血浆浓度的10%,用于中枢神经原发性和转移性肿瘤。

3.代谢

化疗药物进入机体后,在体内酶系统、体液的 pH 或肠道菌丛的作用下,发生结构转化或称"生物转化"的过程。药物经过代谢一般都失去活性,称为"灭活",为药物在体内消除的主要途径之一。但有些前提药物本身在体外无生理活性,需在体内被代谢为活性物质后发挥药效,此过程称为"赋活",如环磷酰胺只有在体内代谢生成磷酰胺氮芥才具有抗肿瘤作用。

肝脏是药物代谢最重要的部位,代谢可分为Ⅰ相和Ⅱ相反应。Ⅰ相反应为氧化或还原反应,包括 P450 系统,Ⅱ相反应是结合反应,如乙酰化和葡萄糖醛酸化。Ⅰ相反应常使药物对Ⅱ相反应更敏感。通过此反应一般产生容易从胆汁或肾排泄的物质。这些代谢反应的目的是使药物解毒,但也能导致药物的活化。

药物代谢酶的遗传变异性是一个越来越重要的领域,这种变异如损坏了解毒作用则导致毒性增加。如活化作用发生障碍,则能增加或丧失预期的药效。此外,遗传变异性可能是致癌的危险因子,有一些过去认为是不同的药物代谢酶,最后证明它们是多态性的。

个体代谢能力还受其他不同因素的影响,如肝功不良、营养状况和其他药物影响等。肝功能不良对Ⅰ相代谢(如 P450)的影响大于Ⅱ相酶(如葡萄糖醛酸化),在化疗期间监测肝功能,常用血清胆红素作量度指标,但是此量度对判断血浆药物的清除率很不灵敏。营养不良同肝功能不良一样,可引起药物代谢酶的合成减少,清除率降低,而毒性增加,因此化疗中要考虑患者的全身状况。

能与化疗相互作用的潜在药物:由于酮康唑、伊曲康唑、红霉素、克拉霉素或柚汁抑制CYP3A4,可导致依托泊苷或长春新碱清除率降低。相反,类固醇皮质激素类、苯妥英钠、苯巴比妥、环磷酰胺或异环磷酰胺诱导 CYP3A4,使依托泊苷或长春新碱清除率增强或异环磷酰胺的活性增强。葡萄糖醛酸糖基转移酶由于丙戊酸或布洛芬的抑制,可使表柔比星或伊立替康的活性代谢物的清除率降低。

4.排泄

肾和肠道是两个主要排泄途径,两者都是由多个环节组成的复杂过程,任何环节都受疾病或药物的调节。药物从肾小球到输尿管的途径中要经过滤过分泌和重吸收等环节,肌酐清除率常用于代表肾小球滤过率(GFR),肌酐清除率可用一定时间内的尿标本测定,也可根据不同公式计算。肌酐清除率可以用来说明一个人总的肾功能,如果某药主要是从肾清除的话,肾功能降低的患者要考虑减少其剂量。

肾小管的重吸收和分泌作用在药物排泄过程中也很重要。例如,顺铂的重吸收具有可饱和性,当输注给药时重吸收按比例增加,这就导致毒性增加。甲氨蝶呤在肾小管也经历分泌和重吸收,且尿的 pH 对这些作用的影响很大,尿碱性化可增加其排泄。

肠道排泄的药物多数是进入胆汁后经肠道由粪便排出,少数药物直接进入消化道排泄。血清胆红素常用于调整被肝清除的药物的剂量,不过血清胆红素仅是排泄障碍的一种标志,与肝代谢障碍的关系不大,血清蛋白常用以衡量肝脏的合成功能。

(二)药效学

药物效应动力学简称药效学,是研究药物对人体及病原体产生药物效应动态变化规律的科学。包括药物的作用及作用机制、药物引起的不良反应,影响药物作用的因素等。是药理学的核心内容之一,也是正确评价药物在防治疾病中,有效性和安全性的基本依据,以解决临床合理用药的问题,并为临床用药提供理论依据。研究的基本目标是了解效应的变化性,在Ⅰ期临床试验中,目的是了解作为剂量函数效应(毒性)的变化性,研究者还可以了解药动学参数(AUC)和效应间的关系。

因为Ⅰ期试验是多种剂量,而剂量又与AUC(和其他参数)有关,如果剂量的范围过宽,则AUC与效应之间的相关性将混淆不清,在Ⅱ期试验时,所有患者用固定剂量的同一种药,这为研究药动学参数(仅是药动学变化性)和效应(包括毒性和反应性)的关系提供了一个重要机会。

药效学研究的方法学应利用一般公认的成果,历来用血细胞计数最低点,尽管此法有某些局限性。按定义,血细胞计数最低点是测定过程中见到的最低血细胞计数,这与观察的数量有很大关系,另外,血细胞计数最低点在大剂量化疗时不适用,因此希望组合全部血细胞计数,并利用一种方法可以正确分析遗漏的数据。

非血液学毒性常是分级的,而不是连续的,是主观的,而不是客观的。需要用适合这种终点的统计学方法,如Logistic回归与其变式。

(三)药物代谢的临床应用

1.清除率

药动学资料的获取较容易,但分析解释这些数据很复杂,最好从估算总血浆清除率着手,清除率可用下述两种方法之一计算出,即测量(或估计)单剂给药后的量时曲线下的面积(AUC),或测定持续输注时的稳态浓度(Css):

$$清除率＝剂量/AUC$$
$$清除率＝剂量速度/Css$$

药理学家可能对清除率的绝对值感兴趣,但临床医师首先关心的应该是清除率的变异性。变异性最好用变异系数(CV)表示,它是标准差(非标准误)与平均值的比值。低变异性的药物CV值可低达10%～20%,变异性大的药物CV值可达75%～100%,大多数药物的CV值在20%～40%之间。

在了解变异程度之后,下一个问题是对其解释,特别是CV值十分大时。这对清除率低、中毒危险性增加的患者尤其重要,对于高CV的药物应仔细研究其主要代谢系统的遗传决定多态性。变异的另一个重要原因是,主要的代谢或排泄部位的饱和程度。如果在与临床相关浓度时发生饱和,在高剂量时其清除率将急骤降低,可能这种药具有非线性药动学。这类药的最佳用法需要充分了解相关的复杂性,以及疾病和其他药物的潜在作用。

在评价AUC或清除率变异时,药物与蛋白结合也是重要因素之一,蛋白结合的范围可能从忽略不计一直大到99%,只有游离的(未结合的)药物有活性,而常用的分析方法所测定的是药物的总量(游离的加结合的)。对于一个高度结合的药物,如果蛋白结合有明显变异,而又未直接测定游离的药物或蛋白结合的范围,那就很难解释血浆浓度。某些药如依托泊苷,可根据简单的参数如血清蛋白、胆红素和年龄等估算其蛋白结合数。

2.半衰期

对高度程序化依赖药物来说,半衰期的变异性比清除率的变异性更为重要,虽然半衰期与清除率一般成反比关系,但半衰期增加也可能是分布体积增加的结果,由于甲氨蝶呤可分布到腹水及胸腔积液中,所以能明确显示这种因果关系。

半衰期的变异可影响特定血浆浓度上时间的变异,这是毒性和有效性的一个重要因素,日益被人们所认识。半衰期的认识对拟订方案尤其重要,如半衰期短的程序化依赖药物(如阿糖胞苷、氟尿嘧啶)最好持续输注或多次给药。知道半衰期后,可以估计何时血浆内的细胞毒性药物已低到可忽略水平,以便输注外周血干细胞或给予集落刺激因子。

3.活性代谢物

虽然代谢的结果通常是解毒,但某些药物经过代谢也可以产生活性循环代谢物。在这类药物中包括本无细胞毒性的真正的前体药物,和其代谢物的细胞毒性与母体药相似或加大的药物。了解活化过程的途径也很重要,因为活性代谢物与母体药的治疗指数(有益的与有害的效应之比)不同,所以增加或抑制活性代谢物的形成均有理论意义。为此可选用特异的药物代谢酶系抑制剂(如酮康唑)或诱导剂(如皮质类固醇)。最后,在活化作用中,遗传基础可能不同,从而在一定的患者群体中产生不同的效应。

4.清除途径

肿瘤学家一般都能充分意识到末端器官功能不良患者的药物清除潜力遭破坏,即使医师在给药前知道了患者个体的清除率,仍难预测其中毒的程度。这是因为药物可能有一段长时间的低浓度期(由于程序依赖药)或同时存在其他药效学影响因素(如营养不良而增加敏感性)。

六、肺癌化疗的细胞动力学

(一)组织中细胞成分

细胞动力学是研究细胞周期中的动态变化状况。细胞从一次分裂结束起到另下一次分裂完成为止,即为一个细胞增殖周期。这一过程中细胞内发生的主要变化为 DNA 的复制、染色体形成并将其分配到两个子细胞中,为分裂增殖做准备。人体组织中的细胞基本上可以分为三大类群,如下。

1.增殖细胞群

在细胞周期中连续运转因而又称为周期细胞,如表皮生发层细胞、部分骨髓细胞。

2.静止细胞群暂不分裂

但在适当的刺激下可重新进入细胞周期,称 G_0 期细胞,如淋巴细胞、肝和肾细胞等。

3.不分裂细胞

不分裂细胞指不可逆地脱离细胞周期,不再分裂的细胞,又称终端细胞,如神经、肌肉和多形核细胞等。肿瘤的增长与增殖细胞群有直接关系,若肿瘤细胞的增殖速率超过细胞的丢失速率,则肿瘤不断增加体积;若细胞的增殖速率等于细胞的丢失速率,则肿瘤大小趋于稳定;若细胞的增殖速率小于丢失速率,则肿瘤不断缩小。

处于静止细胞群的静止细胞(G_0),当受到一定内外因素的刺激,会成为增殖细胞,进入增殖细胞群,此为肿瘤复发的主要根源。

(二)细胞增殖周期特点

近年来,采用放射性核素标记技术等检测手段,将细胞增殖周期大致分为以下 4 个阶段。

1.G₁ 期

G₁ 期即 DNA 合成前期,由上次细胞分裂终了至开始 DNA 合成,此期主要合成信使核糖核酸(mRNA)和蛋白质等,为向 S 期过渡做物质上的准备。此期的时间较长,可占细胞增殖周期的 1/2,在不同的肿瘤细胞间差异较大,可以由数小时到数天。

2.S 期

S 期即 DNA 合成期。是进行 DNA 复制的时期,此期之末 DNA 含量增加 1 倍,除合成 DNA 外,也合成其他一些成分,如组蛋白、非组蛋白以及与核酸合成有关的酶类和 RNA 等。值得注意的是,微管蛋白的合成在此期已经开始。S 期占全周期的 1/4～1/3,时间波动在 2～30 小时之间,多数为十几个小时。

3.G₂ 期

G₂ 期即 DNA 合成后期或分裂前期。此期 DNA 合成已结束,正进行细胞分裂的准备工作,继续合成与细胞分裂有关的蛋白质和微管蛋白,约占细胞周期的 1/5,时间为 2～3 小时。

4.M 期

M 期即有丝分裂期。此期细胞的合成功能极低或停止,细胞核或细胞质平均地分到两个子细胞内,最终分为两个子细胞。此期相当短,所占时间为 1～2 小时。

(三)抗癌药物对细胞增殖动力学的影响

根据抗肿瘤药物的剂量-反应曲线,对增殖细胞和非增殖细胞敏感性的差别,以及在分子水平上的作用,将抗癌药物分成两种类型。

1.细胞周期非特异性药物(CCNSA)

其作用与药物的浓度有关。作用较强而快,能迅速作用于癌细胞,剂量-反应曲线为直线,其剂量增加 1 倍,杀伤力增加 10～100 倍,它们的疗效与 1 次给药量的大小成正比,在集体能耐受的毒性范围内,大剂量冲击疗法效果最佳,而小剂量分次给药则效果差。

2.细胞周期特异性药物(CCSA)

其作用在低剂量时随剂量的增加而增加,但达到一定剂量后,即使剂量再增加,其杀伤癌细胞的能力不再增加。其作用与敏感和时相有关,用药需达到一定的血浓度并维持一定时间。

七、肺癌合理用药的一般原则与策略

(一)治疗前必须要有明确的病理学诊断和临床分期

化疗药物有较明显的毒副作用,包括致癌、致畸和致突变("三致")的潜在可能性,因此治疗前首先应明确患者的诊断,通常应取得组织学或病理学诊断。组织学诊断不仅仅是为了化疗诊断,组织学分型对于决定化疗药物的选择,预测治疗结果及制定整个综合治疗方案都有决定性意义。

临床分期也是合理化疗的重要根据,确定肺癌侵犯的范围,才能综合考虑治疗的整体方案,与手术、放疗和分子靶向治疗结合进行多学科治疗。

(二)根据化疗在肺癌综合治疗中的作用加以选择

近 30 年来的临床实践已经证明,肺癌是一种全身性疾病,多学科综合治疗可以明显提高疗效,延长生存。化疗在肺癌的综合治疗中发挥着重要作用。根据肺癌病理类型、病期早晚的不同,确定不同的治疗方针并制定相应的化疗策略。原则上应选用已经过足够病例数的Ⅲ期临床研究,疗效已得到充分证实并且可以重复出相似的效果,得到普遍承认,且经"循证医学"所证实的治疗方案。

1.根治性化疗

以化疗为主或者说化疗是其决定性的治疗。如小细胞肺癌对化放疗敏感,有可能治愈,应尽早开始规范、足量、足疗程的化疗,局限期小细胞肺癌早期放化疗。随意减低化疗剂量,随意延长化疗的间隔时间,在临床取得完全缓解后就终止治疗,都将导致治疗失败。必须完成原计划的全程化疗,并结合放疗等多学科治疗。这种根治性的治疗往往伴有严重的毒副作用,应积极给予辅助性措施。

2.晚期肺癌的姑息性化疗

主要针对Ⅲb期和Ⅳ期的非小细胞肺癌,化疗对肿瘤并不能达到治愈的目的,但循证医学的结果证实可延长生存期、改善症状和提高生活质量。多以第三代药物联合铂类的二药化疗,辅以姑息性放疗。

3.辅助化疗和新辅助化疗

指手术或放疗前后给予的化疗,其目的是消灭亚临床的微小转移,减少复发和远道转移,提高生存率,或对局限性病变因范围较大估计不能手术切除或放疗野较大者,先采用化疗作为诱导治疗。

非小细胞肺癌的术后辅助治疗已得到循证医学依据,而新辅助化疗因影响因素众多,尚无结果,但临床应用上有以下优点:①减少肿瘤体积或负荷,缩小肿瘤侵犯的范围,降低肿瘤分期,有利于手术切除,或使原来不能手术的肿瘤变为可手术;②对放疗而言,由于体积减小,其血供可以改善,减少了乏氧细胞的存在,增加了放疗敏感性,而且随着放射野的缩小,正常组织得以更多的保护;③控制或杀灭手术野或放疗野以外的微小病灶,及早控制远处转移;④减低肿瘤细胞的生物活性,减少手术种植的可能性;⑤新辅助化疗可作为化疗是否敏感的最好体内实验,为术后或放疗后的进一步化疗的有效性提供最客观的证据;⑥放疗前应用化疗药物可起到放疗增敏作用。

4.同期化放疗

随着支持治疗的改善、有效保护骨髓和制止化放疗不良反应药物在看、临床上的广泛应用而形成的一种治疗模式。在局限晚期的小细胞肺癌和非小细胞肺癌的治疗上已经取得了一些进展,不仅加强了局部控制,也提高了远期生存率。治疗中应注意其不良反应是否能耐受。

5.研究性化疗

由于科学的进步,新的化疗药物和治疗方法不断涌现,需要进行临床试验。现有方法治疗无效的患者可进入临床研究。临床试验的病例选择应有严格的伦理学及科学原则,并符合公认的医疗道德准则,签署知情同意书。

(三)全面了解患者对化疗的耐受性

化疗要根据患者的机体状况决定。评价患者全身情况的一项指标是其活动状态。活动状态是通过患者的体力来了解其一般健康状况和衰弱程度的指标。国际上采用 Karnofsky 评分表,60 分以下,治疗反应常不佳,也难以忍受化疗的毒副反应。美国东部肿瘤协作组(ECOG)制定了一个比较简单的 PS 评分表,将患者的活动状态分为 0～4 分,3 分及以上一般不宜化疗。

了解患者以往的治疗史对估计本次化疗的疗效及决定用药十分重要。初治的患者往往对化疗更敏感,一般选用一线化疗方案,小细胞肺癌(SCLC)如一线化疗方案在 3 个月以上复发,可考虑重复原方案,但疗效一般比首次治疗差。了解患者是否患有其他疾病也十分重要,特别是糖尿病、冠心病、高血压、结核病等对全身影响较大的疾病,并了解患者的肝、肾和心等功能有无受损,从而决定是否化疗,化疗药物和化疗剂量。

(四)充分利用联合化疗优势

不同化疗药物作用于细胞周期不同的时相。在一个肿瘤细胞群中,细胞处于不同时相,单一药物很难达到完全杀灭,联合使用作用于不同时相的药物,如细胞周期非特异性药物与周期特异性药物配合,有望一次大量杀灭更多的癌细胞,并可使 G_0 期的细胞进入增殖周期,提高化疗敏感性。选药时尽可能使各药的毒性不重复,以提高正常组织的耐受性。联合化疗一般以 2 种药为好。

(五)达到有效的剂量强度

剂量强度指每周药物按体表面积每平方米的剂量 $[mg/(m^2 \cdot w)]$。相对剂量强度(RDI)是使用的剂量与标准剂量之比。抗肿瘤药物多为一级动力学模型,剂量-疗效曲线为线性关系,对于敏感肿瘤,剂量越高则疗效愈大,在小细胞肺癌中量效关系明显,非小细胞肺癌为化疗低敏感肿瘤,达到一定剂量后增加剂量不再提高疗效,在最大耐受剂量强度中增大有时不失为提高疗效的有效途径。临床上要根据患者的全身情况,按循证医学推荐的剂量应用,任意降低剂量,都将给远期效果带来隐患。

(六)个体化用药

已经循证医学证实有效的药物并不适合全部患者,化疗有无效果与肺癌分子生物学行为、病理病期、个体状况有关。ERCC1 是核苷酸剪切修复途径中的关键因子与铂类药物治疗的敏感性有关,ERCC1 明显变异或 ERCC1 水平升高者铂类化疗后生存时间明显缩短。RRM1 的高表达导致吉西他滨耐药,同时 RRM1 能影响 DNA 的损伤和修复,预测它对其他药物的活性也有影响,特别是铂类药物。β_2 微管蛋白Ⅲ表达水平与 NSCLC 细胞系中的紫杉类药物抵抗有关。微管不稳定蛋白 Stathmin 的过表达可干扰紫杉醇与微管的结合,但增加长春碱类药物与微管的结合能力。

对于既往已做过化疗的患者,要计算某些药物的累积剂量,另外要关注是否存在耐药。营养状况直接影响患者的人体能和对化疗的耐受性,要纠正因营养不佳而对患者带来的不利影响,确实不能纠正又急需化疗者,也应达到最低有效剂量。活动功能状况低下的患者对化疗的耐受也差,毒性会相应增大。

(七)合理的给药方法和间隔时间

肺癌作为一种全身性肿瘤,化疗的最常见途径是静脉给药,口服药物目前尚较少,局部给药在肺癌治疗中的地位尚有待探索,如支气管动脉化疗。腔内治疗,包括胸腔和心包腔内化疗对于控制积液效果理想。

细胞周期非特异性药物(CCNSA)对肿瘤细胞的作用较强而快,剂量-反应曲线接近直线,在浓度(C)和时间(T)的关系中 C 是主要因素。而细胞周期特异性药物(CCSA)作用一般较慢而弱,需要一定时间才能发挥作用,其剂量-反应曲线是一条渐近线,达到一定剂量后疗效不再提高、出现平台,在影响疗效的因素中 T 是主要的。因此,需根据这些特点,选择给药途径、给药间隔时间和持续时间。

联合用药的顺序也会影响化疗的疗效和毒性,要注意第二次给药时间,若第 2 次给药的时间不当,如提前或错后,都会错过瘤细胞积聚的高峰时间而影响疗效。卡铂和健择的联合化疗以卡铂给药 4 小时后再给予健择疗效最好;顺铂和健择的联合应用,则顺铂第 8 天用,不良反应会减轻。联合化疗导致瘤细胞同步化,也会发生正常的骨髓细胞同步化,细胞同步化是指在自然过程中发生或经人为处理造成的细胞周期同步化,前者称自然同步化,后者称为人工同步化。若第2次给药时间不当,会过多地杀伤正常的骨髓细胞,增加化疗毒性。这一点可利用正常骨髓细胞周期较短,而在同步化阻滞作用消失后,先进入 S 期,当瘤细胞进入 S 期时,骨髓细胞已经完成 DNA 合成,此时使用 S 期特异性药物,即可消灭瘤细胞并能减少对正常骨髓细胞的损害。

(八)及时处理化疗药物的毒性反应

化疗的成功与否,很大程度取决于如何解决好疗效和毒性反应之间的关系,在取得最大疗效的同时,尽可能使毒性反应限制在可恢复与可耐受的水平,使用适宜的剂量、疗程间隔和疗程数,密切的临床观察与监测以及及时的处理是化疗有效和安全的保障。

八、肺癌化疗药物分类

根据药物的来源、化学结构和作用机制,肺癌化疗药物可分为 6 类。

(一)烷化剂

烷化剂类药物具有活泼的烷化基团,在生理条件下能形成正碳离子的亲电子基团,以攻击生物大分子中富电子位点的物质,结果与各种亲核基团包括生物学上有重要功能的磷酸基、氨基、巯基和咪唑基等形成共价键。烷化剂的细胞毒作用主要通过其直接与 DNA 分子内鸟嘌呤碱基上 N_7 或腺嘌呤 N_3 的分子形成交叉联结或在 DNA 分子和蛋白质之间形成交联,导致细胞结构破坏而死亡。烷化剂为细胞周期非特异性药物,一般对 M 期和 G_1 期细胞杀伤作用较强,小剂量时可抑制细胞由 S 期进入 M 期。G_2 期细胞较不敏感,增大剂量时可杀伤各期的增殖细胞和非增殖细胞,具有广谱抗癌作用。用于肺癌的烷化剂有环磷酰胺(CTX)、异环磷酰胺(IFO)、卡莫司汀(BCNU)、洛莫司汀(CCNU)和司莫司汀(Me-CCNU)。

(二)铂类

铂类药物与 DNA 双链形成叉矛状的交叉联结,作用与烷化剂相似,常用的有顺铂(DDP)、卡铂、草酸铂。

(三)抗代谢类

抗代谢类药物是能干扰细胞正常代谢过程的药物,这类药物与正常代谢物质相似,在同一系统酶中互相竞争,与其特异酶相结合,使酶反应不能完成,从而阻断代谢过程,阻止核酸合成,抑制肿瘤细胞的生长与增殖。常用的抗代谢药物有 3 类:叶酸拮抗物、嘌呤类似物和嘧啶类似物。抗代谢类药物为细胞周期特异性药物,主要抑制细胞 DNA 合成,S 期细胞对其最敏感,有时也能抑制 RNA 和蛋白质的合成,故对 G_1 期或 G_2 期细胞也有一定作用。常用于肺癌的抗代谢类药物有吉西他滨、培美曲塞。

(四)抗生素类

抗肿瘤抗生素是由微生物产生的具有抗肿瘤活性的化学物质,能抑制肿瘤细胞的蛋白或核糖核酸合成,或直接作用于染色体。抗肿瘤抗生素为细胞周期非特异性药物,对增殖和非增殖细胞均有杀伤作用。用于肺癌的抗生素类药物有多柔比星(ADR)和表柔比星(EPI)、丝裂霉素(MMC)。

(五)微管蛋白抑制剂

微管蛋白抑制剂主要由植物中提取,作用于肿瘤细胞核的微管蛋白,促进或阻止微管的聚合和形成,使有丝分裂时纺锤体形成的关键步骤受抑制,细胞有丝分裂停止于 M 期,干扰细胞的增殖。用于肺癌的微管蛋白抑制剂有长春碱类如长春地辛(VDS)、长春瑞滨(NVB),紫杉类如紫杉醇、多西紫杉醇。

(六)拓扑异构酶抑制剂

该类药物抑制拓扑异构酶Ⅰ或Ⅱ,阻止 DNA 复制时双链解旋后的重新接合,造成 DNA 双链断裂,干扰 DNA 合成和复制,为细胞周期特异性药物。用于肺癌的有拓扑异构酶Ⅰ抑制剂伊立替康(CPT-11)、拓扑替康及拓扑异构酶Ⅱ抑制剂依托泊苷(VP-16)、替尼泊苷(VM-26)。

九、肺癌化疗常用的方案

(一)联合化疗的目的

联合化疗可获得单药治疗无法达到的 3 个目的:一为在机体可耐受的每一种药物的毒性范围内及不减量的前提下,杀死的肿瘤细胞最多;二为在异质性肿瘤细胞群中杀死更多的耐药细胞株;三为预防或减慢新耐药细胞株的产生。

(二)联合化疗的用药原则

(1)单药化疗疗效肯定:小细胞肺癌单药化疗的有效率需≥30%,主要有 VP-16、VM26、DDP、CBP、CTX 和 IFO,非小细胞肺癌的单药有效率需≥15%,常见药物为 DDP、长春瑞滨、吉西他滨、紫杉醇、多西紫杉醇和培美曲塞。

(2)选择药物应分别作用于细胞增殖的不同时期,一个相对合理的化疗方案应包括细胞周期非特异性药物和细胞周期特异性药物。烷化剂和抗生素类药物为细胞周期非特异性药物,作用于 S 期的药物有吉西他滨、培美曲塞,作用于 M 期的药物有长春碱类、紫杉类。

(3)化疗药物间有增效、协同作用。

(4)毒性作用于不同的靶器官,或者虽然作用于同一靶器官,但是作用的时间不同,不产生叠加反应。

(5)各种药物之间无交叉耐药性。

(6)肺癌化疗方案的选择必须遵循循证医学的原则,达到一定病例数的随机、多中心的临床试验结果可作为新方案的依据。

(7)基于生物标记物的化疗方案选择:肺癌药物基因组学发现了 ERCC1 和顺铂、RRM1 和吉西他滨、TS 酶和培美曲塞,BRCA1 和紫杉类药物之间的关系。Rosel 报道了第一个基于分子标记物分型选择化疗方案的前瞻性临床随机对照研究,ERCC1 低表达组给予顺铂/多西紫杉醇方案,客观缓解率达 53.2%,对照组未检测 ERCC1 水平,顺铂/多西紫杉醇方案的客观缓解率仅37.7%。肿瘤细胞 RRM1 高表达的 NSCLC 患者使用吉西他滨治疗效果较差,BRCA1 阳性则紫杉类药物的效果较好。

(三)联合化疗的应用方法

1.序贯化疗

临床上根据肿瘤生长快慢的不同,序贯应用细胞周期非特异性药物和细胞周期特异性药物,以杀死处于细胞各时相的细胞。对增殖较慢的肿瘤(G_0 期细胞较多),化疗效果较差,可先用大剂量细胞周期非特异性药物冲击,以杀灭大量的增殖细胞和 G_0 期细胞,剩余的 G_0 期细胞可部分地进入增殖周期,接着再用周期特异性药物予以杀伤。而对增殖较快的肿瘤可先用细胞周期特异性的药物杀灭,剩余的 G_0 期细胞及其他各期细胞,再用细胞周期非特异性药物。

2.同步化疗

在肿瘤组织中有处于增殖周期中各个时相的瘤细胞,也有处于非增殖期时相的瘤细胞。细胞周期特异性药物除能杀灭特定的某一期增殖细胞外,有的药物还能延缓周期时相的过程,使细胞堆积于某一时相,当该药作用解除,细胞将同时进入下一时相。这种现象称为同步化作用。在细胞同步化作用以后,选择对细胞积聚的时相或其下一时相的特异性药物,使抗癌药物更多、更有效地杀灭瘤细胞,提高化疗的疗效。

3.给药顺序

在同步化疗时要注意第 2 次给药时间,如第 2 次给药的时间不当,如提前或错后,都会错过肿瘤细胞积聚的高峰时间而影响疗效。此外,在瘤细胞同步化的同时,正常的骨髓细胞也会发生同步化。若第 2 次给药时间不当,也会过多地杀伤正常的骨髓细胞,增加化疗毒性。这一点可利用正常骨髓细胞周期较短,而在同步化阻滞作用消失后,先进入 S 期,当瘤细胞进入 S 期时,骨髓细胞已经完成 DNA 合成,此时使用 S 期特异性药物,即可消灭瘤细胞并能减少对正常骨髓细胞的损害。

肺癌常用联合化疗方案中需注意的给药顺序:IFO 与 DDP 联用时应先用 IFO;紫杉醇与 DDP/CBP 联用时应先用紫杉醇;NVB 与 GEM 联用时应先用 NVB;GEM 与 DDP 联用时应先用 GEM;VP-16 与 DDP 联用时应先用 VP-16。

(四)NSCLC 和 SCLC 常用的联合化疗方案

(1)NSCLC 的联合化疗方案有 NP 方案(表 7-3)、GP 方案(表 7-4)、TP 方案(表 7-5)、DP 方案(表 7-6)。

表 7-3　NP 方案

药物	剂量	给药途径	给药时间	给药间隔
长春瑞滨(NVB)	25 mg/m^2	静脉推注或静脉滴注,<10 分钟	第 1、8 天	每 3 周重复
顺铂(DDP)	75 mg/m^2	静脉滴注	第 1 天	

注意事项:①该方案的主要毒副作用引起的不良反应有骨髓抑制、恶心呕吐和手足麻木等;②NVB 有较强的局部刺激作用,使用时注意防止药物外渗,并建议在使用后沿静脉冲入地塞米松 5 mg,再加生理盐水静脉滴注,以减轻对血管的刺激;③方案中的 DDP 用量较大,因此要采用水化、利尿措施以保护肾功能。水化,在使用 DDP 当天及使用后第 2 天、第 3 天均应给予 2 000 mL 以上的静脉补液;使用 DDP 当天及使用后第 2 天、第 3 天均应给予 2 000 mL 以上的静脉补液;使用 DDP 当天应先给予 1 000 mL 补液后再给 DDP 化疗;利尿,DDP 滴注前后各给予 20%的甘露醇 125 mL 静脉滴注,DDP 滴注结束后给予呋塞米 20 mg,并记录 24 小时的尿量 3 天;④由于 DDP 剂量较大,止吐方面应注意加强。建议化疗前常规给予 5-HT$_3$ 受体拮抗剂的同时加用地塞米松 10 mg 静脉推注,以加强止吐作用。对每天呕吐超过 5 次的可以增加 5-HT$_3$ 受体拮抗剂 1 次。

表 7-4　GP 方案

药物	剂量	给药途径	给药时间	给药间隔
吉西他滨	1 g/m^2	静脉滴注 30 分钟	第 1、8 天	每 3 周重复
顺铂	75 mg/m^2	静脉滴注	第 1 天	
或卡铂	AUC=5~6	静脉滴注	第 1 天	

注意事项：①该方案的主要毒副作用引起的不良反应有骨髓抑制（尤其是吉西他滨所致的血小板减少必须引起注意）、恶心呕吐；②吉西他滨的滴注时间为 30 分钟；③该方案中的 DDP 用量较大，建议参考 NP 方案中的有关水化、利尿及止吐等注意事项。

表 7-5　TP 方案

药物	剂量	给药途径	给药时间	给药间隔
紫杉醇（PTX）	175 mg/m²	静脉滴注 3 小时	第 1 天	每 3 周重复
顺铂	75 mg/m²	静脉滴注	第 1 天	
或卡铂	AUC=5～6	静脉滴注	第 1 天	

注意事项：①该方案的主要毒副作用引起的不良反应有变态反应、骨髓抑制、恶心呕吐和手足麻木等；②PTX 应使用专用输液管和金属针头，滴注时间为 3 小时。在给药期间及用药后的第 1 小时应做心电监护。其溶剂蓖麻油可引起人体变态反应，因此该药使用前应常规给予预防过敏的药物，包括口服地塞米松 20 mg（给药前 12 小时、6 小时各 1 次），肌内注射苯海拉明 40 mg，静脉推注西咪替丁 400 mg（给药前 30～60 分钟）；③CBP 配制禁用含氯的溶液，一般使用葡萄糖溶液，其使用应在 PTX 后进行；④该方案中的 DDP 用量较大，建议参考 NP 方案中的有关水化、利尿及止吐等注意事项。

表 7-6　DP 方案

药物	剂量	给药途径	给药时间	给药间隔
多西紫杉醇（DOC）	75 mg/m²	静脉滴注 1 小时	第 1 天	每 3 周重复
顺铂（DDP）	75 mg/m²	静脉滴注	第 1 天	

注意事项：①该方案的主要毒副作用引起的不良反应有变态反应、骨髓抑制、恶心呕吐和液体潴留等；②用 DOC 前应先询问患者有无过敏史，并查看 WBC 和 PLT 的数据。有过敏史者及 WBC/PLT 低下者慎用；在给药前 1 天开始口服地塞米松 7.5 mg，每天 2 次，连续 3 天；DOC 溶于生理盐水或 5％葡萄糖液 250～500 mL 中；滴注开始后 10 分钟内密切观察血压、心率、呼吸及有无变态反应；滴注时间为 1 小时左右；③该方案中的 DDP 用量较大，建议参考 NP 方案中的有关水化、利尿及止吐等注意事项。

（2）SCLC 的联合化疗方案有 EP 方案（表 7-7）、CAV 方案（表 7-8）、CDE 方案（表 7-9）、VIP 方案（表 7-10）、ICE 方案（表 7-11）和 IP 方案（表 7-12）。

表 7-7　EP 方案

药物	剂量	给药途径	给药时间	给药间隔
依托泊苷（VP-16）	80 mg/m²	静脉滴注	第 1～5 天	每 3 周重复
顺铂（DDP）	75 mg/m²	静脉滴注	第 1 天	

注意事项：①该方案的主要毒副作用引起的不良反应有骨髓抑制、恶心呕吐；②方案中的 DDP 用量较大，建议参考 NSCLC 化疗 NP 方案中的有关水化、利尿及止吐等注意事项。

表 7-8 CAV 方案

药物	剂量	给药途径	给药时间	给药间隔
环磷酰胺（CTX）	1 000 mg/m²	静脉滴注	第 1 天	每 3 周重复
多柔比星（ADM）	50 mg/m²	静脉推注	第 1 天	
长春新碱（VCR）	1 mg/m²	静脉推注	第 1 天	

注意事项：①该方案的主要毒副作用引起的不良反应有骨髓抑制、恶心呕吐和手足麻木等；②ADM、VCR 有较强的局部刺激作用，因此建议该药应静脉缓慢推注并在推注时注意防止药物外渗；③ADM 多次使用时可能引起心脏的损害，建议在每次用药前常规检查心电图，ADM 总剂量不宜超过 450 mg/m²。

表 7-9 CDE 方案

药物	剂量	给药途径	给药时间	给药间隔
环磷酰胺（CTX）	1 000 mg/m²	静脉滴注	第 1 天	每 3 周重复
表柔比星（EPI）	60 mg/m²	静脉推注	第 1 天	
依托泊苷（VP-16）	100 mg/m²	静脉滴注	第 1～4 天	

注意事项：①该方案的主要毒副作用引起的不良反应有骨髓抑制、恶心呕吐和手足麻木等；②EPI 有较强的局部刺激作用，因此建议该药应静脉缓慢推注并在推注时注意防止药物外渗；③EPI 多次使用时可能引起心脏的损害，建议在每次用药前常规检查心电图，EPI 总剂量不宜超过 550 mg/m²。

表 7-10 VIP 方案

药物	剂量	给药途径	给药时间	给药间隔
异环磷酰胺（IFO）	1.2 g/m²	静脉滴注	第 1～4 天	每 3～4 周重复
美司钠	IFO 总量的 60%，分 3 次分别于 IFO 使用后的 0、4、8 小时静脉注射		第 1～4 天	
依托泊苷（VP-16）	75 mg/m²	静脉滴注	第 1～4 天	
顺铂（DDP）	20 mg/m²	静脉滴注	第 1～4 天	

注意事项：①该方案的主要毒副作用引起的不良反应有骨髓抑制、恶心呕吐及出血性膀胱炎。②该方案中 IFO 加入生理盐水或林格液中静脉滴注。IFO 的毒副作用是出血性膀胱炎，应同时采用美司钠解毒进行预防，如出现出血性膀胱炎，应增加液体输注、补碱和增加美司钠解救的次数和剂量。

表 7-11 ICE 方案

药物	剂量	给药途径	给药时间	给药间隔
异环磷酰胺（IFO）	5 g/m²（24 小时）	静脉滴注	第 1 天	每 3～4 周重复
美司钠	IFO 总量的 60%，分 3 次分别于 IFO 使用后的 0、4、8 小时静脉注射		第 1 天	
卡铂（CBP）	400 mg/m²	静脉滴注	第 1 天	
依托泊苷（VP-16）	100 mg/m²	静脉滴注	第 1～3 天	

注意事项：①该方案的主要毒副作用引起的不良反应有骨髓抑制、恶心呕吐及出血性膀胱炎。②该方案中 IFO 加入生理盐水或林格液中静脉滴注。IFO 的毒副作用引起的不良反应是出血性膀胱炎，应同时采用美司钠解毒进行预防，如出现出血性膀胱炎，应增加液体输注，补碱和增加美司钠解救的次数和剂量。

表 7-12　IP 方案

药物	剂量	给药途径	给药时间	给药间隔
伊立替康（CPT-11）	60 mg/m²	静脉滴注	第 1、8、15 天	每 4 周重复
顺铂（DDP）	75 mg/m²	静脉滴注	第 1 天	

注意事项：①该方案的主要毒副作用引起的不良反应有骨髓抑制、恶心呕吐及腹泻等。②CPT-11 所致乙酰胆碱综合征的预防。乙酰胆碱综合征是指用药后出现流泪、出汗、唾液分泌过度、视力模糊、腹痛、24 小时之内的腹泻（早期腹泻）等症状。如出现严重的乙酰胆碱症状，包括早期腹泻，可治疗性给予阿托品 0.25 mg 皮下注射，同时应注意阿托品的常见并发症。③迟发性腹泻的治疗。用药 24 小时后一旦出现稀便或异常肠蠕动，必须立即开始洛哌丁胺（易蒙停）治疗，首次口服 2 片，然后每 2 小时口服 1 片，至少 12 小时，且应一直用至腹泻停止后 12 小时为止，但总用药时间不超过 48 小时。同时口服补充大量水、电解质。如按上述治疗腹泻仍持续超过 48 小时，则应开始预防性口服广谱抗生素喹诺酮类药物，疗程 7 天，且患者应住院接受胃肠外支持治疗。停用洛哌丁胺，改用其他抗腹泻治疗，如生长抑素八肽（奥曲肽）。④如患者腹泻同时合并呕吐或发热或体力状况＞2 级，应立即住院补液。如门诊患者接受 CPT-11 治疗后，离开医院时应发给洛哌丁胺或喹诺酮类药物，且应口头和书面告知药物的用法。

十、肺癌的放疗和化疗联合治疗

（一）序贯治疗

目前至少有 10 个临床随机实验的结果可用来评价序贯放、化疗和单纯放疗对局部进展期 NSCLC 的疗效，其中大部分的实验结果显示，序贯放、化疗的疗效优于单纯放疗。序贯放、化疗的程序一般采用先化疗，再放疗，这样一方面对局部晚期 NSCLC，先杀灭远处可能的亚临床转移灶，同时可使局部肿瘤缩小。减少放疗的照射容积，从而减少正常组织的损伤。

序贯放、化疗的意义在于：①通过放疗和化疗的分时进行，可以观察每一种治疗的单独疗效，同时给予患者在前次治疗后一个充分恢复的过程；②NSCLC 治疗失败的主要原因包括局部复发和远处转移。因此，采用局部放疗和全身化疗的方法。理论上既能提高局部放疗的疗效。又能控制全身可能的亚临床病灶的发展。

1996 年，Dillman 等首先发表了对不能手术切除的局部进展期 NSCLC 进行序贯放、化疗和单纯放疗疗效比较的Ⅲ期临床试验（CALGB 8433）。这是一个确定以铂类为基础化疗和放疗联合治疗的疗效优于单纯放疗的具有里程碑意义的临床试验。155 例 NSCLC（ⅢA 或ⅢB 期，KPS＞70，3 个月内体重下降＜5%）随机分成序贯放、化疗组和单纯放疗组。前者首先接受长春碱[5 mg/(m²·w)×5 周]和顺铂（100 mg/m²，第 1、5 周）化疗，第 50 天接受 60 Gy/30 次常规胸腔照射；后者单纯接受 60 Gy/30 次常规胸腔照射。随访统计显示，两组的总有效率分别为 56% 和 43%（$P=0.092$），两组的中位生存期分别为 13.7 个月和 9.6 个月（$P=0.012$）。7 年随访显示，序贯放、化疗组的 5 年生存率为 19%，7 年生存率为 13%，而单纯放疗组分别为 7% 和 6%。

从而首次证明,对不能手术切除的Ⅲ期 NSCLC,序贯放、化疗的长期生存疗效明显优于单纯放疗者。

其后,Sause 等(2000 年)进行了另一个多中心包括 RTOG、ECOG 和 SWOG 的临床Ⅲ期实验,比较诱导化疗后再放疗和单纯常规放疗或单纯超分割放疗的疗效。490 例不能手术切除的Ⅲ期 NSCLC(其中包括 5% Ⅱ期)进入研究。入组患者 KPS>70,体重减轻<5%。随机分成3组:第1组为序贯放、化疗组,诱导化疗采用长春碱 5 mg/(m² · w)×5 周,顺铂 100 mg/m² 第1、29 天,第 50 天开始接受 60 Gy 常规胸腔分割照射;第 2 组为单纯放疗组,接受常规分割照射60 Gy;第 3 组为单纯超分割放疗组,照射方法为 1.2 Gy/次,1 天 2 次,总剂量 69.6Gy(58 次)。结果(随访 458 例)显示,序贯放、化疗组的中位生存期为13.2 个月,5 年生存率为 8%;而单纯常规放疗组和单纯超分割放疗组的中位生存期分别为 11.4 个月和 12.0 个月,5 年生存率分别为5% 和 6%。表明序贯放、化疗的 5 年生存率明显优于单纯常规放疗和超分割放疗($P=0.04$)。

Le Chevalier 等也有一个大型的临床Ⅲ期实验报道,试验对象为Ⅲ期不能手术的鳞癌和大细胞癌。该实验提高了放疗的剂量和化疗的强度,比较序贯放、化疗和单纯放疗的疗效。序贯放、化疗组(176 例)先接受 3 个疗程长春酰胺、洛莫司汀、顺铂和环磷酰胺的诱导化疗,再接受65 Gy 胸腔内常规放疗。单纯放疗组(177 例)接受 65 Gy 的常规放疗。结果再一次证实,序贯放、化疗的疗效优于单纯放疗组。前者 2 年生存率为 21%,而后者为 14%($P=0.02$)。前者比后者提高了 2 个月的中位生存期。同时,前者的远处转移率明显低于单纯放疗组($P<0.001$)。但是,两组的 1 年肿瘤局部控制率较低,分别为 17% 和 15%。并且没有明显的差异。

从以上 3 个 20 世纪 90 年代临床Ⅲ期实验的分析结果可以得出结论,对Ⅲ期 NSCLC,序贯放、化疗的疗效优于单纯放疗。序贯放、化疗的治疗模式中由于化疗的作用,抑制了肿瘤远处转移的发生或推迟了远处转移发生的时间,从而提高了患者的长期生存时间。但化疗和放疗在序贯治疗中是两个相互独立的治疗手段,因此对局部肿瘤没有形成明显的疗效放大作用。

随后,在 20 世纪 90 年代,曾有 3 个 Meta 分析报告相继发表,进一步比较了序贯放、化疗与单纯放疗的疗效。Marino 等 1995 年分析了 14 个临床Ⅲ期实验,包括 1 887 例Ⅲ期 NSCLC,目的是比较以铂类为基础的化疗与放疗相结合的序贯治疗与不含铂类的化疗与放疗相结合的疗效。分析结果显示,以铂类为基础的化疗方案参与的序贯放、化疗组的 2 年死亡率较单纯放疗组减少了 30%,而不含铂类的序贯放、化疗组的 2 年死亡率较单纯放疗组减少了 18%,结论是含铂类的化疗疗效优于不含铂类的化疗。Stewart 和 Pignon 1995 年发表的 Meta 分析包括了 52 个已发表的随机实验结果,包含 9 387 例患者,结果同样得出序贯放、化疗优于单纯放疗的结论,前者死亡危险性比后者降低 13%,2 年生存率较后者提高了 4%。Pritchard 等(1996 年)的 Meta分析包含了 14 个随机实验以及 2 589 例患者,结果表明,序贯放、化疗与单纯放疗相比,前者 3 年死亡的相关因子为 0.83,也就是预示前者平均获得比后者多 2 个月的生存时间。

那么,在序贯放、化疗治疗中增加化疗的强度是否可提高患者的生存率。Cullen 等报道了一个他们设计的临床Ⅲ期实验的结果。446 例Ⅲ期 NSCLC 随机分成 2 组。第 1 组接受 4 个疗程 MIC(丝裂霉素、异环磷酰胺和顺铂)三药联合方案化疗,接着接受常规放疗 60 Gy。第 2 组接受单纯常规放疗 60 Gy。结果表明前组的中位生存期为 11.7 个月,而后组为 9.7 个月,3 年生存率分别为 12% 和 8%,并且以顺铂为基础的化疗改善了患者的生存质量。类似的临床试验报道近年较多。例如,有的实验将 MVP(丝裂霉素、长春酰胺、顺铂)三药联合作诱导化疗,也有将MVP 方案中顺铂加倍量作诱导化疗,也有应用异环磷酰胺、顺铂和依托泊苷作诱导化疗。大多数先化疗 2 个疗程,然后接受胸部常规放疗 60 Gy。尽管化疗方案设计得很多,但结果患者的中位生存期几乎一致,仍维持在 12.5～17 个月不等。与 20 世纪 90 年代初 CALGB 8433 采用双药诱导化疗的研究结果(13.2 个月)相比,疗效并未得到明显的提高。可能提高化疗的强度增加了重要脏器的毒副反应,抵消了前者带来的部分疗效。

既然以上序贯放、化疗试验中增加化疗的强度并未改善患者的中位生存期,那么提高放疗的强度,设想通过提高肿瘤的局部控制率从而提高患者的生存期。为此,复旦大学附属肿瘤医院曾在 20 世纪 90 年代设计了一系列提高放疗强度的临床 Ⅰ、Ⅱ 期实验。

第 1 个试验为超分割放疗和化疗的序贯治疗。96 例 NSCLC(1986 年－1989 年)接受超分割放疗,其中 Ⅰ、Ⅱ 期 31 例,ⅢA 期 41 例,ⅢB 期 24 例。0.72～1.9 Gy/次,每天照射 2 次,间隔 ≥6 小时,总量(50～71 Gy)/(30～70 天)。化疗采用 COF(环磷酰胺、长春碱、氟尿嘧啶)或 COMC(环磷酰胺、长春碱、丝裂霉素、亚硝脲)。其主要的并发症是放射性肺炎,发生率为 6%。结果显示,1、2、4 年肿瘤局部控制率分别为 66%、39% 和 16%。1、2、4 年无远处转移率分别为 78%、58% 和 42%。1、2、4 年总生存率分别为 62%、32% 和 14%。与复旦大学附属肿瘤医院常规放疗 NSCLC 的历史资料(1984～1985 年,76 例 1、2、4 年生存率分别为 44%、16% 和 8%)相比,超分割放疗和化疗的序贯治疗的生存率优于常规放疗组($P = 0.05$)。

第 2 个试验为加速超分割放疗和化疗的序贯治疗。69 例 Ⅲ 期不能手术切除的 NSCLC 首先接受 EP(依托泊苷、顺铂)方案 2 个疗程,接着进行加速超分割放疗。采用每天 3 次照射,1.1 Gy/次,每次间隔 >4 小时。大野范围包括原发灶、转移肺门和/或纵隔淋巴结以及相应 1～2 站淋巴引流区。小野仅包括原发灶和转移淋巴结。大野每天 2 次照射,早、晚各 1 次,小野每天中午 1 次照射。可见肿瘤共照射 74.3 Gy(72.6～75.9 Gy)/[(66～69 次)×33 天(29～40 天)],亚临床灶照射 50 Gy(48.4～50.6 Gy)/[(44～46 次)×33 天(29～40 天)]。结果 9 例不能耐受而退出实验,60 例可评价的患者中,12 例达到完全缓解(20%),36 例达到部分缓解(60%),总有效率为 80%。1、2、3 年生存率分别为 72%、47% 和 28%,1、2、3 年的肿瘤局控率分别为 71%、44% 和 29%。急性放射性食管炎 Ⅰ～Ⅱ 级 46 例(77%),Ⅲ 级 6 例(10%);急性放射性肺损伤 Ⅰ～Ⅱ 级 10 例(17%),Ⅲ 级 5 例(8%)。与同期传统序贯放、化疗相比,加速超分割放疗明显增加了放射引起的并发症,但在增加肿瘤局部控制率和近期生存率方面仍有较好的疗效。

第 3 个试验为逐步递量加速超分割放疗和化疗的序贯治疗。首先采用 MVP 方案(丝裂霉素、长春酰胺、顺铂)或 EP 方案(依托泊苷、顺铂)化疗 1～2 个疗程,然后进行逐步递量加速超分割放疗,放疗结束后再化疗 3～4 个疗程。放疗的方法:第 1、2 周,1.2 Gy/次,2 次/天,5 天/周;第 3、4、5 周分别为 1.3 Gy/次,2 次/天;1.4 Gy/次,2 次/天;1.5 Gy/次,2 次/天肿瘤病灶的总照射剂量为 66 Gy/(50 次·5 周)。照射范围仅包括原发病灶、纵隔和/或锁骨上转移淋巴结以及周围 1.0～1.5 cm 正常组织。第 1～3 周放疗采用前胸和后背相对照射,第 4 至第 5 周射野避开脊髓。结果 73 例患者中有 12 例未完成预定治疗计划,其中 4 例不能耐受严重的急性放射反应。61 例(其中 ⅢA 期 26 例,ⅢB 期 35 例)可评价的病例中原发灶完全缓解 6 例(10%),部分缓解 42 例(69%),总有效率为 79%。锁骨上转移淋巴结完全退缩 20/35 例(57%),部分退缩 14/35 例(40%),总有效率 97%。患者的 1、2 年肿瘤局部控制率分别为 71% 和 34%,中位局部控制时间 21 个月(3～46 个月);34 例出现局部复发其中 32 例在照射野内,2 例在野外。患者 1、2 年生存率分别为 51% 和 10%,中位生存时间 13 个月。患者 1、2 年无远处转移率分别为 43% 和 16%。毒副作用方面,体重下降者 20 例(33%);KPS 评分下降者 20 例(33%);急性放射性食管炎

56/73 例(77%),其中3级为8例;急性放射性肺损伤 28/73 例(38%),其中 3 级为5例;锁骨上区皮肤急性放射反应 3 级5/73 例(7%)。从以上临床Ⅰ、Ⅱ期实验的结果显示,递量加速超分割放疗和化疗的序贯应用能为大多数患者所耐受,并提高了近期疗效和肿瘤的局部控制率。但由于本实验入组的患者大部分为ⅢB期,远处转移发生的概率明显增加,因此无法进一步提高患者2 年以上的生存率。

20 世纪 90 年代。临床新药的开发和应用日臻成熟,主要包括紫杉醇(泰素)、多西紫杉醇(泰素帝)、吉西他滨和诺维本等,已成为临床治疗 NSCLC 的一线药物。因此,大量的临床序贯放、化疗的实验,均采用以新药为基础的化疗方案。例如,Giannitto 等的临床Ⅰ、Ⅱ期实验中,对不能手术切除的ⅢA 期 NSCLC,首先进行诱导化疗,52 例患者进入试验组,其中 T_2N_2 22 例,T_3N_2 32 例,PS 33 例,PS 118 例,PS 21 例。中位年龄 64 岁。鳞癌 20 例,腺癌 29 例,大细胞癌3 例。诱导化疗方案为吉西他滨 1 000 mg/m²,第 1、8 天;卡铂 AUC5 第 1 天;紫杉醇 175 mg/m²第1天。21 天为 1 个疗程,共 3 个疗程后再评价。结果 3 个疗程化疗后,CR 4 例,PR 36 例,SD5 例,总有效率77%。52 例中 22 例评估可接受外科切除,其中病期降低者 17 例,15 例做叶切,2 例肺全切,而剩余 5 例因病期未降低不能完全切除,纵隔淋巴结残留。30 例患者因不能手术切除而接受根治性放疗,在诱导化疗后评价,PR 23 例,SD 5 例,总有效率 83%。生存率统计,经诱导化疗后可手术切除组的患者中位生存期 22 个月,而不能手术切除但接受序贯化、放疗患者的中位生存期 20 个月。化疗毒性方面以骨髓抑制最严重,3、4 级白细胞计数下降分别为 26 例和11 例,3、4 级血小板抑制分别为 12 例和 1 例。上述的实验主要显示两个结论:①对不能手术切除的 N_2 NSCLC,新药序贯放、化疗可提高患者的中位生存期,并且毒性可以耐受;②诱导化疗可使病期下降,其中约 40% 的患者变得可以手术切除,从而进一步提高了患者的中位生存期。

以上序贯放、化疗的实验,包括大型临床Ⅲ期实验或 Meta 分析的报告均证明,对于Ⅲ期不能手术的 NSCLC,只要患者的一般状况较好,体重减轻<5%,则接受序贯放、化疗的疗效优于单纯放疗。但是,即使患者的生存时间较单纯放疗有所提高,但提高的幅度仍较小。无论序贯放、化疗实验中诱导化疗采用第 2 代或第 3 代新药的两种或多种药物的联合化疗,还是放疗的强度尽可能提高,但患者的中位生存期几乎维持在 12~14 个月。其原因一方面与化疗药物和放疗的有效率有关,另一方面与患者对放、化疗毒性的耐受性有关。

值得提出的是,对于一些特殊的病例,例如,老年患者对序贯放、化疗的应用应该谨慎。复旦大学附属肿瘤医院曾对 88 例 75 岁以上无远处转移的 NSCLC 进行单纯放疗和序贯放、化疗的患者进行了回顾性分析。其中,单纯放疗组 64 例(Ⅰ期 3 例、Ⅱ期 7 例、ⅢA 期 33 例、ⅢB 期21 例),接受中位剂量 66.6 Gy(20.0~71.2 Gy)常规照射。序贯放、化疗组 24 例(Ⅱ期 4 例、ⅢA 期6 例、ⅢB 期 14 例),接受中位剂量59.8 Gy(18.0~77.0 Gy)常规照射,并以顺铂为基础联合化疗,中位 2 个疗程(1~6 个疗程)。两组构成比无明显差异。结果显示,单纯放疗组的总生存率和肿瘤别生存率与序贯放、化疗组相比,两组差异无显著性(均为 $P > 0.05$),两组的肿瘤别中位生存期分别为 27.6 个月和 21.1 个月,也无明显差异。但前者 4 年生存率和肿瘤别生存率分别为19%和 23%,后者无 4 年生存者。不良反应比较,序贯放、化疗组的骨髓抑制比单纯放疗组明显严重,前者白细胞计数、血红蛋白和血小板计数中位值明显低于单纯放疗组(4.2×10^9/L 对5.6×10^9/L,$P < 0.01$;111 g/L 对 127 g/L,$P < 0.05$;154×10^9/L 对 214×10^9/L,$P < 0.01$)。两组的放射性食管炎和放射性肺炎的发生率差异无显著性(均为 $P > 0.05$)。上述回顾性分析的资料再一次提示,不论是接受何种形式治疗,选择患者一定要恰当;否则,不但疗效不会提高,可能还会带来潜在的严重并发症。

同时,在应用化疗药物时注意对肺部的毒性反应。例如,以往的研究发现,吉西他滨与放疗的同时应用对肺组织有较大的毒性,因此常选用序贯疗法。推荐在末次吉西他滨应用后4周再进行序贯放疗。

因此,可以认为,依靠目前的化疗药物和传统的放疗手段,序贯放、化疗的疗效已达到了一个相对稳定的平台,要想突破这个平台而进一步提高疗效的空间已经不会太大,除非找到新的更有效的药物或改变传统的放疗模式。

(二)同时治疗

理论上认为,放疗和化疗的同时进行可以通过相互的协同作用来提高肿瘤的局部控制率,但也明显增加了正常组织的毒性反应,主要包括放射性食管炎、放射性肺炎和脊髓损伤。美国国家癌症中心的一个试验显示,接受同时放疗和化疗的患者中约26%因严重并发症需入院治疗,中位住院时间为2个月;而单纯化疗患者仅4%需入院治疗。并且经过单纯化疗而使肿瘤完全退缩的患者的肺功能可获得明显改善,但对接受同时放、化疗者,即使肿瘤完全消退而肺功能也往往不能获得明显的改善。丹麦的研究显示,同时放、化疗达到完全退缩者,其中有7%死于放、化疗造成的肺部和心脏的并发症。多因素分析研究进一步显示,造成肺部并发症增加的主要原因是每次放疗的剂量和方法,以及照射总剂量。例如,每天每次给予2.5 Gy照射或超分割照射出现肺部并发症的概率要比常规传统放疗(1.8~2.0 Gy/次)明显升高。因此,在设计同时放、化疗的时候,应充分考虑患者的耐受性,需要减少联合化疗的剂量或采用单药化疗,或改变放疗的计划,使正常组织能够耐受并有一个恢复的过程。

Chen等最近指出,尽管第3代化疗药物作用于细胞分子结构和机制不同,但是,所有的化疗药物均存在潜在的放射增敏作用,因此在放疗和化疗的联合应用中,对肿瘤细胞和正常组织细胞的细胞毒作用会得到进一步加强。在对NSCLC的同时应用中,最重要的组织损伤表现为放射性食管炎和肺损伤。为了减轻同时放、化疗的毒性,目前有许多临床Ⅰ/Ⅱ期试验研究化疗的方案和剂量,临床试验显示,多药化疗的毒性高于单药,特别是放射性肺损伤的发生率,前者较后者明显提高,而前者的肿瘤有效率并不比后者更好。临床实践的经验证明,降低毒性的同时、化疗方案可更能获得较好的局部有效率和原发肿瘤的控制时间。3D适形放疗和调强放疗或许可减少由放疗引起的正常组织的损伤。

基于20世纪90年代对联合序贯放、化疗意义的认识和成果,一些大型多中心对同时放、化疗的临床Ⅲ期研究已经开展,并已取得初步的结果。这种治疗模式设计的主要根据在于:①某些化疗药物具有放射增敏作用,因此,同时应用可增强局部肿瘤杀灭的效应;②同时放、化疗可在治疗的第1时间同时治疗局部肿瘤以及全身可能存在的潜在转移病灶;③缩短治疗总时间,从而尽量避免序贯放、化疗模式中诱导化疗和放疗过程延长而出现的肿瘤细胞再增殖现象。但是,必须强调的是,同时放、化疗的毒性反应较大,尽管在设计治疗方案时已尽可能考虑到各种毒性反应,并且在入组条件上,尽量挑选合适的一般状况较好的患者,但在具体实施的过程中,仍有许多患者因无法耐受而退出治疗。

1.同时放、化疗与单纯放疗的疗效比较

同时放、化疗的模式包括单药和放疗的同步治疗和联合用药与放疗的同步治疗两种。现分述如下:

(1)单药和放疗的同步治疗。

1)铂类与放疗的同步治疗:由于顺铂的早期研究结果,目前顺铂与放疗的同步治疗结果被认为是其他药物与放疗同步治疗疗效比较的基础。

Schaake-Koning 等报道 EORTC(1992 年)的一个有 331 例不能手术切除的Ⅰ、Ⅱ、Ⅲ期 NSCLC 患者(PS≤2,年龄<70 岁)参加的同时放、化疗的临床随机Ⅱ期实验,目的是比较放疗同时应用不同剂量顺铂和单纯放疗的疗效。共随机分成 3 组,第 1 组为单纯放疗组,采用分段加速放疗方法,即 1 次/天照射,3 Gy/次,共 10 次照射,TD 30 Gy/10 次,然后休息 3 周,再接受 1 次/天,2.5 Gy/次,共 10 次照射,TD 25 Gy/10 次。总照射剂量为 55 Gy,总治疗时间为 7 周。第 2 组为同时放、化疗组,化疗采用每放疗周第 1 天,静脉给予顺铂 30 mg/m²。第 3 组也为同时放、化疗组,但在每放疗日放疗前静脉滴注顺铂 6 mg/m²。结果显示,3 组的总有效率无明显差异,但顺铂同时联合放疗与单纯放疗相比,改善了患者的总生存率($P = 0.04$)。特别是在放疗前每天给予顺铂 6 mg/m² 的治疗组,3 年生存率(16%)明显优于单纯放疗组(2%)($P = 0.009$)。但在每周治疗第 1 天给予顺铂 30 mg/m² 治疗组,3 年生存率虽然优于单纯放疗组但无统计学意义。无论是每天照射前给予顺铂组,还是每周照射第 1 天给予顺铂组,两组与放疗的同时应用均改善了肿瘤局控率($P = 0.015$),而且以每天照射前给予顺铂者更好($P = 0.003$)。3 组的远处转移率均无明显差异($P = 0.37$)。该实验的结果表明,同时放、化疗与单纯放疗相比,明显改善了患者的生存率。但是,每周放疗第 1 天给予 30 mg/m² 顺铂对肿瘤局控率的控制不如以每天放疗前给予低剂量顺铂为好。

Cakir 等最近发表对顺铂单药联合放疗同时治疗Ⅲ期 NSCLC 与单纯放疗的Ⅲ期临床试验结果。176 例患者随机分成同时放、化疗组和单纯放疗组。前者接受放疗常规照射 64 Gy/32 次,6～7 周。同时在第 2 和第 6 周的第 1～5 天放疗前 1 小时给予顺铂 20 mg/m² 单纯放疗组的照射方法和剂量与同时放、化疗组一致。结果显示,同时放、化疗组的局部肿瘤进展率为 68%,明显低于单纯放疗组 86%($P = 0.000\ 1$)。前者 3 年无疾病进展生存率为 10%,后者为 0($P = 0.000\ 6$);前者 3 年总生存率为 10%,后者为 2%($P = 0.000\ 01$)。因此,作者认为,顺铂单药联合放疗同时治疗Ⅲ期 NSCLC 的疗效无论在无疾病进展生存率还是总生存率方面,均明显优于单纯放疗组。

但是,也有的临床试验得出的结果与上不同,认为小剂量应用单药顺铂同时放疗对Ⅲ期患者的生存率没有明显影响,例如,Soresi 等发现,每周 15 mg/m² 顺铂静脉滴注同时常规放疗 50 Gy/25 次,与单纯放疗相比,无论在中位生存期或无疾病进展生存率方面。均没有明显的差异。同样,Trovo 等发现,常规放疗 45 Gy 同时每天给予顺铂 6 mg/m²,与单纯放疗相比,两组无论在局部肿瘤复发率还是中位生存期方面,都无明显的差异。其解释的原因认为,低剂量的顺铂并未对全身的亚临床病灶起到杀灭作用,而局部进展期 NSCLC 治疗失败的主要原因是远处转移,低剂量顺铂作为一种放射增敏剂,可能仅对提高肿瘤局部控制率有一定的帮助。因此更适合早期的 NSCLC。应用低剂量卡铂和放疗同时治疗的情况也是一样。Clamon 等曾报道 1 组Ⅲ期临床试验结果,其中第 1 组应用卡铂 100 mg/(m² · w)同时常规放疗 60 Gy/30 次,第 2 组单纯常规放疗/60 Gy 30 次。结果两组的肿瘤完全退缩率(CR)分别为 18% 和 10%,但两组总的退缩率(CR+PR)各为 58% 无差异,两组的局部肿瘤复发率分别为 43% 和 69%,显示低剂量卡铂同时放疗对肿瘤局部控制有一定的疗效,但两组的生存率和中位生存时间无明显差异。

2)紫杉醇与放疗的同步治疗:Rathmann 等(1999 年)首先对紫杉醇和放疗同时应用的最佳剂量进行了有益的探索。选择紫杉醇作为该试验的化疗药物的理由是因为紫杉醇单药对 NSCLC 的疗效较高,同时紫杉醇可使肿瘤细胞分裂停滞在 G_2/M 期,而这一时期正是细胞对射线的敏感期,因此,两者同时应用在理论上讲应具有明显增强杀灭肿瘤细胞的作用。29 例不能手术切除的 II～III_B 期 NSCLC 首先接受 2 个周期紫杉醇加卡铂化疗,接着常规放疗 68 Gy/34 次,同时每天给予不同剂量的紫杉醇如 15 mg/m²、10 mg/m² 和 6 mg/m² 以观察毒性反应,观察指标主要为放射性食管炎。结果显示,每天给予紫杉醇 15 mg 是最高限制剂量,而每天给予 10 mg/m² 或 6 mg/m² 群紫杉醇同时接受放疗是安全的。

Cboy 等(1998 年)报道了每周紫杉醇应用同步放疗的前瞻性 II 期临床试验的结果,33 例不能手术的 III 期 NSCLC 每周给予紫杉醇 60 mg/m²,同时给予常规胸部照射 60 Gy/6 周。结果显示,总有效率为 86%,其中 CR 10%,PR76%。中位生存时间为 20 个月。1、2、3 年总生存率分别为 60.6%,33.3% 和 18.2%。疾病无进展生存中位时间为 10.7 个月,疾病无进展 1、2、3 年生存率分别为 39.4%、12.1% 和 6.1%。毒性方面,3、4 级急性放射性食管炎 37%,3、4 级急性放射性肺炎 12%,其中 1 例死亡,3、4 级骨髓抑制 6%。作者认为,每周紫杉醇同步放疗患者能够耐受,生存时间延长,至少与其他联合放、化疗的疗效相一致。Oral(1999 年)等每天给予紫杉醇 16 mg/m²,同时连续加速超分割放疗,每天照射 3 次,每次 1.5 Gy,连续 12 天照射。总剂量为 54 Gy。结果肿瘤退缩的总有效率为 80%。Lau 等(1999 年)发现每 2 周给予紫杉醇 40 mg/m² 同时放疗可以引起严重食管炎和照射处皮肤脱皮,因此,采用每 2 周给予紫杉醇 35 mg/m² 进行试验,同时给予常规放疗 1.8～2.0 Gy/次,总剂量 61 Gy,结果总有效率为 80%,患者中位生存期为 20 个月,3 年生存率高达 20%。

3)其他单药与放疗的同步治疗:Giorgio 等(2003 年)总结了多西紫杉醇和放疗同时应用对 III 期 NSCLC 治疗的临床 I、II 期试验文献,推荐多西紫杉醇 25 mg/(m²·w)同时常规胸部照射 60 Gy/6 周是安全的,总有效率为 47%～77%,中位生存时间为 15 个月。Takeda 等(1999 年)报道了依利诺帝根和放疗同时治疗的初步结果,其中推荐应用依利诺帝根 45 mg/(m²·w)同时常规放疗 60 Gy/30 次可为大多数患者耐受,采用这种方法治疗 26 例 III 期 NSCLC,结果总有效率为 77%。2 年生存率为 38.5%。

如上所述,低剂量化疗药物与放疗同时应用,前者主要起到了放疗增敏的作用。但是,近年在实验动物研究发现,定期给予低剂量化疗药物可抑制血管的形成。Cheng 等最近报道了他们的研究成果。第 1 组患者单纯接受放疗,第 2 组患者接受放疗的同时给予常规 EP 方案(依托泊苷+顺铂)化疗,第 3 组患者接受放疗的同时每周给予低剂量顺铂或紫杉醇,分别在放疗前、放疗中每周以及放疗后第 1、2 周和第 1、3、6、9 个月测定患者周围血中血管内皮生长因子(VEGF)的含量。结果显示,在第 3 组 70% 患者在治疗开始后第 1 至第 7 周血中的 VEGF 值较治疗前持续降低,并且在第 1 至第 6 周出现有统计学意义的下降,持续的下降一直维持至第 15 周,并且分别在第 11 周与第 15 周出现有意义的下降。而在第 1 组和第 2 组,VEGF 始终未出现有意义的下降。是否定期小剂量化疗药物与放疗同时应用除了放疗增敏作用外,还存在抑制 VEGF 从而同时抑制肿瘤生长还需进一步研究。同时,定期小剂量化疗药物抑制 VEGF 的机制也还需进一步阐明。

(2)常规化疗与放疗的同步治疗:CALGB(2004 年)报道了一个临床 III 期实验的结果,比较卡铂+紫杉醇化疗同时常规放疗 60 Gy 和单纯放疗 60 Gy 对 III 期不能手术切除 NSCLC 的疗效。结果显示,同时放、化疗组的中位生存期 14 个月,而单纯放疗组为 11.4 个月,表明采用卡铂+紫杉醇和放疗同时进行较单纯放疗有明显的生存率优势。但是,值得提出的是,该实验结果与 15 年前 Dillman 报道的结果基本相似,当时 Dillman 采用丝裂霉素+顺铂+长春酰胺方案与放疗序贯治疗的方式,对照组为单纯放疗组,结果显示前者的中位生存期为 13.8 个月,而单纯放疗组为 11.4 个月并未显示采用新药＋顺铂同时放疗的疗效,与第 2 代化疗药物＋顺铂与放疗序贯治疗的疗效相比,在提高患者生存率上有明显的优势。

为了减少放疗所带来的潜在不良反应,有几个实验设计改变放疗的照射方式。例如,Jeremic 等(1995 年)采用卡铂 100 mg/m²,第 1、2 天,依托泊苷 100 mg/m²,第 1 至第 3 天方案化疗同时超分割放疗(1.2 Gy/次,2 次/天,总剂量 64.8 Gy/54 次),与单纯超分割放疗相比,使中位生存期从 8 个月明显提高到 18 个月。另一个相似的实验显示,每天给予 50 mg 卡铂和 50 mg依托泊苷静脉滴注同时超分割放疗(1.2 Gy/次,2 次/天,总剂量 69.6 Gy/58 次)与单纯超分割放疗相比,同样明显提高了疗效,中位生存期从 14 个月提高到 22 个月,4 年生存率从 9％提高到 23％。Pignon 等(1999 年)采用分段加速分割放疗同时化疗的方法,同样取得了较好的疗效,对 62 例Ⅲ期 NSCLC 第 1～3 天接受顺铂和依托泊苷化疗,第 4～8 天接受每天 2 次照射,1.5 Gy/次,总剂量 15 Gy。每 4 周重复 1 次,共 4 个周期,结束后再进行 2 个疗程化疗。结果显示,总有效率为 68％,患者 1、2 和 5 年生存率分别为 54％、35％和 21％。日本 JCOG 也进行过类似的实验,70 例Ⅲ期 NSCLC 接受长春酰胺和顺铂方案化疗同时给予分段放疗,结果总有效率 74％,中位生存时间 14.8 个月,5 年生存率 14.8％。主要毒性表现为骨髓抑制,但无 3 级放射性食管炎发生。

Divers 等(2005 年)进行了 1 个临床Ⅰ/ⅡA 期试验,比较在诱导化疗后,在放疗的同时采用每周化疗方案和 21 天方案两者的疗效。63 例Ⅲ期 NSCLC 患者进入研究。其中ⅢA 期 56％,ⅢB 期 44％。鳞癌 49％,腺癌 19％,大细胞癌 2％,其他未分型 30％。中位年龄 62 岁。患者先接受吉西他滨 1 250 mg/m²(第 1、8 天)和顺铂 80 mg/m²(第 1 天)化疗 2 疗程,每 21 天为 1 个疗程。然后从第 43 天起接受同步放、化疗。第 1 组为吉西他滨 300 mg/m²＋紫杉醇 35 mg/m²,每周 1 次(第 9 周除外);第 2 组为吉西他滨 150 mg/m²＋紫杉醇 35 mg/m² 每周 1 次(第 9 周除外);以上两组均为每周双药化疗组。第 3 组为吉西他滨 300 mg/m²＋紫杉醇 135 mg/m²,每 21 天为 1 个周期,共 3 个周期。放疗采用 3D 适形放疗,2 Gy/次,常规放疗,总照射剂量 60 Gy/30 次。结果显示,57 例可评价患者中,诱导化疗后全组 PR 28 例,SD 23 例,总有效率 49％。而经同步放、化疗后,每周双药化疗组(18 例)CR 4 例,PR 12 例,SD 1 例,总有效率为 94％;每 3 周双药化疗组(39 例)CR 8 例,PR 19 例,SD 6 例,总有效率为 82％。全组患者的中位 TTP 为 15 个月,中位生存期 23 个月,1、2、3 年生存率分别为 71％、49％和 45％。分层分析,同步放、化疗每周给药组的中位 TTP 为 26 个月,中位生存期 35 个月,1、2、3 年生存率分别为 78％、56％和 50％;而每 3 周给药组的中位 TTP 为 13 个月,中位生存期 17 个月,1、2、3 年生存率分别为 74％、46％和 30％。结果显示同步放、化疗时每周给药的疗效明显优于 3 周化疗组。毒性方面,每周化疗组 3 级白细胞计数降低 2 例,占 11％,3、4 级急性放射性食管炎分别为 9 例和 1 例,占 55％;每 3 周化疗组 3 级白细胞计数降低 6 例,占 15％,3 级食管炎 4 例,占 10％,明显较每周组减少。每周组 3～5 级急性肺毒性反应者 6 例,占 33％,而每 3 周组仅 1 例发生急性＞3 级放射性肺损伤。总结上述试验结果可以看到,同步放、化疗每周双药化疗组的疗效明显优于每 3 周双药化疗组,但前者的毒性反应同样明显高于后者。

2.同时放、化疗与序贯放、化疗的疗效比较

比较同时放、化疗和序贯放、化疗的临床Ⅲ期实验首先由日本 Furuse 等发表(1999 年)。日本肺癌研究组的实验设计者考虑到同时放、化疗的毒性和患者的耐受性,因此,放疗采用分段进

行的方式。实验的目的是比较同时放、化疗与序贯放、化疗的疗效和毒性反应。314 例Ⅲ期不能手术的 NSCLC（一般状况 0～2，年龄≤75 岁）参加试验，在序贯放、化疗组，患者先接受顺铂 80 mg/m²，第 1、29 天，丝裂霉素 8 mg/m²，第 1、29 天，长春酰胺 3 mg/m²，第 1、8、29、36 同方案，化疗 2 个周期，然后再接受常规分割胸部 56 Gy 的照射。而在同时放、化疗组，化疗方法与上述一致。但在第 1 个疗程化疗开始第 1 天同时接受胸部常规放疗，第 1 次照射剂量为 28 Gy/14 次，然后休息 10 天，至第 2 次化疗（第 29 天）开始时再同时放疗 28 Gy/14 次。尽管从理论上讲，放疗的中断可能会造成肿瘤细胞的再增殖，但实验的结果仍是令人鼓舞。结果显示，同时放、化疗组与序贯放、化疗组相比，1、3、5 年的生存率分别为 64.1%、22.3%、15.8% 和 54.8%、14.7%、8.9%。同时放、化疗组的中位生存期与序贯放、化疗组相比，分别为 16.5 个月和 13.3 个月，5 年生存率分别为 15.8% 和 8.9%（$P = 0.04$），显示同时放、化疗的疗效明显优于序贯放、化疗。同时放、化疗组的 3、4 级食管炎的发生率（4/156）与序贯放、化疗组（3/158）相比，无明显差异。两组无远处转移率也无明显差异。结果提示，在两组化疗抑制远处转移作用相似的基础上，同时放、化疗的疗效较序贯放、化疗提高的原因是通过改善肿瘤的局部控制率来达到的。

　　Curran 等（2000 年）报道美国 RTOG94-10 实验获得了与日本 Furuse 相似的结果，597 例不能手术切除的Ⅱ～Ⅲ期 NSCLC 患者（KPS＞70，体重减轻≤5%）参加了临床Ⅲ期实验，随机分成序贯放、化疗组，同时常规放疗＋化疗组以及同时超分割放疗＋化疗组。序贯放、化疗组先接受顺铂 100 mg/m²，第 1、29 天，长春碱 5 mg/(m²·w)×5 周治疗，然后第 50 天接受 60 Gy 胸腔内常规放疗。同时放疗组的化疗方案与序贯组相同，但在化疗第 1 天给予常规放疗 60 Gy。同时超分割放、化疗组的化疗方案为顺铂 50 mg/m²，第 1、8、29、36 天；VP-16 口服 50 mg/次，2 次/天，共 10 次，第 1、2、5、6 周服用；放疗为 1.2 Gy/次，1 天 2 次，总剂量 69.6 Gy/58 次。结果显示，同时放、化疗组的中位生存期为 17 个月，而序贯放、化疗组为 14.6 个月（$P = 0.08$）。但超分割放疗同时化疗组的中位生存期（15.6 个月）与序贯放、化疗组相比有绝对值差异，但无统计学意义。上述结果进一步证实了日本 Furuse 的临床试验结果。

　　以上为早期两个比较有影响的Ⅲ期临床试验，该实验的结果提示，对身体状况较好并且无体重减轻且无手术指征的Ⅲ期 NSCLC 患者，同时放、化疗可能是目前最好的治疗方法随着第三代化疗药的临床应用，同时放、化疗的临床研究已转移到新药的研究上来。

　　Zatloukal 等（2004 年）比较了以诺维本＋顺铂方案与放疗的序贯治疗和同步治疗的疗效和安全性的临床Ⅲ期试验。102 例Ⅲ期（ⅢA 期 15 例，ⅢB 期 87 例）不能手术的 NSCLC 患者（年龄 42～75 岁）随机分成序贯放、化疗组和同步放、化疗组。化疗方案第 1、4 周期为顺铂 80 mg/m²，第 1 天诺维本 25 mg/m²，第 1、8、15 天。第 2、3 周期为顺铂 80 mg/m²，第 1 天，诺维本 12.5 mg/m²，第 1、8、15 天。每 28 天为 1 个周期。序贯放、化疗组（50 例）的放疗在 4 个周期化疗结束后 2 周进行，胸部可见肿瘤常规照射 60 Gy/30 次；同步放、化疗组（52 例）的放疗安排在化疗第 2 周期后第 4 天开始，照射剂量和方法同上。结果显示，同步放、化疗组的中位生存期（16.6 个月）明显优于序贯放、化疗组（12.9 个月）（$P = 0.023$）。前者无疾病进展中位时间为 11.9 个月，明显优于后者 8.5 个月（$P = 0.024$）。98 例患者可评价肿瘤治疗有效率。结果显示，同步放、化疗组总有效率为 80%（CR 21%）明显优于后者（47%，CR 17%）（$P = 0.001$）。但是，同步放、化疗组的毒性反应发生率明显超过序贯放、化疗组。101 例可评价的毒性反应显示，同步放、化疗组 3、4 级白细胞计数下降为 53%，而序贯放、化疗组为 19%（$P = 0.009$），前者 3、4 级恶心/呕吐为 39%，后者为 15%（$P = 0.044$）。两组患者未出现治疗性死亡。因此认为，同步放、化疗无论在总生存率、总有效率或无疾病进展时间上，均明显优于序贯放、化疗组。但前者的局部和全身不良反应明显高于后者，然而，两种方案均能被患者所耐受。

Huber 等（2006 年）报道了一组临床Ⅲ期试验的结果，比较先诱导化疗 2 个周期，再接受同时放、化疗与序贯放疗的疗效。303 例Ⅲ期不能手术切除的 NSCLC 患者参加试验。诱导化疗方案为紫杉醇200 mg/m² ＋卡铂 AUC6 每 3 周为 1 个疗程，共 2 个疗程，其中 276 例完成 2 个疗程诱导化疗，经评估（剔除 PD 患者）有 214 例患者随机分成同时放、化疗组（101 例）和序贯放疗组（113 例）。同时放、化疗组接受紫杉醇 60 mg/（m²·w）化疗，同时接受 60 Gy 胸部肿瘤的常规放疗，而序贯放化疗组只接受 60 Gy 常规放疗。中位随访时间 13.6 个月（6.4～29 个月）。毒性方面，在诱导化疗期 2 组患者均可接受，在同时放、化疗和序贯放疗期的毒性发生率无明显差异。疗效比较，同时放、化疗组的中位生存期为 18.7 个月（95％CI，14.1～23.3 个月），而序贯放、化疗组为 14.1 个月（95％CI，11.8～16.3 个月），两组未显示有统计学差异（P＝0.091）。但是，前者无疾病进展中位时间为 14.7 个月，明显优于序贯化、放疗组的 11.5 个月（P＜0.001）。因此，作者认为，诱导化疗后再接受同时放、化疗的治疗模式，无论在治疗有效率、患者生存率以及无疾病进展生存率方面，均优于序贯化、放疗组。

同样的试验可以在 Scagliotti 等（2006 年）临床Ⅲ期试验中获得。该试验采用多西紫杉醇 85 mg/m²，顺铂 40 mg/m²。首先对Ⅲ_A/Ⅲ_B 期 NSCLC 患者进行诱导化疗 2 个周期，每 21 天为 1 个周期，2 个疗程化疗后进行重新评价，在第 1 次化疗后第 43 天将未出现局部进展的患者（89 例）随机分成同时放、化疗组和单纯放疗组。前者接受 60 Gy 常规放疗（2 Gy/次，1 次/天），同时接受多西紫杉醇化疗 20 mg/m²，每周 1 次，共 6 周。后者仅接受胸部放疗，方法和剂量同前组。结果显示，2 个疗程化疗诱导后，总有效率为 44％。随机分组后接受同时放、化疗患者的总有效率为 58％，单纯放疗组。前者接受 60 Gy 常规放疗（2 Gy/次，1 次/天），同时接受多西紫杉醇化疗 20 mg/m²，每周 1 次，共 6 周。后者仅接受胸部放疗，方法和剂量同前组。结果显示，2 个疗程化疗诱导后，总有效率为 44％。随机分组后接受同时放、化疗患者的总有效率为 58％，单纯放疗组为 48％，前者中位生存期和中位无疾病进展期分别为 14.9 个月和 7.8 个月，而后者分别为 14.0 个月和 7.5 个月。诱导化疗和同时放、化疗的毒性主要是 3、4 级白细胞计数下降和 3 级淋巴细胞计数下降。尽管该实验未能显示化疗诱导后再同时放、化疗的疗效明显高于序贯化、放疗，但从毒性方面研究，显示该方法可以被患者接受，并需要改进方案及更多病例参加来获得更准确的结论。

3.诱导化疗或巩固化疗与同时放、化疗的联合治疗

由于同时放、化疗的疗效优于序贯放、化疗，因此在此基础上又设计了许多衍生的方案，主要包括先诱导化疗后再接受同时放、化疗或先接受同时放、化疗后再做巩固化疗两种治疗方案，希望能获得更好的疗效。

（1）先诱导化疗后再同时放、化疗：经诱导化疗后可使肿瘤缩小，因此，可减少肿瘤照射的体积，使患者更易耐受同时放、化疗，又有助于同时放、化疗对肿瘤的杀灭。

Vokes 等（2002 年）报道了 CALGB（9431）对 NSCLC 新诱导化疗后再同时进行放、化疗的临床Ⅱ期随机实验结果，患者为Ⅲ期 NSCLC，PS 0～1，年龄＞18 岁，近 3 个月内体重减轻＜5％，首次治疗。第 1 组接受吉西他滨和顺铂方案化疗，第 1、8、22、29 天分别给予吉西他滨 1 250 mg/m²，第 43、50、64 和 71 天再分别给予吉西他滨 600 mg/m²；第 2 组接受紫杉醇和顺铂方案化疗，第 1、22 天分别给予紫杉醇 225 mg/m²，第 43、64 天分别给予紫杉醇 134 mg/m²；第

3 组接受诺维本和顺铂方案化疗,第 1、8、15、22 和 29 天分别给予诺维本 25 mg/m²,第 43、50、64 和 71 天分别给予诺维本 15 mg/m²。顺铂在 3 组中各第 1、22、43 和 64 天分别给予 80 mg/m²。3 组在 2 个周期诱导化疗后,从第 3 个疗程化疗(第 43 天)开始,同时常规放疗 66 Gy/33 次。175 例患者入组参加试验。结果显示,3 组在完成同步放、化疗后的总有效率分别为 74%、67% 和 73%,3 组的 1 年、2 年和 3 年生存率无明显差异,分别为 68%、37%、28%;62%、29%、19% 和 65%、40% 和 23%。3 组患者中位生存期分别为 18.3 个月,14.8 个月和 17.7 个月也无明显统计学差异。毒性反应方面,在 2 个周期诱导化疗期间,3 组中近 50% 的患者出现 3、4 级骨髓抑制,其中吉西他滨＋顺铂组 25% 患者出现 3、4 级血小板计数减少。紫杉醇组有 2 例患者因与化疗有关而死亡。其他毒性反应均可耐受。在同步放、化疗期间,3 组的毒性反应有所不同,在吉西他滨＋顺铂组有 51% 患者出现 3、4 级白细胞计数减少,在紫杉醇＋顺铂组为 53%,而在诺维本＋顺铂组,仅为 27%。同时,在吉西他滨＋顺铂组还出现 56% 3、4 级血小板计数减少。3、4 级食管炎在吉西他滨＋顺铂组最多,分别为 35% 和 17%,而在紫杉醇＋顺铂组为 35% 和 4%;诺维本＋顺铂组出现最低,3、4 级食管炎分别为 13% 和 12%。3 组 3、4 级呼吸困难发生率为 14%~20%。因毒性反应而中断治疗者在 3 组中常见,吉西他滨＋顺铂组为 22/62 例,紫杉醇＋顺铂组为 9/58 例,诺维本＋顺铂组为 7/55 例。笔者认为,这是一个比较成熟的实验,它显示了 3 种新药联合顺铂诱导化疗后再同步放、化疗患者尽管毒性反应较大,但可以耐受,并取得了较好的疗效。3 组患者的疗效基本相似,中位生存期各为 17 个月,比以往 CALGB 的研究方案所取得的疗效更好。但是,3 组的毒性反应有所不同,以吉西他滨＋顺铂组为较高,而诺维本＋顺铂组较低。上述实验结果提示,选择适当的病例结合新药进行同步放、化疗,可以取得较好的疗效。

Daniela 等(2003 年)报道一组 $T_{2~4}N_2$ 不能手术切除的 NSCLC,采用诱导化疗后再进行疗效评估,可以手术切除的患者先进行手术,部分患者术后接受常规 50 Gy 照射。而不能手术切除患者则进行常规 60 Gy 根治性放疗,同时给予顺铂 4 mg/(m²·日)静脉滴注的临床Ⅱ期试验结果。43 例患者进入研究组,其中鳞癌 20 例,腺癌 15 例,大细胞癌 2 例,其他未分型癌 6 例。ⅢA 期 23 例,ⅢB 期 20 例,PS0 37 例,PS1 6 例。中位年龄 61 岁。诱导化疗方案为紫杉醇 200 mg/m²＋卡铂 AUC6,每 3 周为 1 个疗程,共 4 个疗程。化疗结束后评价(42 例):CR 3 例(7%),PR 16 例(38%),总有效率 45%。42 例患者经评估后 14 例接受手术,12 例达到根治性切除,而同时放、化疗组有 3 例达到 CR。经化疗诱导手术切除组患者的中位生存期为 26 个月,2 年生存率为 57%;而不能手术切除但接受同步放、化疗患者的中位生存期为 15 个月,1、2 年生存率分别为 51% 和 22%。化疗引起 3 级和 4 级骨髓毒性发生率为 9%,其中 1 例在围术期死亡。上述实验的结果显示,紫杉醇＋卡铂方案是一个对 NSCLC 有效的化疗方案。使不能手术切除者经化疗后约 33% 的患者可以达到手术切除,切除后患者的生存率较不能切除患者有较大的提高。

类似的实验见于 Lee 等(2005 年)报道另一组诱导化疗后再同步放、化疗对不能手术切除的Ⅲ期(特别是ⅢB 期)NSCLC 的Ⅱ期临床试验结果。42 例患者进入该试验组。其中ⅢA 期 14 例,ⅢB 期(N_3,指锁骨上淋巴结转移)28 例。PS0 87.5%,PS1 12.5%。鳞癌 60%,腺癌 30%,大细胞癌 7.5%,中位年龄 59 岁。诱导化疗方案采用非铂类为基础的方案吉西他滨 1 000 mg/m²＋长春瑞滨 30 mg/m²,第 1、8 天。随后进入同步放、化疗期,化疗方案改为口服依托泊苷 100 mg/m²,第 1~5 天和第 8 至第 12 天;顺铂 50 mg/m²。第 1、8 天。每 28 天为 1 个周期,共 2 个周期。放疗靶区为可见肿瘤和转移淋巴结,1.8 Gy/次,总照射剂量 63 Gy/7 周。结果 42 例患者经诱导化疗后,40 例可评价疗效和毒性反应。其中 PR18 例,SD 13 例,总有效率 45%。毒性方面。3、4 级白细胞计数减少分别为 37.5% 和 2.5%,3、4 级血小板计数减少分别为 2.5% 和 0。33 例完成诱导化疗后再接受同步放、化疗,结果 PR 24 例,SD 3 例,总有效率 72.7%。该组患者的中位生存期为 23.2 个月,中位无疾病进展生存期 10.9 个月。1、2 年生存率分别为 70.7% 和 43.9%。其中,锁骨上淋巴结转移者(N_3)的中位生存期为 11.8 个月,1、2 年生存率分别为 44.4% 和 16.7%;而无锁骨上淋巴结转移者的中位生存期为 27.8 个月,1、2 年生存率分别为 78.1% 和 52.0%。骨髓毒性方面,3、4 级白细胞计数降低分别为 48.5% 和 18.2%;3、4 级血小板计数降低分别为 27.3% 和 0。3 级急性放射性食管炎占 24.2%。

Kosmidis 等(2007 年)报道了另一个非铂类为基础的诱导化疗后同步放化疗的临床 II 期试验结果。43 例 PS 0-1 III 期 NSCLC 参加试验。所有患者先接受 2 个疗程 PG 方案化疗,采用紫杉醇 200 mg/m²,第 1 天 + 吉西他滨 1 000 mg/m²,第 1、8 天化疗,每 21 天为 1 个周期。2 个周期化疗后再评价疗效,对化疗有效或稳定患者再接受同步放、化疗。胸部放疗剂量为 1.8 Gy/次,总照射剂量 63 Gy/7 周。同时每周接受紫杉醇 60 mg/m² 化疗。结果显示,2 个疗程化疗后,总有效率 36.5%,稳定占 46.5%,其中稳定患者中经同步放、化疗又有 37% 获得肿瘤退缩。中位随访时间 44 个月(36~53 个月)。中位生存时间 20.8 个月(15.4~26.3 个月),中位疾病进展时间 8.4 个月(6.2~10.6 个月)。肿瘤退缩者的中位生存时间为 31.4 个月(18.7~44.1 个月),而肿瘤经治疗未改变者的中位生存时间为 20.8 个月(5.5~11.3 个月,$P = 0.20$)。在诱导化疗期,12% 患者出现 3、4 级的细胞下降,而在同步放、化疗期间,6% 患者出现 3、4 级白细胞减少和肺、食管毒性反应。

法国 Pujol 等采用 EIP 方案(依托泊苷、异环磷酰胺和顺铂)先行 2 个疗程诱导化疗,然后接受同步放、化疗,放疗采用分段方法,第 1 阶段 30 Gy/10 次,第 2 阶段 25 Gy/10 次,同时在放疗前静脉滴注顺铂 6 mg/m²。44 例 III_B 期 NSCLC 患者进入该研究。结果显示,在 2 次诱导化疗后局部肿瘤退缩的总有效率为 48%,而在同时放、化疗结束后上升到 61%。在诱导化疗期,23 例(52%)因骨髓毒性需住院治疗。在同时放、化疗期间,主要的毒性表现为放射性食管炎。患者的 1、2、3 年生存率分别为 49%、19% 和 5%,其中 63% 的患者出现局部复发。此项研究提示,对于局部晚期患者,特别是 III_B 期患者,即使采用同步放、化疗也不能明显提高患者的生存率,因治疗失败的主要原因为远处转移。同时,顺铂作为放射增敏剂似乎只能提高即时有效率,但不能提高肿瘤的长期局部控制率,同时增加了放射引起的毒性反应。

尽管近年大量报道新药和放疗同步治疗的临床 II 期试验结果,但是,至今仍缺乏大型的临床 III 期实验来证明,诱导化疗后再同时放、化疗的疗效优于同时放、化疗。2007 年,Vokes 等报道了 CALGB 一个大型临床 III 期试验的结果,显示诱导化疗后再时放、化疗与同步放、化疗相比,未提高患者的生存率。该实验将 366 例不能手术切除的 III 期 NSCLC 患者随机分成 2 组,诱导化疗组先接受 2 个周期标准紫杉醇 200 mg/m² + 卡铂 AUC6 方案化疗 2 个疗程,间隔 21 天,以后再接受同时放、化疗。化疗方案为紫杉醇 50 mg/m² + 卡铂 AUC2,每周 1 次,同时给予胸部肿瘤常规 66 Gy/33 次照射。而同时放、化疗组的治疗方案同上,但未做诱导化疗。全部患者女性占 34%,男性 66%,中位年龄 63 岁。结果显示,诱导化疗组在诱导化疗中出现 3、4 级白细胞计数下降各占 18% 和 20%,在同时放、化疗过程中,两组出现 3、4 级食管炎的比率无明显差异,诱导化疗组为 30% 和 2%,同时放、化疗组为 28% 和 8%。前者出现 3、4 级呼吸困难分别为 11% 和 3%。而后者分别为 15% 和 4%。疗效方面比较,诱导化疗组的中位生存期 12 个月,而同时放、化疗组为 14 个月,未显示明显差异($P = 0.3$)。而两组的 2 年生存率分别为 29％和 31％,也未显示有明显的差异。年龄、患者的一般状况和治疗前体重下降仍是影响预后的主要因素。因此,作者认为,与同时放、化疗相比较,诱导化疗增加了化疗毒性但未能改善患者的生存率。常规使用每周低剂量紫杉醇＋卡铂同时放疗的方案仍有改进的余地。

然而,目前有一个大型临床Ⅲ期试验证明,诱导化疗后再同时放、化疗的疗效优于序贯放、化疗。例如,Douillard 等(2005 年)有一个对Ⅲ期不能手术切除的患者(427 例)进行诱导化疗后进行同时放、化疗的临床Ⅲ期实验报告,比较诱导化疗后再同时放、化疗与序贯放、化疗的疗效。诱导化疗采用长春瑞滨第 1、3、5 周 30 mg/m^2,第 2、4、6 周 15 mg/m^2,顺铂 120 mg/m^2 第 1、5 周。化疗后重新评价,如未出现远处转移的患者随机分成两组,一组为同时放、化疗组,接受 66 Gy/33 次常规胸部放疗同时加用每天卡铂 15 mg/m^2;另一组单纯接受放疗 66 Gy/33 次。疗效评价采用胸部 CT 检查,放疗结束后 1 个月复查 1 次,以后 3 年内每 3 个月 1 次,以及第 4 至第 5 年内每 6 个月 1 次。结果显示,诱导化疗后接受同时放、化疗组的中位生存期为 14 个月,而接受序贯放、化疗组为 11 个月($P < 0.05$)。1 年肿瘤局控率两组分别为 72％和 66％($P = 0.14$),无显著差异。证明诱导化疗后再进行同时放、化疗的疗效优于序贯放、化疗。但是,毒性反应较大,两组诱导化疗中有 85％的患者出现 3、4 级毒性反应,主要为白细胞计数减少。两组在出现的 3、4 级急性放射性食管炎的比率基本相似,但在诱导化疗后接受同时放、化疗组出现毒性反应的患者(21 例)明显高于序贯放化疗组(10 例)。因此,从上述的实验可以得出这样的结论,诱导化疗后,再进行同时放、化疗的疗效优于序贯放、化疗,但随之出现的并发症也较后者严重。

为了减轻同时放、化疗的毒性,Krzakowski 等(2005 年)报道采用口服长春瑞滨的临床Ⅰ/Ⅱ期试验。诱导化疗进行 2 个周期,第 1 周口服期长春瑞滨 60 mg/m^2(第 1、8 天),顺铂 80 mg/m^2(第 1 天),3 周后进行第 2 周期化疗。如果第 1 次化疗没有严重的 3、4 级血液毒性反应,则口服长春瑞滨增加到 80 mg/m^2(第 1、8 天),顺铂 80 mg/m^2(第 1 天)。第 3、4 化疗周期采用口服长春瑞滨 40 mg/m^2(第 1、8 天)和顺铂 80 mg/m^2(第 1 天),同时接受胸部标准放疗 66 Gy/6.5周。54 例Ⅲ期 NSCLC(Ⅲ$_A$48％,Ⅲ$_B$52％)患者进入该实验组,中位年龄 57.5 岁,KPS 100,7％的患者体重减轻>5％。结果显示,其中 41 例可以耐受口服长春瑞滨剂量从 60 mg/m^2 增加到 80 mg/m^2,2 个疗程化疗后总有效率 37％,3、4 级白细胞计数减少占 28％,3、4 级恶心、呕吐占 21％,3 级厌食占 4％,4 级腹泻占 2％,3 级便秘占 2％。其中 47 例患者可以接受随后的同步放、化疗,仅 2 例患者出现 3 级放射性食管炎。1 例患者出现 3 级放射性皮肤炎,1 例患者出现后期放射性肺纤维化。治疗结束后 1 个月评价,总有效率 56％。因此,口服长春瑞滨是一种较好的同步放、化疗的化疗药物,可使 94％的患者完成同步放、化疗计划。

(2)同时放、化疗后巩固化疗:同时放、化疗缩短治疗时间,再进行巩固化疗,可以在最大限度内提高疗效。目前,同时放、化疗的临床试验均选择一般状况好但病期较晚的患者来进行,这可能是因为在这些患者身上,容易看到试验的疗效和毒性反应。

Choy 等(1999 年)曾报道美国 LUN-56 和 LUN-63 两个先同步放、化疗再巩固化疗的临床Ⅰ、Ⅱ期试验结果。在 LUN-56 试验中,采用紫杉醇 50 mg/m^2,第 1、8、15、22、29、36、43 天应用,卡铂 AUC2,第 1、8、15、22、29、36、43 天应用,同时接受胸部常规照射 66 Gy/(6~8 周),在同步放、化疗结束后 21 天,再给予紫杉醇 200 mg/m^2 和卡铂 AUC62 个疗程化疗。有 39 例Ⅲ期 NSCLC 参加试验。结果显示,中位生存期为 20.5 个月,1、2 年生存率分别为 56％和 38％。在

LUN-63 试验中,采用紫杉醇 50 mg/(m^2·w)和卡铂 AUC2/周×6 周,同时给予超分割放疗,1.2 Gy/次,2 次/天,总剂量 69.6 Gy/[58 次·(6~7 周)]。在同步放、化疗结束后 21 天,再给予紫杉醇 200 mg/m^2 和卡铂 AUC 6,每 21 天为 1 个周期,共 2 个周期化疗。43 例Ⅲ期 NSCLC 参加试验。结果 1 年生存率为 61%,其他生存指标因试验时间短仍未得出。在毒性方面,LUN-56 实验中,骨髓毒性包括 3、4 级白细胞计数减少分别为 28% 和 7%,3、4 级血小板计数减少分别为 3% 和 5%,3、4 级贫血分别为 10% 和 0;非骨髓毒性包括 3、4 级放射性食管炎分别为 24% 和 22%。3、4 级放射性肺炎分别为 22% 和 0,3、4 级恶心、呕吐分别为 12% 和 0。LUN-63 实验中,3、4 级白细胞计数减少分别为 28% 和 12%,3、4 级血小板计数减少分别为 7% 和 2%,3、4 级贫血分别为 5% 和 0。3、4 级放射性食管炎分别为 24% 和 2%,3、4 级放射性肺炎分别为 7% 和 9%,3、4 级恶心、呕吐分别为 16% 和 2%。

Albain 等(2002 年)(SWOG 9019)试验包括临床Ⅰ期和Ⅱ期实验。同时放、化疗的方案为治疗第 1 天起,EP 方案化疗包括顺铂 50 mg/m^2,第 1、8 天,第 1、2、5、6 周应用;依托泊苷 50 mg/m^2,第 1~5 天,第 1 和第 5 周应用,同时胸部常规放疗 61 Gy/6 周。结束后再进行 2 个周期 EP 方案的巩固治疗,所有参加实验的 50 例患者为Ⅲ$_B$ 期(N_3 或 T_4),其中 $T_4N_{0,1}$ 18 例,T_4N_2 12 例,N_3 20 例。中位随访 52 个月。结果显示,所有病例总的中位生存期为 15 个月(10~22 个月),3 年和 5 年生存率分别为 17% 和 15%。其中 $T_4N_{0,1}$ 5 年生存率为 17%,T_4N_2 为 13%。N_3 为 15%。毒性方面,4 级白细胞计数减少发生率最高,为 32%;3、4 级放射性食管炎分别为 12% 和 8%。作者认为,这是一个比较成熟的基础实验结果,该实验可以作为一个标准的对照组来研究今后应用新药同时联合放疗的临床Ⅲ期试验。

在 SWOG 9019 的基础上,Gandara 等(2006 年)报道另 1 个 SWOG 9504 Ⅱ期临床试验的初步结果。83 例Ⅲ$_B$ 期(N_3 或 T_4)NSCLC 患者参加该实验。同时放、化疗的方案与 SWOG 9019 完全相同,巩固化疗采用多西紫杉醇(75~100 mg)/m^2,每 3 周为 1 个疗程,共 3 个疗程。中位随访 71 个月。结果显示,患者的中位生存期 26 个月,中位无疾病进展生存期 16 个月,3、4、5 年生存率分别为 40%、29% 和 29%。明显优于 SWOG 9019 试验的结果(中位生存期 15 个月,3、4、5 年生存率分别为 17%、17% 和 17%)。随着患者的中位生存期延长,脑转移是治疗失败的主要原因。但是,SWOG 9504 试验的毒性反应也比较强烈,巩固化疗中 3、4 级中性粒细胞计数减少为 56%,其中 2 例因肺部并发症死亡。

2005 年,Belani 等报道了一个多中心临床Ⅱ期试验的结果,比较了序贯放、化疗,先诱导化疗后再同步放、化疗以及同步放、化疗后再巩固化疗这 3 种联合放、化疗治疗模式的疗效和毒性反应。257 例可统计的Ⅲ期不能手术的 NSCLC 患者(KPS≥70,体重减轻≤10%)参加试验。序贯放、化疗组先接受紫杉醇(200 mg/m^2)+卡铂(ACU 6)化疗 2 个周期,间隔 3 周,然后接受标准胸部放疗 63 Gy/(7 周·34 次)。诱导化疗后再同步放、化疗组先接受同前化疗 2 个周期诱导,然后接受每周紫杉醇 45 mg/m^2+卡铂(ACU 2),同时常规放疗。同步放、化疗后再巩固化疗组先接受同步放、化疗后再接受 2 个周期巩固化疗。中位随访时间 39.6 个月。结果显示,序贯放、化疗组和先诱导化疗后再同步放、化组的中位总生存时间分别为 13.0 个月和 12.7 个月,而先同步放、化后再巩固化疗组的中位总生存时间为 16.3 个月。尽管 3 组的中位生存时间没有统计学意义。但后者的疗效有优于前两者的倾向。毒性方面,前两组的 3、4 级白细胞计数下降发生率分别高达 32% 和 38%,而后两者同步放、化疗组的 3、4 级放射性食管炎发生率分别为

19%和28%。

但是,同时放、化疗后再巩固化疗的治疗方案与先诱导后再同时放、化疗方案一样,目前仍缺乏大型的临床Ⅲ期试验,来比较与其他方案的优势。

三维适形放疗比二维照射更能减少对正常组织的损伤,同时可以增加肿瘤的照射剂量,其肿瘤照射的剂量分布较二维更均匀。设想对 N_2 患者进行可见肿瘤的适形放疗,同时加用化疗,是否可减轻由于同时放、化疗带来的毒性反应,并能赢得更好的疗效,目前还没有临床Ⅲ期试验的结果可以来证明。不过,Memorial Sloan Kettering 肿瘤中心的研究结果值得借鉴。该中心采用 3D-CRT 技术仅对 N_2 患者的原发病灶和可见纵隔淋巴结进行照射,结果显示,2 年纵隔淋巴结控制率为 91%,原发肿瘤控制率为 38%。在上述方法治疗中,3D-CRT 技术优化了正常组织的照射量,在对可见肿瘤组织包括 N_2 进行根治剂量照射时,据计算实际上同侧上纵隔、前纵隔以及隆突下区域也受到了亚临床剂量的照射。测定表明,34%患者的上纵隔受到至少 40 Gy 照射,前纵隔占 63%,隆突下占 41%。根据上述的实验结果,既然对可见肿瘤(包括原发肿瘤和纵隔淋巴结)进行适形放疗可以提高纵隔淋巴结的肿瘤局控率,而且适形放疗减少了照射范围,因此减少了正常组织的放射不良反应,那么,与化疗的同步治疗可能会在患者耐受的基础上进一步提高疗效,这为今后设计新的放疗和化疗的联合方案提供了有益的帮助。

综上所述,自从 Dillman 等 1996 年首次报道对不能手术切除的局部进展期(Ⅲ期)NSCLC进行联合放、化疗的疗效优于单纯放疗以来,联合放、化疗已成为Ⅲ期不能手术 NSCLC 的标准治疗模式,尽管疗效仍不理想。联合放、化疗包括序贯治疗和同步治疗,同步治疗的疗效优于序贯治疗。同步治疗目前又包括先诱导化疗后再同步放、化疗和先同步放、化疗再巩固化疗。同时放、化疗中单药应用提高了肿瘤的局部控制率,但是否能提高患者的生存率尚未确定。美国 RTOG 88-08、83-11 采用常规照射 60 Gy,或超分割放疗 69.6 Gy,患者中位生存期10.6~12.3个月;RTOG 88-08、90-15 和 CALGB 8433 采用常规照射 60 Gy 或超分割放疗 69.6 Gy,结合以顺铂为基础的化疗,中位生存期为 12.2~14.4 个月;LUN-27、LUN-56、LUN-63 采用常规照射 60 Gy或超分割放疗 69.6 Gy,同时采用以紫杉醇为基础的联合化疗,中位生存期为 20.0~20.5 个月。但是,同步放、化疗的毒性,特别是 3、4 级毒性明显高于序贯放疗。特别注意,无论采用何种放、化疗联合形式,只有在预后有优势的患者中才能获得较好的疗效。包括 PS 0~1、体重减轻≤5%、年龄≤65 岁等。今后研究的方向是,化疗药物的选择、放疗方法的选择,以及两者的结合必须体现疗效的增强和减少治疗的毒性。

对于局部进展期 NSCLC 的联合放、化疗,Reboul 指出,在过去的 20 年来,对一般状况好的患者,放疗与第 2 代化疗药物的联合应用已经替代单纯放疗,成为治疗的基本模式,放疗增敏剂顺铂的应用明显提高局部抗肿瘤的作用,同时也提高了放疗对正常组织的毒性作用。早期的研究显示,顺铂和放疗的同时应用是可以被患者所接受的。并且有意义地提高了肿瘤局控率。但是,如果应用卡铂同时加速超分割放疗可能产生更高的食管毒性。如果想进一步提高患者的生存率,减少远处微小转移灶,则可能需要足量的化疗药物,并且以顺铂为基础的化疗方案才能获得。因此,依托泊苷和顺铂的化疗方案和放疗的同时应用成为许多临床Ⅱ期试验的研究对象,依托泊苷与顺铂一样,除了可直接杀灭肿瘤细胞外,还具有放疗增敏作用。结果的确证明,EP 方案联合放疗可使肿瘤局控率提高到 30%~40%。中位生存期 15~18 个月,2 年和 5 年生存率分别达到 35%~40%和 25%~30%。在临床Ⅲ期的试验中,上述结果均明显优于单纯放疗和序贯放、化疗。目前仍无证据证明,EP方案同时加速超分割放疗的疗效优于常规放疗,但是放射性食管炎明显增加。同时放、化疗诱导后进行手术切除或许是一个最值得研究的课题,该种模式只需要较低剂量(45 Gy)的放疗,即能使25%~30%的患者达到病理学上的完全有效,并使患者分期下降达到完全切除,从而改善患者的长期生存率。但是,近期的Ⅱ期和Ⅲ期研究的结果并未支持,对于Ⅲ_A或Ⅲ_B期患者,以上三联合的治疗模式的长期生存率与同时放、化疗者有明显的差异。近10年来,随着放疗技术的改进,如三维计划系统、多叶光栅以及CT模拟系统的建立,导致精确适形放疗的开始,从而改善了肿瘤的局控率,同时有意义地降低了放射性食管炎和放射性肺损伤的发生率和严重度,第3代化疗药物如紫杉醇、诺维本、吉西他滨和多西紫杉醇被证明有较第2代化疗药物更高的有效率,这些药物同样具有放疗的增敏作用。但是实践证明,当以上药物足量应用并同时放疗时,会产生正常组织不能接受的毒性反应。目前几个临床Ⅱ期试验结果显示,降低药物剂量改为每周给药同时接受适形放疗,常规剂量照射至70 Gy,结果显示患者的中位生存期超过20个月,2、3年生存率分别为50%和40%。而第3代化疗作为同时放、化疗的诱导或巩固化疗模式的临床Ⅲ期研究,包括疗效和毒性正在被评估。但是,值得提出的是,随着治疗方案的改善和患者生存率的提高,脑转移的发生率明显增加,脑常常为小细胞肺癌或非小细胞肺癌的第1转移部位。因此,有必要研究对于达到CR并延长了生存期的NSCLC患者,是否像小细胞肺癌一样,需进行脑的预防性照射。

在进行放、化疗联合治疗的过程中,不仅要选择合适的病例,包括患者一般状况和病变的范围,而且应选择放疗参加的时间,最近,Van Houtte对6个随机试验的结果进行了比较,放疗在化疗第1个周期参与者称为早期参与,包括分别由Murry、Skarios和Jeremic报道的3个临床随机试验;放疗在化疗开始后第42~169天参与者称为后期参与,包括分别由Spiro、Work和Perry报道的3个临床随机试验。结果显示,放疗的早期参与可以获得更多的生存率益处,同时发现,缩短放疗的总时间比常规放疗同样可获得更多的生存率益处。因此,有学者认为,由于在治疗开始后肿瘤细胞可能产生加速再增殖,所以,治疗一开始就应采用同步放、化疗给予肿瘤细胞以更强的杀灭,有利于患者生存率的提高。

(冯质坤)

第三节　肺部转移癌

肿瘤远处转移是恶性肿瘤的主要特征之一。肺脏有着丰富的毛细血管网,承接来自右心的全部血流,并且由于肺循环的低压、低流速的特点,使得肺成为恶性肿瘤最常见的转移部位之一。此外肿瘤还可以通过淋巴道或直接侵犯等多种方式转移到肺,尸检发现20%~54%死于恶性肿瘤患者发生了肺转移,但仅有部分患者在生前被发现(表7-13)。血供丰富的恶性肿瘤更容易发生肺部转移,如肾癌、骨肉瘤、绒毛膜癌、黑色素瘤、睾丸肿瘤、睾丸畸胎瘤、甲状腺等。大多数肺部转移瘤来自常见的肿瘤,如乳腺癌、结直肠癌、前列腺癌、支气管癌、头颈部癌和肾癌。

表 7-13 原发恶性肿瘤肺内转移情况

原发肿瘤	临床发现（%）	尸检发现（%）
黑色素瘤	5	66～80
睾丸生殖细胞瘤	12	70～80
骨肉瘤	15	75
甲状腺瘤	7	65
肾癌	20	50～75
头颈部肿瘤	5	15～40
乳腺癌	4	60
支气管肺癌	30	40
结肠直肠癌	<5	25～40
前列腺癌	5	15～50
膀胱癌	7	25～30
子宫癌	<1	30～40
子宫颈癌	<5	20～30
胰腺癌	<1	25～40
食管癌	<1	20～35
胃癌	<	20～35
卵巢癌	5	10～25
肝细胞瘤	<1	20～60

一、转移途径

恶性肿瘤肺部转移的途径有 4 种：血行转移、淋巴道转移、直接侵犯和气道转移。血行转移是恶性肿瘤肺部转移的主要方式。肺部有着丰富的毛细血管网，并且位于整个循环系统的中心环节，来自原发病灶的肿瘤栓子，经过静脉系统、肺动脉，很易被肺脏捕获，在适宜的微环境下肿瘤细胞发生增殖，形成转移肿瘤。经血行转移的肿瘤多位于肺野外带以及下肺野等毛细血管丰富的部位，以多发转移病灶多见，少数情况下为孤立病灶。

经淋巴道转移在肺转移瘤中相对少见，肿瘤栓子首先通过血流转移到肺毛细血管，继而侵犯肺外周的淋巴组织，并沿淋巴管播散，临床上表现为肺淋巴管癌病，常见于乳腺癌、肺癌、胃癌、胰腺癌或前列腺癌的转移。原发肿瘤也可以先转移到肺门或纵隔淋巴结，再沿淋巴道逆行播散到肺，这种转移方式少见。

发生在肺脏周围的肿瘤皆有可能通过直接侵犯的方式转移到肺，如起源于胸壁的软组织肉瘤、起源于纵隔的原发瘤、食管癌、乳腺癌、贲门癌、肝癌、后腹膜肉瘤等。恶性肿瘤经气道转移罕见，理论上头颈部肿瘤、上消化道肿瘤以及气管肿瘤有可能通过这种方式转移，但临床上很难证实。

二、临床表现

90%的肺转移瘤患者有已知的原发肿瘤或原发肿瘤的症状，但 80%～95%肺部转移瘤本身没有症状。当肿瘤巨大、阻塞气道或出现胸腔积液时会出现呼吸困难。突然出现的呼吸困难与胸腔积液突然增加、气胸或肿瘤内出血有关。气道转移瘤在肺部转移肿瘤中非常罕见，临床上表现为喘鸣、咯血、呼吸困难等症状，常见于乳腺癌、黑色素瘤等。肿瘤侵犯胸壁可以出现胸痛。个别患者在发现肺部转移瘤时没有原发肿瘤的症状，应积极寻找原发肿瘤，特别是胰腺癌、胆管癌等容易漏诊的肿瘤。淋巴管癌病的患者主要表现为进行性加重的呼吸困难和干咳、发绀，一般无杵状指，肺部体征轻微，常有细湿啰音。

三、影像学检查

常规的胸部 X 线摄影（chest X-ray，CXR）是发现肺部转移瘤的首选方法，胸部 CT 较 CXR 的敏感性高，其分辨率是 3 mm，而 CXR 仅能发现 7 mm 以上的病变，尤其是肺尖、近胸壁和纵隔的病变更容易漏诊。但 CT 扫描费用较高，特异性较 CXR 没有增加。如果 CXR 发现肺部有多发的转移灶，没有必要再进行 CT 检查，但以下情况应进行 CT 检查：CXR 正常、没有发生其他部位转移的畸胎瘤、骨肉瘤；CXR 发现肺内孤立性转移灶或打算进行手术切除的肺部转移瘤。对于高度危险的肿瘤，如骨和软组织肉瘤、睾丸畸胎瘤、绒毛膜癌等，应 3～6 个月复查胸部 CT，连续随访 2 年。

肺部转移瘤通常表现为多发结节影，由于发生转移的时间不同，结节常大小不等，直径 3～15 mm，或者更大，同样大小的结节，提示是同一时间发生，结节位于肺野外带，尤其是下肺野。<2 cm 的结节常常是圆形的，边界清楚。较大的病灶尤其是转移性腺癌，边缘不规则，有时呈分叶状。4% 的转移瘤有空洞，常见于鳞癌，上肺的空洞性病变比下肺多见，但多发性空洞性病变可能是良性病变，如 Wegener 肉芽肿。出血性转移灶表现为肿瘤周围的晕征，常见于绒毛膜癌，有时也见于血管肿瘤，如血管肉瘤或肾细胞癌。

肺部转移瘤的单发结节影少见，占所有单发结节影的 2%～10%。容易形成单发结节的肿瘤包括结肠癌、骨肉瘤、肾癌、睾丸癌、乳腺癌、恶性黑色素瘤等。结肠癌尤其是来源直肠乙状结肠的结肠癌，占孤立性肺部转移瘤的 1/3。

肺淋巴管癌病主要表现为弥漫的网索状、颗粒状或结节状阴影，支气管壁增厚，动脉轮廓模糊，CXR 可见 KerleyB 线。20%～40% 的患者有肺门及纵隔淋巴结肿大，30%～50% 的患者有胸腔积液或心包积液。但 CXR 检查难以发现早期的肺淋巴管癌病，在早期诊断肺淋巴管癌病方面高分辨 CT 有更大优势。

FDG-PET 用于鉴别肺部良恶性病变的特异性较 CT 和 CXR 高，PET 检查能够提供更多的信息。但 PET 的分辨率不高，直径<1 cm 的病变显像不佳，一些肉芽肿和炎症病变也可能出现假阳性结果。近年来 CT 与 PET 联合应用的 CT-PET 技术已在临床广泛应用，明显提高了恶性肿瘤诊断和鉴别诊断的敏感性和特异性，但目前此项检查的费用较高。

四、组织学检查

由于转移瘤主要位于胸膜下，因此经胸针吸活检是组织学检查最常用的方法。其诊断肺部恶性病变的敏感性为 86.1%，特异性 98.8%，但对肺淋巴管癌病的诊断价值有限。气胸是最常见的并发症，发生率为 24.5%，但需要插管的仅 6.8%。其他并发症包括出血、空气栓塞、针道转移较少见。

气管镜检查可以采用多种手段获取组织标本，如经支气管镜肺活检、气管镜引导下针吸活检、刷检、肺泡灌洗等。对于外周病变,支气管检查的阳性率不到 50%,但淋巴管癌病的诊断率较高。

电视胸腔镜可以取代开胸肺活检用于肺转移瘤的诊断,并可同时进行手术治疗,并发症少,诊断特异性高。

此外,经食管超声引导下的纵隔淋巴结针吸活检、纵隔镜下纵隔淋巴结活检对于诊断肺部转移瘤也有一定的参考价值。

五、治疗

手术是肺部转移瘤首选的治疗方法,和不能手术的患者相比,能够手术切除的肺部转移瘤患者的长期生存率明显改善,在满足手术条件的患者中(不论肿瘤类型),预计超过 1/3 的患者能获得长期生存(>5 年)。接受肺转移瘤切除术的患者应满足以下条件:没有肺外转移灶(如果有肺外转移灶,这些转移灶应能够接受手术或其他方法的治疗);患者的机体状态能够耐受手术;转移病灶能够完全切除,并能合理地保护残存的正常肺组织;原发肿瘤能被完全控制或切除。

手术方式主要包括胸骨正中切开术、胸廓切开术、横断胸骨双侧胸廓切开术和胸腔镜手术(VATS),各种手术方式的优劣见表 7-14。手术以剔除术为主,病灶切除时使肺膨胀,尽可能保留肺组织,应避免肺叶或全肺切除术。

表 7-14　转移瘤切除术比较

手术方式	优点	缺点
胸骨正中切开术	行双侧胸腔探查,疼痛轻	不利于肺门后病灶,左肺下叶病灶的切除。胸骨放疗是胸骨正中切开术的绝对禁忌证
胸廓切开术	标准手术方式,暴露好	只能暴露一侧胸腔,疼痛明显;双侧胸腔探查多需分期手术
横断胸骨双侧胸廓切开术	可以行双侧胸腔探查,改进下叶暴露,便于探查纵隔病变及胸腔的情况	切断了乳内动脉,痛苦增加
胸腔镜手术(VATS)	胸膜表面显示清楚,疼痛轻,住院时间短和恢复快,并发症很少	不能触诊肺脏,无法发现从肺表面不能看见的或 CT 未能查出的病变,可能增加住院费用

肺部转移瘤即使在完全切除后仍有一半的患者会复发,中位复发时间是 10 个月,再手术患者的预后明显好于未手术患者,5 年、10 年生存率分别为 44%、29% 及 34%、25%。目前再发肺转移瘤的手术适应证仍无明确的定论,一般认为对于年龄较轻、一般状况较好的患者,如果再发肺转移较为局限,原发肿瘤的恶性程度较低,原发肿瘤已被控制且无其他部位的远处转移,心肺功能能耐受手术的情况下可以考虑再次手术治疗。

肺转移瘤患者手术本身的并发症较低,手术死亡率为 0~4%。能够手术的肺转移瘤患者总的 5 年生存率可以达到 24%~68%,但不同组织类型的肿瘤预后有很大的差异,手术后预后较好的肿瘤为畸胎瘤、绒毛膜癌、睾丸癌,其次是肾癌、大肠癌和子宫癌等,预后较差的是肝癌和恶性黑色素瘤。转移灶切除是否完全对预后也有影响,完全切除患者的 5 年、10 年生存率分别为 36% 和 26%,而不完全切除者则分别为 22% 和 16%。无瘤间期(disease-free interval,DFI)是指原发肿瘤切除至肺转移出现的时间,DFI 越长,预后越好。肿瘤倍增时间(tumor-doubling time,TDT)反映的是转移瘤的发展速率,TDT 也是患者预后的重要预测指标,TDT 越长,预后越好,如果 TDT≤60 天则不应进行手术治疗。

除手术以外,对化疗敏感的肿瘤或不能手术的肺部转移瘤仍应进行全身化疗,如霍奇金和非霍奇金淋巴瘤、生殖细胞肿瘤对化疗非常敏感,乳腺癌、前列腺癌和卵巢癌对全身化疗也有较好的反应。软组织肉瘤对化疗不敏感,但联合转移瘤切除术仍能改善患者的预后。除全身化疗外,对于不能手术的患者可以考虑局部栓塞和化疗,由于肿瘤局部药物浓度较高,在减轻化疗引起的全身反应的同时,可以提高治疗局部肿瘤的疗效。

放疗对于肺转移瘤患者的长期生存没有益处,对于气道阻塞的患者,放疗可以作为姑息性治疗方法。

(冯质坤)

第四节 纵隔肿瘤

一、胸腺病

胸腺来源有第 3、第 4 腮囊,正常时位于前上纵隔,青春期后,胸腺多逐渐退化。胸腺瘤以及畸胎类肿瘤和神经源性肿瘤为三种最常见的纵隔肿瘤。国内一组 467 例原发性纵隔肿瘤报道中,胸腺瘤占 114 例,仅次于畸胎(124 例)和神经源性肿瘤(116 例)。胸腺瘤在组织学可分成上皮细胞型、淋巴细胞型、梭形细胞型和混合型。胸腺肿瘤的良、恶性可通过大体标本中有无侵犯邻近结构来决定。胸腺瘤良性的较多,多数良性肿瘤有完整包膜。胸腺类癌亦有报道。

多数胸腺瘤患者年龄在 40 岁以上,男性略多于女性。半数以上的患者无症状,往往在体检时发现。如肿瘤压迫邻近器官,可出现咳嗽、胸痛、气急、吞咽困难等症状。另外,胸腺瘤与重症肌无力关系密切。重症肌无力为一种自身免疫性疾病,与胸腺的某些改变有关,可出现眼睑下垂,表情缺乏,咀嚼肌无力,行走困难等症状。休息时多无症状,活动后症状加剧,可累及任何骨骼肌。少数胸腺瘤患者还可伴有单纯红细胞再生障碍性贫血、库欣综合征、低丙种球蛋白血症,主要表现为 IgG、IgA 水平低下,并伴细胞免疫功能低下,临床可出现反复感染。恶性胸腺瘤可致上腔静脉综合征、胸腔积液、心包积液等。胸腺类癌罕见,源于胸腺组织中的胃肠嗜银细胞,临床上除有胸痛、气急、咳嗽等症状外,还可能出现甲状旁腺增生和胃泌素瘤综合征以及库欣综合征,并有向胸膜、肋骨和淋巴结转移的倾向。

X 线检查可见胸腺瘤多位于前纵隔,一般在心脏与升主动脉连接处。少数可发生于中纵隔甚至后纵隔。肿瘤呈圆形或类圆形阴影,可呈分叶状,密度均匀,可有钙化。良性肿瘤边缘清晰光滑。恶性肿瘤由于包膜不完整,边缘多毛糙不规则,分叶明显,可侵犯邻近组织,并可见胸腔积液,心包积液等征象。CT 扫描有助于胸腺肿瘤的定位诊断,尤其当恶性肿瘤侵犯邻近器官时,CT 能清晰地显示。

胸腺瘤应与畸胎瘤相鉴别,二者同为前纵隔肿瘤。一般认为胸腺瘤位置略高于畸胎瘤,但也有学者认为二者位置无差异。畸胎瘤发病年龄较轻,多在儿童和青春期发病,而胸腺瘤患者的年龄一般在 40 岁以上。如患者主诉咳出毛发,或 X 线胸片发现瘤内有骨状阴影或牙齿影,可确定为畸胎瘤。如伴有重症肌无力,则为胸腺瘤。

治疗首选手术切除。恶性胸腺瘤术后应给予化疗和/或放疗。良性者预后好,恶性胸腺瘤预后较差。预后还与患者是否存在重症肌无力等特殊疾病有关。

二、畸胎瘤

畸胎瘤也是最常见的纵隔肿瘤之一。根据其结构可分为3种类型:上皮样囊肿、皮样囊肿和畸胎瘤。上皮样囊肿是反衬以鳞状细胞的囊肿;皮样囊肿有鳞状上皮内衬,含有皮肤附件成分,毛发和皮脂物质;畸胎瘤可为实性或囊性,含有2个或3个胚层的成分。但组织学研究发现,无论何种类型往往存在一个胚层以上的成分,故可统称为畸胎瘤或畸胎类肿瘤,分成囊性畸胎瘤和实质性畸胎瘤。

畸胎瘤来源于脱离了最初组织原始影响的细胞。这些细胞来自第3、第4腮裂和腮囊。畸胎瘤在组织学上可含有三个胚层的多种组织。外胚层组织包括表皮、毛发、皮脂腺、牙齿、胆固醇结晶、神经组织;中胚层组织包括肌肉、骨、软骨、血管、结缔组织;内胚层组织包括胸腺、甲状腺、支气管上皮、肠上皮、肝等。大多数畸胎类肿瘤为良性。

畸胎瘤可发生于各种年龄,但多数为40岁以下的青年和儿童,男、女均可患病。成年患者多无症状,儿童患者多有症状。症状多为肿瘤压迫邻近组织所致,可有咳嗽、声音嘶哑、上腔静脉综合征,继发性右心室增大等。囊性肿瘤感染时,可波及邻近组织。若肿瘤穿破支气管,可咳出毛发、油脂物质,还可能引起支气管哮喘反复发作。穿入胸膜腔,可发生脓胸。穿入心包,可致心脏压塞。以心包积液为主要表现者亦有报道。少数患者可伴小睾丸综合征。

X线和CT扫描显示肿瘤多位于前纵隔,常不对称,少数向两侧突出。偶可位于后纵隔,甚至侵及食管,经食管裂孔进入上腹部。肿瘤呈圆形或类圆形,边缘清晰,可呈分叶状,密度不均匀,边缘可钙化,肿瘤内有时可见骨状影或齿状影。肿瘤如有恶变、继发感染或出血,可在短期内明显增大。

治疗方法为手术切除。恶性畸胎瘤常可复发和扩散,且对化疗和放疗不敏感,预后差。

三、胸内甲状腺块

胸内甲状腺块包括假性胸内甲状腺肿瘤和真性胸内甲状腺肿瘤。假性胸内甲状腺肿瘤为颈部甲状腺在胸腔内的延伸;真性胸内甲状腺肿瘤为先天性,与颈部甲状腺无关,其血供直接来自纵隔内血管,临床上较少见。胸内甲状腺肿块的病理类型包括单纯甲状腺肿、甲状腺腺瘤和甲状腺癌。

胸内甲状腺肿块多发生于女性,男、女患者的比例约为1∶2,年龄都在40岁以上,一般病史较长。肿瘤逐渐增大产生压迫症状,出现咳嗽、吞咽困难、声音嘶哑、呼吸困难,甚至严重的呼吸困难,需气管切开挽救。甲状腺癌偶可引起肺上沟瘤综合征的表现。甲状腺功能亢进的症状很少见。

X线及CT检查显示肿块位于前上纵隔,多偏右侧,少数位于左侧或向双侧突出,一般在气管前方,偶见于后纵隔。假性胸内甲状腺肿块上端与颈部软组织影相连,边缘清晰,可为分叶状,气管、食管可受压移位。透视下可见肿块随吞咽活动而上下移动。真性胸内甲状腺位置变化较多。超声检查、[131]I扫描、经皮穿刺检查等亦有助于诊断。手术切除是首选的治疗措施。

四、甲状旁腺腺瘤

甲状旁腺腺瘤是一种少见的纵隔肿瘤,多位于前纵隔。常伴甲状旁腺功能亢进而引起高钙血症。绝大多数可经颈部手术切除。

五、淋巴瘤

淋巴瘤是在网状内皮系统和淋巴系统产生的一组异质性的肿瘤。主要有霍奇金病与非霍奇金淋巴瘤两种类型。

根据组织病理学,霍奇金病可分为4类。①淋巴细胞为主型:有很多淋巴细胞和少数 R-S 细胞。②混合细胞型:有中等量 R-S 细胞并有混合型浸润物。③结节硬化型:除有浓密的纤维组织围绕霍奇金组织的结节之外,其他一般如混合细胞型。④淋巴细胞消减型:无多少淋巴细胞,有很多 R-S 细胞,同时有弥散性纤维化。

美国国立癌症研究所将非霍奇金淋巴瘤分类为以下几型。①低度恶性或预后良好的淋巴瘤:分化良好的弥散型;分化不良的淋巴细胞性结节型;结节混合型;②中度恶性或预后中等的淋巴瘤:结节组织细胞型;弥散分化不良淋巴细胞型;淋巴细胞型及弥散混合型;③高度恶性或预后不良的淋巴瘤:弥散型组织细胞型淋巴瘤(弥散型大细胞核裂和无核裂细胞,以及免疫母细胞型);未分化的弥散型(伯基特或非伯基特型);淋巴母细胞 T 细胞淋巴瘤;④杂型淋巴瘤:混合淋巴瘤、蕈样肉芽肿病、真正的组织型、其他的以及不能分类的类别。引起淋巴瘤的病因尚未明确,但有迹象表明可能与某些病毒感染有关;⑤纵隔淋巴结可能是淋巴瘤的原发部位,亦可能是全身淋巴瘤的一部分。霍奇金病和非霍奇金淋巴瘤的临床表现相似,主要为肿瘤压迫引起的症状,如咳嗽、胸痛、呼吸困难等,同时可伴有颈部和全身淋巴结进行性、无痛性肿大。全身症状有瘙痒、发热、乏力、贫血等。X 线和 CT 扫描显示肿瘤多位于中纵隔、肿块影像一侧或双侧凸出,呈分叶状,可有肺部浸润和肺不张,可伴胸腔积液,骨转移时胸骨、肋骨、脊柱等可有骨质破坏及病理性骨折。经皮纵隔淋巴结穿刺活检、纵隔镜检查以及颈部淋巴结活检可明确诊断和组织学类型。治疗以化疗和放疗为主。

六、神经源性肿瘤

神经源性肿瘤是最常见的纵隔肿瘤之一,占纵隔肿瘤的 20% 左右,无明显性别差异,儿童和成人均可发生。其中成人 20%～30%,儿童 50% 为恶性神经源性肿瘤。

根据神经源性肿瘤的不同来源和性质,可分类为以下几种。

(一)源于神经鞘

1.良性

神经鞘瘤,神经纤维瘤。

2.恶性

恶性神经鞘瘤即神经源性肉瘤。

(二)源于自主神经节

1.良性

神经节瘤。

2.恶性

成神经细胞瘤即成交感神经细胞瘤,未完全分化的神经节瘤。

(三)源于副神经节系统

1.来源于交感神经

(1)良性:嗜铬细胞瘤。

(2)恶性:恶性嗜铬细胞瘤。

2.来源于副交感神经

(1)良性:非嗜铬性副神经节瘤即化学感受器瘤。

(2)恶性:恶性副神经节瘤。

神经源性肿瘤几乎都位于脊柱旁沟,沿着交感干,或与脊髓或肋间神经有关联。少数神经源性肿瘤可位于中纵隔,其发生与迷走神经或膈神经有关。

患者一般无症状,多在常规胸部X线检查时发现。肿瘤压迫周围组织,可产生胸痛、咳嗽、气急、吞咽困难和Horner征等临床表现,有些肿瘤压迫脊髓可致肢体麻痹。源于自主神经的肿瘤和嗜铬细胞瘤可产生儿茶酚胺,并可引起腹泻、腹部膨胀,高血压,出汗,皮肤潮红等症状。尿中香草苦杏仁酸(VMA)可升高。

X线胸片示后纵隔脊柱旁圆形或类圆形块影或呈"哑铃状",边缘清晰,密度均匀,可呈分叶状,少数有钙化。如肿瘤压迫椎体或肋骨,可致骨质缺损。治疗以手术为主。

七、支气管囊肿

支气管囊肿可位于肺实质和纵隔中。囊肿表层为复层纤毛柱状上皮、黏液腺、软骨和平滑肌,腔内有乳状黏液,一般无症状。幼儿气管或隆凸部位的囊肿压迫气管、支气管时,可有咳嗽、呼吸困难和哮鸣等表现。如囊肿与支气管相通,继发感染时,可出现发热、脓痰和咯血等表现。

X线检查见病变多位于中纵隔,圆形或卵圆形,密度均匀、较实质性肿块略低,边缘光滑,常呈分叶状。与支气管相通时,囊肿内可出现气液平面。食管钡餐检查可见食管在隆凸水平有压迹。CT密度分辨能力强,对诊断支气管囊肿有意义。明确诊断后,应手术治疗。

八、心包囊肿

心包囊肿是纵隔中最常见的先天性囊肿。因原始心包板不能融合或胚胎胸膜的异常折叠而成,少数与心包相连。囊的外壁由结缔组织膜和少许弹性纤维、肌肉纤维组成,内壁为间皮细胞,上有血管分布。囊内含透明淡黄色液体。患者临床症状少,无特异性。

X线示囊肿位于前纵隔,多数在右心膈角前方,呈圆形或卵圆形,密度均匀,边缘光整。CT扫描有助于明确诊断,MRI有血液流空效应,可分辨心脏与囊肿。治疗以手术为主。

九、脂肪肿瘤

纵隔脂肪肿瘤少见,多为良性,即脂肪瘤,可发生于纵隔内任何部位,但以前纵隔为多见。一般无症状。X线检查显示肿瘤密度较低,由于柔软的脂肪组织受重力影响,在不同体位下形态可不同。CT密度分辨力强,对诊断脂肪瘤有帮助。

纵隔脂肪肉瘤罕见,可单发或多发。一般在手术后方能确诊。

十、囊性水瘤

纵隔囊性水瘤多为颈部囊性水瘤的延伸,也可单独存在于纵隔。多位于前纵隔。囊内含有澄清黄色或暗棕色液体。诊断一般需通过手术确定。

十一、其他纵隔肿瘤

其他纵隔肿瘤如纤维瘤、平滑肌瘤、血管瘤等均很少见。一般需经手术后病理检查才能诊断。

(冯质坤)

第八章　消化系统肿瘤的治疗

第一节　食　管　癌

我国是食管癌的高发国家,又是食管癌病死率最高的国家。1949 年以后,进行了肿瘤流行病学调查,基本查清了全国食管癌的发病、死亡情况及地区分布,并对食管癌高发区进行了多学科的综合考察和研究。1970 年以后已建立了 6 个现场防治点,开展了食管癌的病因流行病学研究和防治工作,尤其是对食管癌的癌前期疾病进行中西医结合治疗,对降低发病率起了有益的作用。

我国食管外科自吴英恺于 1940 年首例食管癌采用胸内食管胃吻合术切除成功以来已有50 多年历史,至今我国食管癌手术切除率已达 80％～95％,手术死亡率仅为 2％～3％,术后 5 年生存率为 25％～30％。在食管癌的高发区,由于早期病例增加,5 年生存率已达 44％,Ⅰ 期食管癌的生存率高达 90％以上。

近年来,对食管癌的分段有了新的认识,多数胸外科医师对气管分叉丛下食管癌采用左侧开胸进行肿瘤切除,气管分叉以上以右侧开胸切除率较高,食管胃吻合口应在颈部进行。吻合技术的先进、吻合器的应用已使吻合口瘘的发生率有明显降低。

高能射线的应用、食管癌定位技术和照射技术的改进及放射敏化剂的研究和应用,使食管癌的放疗效果有所提高。术前放疗的随机分组前瞻性研究肯定了术前放疗的意义,并在许多医院推广。

但食管癌的疗效仍不够理想,提高疗效的关键在于早期发现、早期诊断和早期治疗。相信食管癌的流行病学、病因学研究将为食管癌的防治带来进展,对食管癌的综合治疗将进一步提高其远期疗效。

一、病因学

(一)烟和酒

长期吸烟和饮酒与食管癌的发病有关。有人研究,大量饮酒者比基本不饮酒者发病率要增加 50 余倍,吸烟量多者比基本不吸烟者高 7 倍;酗酒嗜烟者的发病率是既不饮酒又不吸烟者的156 倍。一般认为饮烈性酒者患食管癌的危险性更大。根据日本一项研究,饮用威士忌和当地的 Shochu 土酒危险性最大,而啤酒最小。非洲特兰斯开地区,用烟斗吸自己种的烟叶的人食管癌发病率比吸纸烟者高。

(二)食管的局部损伤

长期喜进烫的饮食也可能是致癌的因素之一。如新加坡华裔居民讲福建方言的人群有喝烫饮料的习惯,其食管癌发病率比无此习惯讲广东方言人群高得多。哈萨克族人爱嚼刺激性很强含有烟叶的"那司",可能和食管癌高发有一定关系。在日本,喜吃烫粥烫茶的人群发病率亦较高。

各种原因引起的经久不愈的食管炎,可能是食管癌的前期病变,尤其伴有间变细胞形成者癌变危险性更大。有学者报道,食管炎和食管癌关系十分密切,食管炎往往比食管癌早发 10 年左右。食管炎也好发于中胸段食管,在尸检中食管炎往往和癌同时存在。

(三)亚硝胺

亚硝胺类化合物是一种很强的致癌物。中科院肿瘤研究所在人体内、外环境的亚硝胺致癌作用研究中发现,食管癌高发区林县居民食用的酸菜中和居民的胃液、尿液中,除有二甲基亚硝胺(NDMA)、二乙基亚硝胺(NDEA)外,还存在能诱发动物食管癌的甲基苄基亚硝胺(NMBZA)、亚硝基吡咯烷(NPYR)、亚硝基胍啶(NPIP)等,并证明食用的酸菜量与食管癌发病率成正比。最近报道用 NMBZA 诱导入胎儿食管癌获得成功,为亚硝胺病因提供了证据。汕头大学医学院报告,广东南澳县的生活用水、鱼露、虾酱、咸菜、萝卜干中,亚硝酸盐、硝酸盐、二级胺含量明显升高,这些居民常食用的副食品在腌制过程中常有真菌污染,霉菌能促使亚硝酸盐和食物中二级胺含量增加。

(四)霉菌作用

河南医科大学从林县的粮食和食品中分离出互隔交链孢霉 261 株,它能使大肠埃希菌产生多种致突变性代谢产物,其产生的毒素能致染色体畸变,主要作用于细胞的 S 和 G_2 期。湖北钟祥市的河南移民中食管癌病死率为本地居民的 5 倍,移民主食中真菌污染的检出率明显高于本地居民,移民食用的酸菜中以黄曲霉毒素检出率最高。用黄曲霉毒素、交链孢属和镰刀菌等喂养 Wistar 大鼠,能使大鼠食管乳头状瘤变和癌变已得到实验证实。

(五)营养和微量元素

综观世界食管癌高发区,一般都在土地贫瘠、营养较差的贫困地区,膳食中缺乏维生素、蛋白质及必需脂肪酸。这些成分的缺乏,可以使食管黏膜增生、间变,进一步可引起癌变。有些地区如新疆哈萨克族,以肉食为主,很少吃新鲜蔬菜,米面粮食吃得很少,营养供给极不平衡,维生素明显缺乏,尤其是维生素 C 及维生素 B_2 缺乏。瑞典在食管癌高发区粮食中补充了维生素 B_2 后,明显降低了发病率。微量元素铁、钼、锌等的缺少也和食管癌发生有关。钼的缺少可使土壤中硝酸盐增多。调查发现河南林县水土中缺少钼,可能和食管癌的高发有关。文献报道,高发区人群中血清钼、发钼、尿钼及食管癌组织中的钼都低于正常水平。钼的抑癌作用已被美国等地学者们所证实。

(六)遗传因素

人群的易感性与遗传和环境条件有关。食管癌具有比较显著的家族聚集现象,高发地区连续 3 代或 3 代以上出现食管癌患者的家族屡见不鲜。如伊朗北部高发区某一村庄中有 12 个家庭共 63 人,其中患食管癌者 14 人,而 13 人是一对夫妻的后裔。由高发区移居低发区的移民,即使长达百余年,也仍保持相对高发。

(七)其他因素

进食过快、进食粗硬食物可能引起食管黏膜损伤,反复损伤可以造成黏膜增生间变,最后导致癌变。某些食管先天性疾病,如食管憩室、裂孔疝,或经常接触石棉、铅、硅矽等可能和食管癌的发病有一定联系。癌症经放疗数年后,在放射范围内又可诱发另一癌症的报道也不罕见。

二、诊断

(一)临床表现

1.早期症状

在食管癌的始发期和发展早期,局部病灶处于相对早期阶段,出现症状可能是由于局部病灶刺激食管引起食管蠕动异常或痉挛,或因局部炎症、肿瘤浸润、食管黏膜糜烂、表浅溃疡所致。发生的症状一般比较轻微而且时间较为短暂,其间歇时间长短不一,常反复出现,时轻时重,间歇期间可无症状,可持续1~2年甚至更长时间。主要症状为胸骨后不适、烧灼感或疼痛,食物通过时局部有异物感或摩擦感,有时吞咽食物在某一部位有停滞或轻度梗阻感。下段食管癌还可引起剑突下或上腹不适、呃逆、嗳气。上述症状均非特异性,也可发生在食管炎症和其他食管疾病时,唯食管癌的症状常与吞咽食物有关,进食时症状加重,而食管炎患者在吞咽食物时这些症状反而减轻或消失。

2.中晚期症状

(1)吞咽困难:是食管癌的典型症状。由于食管壁具有良好的弹性及扩张能力,一般出现明显吞咽困难时,肿瘤常已侵犯食管周径2/3以上,此时常已伴有食管周围组织的浸润和淋巴结转移。吞咽困难在开始时常是间歇性的,可以由于食物堵塞或局部炎症水肿而加重,也可以因肿瘤坏死脱落或炎症的水肿消退而减轻。但随着病情的发展,总的趋向是进行性加重且呈持续性,其发展一般比较迅速,多数患者如不治疗可在梗阻症状出现后1年内死亡。吞咽困难的程度与病理类型有关,缩窄型和髓质型病例较为严重,其他类型较轻。也有约10%的患者就诊时并无明显吞咽困难。吞咽困难的严重程度与肿瘤大小、手术切除率和生存率等并无一定的关系。

(2)梗阻:严重者常伴有反流,持续吐黏液,这是由于食管癌的浸润和炎症反射性地引起食管腺和唾液腺分泌增加所致。黏液积存于食管内可以反流,引起呛咳甚至吸入性肺炎。

(3)疼痛:胸骨后或背部肩胛间区持续性钝痛常提示食管癌已有外浸,引起食管周围炎、纵隔炎,但也可以是肿瘤引起食管深层溃疡所致。下胸段或贲门部肿瘤引起的疼痛可以发生在上腹部。疼痛严重不能入睡或伴有发热者,不但手术切除的可能性较小,而且应注意肿瘤穿孔的可能。

(4)出血:食管癌患者有时也会因呕血或黑便而来院诊治。肿瘤可浸润大血管特别是胸主动脉而造成致死性出血。对于有穿透性溃疡的病例特别是CT检查显示肿瘤侵犯胸主动脉者,应注意出血的可能。

(5)声音嘶哑:常是肿瘤直接侵犯或转移淋巴结压迫喉返神经所引起,但有时也可以是吸入性炎症引起的喉炎所致,间接喉镜有助于鉴别。

(6)体重减轻和厌食:因梗阻进食减少,营养情况日趋低下,消瘦、脱水常相继出现,但患者一般仍有食欲。患者在短期内体重明显减轻或出现厌食症状常提示肿瘤有广泛转移。

3.终末期症状和并发症

(1)恶病质、脱水、衰竭:是食管梗死致滴水难入和全身消耗所致,常同时伴有水、电解质紊乱。

(2)肿瘤浸润:穿透食管侵犯纵隔、气管、支气管、肺门、心包、大血管等,引起纵隔炎、脓肿、肺炎、肺脓肿、气管食管瘘、致死性大出血等。

(3)全身广泛转移引起的相应症状,如黄疸、腹水、气管压迫致呼吸困难、声带麻痹、昏迷等。

(二)病理

1.早期食管癌的大体病理分型

近20多年来对早期食管癌的研究,尤其是对早期食管癌切除标本的形态学研究,可将早期食管癌分成4个类型。

(1)隐伏型:在新鲜标本上,病变略显粗糙,色泽变深,无隆起和凹陷。标本固定后,病灶变得不明显,镜下为原位癌,是食管癌最早期阶段。

(2)糜烂型:病变黏膜轻度糜烂或略凹陷,边缘不规则呈地图样,与正常组织分界清楚,糜烂区内呈颗粒状,偶见残余正常黏膜小区。在外科切除的早期食管癌中较为常见。

(3)斑块型:病变黏膜局限性隆起呈灰白色斑块状,边界清楚,斑块最大直径<2 cm。切面质地致密,厚度在3 mm以上,少数斑块表面可见有轻度糜烂,食管黏膜纵行皱襞中断。病理为早期浸润癌,肿瘤侵及黏膜肌层或黏膜下层。

(4)乳头型或隆起型:肿瘤呈外生结节状隆起,乳头状或息肉状突入管腔,基底有一窄蒂或宽蒂,肿瘤直径1~3 cm,与周围正常黏膜分界清楚,表面有糜烂并有炎性渗出,切面灰白色均质状。这一类型在早期食管癌中较少见。

有学者对林县人民医院手术切除的100例早期食管癌标本作大体病理分型研究,早期食管癌除上述4个类型外,可增加2个亚型:①表浅糜烂型为糜烂型的一个亚型,特点是糜烂面积小而表浅,一般不超过2.5 cm,病变边缘无下陷,周围正常黏膜无隆起,表浅糜烂常多点出现,一个病灶内可见几个小片状糜烂近于融合,病理为原位癌或原位癌伴浸润或黏膜内癌。②表浅隆起型是从斑块型中分出的一个亚型,特点是病变黏膜轻微增厚或表浅隆起,病变范围较大,周界模糊,隆起的黏膜粗糙、皱襞紊乱、增粗,表面似卵石样或伴小片浅表糜烂。病理为原位癌,少数为微小浸润癌。

2.中晚期食管癌的大体病理分型

(1)髓质型:肿瘤多累及食管周径的大部或全部,大约有一半病例超过5 cm。肿瘤累及的食管段明显增厚,向管腔及肌层深部浸润。肿瘤表面常有深浅不一的溃疡,瘤体切面灰白色,均匀致密。

(2)蕈伞型:肿瘤呈蘑菇状或卵圆形突入食管腔内,隆起或外翻,表面有浅溃疡。切面可见肿瘤已浸润食管壁深层。

(3)溃疡型:癌组织已浸润食管深肌层,有深溃疡形成。溃疡边缘稍有隆起,溃疡基部甚至穿透食管壁引起芽孔,溃疡表面有炎性渗出。

(4)缩窄型:病变浸润食管全周,呈环形狭窄或梗阻,肿瘤大小一般不超过5 cm。缩窄上段食管明显扩张。肿瘤切面结构致密,富于增生结缔组织。癌组织多浸润食管肌层,有时穿透食管全层。

(5)腔内型:肿瘤呈圆形或卵圆形向腔内突出,常有较宽的基底与食管壁相连,肿瘤表面有糜烂或不规则小溃疡。腔内型食管癌的切除率较高,但远期疗效并不佳。

3.分期

1987年,国际抗癌联盟(UICC)对食管癌的TNM分期进行了修订。首先对食管的分段进行了修改。以往食管的分段为颈段食管从食管入口(下咽部)到胸骨切迹,上胸段从胸骨切迹到主动脉弓上缘(T_6下缘),中胸段从主动脉弓上缘到肺下静脉下缘(T_8下缘),下胸段从肺下静脉下缘到贲门入口(包括膈下、腹段食管)。这一分段方法的缺点是 X 线片上不能辨认肺下静脉,主动脉弓随年龄老化屈曲延长而上移,使胸段食管分割不均等。新的分段方法是颈段食管分段如旧,上胸段食管以气管分叉为下缘标志,即从胸骨切迹至气管分叉为上胸段,气管分叉以下至贲门入口再一分为二,分成中胸段和下胸段。如此分段分割均等,易于在 X 线片上确定标志点。临床上,上胸段食管手术以经右胸为好,而中、下段食管癌大多可经左胸手术,因此更有实际意义。

UICC 制定的 TNM 国际食管癌分期如下。

(1)原发肿瘤(T)分期。

T_X:原发肿瘤不能评估。

T_0:原发肿瘤大小、部位不详。

T_{is}:原位癌。

T_1:肿瘤浸润食管黏膜层或黏膜下层。

T_2:肿瘤浸润食管肌层。

T_3:肿瘤浸润食管外膜。

T_4:肿瘤侵犯食管邻近结构(器官)。

(2)区域淋巴结(N)分期。

N_X:区域淋巴结不能评估。

N_0:区域淋巴结无转移。

N_1:区域淋巴结有转移。

区域淋巴结的分布因肿瘤位于不同食管分段而异,对颈段食管癌,锁骨上淋巴结为区域淋巴结;对中、下胸段食管癌,锁骨上淋巴结为远隔淋巴结,如有肿瘤转移为远处淋巴结转移。同样对下胸段食管癌,贲门旁、胃左动脉旁淋巴结转移为区域淋巴结转移;对颈段食管癌,腹腔淋巴结均为远处转移。

(3)远处转移(M)分期。

M_X:远处转移情况不详。

M_0:无远处转移。

M_1:有远处转移。

(4)TNM 分期。

0 期:$T_{is}N_0M_0$。

Ⅰ期:$T_1N_0M_0$。

Ⅱa 期:$T_2N_0M_0$;$T_3N_0M_0$。

Ⅱb 期:$T_1N_1M_0$;$T_2N_1M_0$。

Ⅲ期:$T_3N_1M_0$;T_4,任何 N,M_0。

Ⅳ期:任何 T,任何 N,M_1。

(三)实验室及其他检查

1.食管功能的检查

食管功能检查分为食管运动功能检查和胃食管反流情况的测定两大类。此类检查在国外已开展30 多年,近年来国内亦相继开展,简单介绍如下。

(1)食管运动功能试验。①食管压力测定,本法适用于疑有食管运动失常的患者,即患者有吞咽困难或疼痛症状而 X 线钡餐检查未见器质性病变者,如贲门失弛症、食管痉挛和硬皮病等,还可对抗反流手术的效果做出评价或作为食管裂孔疝的辅助诊断。食管测压器可用腔内微型压力传感器或用连于体外传感器的腔内灌注导管系统。测定时像放置鼻胃管那样将测压器先置于胃内,确定胃的压力曲线后,将导管往回撤,分别测定贲门部(高压带)、食管体部、食管上括约肌和咽部等处的压力曲线,分析这些压力曲线的改变即可了解食管压力的变化,对食管运动功能异常做出诊断。②酸清除试验,用于测定食管体部排除酸的蠕动效率,方法是测试者吞服一定浓度酸 15 mL 后,正常情况下经 10～12 次吞咽动作后即能将酸全部排入胃内,需要更多的吞咽动作才能排除或根本没有将酸排除,则视为食管的蠕动无效,也就是说食管运动存在障碍。

(2)胃食管反流测定。胃食管反流的原因很多,如贲门的机械性缺陷、食管体部的推进动作不良、胃无张力、幽门功能失常、胃排空延滞等及食管癌手术后。胃内容物(特别是胃酸)反流食管使食管黏膜长期与胃内容物接触,引起食管黏膜损伤,患者常有胃灼热、反呕、胸骨后疼痛等症状。下列试验有助于胃食管反流的测定。①食管的酸灌注试验:测试者取坐位,以每分钟 6 mL 的速度交替将生理盐水和 0.1 mol/L 盐酸灌入食管中段,以测定食管对酸的敏感性。灌酸时患者出现胃灼热、胸痛、咳嗽、反呕等症状,而灌生理盐水后症状消失为试验阳性。灌酸 30 mL 不发生症状为试验阴性。②24 小时食管 pH 监测:将 pH 电极留置于下段食管高压带上方,连续监测 pH 24 小时,以观察受试者日常情况下的反流情况。当 pH 降至 4 以下算是一次反流,pH 升至 7 以上为碱性反流。记录患者在各种不同体位、进食时的情况,就能对患者有无反流、反流的频度和食管清除反流物的时间做出诊断。③食管下括约肌测压试验食管下括约肌在消化道生理活动中起着保证食物单方向输送的作用,即抗胃食管反流作用。食管下括约肌的功能如何,不仅取决于它在静止时的基础压力,也取决于胸、腹压力的影响及它对诸如胃扩张、吞咽、体位改变等不同生理因素的反应。另一决定食管下括约肌功能的因素是它在腹内的长度。可由鼻孔插入有换能器的导管至该部位进行测定。

2.X 线钡餐检查

该法是诊断食管及贲门部肿瘤的重要手段之一,由于其检查方法简便,患者痛苦小,不但可用于大规模普查和食管癌的临床诊断,而且可追踪观察早期食管癌的发展演变过程,为研究早期食管癌提供可靠资料。食管钡餐检查时应注意观察食管的蠕动状况、管壁的舒张度、食管黏膜改变、食管充盈缺损及梗阻程度。食管蠕动停顿或逆蠕动,食管壁局部僵硬不能充分扩张,食管黏膜紊乱、中断和破坏,食管管腔狭窄、不规则充盈缺损、溃疡或瘘管形成及食管轴向异常均为食管癌重要的 X 线征象。早期食管癌和食管管腔明显梗阻狭窄者,低张双重造影检查优于常规钡餐造影。X 线检查结合细胞学和食管内镜检查,可以提高食管癌诊断的准确性。

(1)早期食管癌 X 线改变:可分为扁平型、隆起型和凹陷型。①扁平型,肿瘤扁平无蒂,沿管壁浸润,食管壁局限性僵硬,食管黏膜呈小颗粒状改变或紊乱的网状结构。②隆起型,肿瘤向食管腔内生长隆起,表现为斑块状或乳头状隆起,中央可有溃疡形成。③凹陷型,肿瘤区有糜烂、溃疡发生,呈现凹陷改变。侧位为锯齿状不规则状,正位为不规则的钡池,内有颗粒状结节,呈地图样改变,边缘清楚。

(2)中晚期食管癌的 X 线表现:①髓质型,在食管片上显示为不规则的充盈缺损,上下缘与食管正常边界呈斜坡状,管腔狭窄。病变部位黏膜破坏,常见大小不等龛影。②蕈伞型,在食管片上显示明显充盈缺损,其上下缘呈弧形,边缘锐利,与正常食管分界清楚。病变部位黏膜纹中断,钡剂通过有部分梗阻现象。③溃疡型,在食管片上显示较大龛影,在切线位上见龛影深入食管壁内甚至突出于管腔轮廓之外。如溃疡边缘隆起,可见"半月征"。钡剂通过时梗阻不明显。④缩窄型,食管病变较短,常在 3 cm 以下,边缘较光滑,局部黏膜纹消失。钡剂通过时梗阻较严重,病变上端食管明显扩张,呈现环型或漏斗状狭窄。⑤腔内型,病变部位食管管腔增宽,常呈梭形扩张,内有不规则或息肉样充盈缺损,病变上下界边缘较清楚锐利,有时可见清晰的弧形边缘,钡剂通过尚可。中晚期食管癌分型以髓质型最为常见,蕈伞型次之,其余各型较少见。

3.食管癌 CT 检查

CT 扫描可以清晰显示食管与邻近纵隔器官的关系。正常食管与邻近器官分界清楚,食管壁厚度不超过 5 mm,如食管壁厚度增加,与周围器官分界模糊,则表示有食管病变存在。CT 扫描可以充分显示食管癌病灶大小、肿瘤外侵范围及程度,明显优于其他诊断方法。CT 扫描还可帮助外科医师决定手术方式,指导放疗医师确定放疗靶区,设计满意的放疗计划。1981 年,Moss 提出食管癌的 CT 分期:Ⅰ期肿瘤局限于食管腔内,食管壁厚度≤5 mm;Ⅱ期肿瘤伴食管壁厚度>5 mm;Ⅲ期食管壁增厚同时肿瘤向邻近器官扩展,如气管、支气管、主动脉或心房;Ⅳ期为任何一期伴有远处转移者。CT 扫描时,重点应观察食管壁厚度、肿瘤外侵的程度、范围及淋巴结有无转移。外侵在 CT 扫描上表现为食管与邻近器官间的脂肪层消失,器官间分界不清。颈胸段食管癌 CT 扫描显示肿块向前挤压气管,形成气管压迹。轻者可见气管后壁隆起,突向气管腔内;重者肿瘤可将气管推向一侧,气管受压变形,血管移位。中胸段食管癌 CT 扫描显示食管壁增厚,软组织向前侵犯,使食管与主动脉弓下、气管隆嵴下的脂肪间隙变窄甚至消失,其分界不清。尤其是在气管分叉水平,由于肿瘤组织的外侵挤压,造成气管成角改变,有时可见气管向前移位,重者可见气管壁受压而变弯形。肿瘤向右侵犯,CT 扫描显示食管壁增厚,奇静脉窝变浅甚至消失。向左后侵犯,CT 扫描显示食管与降主动脉间的界线模糊不清。下胸段食管癌由于肿瘤的外侵扩展,CT 扫描显示左心房后壁出现明显压迹。CT 扫描不能诊断正常大小转移淋巴结,难以诊断食管周围转移淋巴结,一方面是 CT 扫描难以区别原发灶浸润和淋巴结转移,另一方面是良性的炎症改变也可引起淋巴结肿大,特别是当肿瘤坏死时,易引起淋巴结炎症反应,因此 CT 扫描对食管癌淋巴结转移的诊断价值很有限。一般认为淋巴结直径<1.0 cm 为正常大小,1.0~1.5 cm 为可疑淋巴结,淋巴结直径>1.5 cm 即为不正常。

CT 扫描诊断食管癌的依据是食管壁的厚度、肿瘤外侵的范围及程度,但食管黏膜不能在CT 扫描中显示,因此 CT 扫描难以发现早期食管癌。将 CT 与 X 线检查相结合,有助于食管癌的诊断和分期水平的提高。

4.食管脱落细胞学检查

食管脱落细胞学检查方法简便,操作方便、安全,患者痛苦小,其准确率在 90% 以上,为食管癌大规模普查的重要方法。食管脱落细胞学检查结合 X 线钡餐检查可作为食管癌的诊断依据,使大多数患者免受食管镜检查痛苦。但食管狭窄有梗阻时,脱落细胞采集器不能通过,应行食管镜检查。

食管脱落细胞学检查方法简便、安全,大多数患者均能耐受,但对食管癌有出血及出血倾向者,或伴有食管静脉曲张者应禁忌作食管拉网细胞学检查;对食管癌 X 片上见食管有深溃疡或合并高血压、心脏病及晚期妊娠者,应慎行食管拉网脱落细胞检查;对全身状况差,过于衰弱的患者应先改善患者一般状况后再作细胞学检查;合并上呼吸道及上消化道急性炎症者,应先控制感染再行细胞学检查。

5.食管镜检查

近年来,纤维食管镜被广泛应用于食管癌的诊断。纤维食管镜镜身柔软,可随意弯曲,光源在体外,插入比较容易,患者痛苦少。食管镜检查时可以在直视下观察肿瘤患者大小、形态和部位,为临床医师提供治疗的依据,同时也可在病变部位作活检或镜刷检查。食管镜检查与脱落细胞学检查相结合,是食管癌理想的诊断方法。

(1)适应证:①患者有症状,X 线钡餐检查阳性,而细胞学诊断阴性时,应先重复做细胞学检查,如仍为阴性者应该作食管镜检查及活检以明确诊断,如 X 线钡餐检查见食管明显狭窄病例,预计脱落细胞学检查有困难者,应首先考虑食管镜检查。②患者有症状,细胞学诊断阳性,而 X 线钡餐检查阴性或 X 片上仅见食管有可疑病变者,需作食管镜检查明确食管病变部位及范围。③患者有症状,细胞学诊断阳性,X 线钡餐检查怀疑食管有双段病变时,为了帮助临床医师决定治疗方案的选择,需通过食管镜检查明确食管病变部位及范围;④食管癌普查中,细胞学检查阳性,而患者没有自觉症状,X 线钡餐检查阴性,为了慎重起见,必须作食管镜检查,以便最后确诊。

(2)禁忌证:①严重心肺疾病、明显胸主动脉瘤、高血压未恢复正常、脑出血及无法耐受食管镜检查者。②巨大食管憩室,明显食管静脉曲张或高位食管病变伴高度脊柱弯曲畸形者。③口腔、咽喉、食管及呼吸道急性炎症者。④有严重出血倾向或严重贫血者。

(3)食管镜下表现:食管镜下早期食管癌的形态表现如下。①病变处黏膜充血肿胀,微隆起,略高于正常黏膜,颜色较正常黏膜为深,与正常黏膜界线不清楚,镜管触及易出血,管壁舒张度良好。②病变处黏膜糜烂,颜色较正常黏膜为深,失去正常黏膜光泽,有散在小溃疡,表面附有黄白色或灰白色坏死组织,镜管触及易出血,管壁舒张度良好。③病变处黏膜有类似白斑样改变,微隆起,白斑周围黏膜颜色较深,黏膜中断,食管壁较硬,触及不易出血。进展期食管癌病灶直径一般在 3 cm 以上,在食管镜下可分为肿块型、溃疡型、肿块浸润型、溃疡浸润型及四周狭窄型等5 种类型。

三、治疗

(一)放疗

1.适应证

局部区域性食管癌,一般情况较好,无出血和穿孔倾向。

2.禁忌证

恶病质、食管穿孔、食管活动性出血或短期内曾有食管大出血者,同时合并有无法控制的严重内科疾病。

3.放疗前的注意事项

放疗前应注意控制局部炎症,纠正患者营养状况,治疗重要内科夹杂症。放疗中应保持患者的营养供给,防止食物梗阻,进食后应多喝水,防止食物在病灶处潴留,导致或加重局部炎症,影响放疗的敏感性。

4.照射范围和靶区的确定

(1)常规模拟定位:有条件者应在定位前用治疗计划系统(TPS)优化,根据肿瘤实际侵犯范围设定照射野的角度和大小。胸段食管癌一般情况下多采用一前二后野的三野照射技术。根据CT 和食管 X 线片所见肿瘤具体情况,前野宽 7～8 cm,二后斜野宽 6～7 cm,病灶上下端各放

3~4 cm。缩野时野的宽度不变,上下界缩短到病灶上下各放 2 cm。如果肿瘤较大,也可以考虑先前后对穿照射,缩野时改为右前左后照射。颈段食管癌一般仅仅设二个正负 60°角的前野,每个野需采用 30°角的楔形滤片。

(2)三维适形放疗(3D-CRT):参照诊断 CT 和食管 X 线片,在定位 CT 上勾画肿瘤靶区(GTV)及危及器官(OAR),包括脊髓、两侧肺和心脏。GTV 勾画的标准为食管壁厚度大于 0.5 cm,临床靶区(CTV)为 GTV 前后左右均匀外扩 0.5 cm,上下外端外扩 2.0 cm。PTV 为 CTV 前后左右均匀外扩 0.5 cm,上下外扩 1.0 cm,纵隔转移淋巴结的 CTV 为其 GTV 均匀外扩 0.5 cm,PTV 为其 CTV 均匀外扩 0.5 cm。正常组织的限制剂量为肺(两肺为一个器官)V_{20} <25%、Dmean<16 Gy;脊髓最大剂量<45 Gy;心脏平均剂量 1/3<65 Gy,2/3<45 Gy,3/3 <30 Gy。(注:V_{30} 为受到 20 Gy 或 20 Gy 以上剂量照射的肺体积占双肺总体积的百分比。Dmean 为双肺的平均照射剂量)。

5.剂量和剂量分割

(1)单纯常规分割放疗:为每天照射 1 次,每次 1.8~2.0 Gy,每周照射 5~6 次,总剂量(60~70 Gy)/(6~8 周)。

(2)后程加速超分割放疗:先大野常规分割放疗,1.8 Gy/次,1 次/天,总剂量 41.4 Gy/23 次;随后缩野照射,1.5 Gy/次,2 次/天,间隔时间为 6 小时或 6 小时以上,总剂量 27 Gy/18 次。肿瘤的总剂量为 68.4 Gy/(41 次·44 天)。

(3)同期放化疗时的放疗:放疗为 1.8 Gy/次,1 次/天,总剂量 50.4 Gy/(28 次·38 天)(在放疗的第 1 天开始进行同期化疗),此剂量在欧美和西方国家多用。

6.非手术治疗的疗效

局部区域性食管癌行单纯的常规分割放疗的 5 年总生存率为 10%左右,5 年局控率为 20%左右。后程加速超分割放疗的总生存率为 24%~34%,局控率为 55%左右。同期放化疗的生存率为 25%~27%,局控率为 55%左右。当然,放疗或以放疗为主的综合治疗的生存率高低也与患者的早晚期有密切关系。早期患者的 5 年生存率可达到 80%以上。

(二)化疗

化疗主要用于姑息治疗,或作为以手术和/或放疗为主的综合治疗的一种辅助方法。近来的研究表明,放疗同期联合化疗能显著提高放疗的疗效,而且随着新的药物(或新的联合方案)的发现,化疗在食管癌治疗中的地位越来越重要。

1.适应证及禁忌证

(1)适应证:对于早期患者,同手术或放疗联合应用;对于晚期患者,用于姑息治疗(最好同其他方法联合应用);对小细胞癌,应同手术或放疗联合应用。

(2)禁忌证:骨髓再生障碍、恶病质及脑、心、肝、肾有严重病变且没有控制者。

2.常规用药

(1)紫杉醇+DDP:紫杉醇 175 mg/m²,静脉注射,第 1 天;DDP 40 mg/m²,静脉注射,第 2、3 天。3 周重复。

中国医学科学院肿瘤医院用该方案治疗了 30 例晚期食管癌患者,有效率为 57%。Vander Gaast 等治疗了 31 例晚期食管癌患者,有效率 55%,耐受性好。

(2)TPE:紫杉醇 75 mg/m²,静脉注射,第 1 天;DDP 20 mg/m²,静脉注射,第 1~5 天;5-Fu 1 000 mg/m²,静脉注射,第 1~5 天。3 周重复。

Son 等治疗 61 例食管癌,有效率 48%,中位缓解期 5.7 个月,中位生存期 10.8 个月,但毒副作用重,46%患者需减量化疗。

(3)L-OHP＋LV＋5-FU:L-OHP 85 mg/m²,静脉注射,第 1 天;LV 500 mg/m² 或 400 mg/m²,静脉注射,第 1~2 天;5-FU 600 mg/m²,静脉滴注(22 小时持续),第 1~2 天。

Mauer 等报道,34 例食管癌的有效率为 40%,中位有效时间为 4.6 个月。中位生存时间为 7.1 个月,1 年生存率为 31%。主要毒性为白细胞计数下降,4 级 29%。1 例死于白细胞计数下降的脓毒血症。2~3 级周围神经损伤为 26%。

(4)CPT-11＋5-FU＋FA:CPT-1 1 180 mg/m²,静脉注射,第 1 天;FA 500 mg/m²,静脉注射,第 1 天;5-FU 2 000 mg/m²,静脉滴注(22 小时持续),第 1 天。每周重复,共 6 周后休息 1 周。

Pozzo 等报道,该方案治疗了 59 例食管癌,有效率 42.4%,中位生存时间为 10.7 个月。3/4 级中性粒细胞下降为 27%,3/4 级腹泻 27%。

(5)多西紫杉醇＋CPT-11:CCPT-11 1 160 mg/m²,静脉注射,第 1 天;多西紫杉醇60 mg/m²,静脉注射,第 1 天。3 周重复。

Govindan 等报道,该方案治疗初治晚期或复发的食管癌,有效率 30%。毒副作用包括 71%患者出现 4 度骨髓抑制,43%患者出现中性粒细胞减少性发热。

(6)吉西他滨(GEM)＋LV＋5-FU:GEM 1 000 mg/m²,静脉注射,第 1、8、15 天;LV 25 mg/m²,静脉注射,第 1、8、15 天;5-FU 600 mg/m²,静脉注射,第 1、8、15 天。每 4 周重复。

该方案治疗了 35 例转移性或局部晚期食管癌,有效率 31.4%。中位生存时间 9.8 个月。1 年生存率 37.1%。3~4 级的白细胞下降 58%。

3.单一药物治疗

单一药物治疗食管癌,有效率不高,一般在 20%以内。较早的药物包括氟尿嘧啶(5-FU)、丝裂霉素(MMC)、顺铂(DDP)、博来霉素(BLM)、甲氨蝶呤(MTX)、米多恩醌、依力替康(CPT-11)、多柔比星(阿霉素,ADM)和长春地辛(VDS)。新的药物包括紫杉醇、多西他赛、长春瑞滨、吉西他滨、奥沙利铂和卡铂。5-FU 和 DDP 的联合方案被广泛认可,有效率在 20%~50%,是食管癌化疗的标准方案。紫杉醇联合 5-FU 和/或 DDP 被认为是一个对鳞癌和腺癌都有效的方案。另外,CPT-11 和 DDP 的联合方案也对部分食管鳞癌有效。

4.食管癌联合化疗方案

(1)DDP＋5-FU:DDP 100 mg/m²,静脉注射,第 1 天;5-FU 1 000 mg/m²,静脉滴注(持续),第 1~5 天。3~4 周重复。

(2)ECF:表多柔比星 50 mg/m²,静脉注射,第 1 天;DDP 60 mg/m²,静脉注射,第 1 天;5-FU 200 mg/m²,静脉滴注(持续),第 1~21 天。3 周重复。

(3)吉西他滨＋5-FU:吉西他滨 1 000 mg/m²,静脉注射,第 1,8,15 天;5-FU 500 mg/m²,静脉注射,第 1、8、15 天。3 周重复。

(4)DDP＋VDS＋CTX:CTX 200 mg/m²,静脉注射,第 2、3、4 天;VDS 1.4 mg/m²,静脉注射,第 1、2 天;DDP 90 mg/m²,静脉注射,第 3 天。3 周重复。

(5)DDP＋BLM＋VDS:DDP 120 mg/m²,静脉注射,第 1 天;BLM 10 mg/m²,静脉注射,第 3~6 天;VDS 3 mg/m²,静脉注射,第 1、8、15 天。每 4 周重复。

(6)DDP＋ADM＋5-FU:DDP 75 mg/m²,静脉注射,第 1 天;ADM 30 mg/m²,静脉注射,

第 1 天;5-FU 600 mg/m²,静脉注射,第 1、8 天。3～4 周重复。

(7)BLM＋依托泊苷(VP-16)＋DDP:依托泊苷(VP-16) 100 mg/m²,静脉注射,第 1、3、5 天;DDP 80 mg/m²,静脉注射,第 1 天;BLM 10 mg/m²,静脉注射,第 3～5 天。4 周重复。

(8)DDP＋BLM:DDP 35 mg/m²,静脉注射,第 1～3 天;BLM 15 mg/m²,静脉滴注(18 小时持续),第 1～3 天。3～4 周重复。

(马伯敏)

第二节　原发性肝癌

原发性肝癌是指发生在肝细胞或肝内胆管细胞的癌肿,其中肝细胞癌占我国原发性肝癌中的绝大多数,胆管细胞癌不足 5％。本病病死率高,远期疗效取决于能否早期诊断及早期治疗,甲胎蛋白及影像学检查是肝癌早期诊断的主要辅助手段。

一、流行病学

近年来原发性肝癌的发病率有逐年增加趋势,全世界平均每年约有 100 万人死于肝癌。我国肝癌病例数约占世界肝癌总数的 43.7％,男女比例约 3∶1,病死率在男性仅次于胃癌,居恶性肿瘤病死率的第 2 位,在女性次于胃癌和食管癌,居第 3 位。发病率有明显的地域性,亚洲男性的发病率(35.5/10 万)明显高于北欧(2.6/10 万)及北美(4.1/10 万)。国内沿海高于内地,东南和东北高于西北、华北和西南,其中江苏启东、福建同安、广东顺德、广西扶绥是高发区。

二、病因和发病机制

原发性肝癌的病因尚不完全清楚,可能是多因素协同作用的结果。根据流行病学的调查,多认为与以下易患因素有关。

(一)病毒性肝炎

病毒性肝炎是原发性肝癌诸多致病因素中的最主要因素。我国约有 1.2 亿 HBsAg 阳性者,因此也就成为世界上肝癌发病率最高的国家。我国肝癌患者中 HBV 的检出率为 90％,HCV 为10％～20％,部分患者为 HBV、HCV 混合感染。近年来由于丙型肝炎在我国的发病率已明显增加,因此预计在今后的20 年中由 HCV 感染而诱发肝癌的发生率必将呈上升趋势。

1.HBV-DNA 的分子致癌机制

其致癌机制比较复杂,目前多认为 HBV 可能通过与生长调控基因相互作用而促进肝细胞的异常增殖,抑制肝细胞的凋亡,最终使肝癌得以发生和发展,因为已有研究证实肝癌细胞中有多种癌基因(如 *C-MYC*、*C-FOS*、*C-ERB-B2*、*H-RAS*、*N-RAS* 等)的激活、生长因子和生长因子受体基因(如 *IGF*Ⅱ、*IGF*ⅡR、*CSFIR* 即 *C-FMS*、*EGF-R*、*TGF-α* 等)的异常表达及抗癌基因(*P53*、*TRR* 即转甲状腺素基因)的失活。进一步的研究还表明虽然 HBV 本身并不携带癌基因,但 HBV-DNA 与宿主 DNA 整合后就会使肝细胞基因组丧失稳定性,诱导 DNA 重排或缺失,从而激活或抑制细胞生长调控基因的表达引起肝细胞恶变。我国肝癌患者存在整合型HBV-DNA者占 51.5％,整合位点无规律;某些肝癌患者的癌组织及癌旁组织中存在 HBV 游离复制型缺陷病毒,此类病毒具有激活或抑制生长调控基因的作用;HBV-DNA 通过某些病毒基因产物如 HBxAg,激活细胞生长调控基因的转录;HBV-DNA 在引起肝细胞损伤、坏死和再生的同时,还影响 DNA 的修复,破坏肝细胞的遗传稳定性,使其对致癌因素的易感性增加。

不同基因型 HBV 在不同地域及不同人群中的致癌作用存在差异。美国阿拉斯加人 HBV F 基因型感染者发生肝癌的危险性较非 F 基因型感染者增加 9 倍,且多见于年轻人。亚洲肝癌患者中 HBV B 及 C 基因型检出率高。

2.HCV 的分子致癌机制

其致癌机制不同于 HBV。HCV 属单链 RNA 病毒,在复制中没有 DNA 中间产物,无逆转录过程,所以 RNA 核酸序列似乎不可能整合入宿主染色体 DNA,而且也未发现 HCV 的其他直接致癌证据。目前普遍认为 HCV 可能是通过其表达产物间接影响细胞的增殖分化而诱发肝细胞恶变。

HCV 基因 1 型感染者更易发生肝癌已是国内外共识,可能与基因 1 型 HCV 对抗病毒治疗的应答率低有一定关系。

(二)肝硬化

存在肝硬化是大多数肝细胞癌的共同特征,约 70% 的原发性肝癌发生在肝硬化的基础上,且多数是慢性乙型和慢性丙型肝炎发展而成的结节型肝硬化。有调查表明平均每年有 3%～6% 的慢性乙型肝炎肝硬化患者和 1%～7% 的慢性丙型肝炎肝硬化患者发展为肝癌。病毒感染持续时间、病毒载量、性别、年龄、是否为 HBV 和 HCV 混合感染以及是否接受过规范的抗病毒治疗都与肝癌的发生发展密切相关。抗病毒治疗有助于阻止慢性乙型和丙型肝炎进展为肝硬化,不过一旦形成肝硬化,即使采用规范的抗病毒治疗也很难阻止肝癌的发生。

30% 的严重酒精性肝硬化患者可并发肝癌,如合并 HBV、HCV 感染,发生肝癌的可能性更大。

(三)肥胖和糖尿病

肥胖所致的脂肪肝是隐源性肝硬化的前期病变,故肥胖被认为是隐源性肝硬化并发肝癌的重要危险因素。体重指数(body mass index,BMI)＞30,尤其是存在胰岛素抵抗和 2 型糖尿病时并发肝癌的概率更高。糖尿病患者的高胰岛素血症及高水平的血清胰岛素样生长因子(insulin like growth factor,IGF)被认为在促进肝细胞的异常增殖、诱发癌变的过程中起着重要作用。

(四)环境、化学及物理因素

非洲、东南亚及我国肝癌高发区的粮油及食品受黄曲霉毒素 B_1(AFB$_1$)污染较重,流行病学的资料表明食物中 AFB$_1$ 的含量以及尿中黄曲霉毒素 M_1(AFM$_1$)的排出量与肝癌病死率呈正相关。黄曲霉毒素在肝脏的代谢产物可与肝细胞 DNA 分子上的鸟嘌呤碱基在 N7 位共价结合,干扰 DNA 的正常转录并形成 AF-DNA 加合物。AF-DNA 加合物以及 HBV DNA 与宿主细胞的整合可能是肝细胞癌变的协同始动因子和促发因素。池塘中蓝绿藻产生的藻类毒素污染水源可能也与肝癌发生有关。华支睾吸虫感染可刺激胆管上皮增生,是导致原发性胆管细胞癌的原因之一。

某些化学物质和药物如亚硝胺类、偶氮芥类、有机氯农药、雄激素、某些类固醇类药物等均是致肝癌危险因素。HBV 或 HCV 感染者若长期服用避孕药可增加肝癌发生的危险性。

长期持续接受辐射也有诱发肝细胞癌的危险。

（五）遗传

C28ZY HFE 基因突变所致铁代谢异常而诱发的血色病以及高酪氨酸血症、α_1-抗胰蛋白酶缺乏、毛细血管扩张性运动失调等遗传性疾病都被认为与肝癌的发生有一定关系，但患者只有发展为肝硬化才有可能进展为肝癌。肝细胞癌的家庭聚集现象常见于慢性乙型肝炎患者，可能与乙型肝炎的垂直及水平传播有一定关系。

（六）其他因素

除铁代谢异常外，低硒、钼、锰、锌以及高镍、砷也都被认为可能与肝癌的发生相关。HBV 或 HCV 感染者在重度吸烟的基础上更易发生癌变。近来还有研究者发现肝癌患者幽门螺杆菌的感染率明显增高。

三、病理

（一）分型

根据大体形态可将原发性肝癌分为块状型、结节型、弥漫型。①块状型：肿块直径≥5 cm，分单块、多块和融合块状。若≥10 cm 称巨块型。过去巨块型最为常见，近年随着诊断技术的进步，此型较过去有所减少。②结节型：肿块直径＜5 cm，分单结节、多结节或融合结节，多伴有肝硬化。若单个结节＜3 cm，或相邻两个癌结节直径之和＜3 cm 称为小肝癌，若≤1 cm 时又被称为微小肝癌。③弥漫型：癌结节小且弥漫分布于整个肝脏，常与肝硬化结节难以区别，此型少见。

根据组织学特征又可将原发性肝癌分为肝细胞型、胆管细胞型、混合型以及特殊类型。肝细胞型占原发性肝癌的 90% 以上，胆管细胞癌不足 5%，混合型更少见，特殊类型如纤维板层型和透明细胞癌型罕见。

（二）微小肝癌和小肝癌的形态学和生物学特征

将微小肝癌、小肝癌的诊断标准分别定为 1 cm 及 3 cm 以下，并不单纯是大体形态上的界限，而更主要的是根据分化程度等生物学特性而定。绝大多数微小肝癌为高分化癌，随着肿瘤的发展，分化程度可降低。当肿瘤继续增长时，两者的比例逐渐发生变化，最终高分化的癌细胞将被中、低分化癌细胞所取代。微小肝癌包膜完整，罕见有侵犯门静脉及肝内播散。小肝癌包膜也多完整，癌栓发生率低。通过流式细胞技术进行肝癌细胞 DNA 倍体分析可以发现随着肿瘤的发展，肝癌细胞可由二倍体向异倍体方向发展。异倍体癌细胞较二倍体癌细胞更易发生转移。

（三）肝内转移与多中心发生的鉴别

与原发肝癌灶相比肝内转移癌应由相同或较低分化程度的癌组织构成，而多中心发生肝癌应是高分化癌组织，即便存在低分化癌细胞也应被包围在高分化的癌细胞结节中，并与原发肝癌病灶处在不同的肝段上。鉴于多中心发生的原发性肝癌结节可发生在不同的时间段，故又有同时性发生或异时性发生的区别。异时性多中心发生更常见，同时性多中心发生仅见于肝硬化患者，非肝硬化者罕见。术后短期内复发多源于最初的肝癌病灶，若术后较长时间如 3～4 年后复发则常为多中心异时性发生肝癌。DNA 倍体分析已被公认有助肝内转移和多中心发生的鉴别。

（四）肝癌的转移途径

1.肝内转移

肝癌细胞有丰富的血窦，癌细胞有向血窦生长的趋势而且极易侵犯门静脉分支，形成门静脉癌栓，导致肝内播散。多先在同侧肝叶内播散，之后累及对侧肝叶。进一步发展时癌栓可波及门静脉的主要分支或主干，可引起门静脉高压，并可导致顽固性腹水。

2.肝外转移

肝癌细胞通过肝静脉进入体循环转移至全身各部,最常见转移部位为肺,此外还可累及肾上腺、骨、脑等器官。淋巴道转移中以肝门淋巴结最常见,此外也可转移到主动脉旁、锁骨上、胰、脾等处淋巴结。肝癌也可直接蔓延,浸润至邻近腹膜及器官组织如膈肌、结肠肝曲和横结肠、胆囊及胃小弯。种植转移发生率较低,如种植于腹膜可形成血性腹水,女性患者尚可种植在卵巢形成较大肿块。

四、临床表现

原发性肝癌起病隐匿,早期症状常不明显,故也称亚临床期。出现典型的临床症状和体征时一般已属中、晚期。

(一)症状

1.肝区疼痛

肝区疼痛多为肝癌的首发症状,表现为持续钝痛或胀痛。疼痛是由于癌肿迅速生长使肝包膜被牵拉所致。如肿瘤生长缓慢或位于肝实质深部也可完全无疼痛表现。疼痛部位常与肿瘤位置有关,若肿瘤位于肝右叶疼痛多在右季肋部;肿瘤位于左叶时常表现为上腹痛,故易误诊为胃部疾病;当肿瘤位于肝右叶膈顶部时,疼痛可牵涉右肩。癌结节破裂出血可致剧烈腹痛和腹膜刺激征,出血量大时可导致休克。

2.消化道症状

食欲减退、腹胀、恶心、呕吐、腹泻等消化道症状,可由肿瘤压迫、腹水、胃肠道淤血及肝功能损害而引起。

3.恶性肿瘤的全身表现

进行性乏力、消瘦、发热、营养不良和恶病质等。

4.伴癌综合征

伴癌综合征指机体在肝癌组织自身所产生的异位激素或某些活性物质影响下而出现的一组特殊症状,可与临床表现同时存在,也可先于肝癌症状。以自发性低血糖、红细胞增多症为常见,有时还可伴有高钙血症、高脂血症、类癌综合征、血小板增多、高纤维蛋白原血症等。

5.转移灶症状

发生肝外转移时常伴转移灶症状,肺转移可引起咳嗽、咯血,胸腔转移以右侧多见,可出现胸腔积液征。骨骼或脊柱转移时可出现局部疼痛或神经受压症状,颅内转移可出现相应的定位症状和体征。

(二)体征

1.肝大

肝大为中晚期肝癌的主要体征,最为常见。多在肋缘下触及,呈局限性隆起,质地坚硬。左叶肝癌则表现为剑突下包块。如肿瘤位于肝实质内,肝表面可光滑,伴或不伴明显压痛。肝右叶膈面肿瘤可使右侧膈肌明显抬高。

2.脾大

脾大常为合并肝硬化所致。肿瘤压迫或门静脉、脾静脉内癌栓也能引起淤血性脾大。

3.腹水

腹水为草黄色或血性,多数是在肝硬化的基础上合并门静脉或肝静脉癌栓所致。癌浸润腹膜也是腹水的常见原因。

4.黄疸

黄疸多为晚期征象,以弥漫型肝癌或胆管细胞癌为常见。癌肿广泛浸润可引起肝细胞性黄疸。当侵犯肝内胆管或肝门淋巴结肿大压迫胆管时,可出现梗阻性胆汁淤积。

5.其他

由于肿瘤本身血管丰富,再加上癌肿压迫大血管故可在肝区出现血管杂音。肝区摩擦音提示肿瘤侵及肝包膜。肝外转移时则有转移部位相应的体征。

五、临床分期

肝癌分期的目的是为了有利于选择治疗方案和估计预后。国际多采用 Okuda 或国际抗癌联盟(UICC)制定的肝癌分期标准,但日本及欧美等国家亦有各自的分期标准。中国抗癌协会肝癌专业委员会于 2001 年 9 月修订的原发性肝癌分期标准如下。

(1)I_a 期:单个肿瘤,最大直径≤3 cm,无癌栓,无腹腔淋巴结及远处转移;肝功能分级 Child-Pugh A。

(2)I_b 期:单个或两个位于同侧半肝且最大直径之和≤5 cm 的肿瘤,无癌栓,无腹腔淋巴结及远处转移;肝功能分级 Child-Pugh A。

(3)II_a 期:单个或两个位于同侧半肝且最大直径之和≤10 cm,或两个分别位于左、右半肝且最大直径之和≤5 cm 肿瘤,无癌栓,无腹腔淋巴结及远处转移;肝功能分级 Child-Pugh A。

(4)II_b 期:单个或两个肿瘤,最大直径之和虽然>10 cm,但仍位于同侧半肝,或两个肿瘤最大直径之和>5 cm,位于左右半肝,或虽然为多个肿瘤但无癌栓,无腹腔淋巴结及远处转移;肝功能 Child-Pugh A。无论肿瘤状况如何,但仅有门静脉分支、肝静脉或胆管癌栓,肝功能 Child-Pugh B,也可被列为 II_b 期内。

(5)III_a 期:无论肿瘤状况如何,但已有门静脉主干或下腔静脉癌栓,有腹腔淋巴结或远处转移;肝功能分级 Child-Pugh A 或 B。

(6)III_b 期:无论肿瘤状况如何,无论有无癌栓或远处转移,肝功能分级 Child-Pugh C。

六、并发症

(一)肝性脑病

肝性脑病常是肝癌终末期并发症,占死亡原因的 1/3。

(二)消化道出血

消化道出血约占肝癌死亡原因的 15%。合并肝硬化或门静脉、肝静脉癌栓者则可因门静脉高压导致食管胃底静脉曲张破裂出血。胃肠道黏膜糜烂、凝血功能障碍也可以是上消化道出血的原因。

(三)肝癌结节破裂出血

肝癌结节破裂出血发生率 9%～14%。肝癌组织坏死液化可自发破裂,也可在外力作用下破裂。如限于包膜下可有急骤疼痛,肝迅速增大,若破入腹腔可引起急性腹痛和腹膜刺激征,严重者可致出血性休克或死亡。小量出血则表现为血性腹水。

(四)继发感染

因癌肿长期消耗,尤其在放疗、化疗后白细胞减少的情况下,抵抗力减弱,再加长期卧床等因素,易并发各种感染,如肺炎、肠道感染、真菌感染等。

七、实验室和辅助检查

(一)肝癌标志物检查

1.甲胎蛋白

甲胎蛋白(alpha-fetoprotein,AFP)是最具诊断价值的肝癌标志物,但除原发性肝癌外慢性活动性肝炎和肝硬化、少数来源于消化系统的肝转移癌、胚胎细胞癌以及孕妇、新生儿的AFP也可升高。利用肝癌细胞产生的AFP与植物血凝素(LCA)具有亲和性的原理,采用电泳法可分离出LCA结合型AFP,又称AFP-L3,其对肝癌诊断的敏感性为96.9%,特异性为92.0%。AFP的异质体AFP-L1来自慢性活动性肝炎和肝硬化,AFP-L2主要来自孕妇和新生儿。

应用RT-PCR检测原发性肝癌特异性甲胎蛋白mRNA有利于间接推测是否有肝癌转移。正常人血细胞不表达AFP mRNA,外周血AFP mRNA系来自癌灶脱落入血的完整癌细胞,持续阳性者预示有远处转移的可能。

2.γ-谷氨酰转肽酶同工酶Ⅱ

GGT的同工酶GGTⅡ对原发性肝癌的诊断较具特异性,阳性率可达90%,特异性97.1%。此酶出现比较早,与AFP水平无关,可先于超声或CT的影像学改变,在小肝癌中的阳性率达78.6%,在AFP阴性肝癌中的阳性率也可达72.7%,故有早期诊断价值,若能检测GGTⅡmRNA,则更有助于早期诊断和鉴别诊断。

3.异常凝血酶原(DCP)

肝癌细胞微粒体内维生素K依赖性羧化体系功能障碍,使肝脏合成的凝血酶原前体羧化不全,从而形成异常凝血酶原。此外,肝癌细胞自身也具有合成和释放异常凝血酶原的功能。由于此酶在慢性活动性肝炎及肝转移癌阳性率极低,而在AFP阴性肝癌的阳性率可达65.5%,在小肝癌的阳性率可达62.2%,故在肝癌的诊断中有较重要价值。

4.α-L-岩藻糖苷酶(α-AFU)

肝癌患者血清α-AFU活性明显升高。虽然其在慢性活动性肝炎及肝硬化患者血清中活性也可升高,但人们公认α-AFU对AFP阴性肝癌及小肝癌有着重要的诊断价值,其阳性率分别可达76%和70%。

5.其他

M_2型丙酮酸激酶同工酶(M_2-Pyk)、同工铁蛋白(AIF)、$α_1$-抗胰蛋白酶(AAT)、醛缩酶同工酶A(ALD-A)、碱性磷酸酶(ALP)对肝癌与良性肝病的鉴别也有一定的价值。高尔基膜蛋白GP-73作为新的肝癌标志物已开始引起人们的关注。

上述肝癌标志物在肝癌诊断中的价值存在着差异,其中有肯定诊断价值的是AFP及其异质体LCA结合型AFP-L3、GGTⅡ、DCP;有一定诊断价值但特异性尚不高的是α-AFU、AAT、AIF,此类标志物对AFP阴性肝癌有重要的辅助诊断价值;M_2-Pyk等其他标志物对肝癌诊断有一定提示作用,但需和前两类标志物联合应用。

(二)影像学检查

1.超声显像

一般可显示直径为2 cm以上肿瘤。除显示肿瘤大小、形态、部位以及与血管的关系外,还有助于判断肝静脉、门静脉有无癌栓等。结合AFP检查,有助于肝癌早期诊断,因此被广泛用于普查肝癌。彩色多普勒血流成像除显示占位病变外,还可分析病灶血供情况,有助于鉴别病变性质。经肝动脉导管注入二氧化碳微泡后再行超声检查对直径小于 1 cm 病灶的检出率高达 67%,接近于肝动脉造影。

2.CT

CT 是补充超声显像,估计病变范围的首选非侵入性诊断技术,一般可显示直径 2 cm 以上肿瘤,如结合静脉注射碘造影剂进行扫描对 1 cm 以下肿瘤的检出率可达 80% 以上,是目前诊断小肝癌和微小肝癌的最佳方法。

3.MRI

MRI 与 CT 相比其优点是能获得横断面、冠状面、矢状面三种图像,对肿瘤与肝内血管的关系显示更佳,而且对显示子瘤和瘤栓有重要价值。MRI 对肝癌与肝血管瘤、囊肿及局灶性、结节性增生等良性病变的鉴别价值优于 CT。

4.肝动脉造影

肝动脉造影是目前诊断小肝癌的最佳方法。采用超选择性肝动脉造影、滴注法肝动脉造影或数字减影肝血管造影可显示 0.5～1.0 cm 的微小肿瘤。但由于检查有一定创伤性,一般不列为首选,多在超声显像或 CT 检查不满意时进行。

5.正电子发射型计算机断层扫描

利用 ^{11}C、^{15}O、^{13}N 和 ^{18}F 等放射性核素标记的配体与相应特异性受体相结合,进行组织器官和代谢分析,能比解剖影像更早探测出组织代谢异常。此外,正电子发射型计算机断层扫描(PET)还对监测肿瘤发展、选择治疗方案有重要指导意义。

(三)肝穿刺活体组织学检查

若通过上述检查仍不能做出诊断时,可在超声或 CT 引导下用细针穿刺进行活体组织学检查。肝穿刺最常见的并发症为出血,此外穿刺还可造成癌肿破裂和针道转移等。

八、诊断和鉴别诊断

(一)诊断

典型肝癌临床诊断并不难,对小肝癌的诊断除依据 AFP、影像学检查外,有时尚需借助肝穿刺活体组织学检查。

1.非侵入性诊断标准

(1)影像学标准:两种影像学检查均显示有>2 cm 的肝癌特征性占位性病变。

(2)影像学结合 AFP 标准:一种影像学检查显示有>2 cm 的肝癌特征性占位性病变,同时伴有 AFP≥400 μg/L。

2.组织学诊断标准

对影像学检查尚不能确定诊断的<2 cm 的结节影应通过活体组织学检查以发现肝癌的组织学特征。

(二)鉴别诊断

存在原发性肝癌的易患因素和上述临床特征时,诊断并不困难,但要注意与下述疾病相鉴别。

1.肝硬化及活动性肝炎

原发性肝癌多发生在肝硬化基础上,两者鉴别常有困难。肝硬化发展较慢,肝功能损害显著,少数活动性肝炎也可有 AFP 升高,但通常为一过性,且往往伴有转氨酶显著升高。肝癌患者则血清 AFP 持续上升,常超过 400 μg/L,与转氨酶曲线呈分离现象。甲胎蛋白异质体 LCA 非结合型含量＞75％,提示活动性肝炎。

2.继发性肝癌

继发性肝癌常有原发癌肿病史,以消化道恶性肿瘤最常见,其次为呼吸道、泌尿生殖系、乳腺等处的癌肿。与原发性肝癌比较,继发性肝癌病情发展较缓慢,症状较轻,除少数原发于消化道的肿瘤外,AFP 一般为阴性。确诊的关键在于找到肝外原发癌的证据。

3.肝脏良性肿瘤

甲胎蛋白阴性肝癌尚需与肝血管瘤、多囊肝、棘虫蚴病、脂肪瘤、肝腺瘤等肝脏良性肿瘤相鉴别。鉴别主要依赖于影像学检查。肝血管瘤是肝脏最常见的良性肿瘤,CT 对其有重要诊断价值,平扫时显示密度均匀一致的软组织肿块,增强扫描对肿瘤有明显强化并呈现一系列连续性变化。

4.肝脓肿

急性细菌性肝脓肿较易与肝癌鉴别,慢性肝脓肿吸收机化后有时不易鉴别,但多有感染病史,必要时在超声引导下行诊断性穿刺。慢性肝脓肿经抗感染治疗多可逐渐吸收变小。

九、治疗

原发性肝癌治疗方法的选择应视肿瘤状况、肝功能代偿情况以及全身状态而定。

(一)手术治疗

一期切除即早期根治性切除,是改善肝癌预后的最关键因素。凡肿瘤局限于一叶的肝功能代偿者,均应不失时机争取根治性切除。肿瘤越小,5 年生存率越高,其中小于 3 cm 的单发小肝癌行根治术后效果最好。选择不规则局部根治性切除方式,可在切除肿瘤的同时最大限度地保留肝组织,有利于术后恢复,降低手术病死率。近年来外科手术指征不断扩大,对伴门静脉癌栓或胆管内癌栓的肝癌,只要肿块可以切除,就可选择手术治疗方法。对合并严重门静脉高压者在肿块切除的同时行断流和脾切除,也常取得满意的效果。

肝移植适用于合并严重肝硬化的小肝癌患者,出现静脉癌栓、肝内播散或肝外器官转移者应列为禁忌。

(二)非手术治疗

1.肝动脉栓塞化疗

肝动脉栓塞(trans-arterial chemoembolization,TACE)化疗是非手术治疗的首选方法,尤其是以右叶为主或多发病灶、或术后复发而不能手术切除者。对于不能根治切除的肝癌,经过多次肝动脉栓塞治疗后,如肿瘤明显缩小,应积极争取二期切除。肝癌根治性切除术后采用肝动脉栓塞化疗可进一步清除肝内可能残存的肝癌细胞,降低复发高峰期的复发率。对姑息性切除术后残癌或根治性术后复发病例亦可采用该治疗方法,但该治疗方法对门静脉癌栓及已播散病灶的疗效有限。

2.经皮穿刺瘤内局部治疗

超声引导下经皮穿刺瘤内注射无水乙醇已在临床广泛应用。适用于肿瘤≤5 cm,病灶一般未超过3 处者。因肿瘤位于肝门部大血管附近、或全身状况差、或切除后复发而不能耐受手术者都可选择该治疗方法。小肝癌组织成分单一,结缔组织少,乙醇弥散完全,疗效可与手术切除相近,对部分病例可获根治效果。严重出血倾向、重度黄疸、中等以上腹水、边界不清的巨大肿瘤以及由其他原因而不能耐受者为本治疗方法的禁忌证。

近年经皮穿刺瘤内注射乙酸、盐水或蒸馏水,或经皮穿刺瘤内射频消融、微波固化、氩氦靶向(氩氦刀)治疗技术发展较快,也已在临床广泛应用。

3.化学药物治疗

尽管近年来新的化疗药物不断出现,但对肝癌的全身化疗效果尚未得到肯定。通过肝动脉灌注将化疗药物与栓塞剂合并应用提高局部浓度,减少全身毒性的治疗方法已得到肯定。

4.生物治疗

生物治疗的基本理论依据是通过调节或增强机体本来就具有的内在性防御机制达到抑制和杀伤肿瘤细胞或促进恶性细胞分化,降低肿瘤恶性度的目的。目前在临床应用较为普遍的是重组人细胞因子干扰素(IFN)、白细胞介素-2(IL-2)、胸腺肽 α($T\alpha_1$)和肿瘤坏死因子(TNF)等,此外还有免疫效应细胞治疗,如淋巴因子激活的杀伤细胞(LAK)、肿瘤浸润淋巴细胞(TIL)、激活的杀伤性巨噬细胞(AKM)等。

近年来人们利用生长抑素可与某些肿瘤细胞表达的生长抑素受体(SSTR)结合进而抑制促肿瘤生长激素或细胞因子的产生和调整瘤体血供的原理,在临床开展生长抑素类似物治疗肝癌的研究并已表明其的确可提高部分晚期肝癌患者的生活质量并可延长生存时间。肝癌疫苗尤其是树突状细胞疫苗已进入临床试验。基因治疗的实验研究亦取得较大进展,有望在近期内应用于临床。

5.放疗

近年来新发展起来的离子束治疗可靶向聚焦肝癌组织,既提高肝癌细胞对照射的敏感性,又减少其对正常组织的损伤性,大大改善了以往放疗效果。另外,通过对肝癌细胞有亲和力的生长抑素或单克隆抗体进行靶向放疗已进入临床试验研究并获得较好效果。

6.高强度聚焦超声

高强度聚焦超声是通过波长短、易于穿透组织的特点,聚焦于深部肝癌,在短时间内产生高温而杀伤肿瘤组织。因聚焦区域小,受影响因素较多,且需反复治疗,故疗效有待于进一步证实。

十、预后

预后主要取决于能否早期诊断及早期治疗。肝癌切除术后 5 年生存率为 30%~50%,其中小肝癌切除后 5 年生存率为 50%~60%。体积小、包膜完整、尚未形成癌栓及转移、肝硬化程度较轻、免疫状态尚好且手术切除彻底者预后较好。中晚期肝癌如经积极综合治疗也能明显延长其生存时间。

十一、预防

由 HBV 和 HCV 感染引起的病毒性肝炎和肝硬化是原发性肝癌诸多致病因素中被公认的最主要因素,因此通过注射疫苗预防乙型肝炎、采取抗病毒治疗方案中止慢性乙型和丙型肝炎的进展对预防原发性肝癌的发生有着至关重要的作用。

(孙萍萍)

第三节 胆 囊 癌

胆囊癌为胆系原发性恶性肿瘤中最常见的疾病,占全部胃肠道腺癌中的 20%。其发病率占全部尸检中的 0.5%,占胆囊手术的 2%。主要发生在 50 岁以上的中老年人,发病率为 5%～9%,而 50 岁以下发病率为 0.3%～0.7%。女性多见,男女之比为 1：3。胆囊癌的病因并不清楚,一般认为与胆囊结石引起的慢性感染所造成的长期刺激有关。本病属于中医黄疸、胁痛、腹痛、积聚等范畴,其主要病因病机为肝气郁结,疏泄不利,脾气虚弱,水湿不化,致痰湿互结,湿热交蒸,瘀毒内阻,日久而形成。

一、诊断

(一)诊断要点

1.病史

上腹部疼痛不适或有胆囊结石。胆囊炎病史。

2.症状

主要表现为中上腹及右上腹疼痛不适,进行性加重,在后期可见持续性钝痛,腹痛可放射至右肩、背、胸等处。可有乏力、低热、食欲缺乏、嗳气、恶心、腹胀、体重减轻等,晚期可伴有恶病质表现。当癌肿侵犯十二指肠时可出现幽门梗阻症状。

3.体征

(1)腹胀:50%以上有右上腹压痛。当胆囊管阻塞或癌肿转移至肝脏或邻近器官时,有时可在右上腹扣及坚硬肿块。

(2)黄疸:晚期可见巩膜、皮肤黄染等。

4.并发症

(1)急性胆囊炎:因癌肿阻塞胆囊管引起的继发感染。

(2)阻塞性黄疸:约 50%患者癌肿侵犯胆总管可引起阻塞性黄疸。

5.实验室检查

化验检查对早期诊断意义不大。口服胆囊造影剂 85%以上不显影,仅 1%～2%可有阳性征象,个别情况下 X 线平片发现"瓷胆囊",则有诊断意义。

(1)生化检查。①血常规:可呈白细胞数增高,中性粒细胞增高,有些病例红细胞及血红蛋白下降。②血沉增快。③血生化:部分患者胆红素增高,胆固醇增高,碱性磷酸酶增高。④腹水常规可呈血性。

(2)影像学检查。①胆囊造影:可通过口服法,静脉法或逆行胰胆管造影或经皮肝穿胆管造影法显示胆囊。如胆囊显影,则呈现胆囊阴影不完整,腔内可有充盈缺损,或有结石阴影,对诊断有一定价值。②B超检查:诊断率 50%～90%,可发现胆囊内有实质性光团、无身影,或胆囊壁有增厚和弥漫性不规则低回声区,有时能发现肝脏有转移病灶,B超是早期发现胆囊癌的较好方法。③CT 检查:可显示胆囊有无肿大及占位性病变影。诊断准确率为 70%～80%。④PET、PETCT 检查:适用于胆囊肿块良、恶性的鉴别诊断、分期、分级以及全身状况的评估;治疗前后疗效评估;为指导组织学定位诊断及选择正确的治疗方案提供可靠依据。

(3)纤维腹腔镜检查:可见胆囊表面高低不平,或有结石,浆膜失去正常光泽,胆囊肿大或周围粘连,肝门区可有转移淋巴结肿大,但因胆囊区不宜做活检,同时周围粘连往往观察不够满意。所以此方法有一定局限性。

(4)病理学检查:手术探察中标本经病理切片,或腹腔穿刺活检以进行病理学诊断,证实胆囊癌。经腹穿胆囊壁取活组织做细胞学检查,对胆囊癌诊断正确率为85%左右。

(二)鉴别诊断

本病需与慢性胆囊炎、胆囊结石鉴别。

胆囊癌早期表现不明显或表现为右上隐痛、食欲缺乏等,与慢性胆囊炎和胆囊结石相似,可通过B超、CT检查明确诊断,必要时行腹腔镜检查、PETCT检查,均有助于诊断。

二、综合治疗

胆囊癌的治疗方法有手术、化疗、放疗、介入治疗等。对 Nevin Ⅰ、Ⅱ、Ⅲ、Ⅳ期的胆囊癌患者,手术是主要手段。即使是 Nevin Ⅴ期患者,只要没有腹水、低蛋白血症、凝血障碍和心、肺、肝、肾的严重器质性病变,也不应放弃手术探查的机会。

(一)手术治疗

1.纯胆囊切除术

纯胆囊切除术仅适用于术后病理报告胆囊壁癌灶局限于黏膜者或虽然累及肌层,但癌灶处于胆囊底、体部游离缘者。对位于胆囊颈、胆囊管的早期胆囊癌,或累及肌层而位于胆囊床部位者,应再次手术,将胆囊床上残留的胆囊壁、纤维脂肪组织清除,同时施行胆囊三角区和肝十二指肠韧带周围淋巴清除术。

2.根治性胆囊切除术

根治性胆囊切除术适用于 Nevin Ⅱ、Ⅲ期胆囊癌患者。切除范围包括:完整的胆囊切除;胆囊三角区和肝十二指肠韧带骨骼化清除;楔形切除胆囊床深度达 2 cm 的肝组织。

3.胆囊癌扩大根治性切除术

胆囊癌扩大根治性切除术适用于 Nevin Ⅴ期胆囊癌患者,手术方式视癌肿累及的脏器不同而异。

4.胆囊癌姑息性手术

为解除梗阻性黄疸,可切开肝外胆管,于左、右肝管内植入记忆合金胆管内支架,或术中穿刺胆管置管外引流。为解除十二指肠梗阻,可施行胃空肠吻合术。

(二)放疗

为防止和减少局部复发,一些欧美国家积极主张将放疗作为胆囊癌的辅助治疗。国内已有少数报道,认为术前放疗可略提高手术切除率,且不会增加组织脆性和术中出血,术中放疗具有定位准确,减少或避免正常组织器官受放射损伤的优点,该方法对不能切除的晚期患者有一定的疗效,放疗被认为是最有希望的辅助治疗手段,放、化疗结合使用不仅可以控制全身转移,且放疗疗效可因一些放射增敏剂,如 5-FU 的使用而改善。目前国内病例资料尚少,有待于不断地总结和积累经验。

日本学者高桥等对 14 例胆囊癌进行了总剂量为 30 Gy 的术前放疗,结果发现接受术前放疗者其手术切除率略高于对照组,且不会增加组织脆性和术中出血。术中放疗的优点是定位准确、减少邻近正常组织不必要的放射损伤。照射范围应包括手术切面、肝十二指肠韧带和可疑有残留癌组织的部位。外照射是胆囊癌放疗中最常用的方法。常在术后 13～39 天进行。仪器包括 ^{60}Co，45 兆电子回旋加速器，直线加速器和光子治疗。照射范围为肿瘤周围 2～3 cm 的区域，包括胆囊床、肝门至十二指肠乳头胆管、肝十二指肠乳韧带、胰腺后、腹腔干和肠系膜上动脉周围淋巴结。常用总剂量为 40～50 Gy，共 20～25 次，每周 5 次。

Todoroki 等对 85 例Ⅳ期者行扩大切除术（包括肝叶切除和肝脏胰腺十二指肠切除术），12 例术后无残留（turnor residue，RT0），47 例镜下残留（RT1），26 例肉眼残留（RT2）。所有患者中有 9 例加外照射，1 例行近距放疗，37 例行术中放疗（平均剂量 21 Gy）。术中放疗的 37 例中有 9 例再加外照射。结果辅助性放疗组局部控制率比单纯手术组明显升高（59.1%：36.1%），总的 5 年生存率明显增加（8.9%：2.9%）。辅助性放疗对镜下残留（RT1）组效果最好（5 年生存率为 17.2%，而单纯手术组为 0），对无残留组（RT0）和肉眼残留组（RT2）无明显效果。

（三）化疗

1.单药化疗

胆囊癌对多种传统的化疗药物均不敏感。如氟尿嘧啶（5-FU）、丝裂霉素（MMC）、卡莫司汀（BCNU）和顺铂（DDP）等单药疗效都比较低，尚无公认的好的化疗药物，而新一代细胞毒性化疗药的相继问世正在改变这一局面。

鉴于吉西他滨（GEM）与胰腺和胆管组织具有亲和性及多篇报道 GEM 治疗胆囊癌或胆管癌有效，已经开展了多项Ⅱ期临床研究。一般采用常规剂量，即 800～1 200 mg/m²，静脉滴注 30 分钟，第 1、8、15 天，每 4 周重复；药物耐受性好，Ⅳ度血液学毒性≤5%，非血液学毒性不常见，相当比例的有症状患者症状减轻和/或体重增加。

临床前研究显示伊立替康（CPT-11）对胆系肿瘤具有活性。因此，Alberts 等设计了一项Ⅱ期临床试验，以评估其临床价值。总共 39 例患者入选，36 例可以评价，均经病理组织学或细胞学检查确诊为局部晚期或转移的胆管癌或胆囊癌。CPT-11 125 mg/m²，静脉滴注，每周 1 次，连续应用 4 周，间隔 2 周。结果：获得 CR 1 例，PR 2 例，ORR 8%。提示 CPT-11 单药对胆系肿瘤疗效欠佳。毒副作用发生率高，但无特殊和不可预期的毒副作用发生。

2.联合化疗

如上所述，Ⅱ期临床试验提示 GEM 单药对于胆系肿瘤安全有效，已经有报道 GEM 与 DDP、奥沙利铂（L-OHP）、多西他赛（DCT）、CPT-11、Cap、MMC 或 5-FU 静脉持续滴注等组成联合方案，可以提高疗效，尚需进行随机研究证实联合化疗在疗效和生存上的优势。常用方案有 GP 方案和 MF 方案。

（四）介入胆道引流术

胆囊癌胆囊切除术后出现的阻塞性黄疸是难以手术治疗的，因为往往已有肝门的侵犯。通过内窥镜括约肌切开术放置引流管和金属支架管于胆总管的狭窄处可缓解胆道阻塞的症状。PTCD 方法也可缓解胆道阻塞的症状。施行肝内扩张胆管或胆总管与空肠吻合及做 U 管引流也是有效的减黄手术方法。

三、预防

（1）胆囊癌的病因尚不清楚，与胆囊癌发病相关的危险因素有油腻食物饮食、慢性胆囊炎、胆囊结石等，故应注意饮食，预防胆囊炎和胆囊结石。

（2）胆囊腺瘤、腺肌瘤、胰胆管连接异常、瓷性胆囊易伴发胆囊癌,故得此病的患者应积极治疗原发病。

（时丽平）

第四节 胰 腺 癌

胰腺癌是常见的消化系统恶性肿瘤,近年来发病率有上升趋势。早期诊断十分困难,确诊往往已处晚期,生存率不足 5％。随着影像新技术的发展,如 CT、MRI 灌注成像技术、ERCP、超声内镜检查结合细针穿刺活检术、胰管内超声等为胰腺癌的早期诊断提供了可能。

一、流行病学

根据 WHO 2008 年全球癌症报告数据统计,全世界范围内每年胰腺癌发病患者约为27.87 万人,居恶性肿瘤的第 12 位,男女比为 1.08∶1。无论男性或女性,胰腺癌的发病率均随年龄增长而上升。胰腺癌的发病率存在明显的地区差异,发达国家和工业化程度较高的国家的胰腺癌发病率较高,60％的胰腺癌病例发生在发达国家,而非洲和亚洲国家的胰腺癌发病率相对较低。胰腺癌恶性程度高,预后极差。全球每年因胰腺癌死亡者估计可达 26.27 万人,死亡/发病比为 0.94,总体 5 年生存率只有 0.4％～4％,中位生存期为 3～6 个月。

在中国,近年来胰腺癌的发病率逐年升高。中国肿瘤登记地区 1998－2007 年胰腺癌发病登记数据分析显示,中国胰腺癌发病率呈上升趋势,其中农村地区上升明显,城市地区上升速度略缓。但城市胰腺癌的发病率、病死率均较农村高。胰腺癌的发生可能与吸烟、肥胖、高热量饮食、遗传、工业化学毒物、慢性胰腺炎、糖尿病、幽门螺杆菌感染、胆囊切除等有关;与饮酒、饮咖啡、胃大部切除等的关系有待于进一步证实。

二、病理学

胰腺癌可发生于胰腺的任何部位,但以胰头多见,占 60％～70％;胰体、尾部癌占 25％～30％;全胰癌占 5％左右;另有少数病例部位难以确定。

病理分类:根据 2010 年出版的消化系统肿瘤 WHO 分类,胰腺癌主要指胰腺外分泌恶性肿瘤。癌前病变包括导管内管状乳头状肿瘤、导管内乳头状黏液性肿瘤、黏液性囊性肿瘤和胰腺上皮内瘤样病变3 级。目前,多数学者认为胰腺上皮内瘤变是胰腺癌发生最重要、最常见的早期阶段。胰腺导管腺癌占所有胰腺恶性肿瘤的 85％～90％,多见于 50 岁以上的人群,男性略多(男女之比为1.6∶1),主要位于胰头部。腺泡细胞癌很少见,仅占胰腺癌的 1％～2％,常见于 60 多岁的老人,以男性较多,偶见于儿童。腺泡细胞癌预后不良。

三、临床表现

胰腺癌的临床症状缺乏特异性,导致早期诊断的困难。临床表现取决于癌肿的部位、病程的早晚、胰腺破坏的程度、有无转移以及邻近器官累及的情况。主要表现为上腹痛(60.2％)、黄疸(20.3％)、消瘦(75.3％)、上腹不适(21.8％)、腹胀(44.0％)、食欲减退(51.0％)、呕吐(10.5％)、腰背痛(18.0%)、腹泻(14.3%)、黑便(7.7%)和发热(8.3%)。在胰腺癌黄疸患者中,多见于胰头癌,占93.9%,而胰体尾部的肿瘤以腹痛、体重减轻等多见。

四、诊断

进展期胰腺癌的诊断并不困难。临床面临的问题是如何发现早期胰腺癌。早期胰腺癌是指肿瘤直径≤2 cm,且局限于胰实质内,无胰腺外浸润及淋巴结转移。一般而言,胰腺癌肿块越小,预后越好,属于Ⅰ期的小胰腺癌1年生存率和直径≤1 cm者的5年生存率几乎达到100%。

在我国现有的医疗条件下只有提高对胰腺癌的警惕性,进行广泛的科普宣教,重视高危人群,有针对性地对其进行筛查和监测,才能提高早期诊断率。提高胰腺癌的早期诊断率仍然是依据危险因素、临床症状和体征、辅助检查。

胰腺癌的高危人群包括:①年龄>40岁,有腹部非特异性症状的患者;②有胰腺癌家族史者;③突发糖尿病患者,40%的胰腺癌患者在确诊时伴有糖尿病;④慢性胰腺炎患者;⑤导管内乳头状黏液瘤患者;⑥家族性腺瘤息肉病患者;⑦良性病变行远端胃大部切除者,特别是术后20年以上的人群;⑧长期大量吸烟、酗酒史;⑨长期接触有害化学人群等。

凡年龄在40岁以上、有吸烟或高脂饮食习惯且具有下列症状之一,应该警惕胰腺癌发生的可能:①不明原因的上腹部疼痛;②难以解释的体重减轻;③突发糖尿病、肥胖及糖尿病家族史;④难以解释的胰腺炎反复发作;⑤阻塞性黄疸;⑥不能解释的症状模糊的消化不良、突发脂肪泻,而胃肠道常规检查未发现异常者。

针对高危因素筛选胰腺癌的高危人群,对高危人群进行检查,应从无创性检查开始,B超(必要时多层螺旋CT)、肿瘤标志物检测分辨出胰腺癌的可疑患者(胰腺癌高危人群推荐每年检查1次)。最终对胰腺癌的可疑患者行多层螺旋CT、超声内镜、磁共振胰胆管造影或内镜逆行胰胆管造影,结合细针穿刺抽吸活检术(fine-needle aspiration biopsy,FNAB)等确诊胰腺癌。

五、辅助检查

(一)经皮经腹超声检查术

传统的经皮经腹B超由于简便、经济,因而最常应用。但是分辨率较低,只能检出直径>2 cm以上的肿块,对于埋藏在实质内的较小病变容易漏诊,诊出率只有50%~70%。彩色多普勒血流显像对评估胰腺癌侵犯血管很有帮助。

近年来,增强超声、弹性成像技术、对比谐波回声成像技术以及导管内超声的运用,使诊断胰腺癌的敏感性提高。

(二)CT及多层螺旋CT检查

CT在胰腺癌诊断及早期治疗效果评估中的作用已得到验证并被广泛接受。美国国家综合癌症网络在指南中推荐CT作为胰腺癌诊断的首选检查手段。胰腺癌在CT的诊断上可分为直接征象、间接征象及周围浸润征象。直接征象包括胰腺的占位、肿块;间接征象表现为胰管及胆总管的扩张;周围浸润征象包括周围血管及器官的包绕及低密度带等。多层螺旋CT对于2 cm以下的肿瘤检出率可达70%~80%,CT血管造影可以显示胰腺动、静脉及胰腺周围主要血管的情况,如腹腔干、肠系膜动静脉等,可以评估肿瘤的血供及血管侵犯情况,为肿瘤的手术提供依据,其准确率可达90%。但是CT有辐射暴露,且对于直径<1 cm的病灶,CT的检出率有限,尤其在<1 cm的良性病灶、恶性肿瘤、囊肿及血管瘤的鉴别中特异性有限,在1 cm以下的肝脏转

移灶及腹膜转移的敏感性只有 75%,而在淋巴结转移诊断的敏感性更低。

(三)磁共振成像及磁共振胰胆管造影检查

MRI 能抑制胰腺周围脂肪组织的高信号,与周围软组织强烈优化对比,从而突出胰腺结构,使胰腺与周围脂肪的对比达到更好的效果,更容易检出胰腺的病变并判断其病变性质。

胰腺癌在 MRI 上的表现可分为直接征象与间接征象。直接征象包括肿块影;间接征象包括胰腺萎缩、胰管扩张和假性囊肿形成等。胆总管和胰管的扩张称为"双管征",并伴有胆总管在壶腹部的突然中断,是胰腺癌在 MRI 上的特征表现,但仍需要与胰腺炎症相鉴别。MRI 还有免除辐射暴露的优点,但是检查费用相对较高;在支架植入术后及金属物植入的患者中不能使用。

磁共振血管造影能分别显示肝动脉和门静脉系统,能更好地评估肿瘤与血管的关系,为手术的可行性做评估。

MRCP 为 MRI 成像下的胰胆管造影,能无创性成像胰腺管道的解剖结构,从而评价胰胆管的梗阻和解剖变异。在 MRCP 上表现为微小管道的狭窄,可能提示一个小肿物的存在;怀疑胰管狭窄或胰管狭窄已经存在的情况下而其他影像学中阴性表现时,MRCP 诊断的价值优于其他检查。

(四)超声内镜检查

超声内镜无放射性,能最大限度地接近胰腺进行检查,避免了肠气的干扰,因此在高危人群筛查中可检查出 2 cm 以下的包块,高频的超声探头可以观察细微的结构及直径 0.5 cm 的病变。EUS 能检出胰腺导管内的局部增厚及管壁结节,从而分辨病变的性质。有文献报道,EUS 在胰腺癌诊断尤其是 <1 cm 的肿块中,敏感性比多层螺旋 CT 及 MRI 都要高,但是不能进行肿瘤的分期。

1.早期胰腺癌

因早期胰腺癌瘤体较小,很少侵及胰腺周围结构,其声像学表现不同于进展期胰腺癌。通常将小胰腺癌的内部回声分为 4 型,即Ⅰ型,均匀低回声;Ⅱ型,不均匀低回声;Ⅲ-A 型,中心规则高回声;Ⅲ-B 型,中心不规则高回声。少数肿瘤也可以压迫胰管,导致胰管扩张。

2.进展期胰腺癌

(1)直接征象:胰腺形态失常,肿瘤所在部位胰腺呈结节状、团块状或不规则状局限性肿大,胰腺癌肿块轮廓向外突起或向周围呈蟹足样或锯齿样浸润性伸展,其边缘不规则,边界较清楚;胰腺癌以低回声型多见,部分呈高回声型和混合回声型,少数为等回声型及无回声型。

(2)间接征象:胆道扩张系胰头癌压迫或浸润胆总管,引起梗阻以上部位的肝内外胆管和胆囊扩张,部分晚期胰体、尾癌因肝内转移或肝门部淋巴结转移压迫胆外胆管,也可引起胆道梗阻。胰管扩张和浸润性闭塞;胰腺周围血管如门静脉、脾静脉、肠系膜上静脉、下腔静脉、腹主动脉、肠系膜上动脉等以及胰腺毗邻脏器如肝脏、胆囊、胃和十二指肠等的浸润性征象,淋巴结转移征象、腹水征等。

(五)内镜逆行胰胆管造影

ERCP 可通过内镜下直视胆管及胰管,并可取得脱落细胞学检查,在诊断胰腺恶性肿瘤中的敏感性和特异性可达 80%。胰腺癌在 ERCP 下的表现可以是胰管闭塞、狭窄或胰管受压,造影下胰管及胰段胆管同时狭窄,称为"双管征",是胰腺癌的特征性表现,但是部分慢性胰腺炎也可以表现为"双管征"。ERCP 为有创性检查,有报道术后发生胰腺炎的达 7%,因此不推荐作为常规的首选诊断手段。

(六)正电子发射体层摄影术

PET 是通过摄取放射性示踪元素^{18}F-荧光脱氧葡萄糖进行半定量分析,成像后来分析细胞的代谢率,评估胰腺的功能形态。PET/CT 在病变性质的分辨、肿瘤原发灶的寻找及复发的评估中都起着重要的作用。胰腺癌 PET 表现为胰腺组织异常放射性浓聚,显像高于周围正常组织。PET 在胰腺癌的诊断中,敏感性和特异性高达 94％和 90％,而 CT 仅为 82％及 75％。在 CT 中表现为衰减信号的胰腺癌病灶,可以通过 PET 明确诊断。单独的 PET 很难定位于放射性元素异常摄取组织,而整合 CT 的 PET/CT 检查,可以准确地定位代谢异常的组织,从而使胰腺癌诊断的阳性预测值达到 91％。PET/CT 融合了代谢及解剖学方面的信息,对制定下一步的治疗策略有很大的帮助。

但全身性的一些感染性疾病可以造成假阳性,对于肿瘤＜PET/CT 2 倍分辨率的,近期内使用大剂量糖皮质激素及高血糖血症可以造成假阴性。PET/CT在手术评估及化疗计划的制订中有着重大意义,但是 PET/CT 在胰腺癌局部淋巴结转移中的诊断价值不大,其特异性及敏感性仅为 46％与 53％。由于 PET/CT 检测价格昂贵以及辐射暴露,限制了 PET 在肿瘤早期筛查中的使用。

(七)经皮经超声内镜细胞学检测

经皮胰腺穿刺细胞学检测:经皮穿刺一般在超声或 CT 引导下进行。穿刺的成功率、诊断的敏感性和特异性取决于肿块的位置、大小及术者的经验等。但胰腺属于腹膜后器官,穿刺难度较大。

EUS 引导下 FNAB:EUS 引导下的 FNAB 通过 EUS 进行胰腺的细胞学检查,在胰腺癌诊断中的敏感性、特异性、准确率分别为 99.4％、100％及 99.4％,仅 1.5％的个案可以发生轻微的并发症,包括出血、感染、医源性胰腺炎及特有的针道肿瘤腹膜种植。

EUS 引导下切割针穿刺活检(endoscopic ultrasound-guided trucut biopsy,EUS-TCB)是近几年发展起来的新技术,诊断准确性较 EUS-FNAB 没有显著差异,但在获取足够的病理组织方面,EUS-TCB 显著优于 EUS-FNAB。

(八)肿瘤标志物

1.血清 CA19-9、CA242、CA50、CEA

多年来应用最广的是血清 CA19-9,到目前为止仍作为血清肿瘤标志物检测诊断胰腺癌的主要标志物之一。CA19-9 在胰腺癌诊断中的敏感性及特异性分别高达 79％～81％和 82％～90％;但是在筛查中,CA19-9 的阳性预测值只有 50％～90％。CA19-9 的水平对于胰腺癌的预后和化疗的疗效有预测评估作用。有报道指出患者术前血清 CA19-9 水平＞100 U/mL,提示术后的复发率高,且不适宜进行手术治疗。另外有文献报道血清 CA19-9＜100 U/mL 的患者,其 1、3、5 年的存活率显著高于血清水平＞100 U/mL 的患者。在各种原因造成的胆道梗阻、胰腺炎、胰腺脓肿、胰腺假性囊肿等良性疾病中,血清 CA19-9 水平也会升高出现假阳性,并且 CA19-9 在其他胃肠道恶性肿瘤中,如结肠癌、胃癌、食管癌等亦可出现升高;假阴性则见于唾液酸化路易斯血型抗原 Lea-b 基因缺失的人群,会导致 CA19-9 的不表达,从而检测不出。因此,欧洲肿瘤标志物集团和美国国家临床生物化学科学院建议,CA19-9 不应该是诊断胰腺癌的唯一指标。

CA242 对胰腺癌诊断的敏感性与 CA19-9 相近,而特异性较高,在良性疾病中很少升高。有研究认为,CA242 是一个影响预后的独立因素,术前 CA242 高于正常的胰腺癌患者,其中位生存期明显短于 CA242 正常的胰腺癌患者。

CA50 与 CA19-9 同属糖蛋白抗原，与 CA19-9 有交叉免疫性，胰腺癌患者检出率约为 50％。约 10％的胰腺癌患者不产生 CA19-9，仅产生 CA50，可部分弥补 CA19-9 的假阴性结果，两者联检可提高诊断敏感性。

CEA 是第一个用来诊断胰腺癌的糖抗原，但是其在胰腺癌的诊断中敏感性较低，只有 25％～56％，因此在作为胰腺癌筛查中的意义有限。

2.血清巨噬细胞抑制性细胞因子-1

血清巨噬细胞抑制性细胞因子-1 是 β 转化因子家族里分支的一个成员，有报道显示胰腺癌患者早期的血清 MCI 水平升高。Koopmann 等报道胰腺导管腺癌（80 例）、壶腹胆管癌（30 例）、血清巨噬细胞抑制性细胞因子-1 水平显著高于良性胰腺肿瘤（42 例）、慢性胰腺炎（76 例）和健康对照者（97 例）。血清巨噬细胞抑制性细胞因子-1 鉴别胰腺癌和健康对照者可能优于 CA19-9。

（九）分级

1.Ⅰ期

Ⅰ期包括ⅠA、ⅠB 和ⅠC 期，患者胰腺癌诊断确立，定性诊断明确为恶性，定位诊断明确为胰腺，可在患者全身情况许可的条件下行包括手术、放疗、化疗等为主的综合治疗。

2.Ⅱ期

Ⅱ期包括ⅡA、ⅡB、ⅡC 期，患者胰腺癌诊断基本确立，定性诊断明确为恶性，定位诊断首选胰腺。由于确定性诊断的病理结果取自转移病灶，可在患者全身情况许可的条件下行除根治性手术以外的临床综合治疗。

3.Ⅲ期

Ⅲ期患者缺少原发或转移病灶的病理诊断结果，定性诊断及定位诊断不明确，但均高度怀疑为胰腺来源恶性肿瘤。虽原则上需要穿刺活检或手术探查，但实际工作中仍有部分患者始终得不到病理诊断结果，也耐受不了反复的穿刺活检或手术探查，对此类患者的治疗依据诊断准确性的差异分 3 类。

（1）Ⅲ$_A$ 期：临床诊断高度怀疑胰腺癌。可在患者全身情况许可的条件下选择上述综合治疗模式。

（2）Ⅲ$_B$ 期：临床诊断怀疑胰腺癌。可与患者及家属沟通后行放、化疗及其他辅助治疗。

（3）Ⅲ$_C$ 期：临床认为有胰腺癌可能，与患者或家属沟通后仅能行可逆性的化疗或某些辅助治疗（如中医治疗、免疫治疗等；但除外射频组织灭活、冷冻、高能聚焦超声、γ 刀等毁损性治疗方式）。

六、治疗

（一）外科治疗

目前手术治疗仍被认为是治愈胰腺癌的唯一方法。能否根治性切除直接决定了患者的生存及预后，而标准化术式则是保证根治性切除的重要途径。主要手术方式有标准的胰十二指肠切除术、保留幽门的胰十二指肠切除术、区域性扩大切除术、扩大胰十二指肠切除术、远端胰腺癌切除术、全胰腺切除术和腹腔镜胰十二指肠切除术。

（二）姑息治疗

中晚期胰腺癌多指不能手术切除的胰腺癌，占临床病例的大多数。失去手术切除机会的胰腺癌患者常常伴随有梗阻性黄疸、消化道梗阻以及顽固性腹痛，生活质量很差。姑息性手术以解除黄疸、解除胃肠梗阻、解除疼痛为主，尽可能提高生活质量，以最终延长生命为目的。临床上姑息性疗法包括：①手术，肝管空肠吻合、胃空肠吻合；②内镜，植入支架；③经皮介入，胆管引流或植入支架。因而姑息性治疗方法的采用应根据患者年龄、体质、一般状况、病变性质，有无并发症、合并症及技术条件等因素综合考虑，采用最合理的治疗方法。

（三）放疗和化疗

1.辅助治疗

根治性手术是目前唯一可能治疗胰腺癌的手段，但术后5年生存率仅15%～20%，治疗失败的主要原因为远处转移，其次为局部复发。已有多个系统评价和Meta分析证明胰腺癌术后辅助治疗的价值，可以减少死亡风险23%～30%。辅助治疗的手段包括化放疗和化疗。

（1）同期化放疗：1985年美国胃肠肿瘤研究组首次证实5-FU同期化放疗在可切除胰腺癌术后辅助治疗中的作用，中位生存期辅助化放疗组为20个月，明显优于观察组的11个月。欧洲胰腺癌研究协作组（ESPAC）的ESPAC-1临床试验，是2×2析因设计，研究结果认为胰腺癌术后5-FU辅助化疗优于辅助化放疗，但该研究存在设计缺陷，研究结论也存在在争议。

（2）辅助化疗：吉西他滨为公认的不可切除或晚期胰腺癌的标准治疗方案，其在辅助治疗效果如何非常值得探讨。

关于胰腺癌术后辅助治疗的手段及药物应如何选择，2013年台湾学者对胰腺癌术后辅助治疗的最新Meta分析显示：氟尿嘧啶辅助化疗降低死亡风险35%，吉西他滨降低41%，辅助放疗、化疗不能降低死亡风险；亚组分析显示淋巴结阳性患者更能从术后辅助化疗生存获益。

2.姑息化疗

国内外研究表明，大约60%的胰腺癌患者在确定诊断时已发生远处转移，25%患者为局部晚期，不能行根治性切除术，中位生存期仅为6～9个月，不可手术切除的患者5年总体生存率不足5%。姑息化疗是不能行根治性切除术晚期胰腺癌主要的治疗手段之一，但由于疗效欠佳一直存在争议。

（1）吉西他滨单药：Burris等发表的Ⅲ期随机临床试验，首次证实了吉西他滨单药治疗晚期胰腺癌优于5-FU单药，奠定了吉西他滨单药化疗成为晚期胰腺癌标准的一线治疗地位。吉西他滨单药作为标准一线治疗的疗效仍然不尽如人意，为进一步提高生存获益，很多新药（包括细胞毒药、靶向药物）被尝试与吉西他滨联合应用于晚期胰腺癌。

（2）吉西他滨＋细胞毒药物：卡培他滨为5-FU前体药物，有研究表明，卡培他滨在胰腺癌组织中选择性活化，对治疗胰腺癌有一定的应用价值。

S-1（替吉奥）是一种氟尿嘧啶衍生物口服抗癌剂，它含有3种成分：替加氟，为前体药物；吉美嘧啶，为5-FU的代谢酶二氢嘧啶脱氢酶的抑制剂；奥替拉西，能够阻断5-FU的磷酸化。S-1具有以下优势：①能维持较高的血药浓度并提高抗癌活性；②明显减少药毒性；③口服给药方便。S-1在胃癌、食管癌等已证实疗效显著。

清蛋白结合型紫杉醇利用清蛋白作为载体，来提高肿瘤外药物浓度，在提高用药剂量的同时降低毒性。

吉西他滨联合清蛋白结合型紫杉醇、卡陪他滨、S-1较吉西他滨单药治疗晚期胰腺癌可提高缓解率,改善无进展生存和总生存,但需注意联合方案毒副作用及患者的选择。

(3)吉西他滨＋靶向药物:靶向药物治疗恶性肿瘤是近年临床研究的重点和热点,小分子酪氨酸激酶抑制剂、多靶点激酶抑制剂及单克隆抗体在实体瘤中获得显著效果,这些靶向药物也被尝试应用于胰腺癌。

目前临床证据并不支持吉西他滨联合靶向药物,有待进一步的临床试验和新药研究。

(4)非吉西他滨方案:由于吉西他滨单药抑或吉西他滨联合方案疗效及毒副作用仍不尽如人意,一些非吉西他滨方案的研究试图挑战吉西他滨标准一线方案的地位。

(5)二线治疗:一线化疗失败者,对于体力状态尚佳的复发性病例可以考虑进入临床试验或采用二线治疗,对于之前一直未使用吉西他滨的患者可以试用吉西他滨,反之则选用氟尿嘧啶类为基础的化疗方案。若一般情况较差者则应予最佳支持治疗。

(时丽平)

第五节 大 肠 癌

一、大肠解剖学

大肠是消化管的末段,全长约 1.5 m,以盲肠起始于右髂窝,末端终止于肛门,围在空、回肠周围。大肠可分为盲肠、结肠和直肠三部分,大肠的主要功能是吸收水分,将不消化的残渣以粪便的形式排出体外。

(一)盲肠和阑尾

盲肠为大肠的起始部,长 6～8 cm,通常位于右髂窝内,约在右腹股沟韧带外侧半的上方,左接回肠,上续升结肠。但其位置并不固定,在胚胎发育过程中,盲肠可停留在肝下面或下降过低而位于盆腔内。小儿盲肠位置较高,随着年龄增长而逐渐下降。盲肠为腹膜内位器官,活动性较大,但有的人盲肠后壁无腹膜,它与阑尾共同直接贴附于腹膜后结缔组织内,失去其活动性,造成手术中寻找阑尾的困难。回肠末端向盲肠的开口,称回盲口,此处肠壁内的环行肌增厚,并覆以黏膜而形成上、下两片半月形的皱襞称回盲瓣,它可阻止小肠内容物过快地流入大肠,以便食物在小肠内被充分消化吸收,并可防止盲肠内容物逆流回小肠。临床上常将回肠末段、盲肠、升结肠起始部和阑尾统称为回盲部。在回盲口下方约 2 cm 处,有阑尾的开口。阑尾是附属于盲肠的一段肠管,是一条细长的盲管,其长度因人而异,一般长 7～9 cm,阑尾的外径介于 0.5～1.0 cm,管腔狭小。阑尾通常与盲肠一起位于右髂窝内,但变化甚大,因人而异,为腹膜内位器官。上端开口于盲肠的后内侧端,下端游离,活动范围较大。阑尾根部位于盲肠的后内方,其位置较恒定。阑尾本身可有多种位置变化,可在盲肠后、盲肠下、回肠前、回肠后以及向内下伸至骨盆腔入口处等。根据国人体质调查资料,阑尾以回肠后位和盲肠后位较多见。盲肠后位阑尾,有的位于盲肠后壁与腹后壁壁腹膜之间,有的位于腹膜后间隙。由于阑尾位置差异较大,毗邻关系各异,故阑尾发炎时可能出现不同的症状和体征,这给阑尾炎的诊断和治疗增加了复杂性,但由于三条结肠带均在阑尾根部集中,故沿结肠带向下追踪,在手术时可作为寻找阑尾的标志。阑尾根部的体表投影以右髂前上棘至脐连线的外、中 1/3 交界处作标志,此处称麦氏点,阑尾炎时该点有压痛。阑尾系膜呈三角形,较阑尾短,内含血管、淋巴管和神经,致使阑尾缩曲成袢状或半圆弧形。

(二)结肠

结肠起于盲肠,终于直肠,整体呈"M"形,包绕于空、回肠周围。结肠分为升结肠、横结肠、降结肠和乙状结肠四部分。结肠的直径自起端 6 cm,逐渐递减为乙状结肠末端的 2.5 cm,这是结肠腔最狭窄的部位。结肠具有三种特征性结构,即结肠带、结肠袋和肠脂垂。结肠带有三条,由肠壁的纵行肌增厚形成,沿大肠的纵轴平行排列,三条结肠带均汇集于阑尾根部。结肠袋是由横沟隔开向外膨出的囊状突起,是因结肠带短于肠管的长度使肠管皱缩形成的。肠脂垂是沿结肠带两侧分布的许多小突起,由浆膜和其所包含的脂肪组织形成。

升结肠为腹膜间位器官,长约 15 cm,在右髂窝处,起自盲肠上端,沿腰方肌和右肾前面上升至肝右叶下方,转折向左前下方移行于横结肠,转折处的弯曲称结肠右曲或称肝曲。升结肠无系膜,其后面以疏松结缔组织与腹后壁相邻,其外侧为右结肠旁沟,内侧和前方为系膜小肠,位置较为固定。

横结肠横列于腹腔中部,为腹膜内位器官,长约 50 cm。起自结肠右曲,先行向左前下方,后略转向左后上方,形成一略向下垂的弓形弯曲,至左季肋区,在脾的脏面下方处,折转成结肠左曲或称脾曲,向下续于降结肠。横结肠后方借横结肠系膜附着于腹后壁上。系膜右侧有中结肠动脉,在胃肠吻合手术中切开横结肠系膜时,应注意防止损伤此动脉。横结肠上方有胃结肠韧带与胃大弯相连,下方与大网膜相连。横结肠的两端固定,中间部分下垂,有时可达盆腔。

降结肠为腹膜间位器官,长约 20 cm,起自结肠左曲,沿左肾外侧缘和腰方肌前面下降,至左髂嵴处续于乙状结肠。降结肠亦无系膜,其后面借结缔组织与腹后壁相邻,其前方和内侧为小肠,外侧为左结肠旁沟。

乙状结肠为腹膜内位器官,长约 45 cm,在左髂嵴处起自降结肠,沿左髂窝转入盆腔内,全长呈"乙"字形弯曲,至第三骶椎平面续于直肠。乙状结肠有较长的系膜,活动性较大,可向下至骨盆腔,也可移动至右下腹,在阑尾手术时应注意与盲肠相区别。如乙状结肠系膜过长,则易引起乙状结肠扭转。

结肠血管的分布特点:结肠的血液供应来自回结肠动脉,左、右结肠动脉,中结肠动脉和乙状结肠动脉。这些动脉的分布特点是在接近肠壁前均相互吻合成弓形的结肠缘动脉,然后从结肠缘动脉发出终末动脉至肠壁,升结肠和降结肠的动脉均位于肠管内侧。因此,升结肠的手术应从肠管外侧切开较为安全。由结肠缘动脉发出的终末支又分长支和短支,以与肠管垂直的方向进入肠壁,相互吻合较差。在结肠手术中分离肠脂垂时,不能牵连过紧,以免把浆膜下终末动脉分支切断。又因中结肠动脉左支与左结肠动脉的升支在结肠脾曲处吻合较差,有时缺如,故在手术时应防止中结肠动脉左支的损伤,以免横结肠左侧部的坏死。结肠的静脉与动脉伴行,常经肠系膜上、下静脉进入肝门静脉。有关血流动力学的研究证明,肠系膜上静脉的血液沿肝门静脉右侧多流入右半肝,脾静脉和肠系膜下静脉的血液沿肝门静脉左侧多流入左半肝。

结肠的淋巴结可分为四组:①结肠上淋巴结,位于肠壁脂肪垂内;②结肠旁淋巴结,位于边缘动脉和肠壁之间;③右、回结肠淋巴结,位于右、回结肠动脉周围;④腰淋巴结,位于结肠动脉的根部及肠系膜上、下动脉的根部。肠壁的淋巴汇集于肠系膜淋巴结。肠系膜上、下淋巴结与腹腔淋巴结的输出管共同组成肠干,但有一部分结肠淋巴管注入腰淋巴结而入腰干。

（三）直肠

位于盆腔后部、骶骨前方，全长 10～14 cm。起始部在相当于第三骶椎上缘高度接续乙状结肠，沿骶、尾骨前面下行，向下穿盆膈延续为肛管。它不再具有结肠带、脂肪垂和系膜。直肠并不直，在矢状面上形成两个弯曲：骶曲和会阴曲。骶曲与骶骨弯曲相一致，凸向后，距肛门 7～9 cm；会阴曲绕尾骨尖转向后下，凸向前，距肛门 3～5 cm。在冠状面上，直肠还有三个不甚恒定的侧方弯曲，一般中间的一个弯曲较大，凸向左侧，上下两个凸向右侧。在进行直肠镜或乙状结肠镜检查时，应注意这些弯曲，以免损伤肠壁。直肠上端与乙状结肠交接处管径较细，直肠腔下部明显膨大称直肠壶腹，一般直肠腔内有三个半月形的横向黏膜皱襞，称直肠横襞。其中位于右侧中间的直肠横襞最大，也最恒定。

直肠的血管：分布于直肠的动脉主要有直肠上动脉和直肠下动脉。直肠上动脉为肠系膜下动脉的分支，在直肠上端分为左右两支，分布于直肠壁内。直肠下动脉为髂内动脉的分支，主要分布于直肠的前下部。肛管由肛动脉分布。直肠的静脉与同名动脉伴行，在直肠壁内形成丰富的直肠静脉丛。静脉丛的血液，一部分通过直肠上静脉回流入肠系膜下静脉，再至肝门静脉，另一部分通过直肠下静脉和肛静脉，经会阴部内静脉和髂内静脉汇入下腔静脉。

直肠的淋巴回流：直肠的大部分淋巴管沿直肠上血管向上注入直肠上淋巴结，小部分淋巴管向两侧沿直肠下血管走行，入髂内淋巴结。直肠的淋巴管与乙状结肠、肛管以及邻近器官的淋巴管之间有广泛交通，故直肠癌可沿这些路径进行转移。

二、大肠癌的流行病学

大肠癌是世界上最常见的恶性肿瘤之一，在全世界范围内，大肠癌的发病率处于所有恶性肿瘤的第三位，死亡率处于第四位，严重威胁着人类的生命和健康。

（一）大肠癌的发病率

根据世界卫生组织下属的国际癌症研究机构发布的 2012 年全球肿瘤流行病统计数据，2012 年全球大肠癌新发病例 1 361 000 例，占所有恶性肿瘤的 9.7％，为第三位常见的恶性肿瘤。其中，男性 746 000 例，占所有恶性肿瘤的 10％，是男性第三位常见的恶性肿瘤，紧随肺癌和前列腺癌之后；女性 614 000 例，占所有恶性肿瘤的 9.2％，是女性第二位常见的恶性肿瘤，仅次于乳腺癌。2012 年全球大肠癌年龄标化发病率为 17.2/10 万，其中欧洲、北美、亚洲和非洲分别为 29.5/10 万、26.1/10 万、13.7/10 万和 5.8/10 万。

在我国，随着经济的发展，人们的生活方式尤其是饮食习惯和饮食结构的改变，近年来大肠癌在大多数地区已成为发病率上升最快的恶性肿瘤之一。王宁等分析了 2009 年全国 72 个肿瘤登记处提供的发病数据，结果显示大肠癌已成为我国第三位常见的恶性肿瘤，其发病粗率达到 29.44/10 万（男性 32.38/10 万，女性 26.42/10 万），仅次于肺癌和胃癌。2012 年诊断的全球 1 361 000 例大肠癌病例中，我国的新发病例数达到 253 000 例，占全球的 18.6％，是新发病例最多的国家。

从 20 世纪 90 年代开始，欧美等发达国家以及亚洲的日本和新加坡等发达国家大肠癌的发病率开始逐年下降，但是亚洲发展中国家的发病率仍在逐年上升。美国的监测、流行病学和最终结果项目的数据显示，其大肠癌的发病率从 20 世纪 80 年代的 61/10 万持续下降至 2006 年的 45/10 万；从 2001 年至 2010 年，总人群大肠癌发病率每年下降 3.4％，尤其是 50 岁以上人群的发病率每年下降 3.9％。而我国大肠癌的发病率呈持续上升的态势。陈琼等报道，2003－2007 年全国大肠癌的发病率以3.33%的速度增长。2012年第八届上海国际大肠癌高峰论坛的有关数据显示,我国内地大肠癌的发病率呈明显上升趋势,以4.71%逐年递增,远超2%的国际水平,大城市尤为明显。近10年来,上海男、女发病率年均增加分别为5%和5.1%,北京分别为5%和4%。

(二)大肠癌的死亡率

根据CLOBCAN 2012数据,2012年全球大肠癌年死亡病例694 000例,占恶性肿瘤死亡总数的8.5%。全球结直肠癌死亡粗率在男性为10.5/10万,位于肺癌、胃癌和肝癌之后,居恶性肿瘤死亡的第四位;在女性为9.2/10万,仅次于乳腺癌和肺癌,居第三位。大肠癌死亡粗率在欧洲、北美、亚洲和非洲分别为31.7/10万、19.1/10万、8.5/10万和2.8/10万。我国大肠癌死亡率高于世界平均水平,王宁等统计,2009年我国大肠癌的死亡率位居恶性肿瘤死亡的第五位,为14.23/10万(男性15.73/10万,女性12.69/10万)。2012年我国大肠癌死亡病例超过139 000例,占恶性肿瘤死亡总数的6.3%。

由于人口的老龄化,大肠癌的死亡粗率在全球均呈现上升趋势,但是年龄标化死亡率在主要发达国家和地区均呈现下降趋势。根据SEER的数据,全美大肠癌的死亡率从20世纪70年代开始逐年降低,从1975年的28.5/10万下降至2006年的17/10万。Edwards等报道,1997－2006年全美大肠癌年死亡率在男性每年下降2.9%,在女性每年下降1.9%。而我国大肠癌死亡率呈上升趋势,20世纪90年代比70年代大肠癌死亡率增加28.2%,2005年比1991年死亡率又增加了70.7%,即年均增加4.71%。陈琼等也报道,2003－2007年全国大肠癌死亡率以年均3.05%的速度增长。

(三)大肠癌的地区分布

大肠癌的发病率有明显的地区差异,经济发达地区明显高于经济不发达地区。大肠癌发病率最高的地区是澳大利亚和新西兰、欧洲和北美,发病率最低的是非洲和中亚。根据CLOBCAN 2012的数据,发病率最高的澳大利亚和新西兰其大肠癌的发病率(ASR男性44.8/10万,女性32.2/10万)是发病率最低的西非国家(ASR男性4.5/10万,女性3.8/10万)的10倍左右,男女差异相似。随着社会经济的发展,一些中低收入的国家和地区大肠癌的发病率快速增长,据报道大肠癌新发病例所占比例在经济较发达地区从2002年的65%下降到2008年的59%,在2012年又下降到54%。

大肠癌死亡率的地区分布大部分与其发病率相一致,但在某些大肠癌高发的国家其死亡率相对较低(如摩尔达维亚、俄罗斯、黑山共和国、波兰和立陶宛等)。2012年全球694 000例大肠癌死亡病例中,有近52%(361 000例)发生在不发达地区。大肠癌死亡率最高的是中欧和东欧国家(ASR男性20.3/10万,女性11.7/10万),死亡率最低的是西非地区(ASR男性3.5/10万,女性3.0/10万),男女比例分别为6倍和4倍。

我国大肠癌的发病率及死亡率亦有明显的地域特征,长江中下游及沿海地区大肠癌发病率高,而内陆各省发病率低,即经济发达地区高于经济不发达地区,城市高于农村。据统计,2010年我国大肠癌新发病例2/3发生在城市,1/3发生在农村。2003－2007年对我国城市和农村大肠癌发病率和死亡率分析显示,发病粗率和死亡粗率比分别为2.38:1和1.90:1;城市大肠癌新发病例和死亡病例分别占全部癌症发生和死亡的11.93%和9.03%,而农村仅为5.46%和4.15%。2012年第八届上海国际大肠癌高峰论坛的有关数据显示,大肠癌死亡率以上海最高,已达到11/10万,而甘肃最低,仅为1.8/10万。

(四)大肠癌的发病年龄

大肠癌主要发生在中老年人,40~50岁以下发病率低,20岁以前发病很少。亚洲、非洲等发病率较低的国家大肠癌发病年龄明显提前,其平均发病年龄在50岁以下,而欧美等发达国家平均发病年龄大多超过60岁,对于大肠癌发病率低的国家其发病年龄年轻化更加明显。

大肠癌发病率随着年龄的增长而逐渐增加。根据美国SEER数据,2000—2007年美国59%的大肠癌患者为70岁以上,49岁以下的年轻大肠癌患者仅占6%。据估计,美国60岁以上人群的1.40%将在未来的10年内罹患大肠癌。我国大肠癌的发病年龄也逐渐增大,据报道20世纪60年代的平均发病年龄为48岁,到90年代已上升至55岁,这可能与我国社会的人口老龄化有关。根据Zheng等分析,2010年我国大肠癌的发病率在40岁前较低,40岁后大幅增加,80~84岁到达峰值。在我国经济发达的城市,大肠癌的年龄构成与欧美国家越来越相似,70岁以上老年大肠癌所占的比例越来越大。第17届全国临床肿瘤学大会数据显示,在上海市区,1990年时70岁以上的老年大肠癌患者占31.9%,49岁以下的年轻大肠癌患者占15%;而到2006年时70岁以上的比例达到56.8%,而49岁以下仅占7.9%。

(五)大肠癌的发生部位

从发病部位看,国外研究发现,大肠癌的发病部位逐渐右移。Takada等分析日本1974—1994年大肠癌的发生部位,发现右侧结肠癌比例增加,直肠癌的比例持续下降。Cucino等分析了美国退伍军人管理局1970—2000年的大肠癌资料,发现白种人男性和女性右侧结肠癌的比例增加了16.0%,黑种人男性增加了22.0%。

我国大肠癌好发于直肠和乙状结肠,国内一组20世纪80年代的资料显示,直肠、左半结肠和右半结肠癌分别占66.9%、15.1%和15.4%。李明等报道,在20世纪80年代与90年代,肿瘤最常发生在直肠,但直肠癌所占比例由80年代的71.2%下降到90年代的66.7%;横结肠癌和升结肠癌所占比例明显上升,右半结肠癌比例由10.9%升至15.2%。尽管我国直肠癌仍然占大肠癌的多数,但在相对发达地区,结肠癌的上升比例已经超过直肠癌。CSCO 2014数据显示,从1973年至2007年,上海市区男性和女性结肠癌的标化发病率每年以3.44%和3.35%的比例上升,而直肠癌的上升比例仅1.53%和1.07%。

三、大肠癌的发生途径

大肠癌的发生途径根据其病因学可分为遗传性和散发性,约有20%的大肠肿瘤有家族遗传史,但其中大概只有5%具有明确的遗传学变异从而可以归类为遗传学综合征,如遗传性非息肉病性结直肠癌和家族性腺瘤性息肉病等。85%甚至更多的大肠肿瘤为散发性(散发性大肠肿瘤的发生中也有遗传因素的参与)。散发性大肠癌大部分通过经典的腺瘤-腺癌途径发展而来,包括特殊类型的锯齿状腺瘤-腺癌途径,其他少见的发生途径还有炎症性肠病相关途径,de novo途径,以及尚未最后定论的肿瘤干细胞途径等。另外大肠癌发生的分子途径主要有染色体不稳定、微卫星不稳定和CpG岛甲基化等。下面分别介绍这些不同的发生途径。

(一)遗传性大肠癌

遗传性大肠癌是指一个遗传的或者新发的胚系突变,导致患者终身存在罹患大肠癌高风险的一类疾病。在所有被确诊为大肠肿瘤的患者中,大约有5%被认为是由高外显性突变引起的。这些家族性突变是第一批被发现的对大肠癌发病风险有重要影响的胚系突变。数种综合征已经被人们所描述,分为伴有腺瘤性息肉综合征、伴有错构瘤性息肉综合征和伴有具有混合组织学特征的息肉综合征。伴有腺瘤性息肉的综合征包括家族性腺瘤性息肉病(FAP),Lynch 综合征(LS)和 MUTYH 相关息肉病(MAP)。伴有错构瘤性息肉的综合征包括 Cowden 综合征、幼年性息肉病和 Peutz-Jeghers 综合征。并非所有导致遗传性大肠癌的基因都被确认和描述。因此,随着全基因组测序和外显子测序技术变得越来越普及,其他导致遗传性大肠癌的少见的突变将很有可能陆续被发现。

对于所有遗传性大肠癌及其癌前疾病而言,一个共同的特点是患者被确诊肿瘤的年龄会比普通人群早,其罹患大肠癌的时间通常会比普通人群早 10~20 年。那些携带有某一个遗传性大肠癌基因突变的个体发展为大肠癌的风险会大大增加。大多数人在被确诊为大肠癌之前都未进行常规的监测。

可以根据家族史以及关于息肉数量和类型的组织学及病理学信息对遗传性大肠癌及其癌前疾病进行临床诊断。进一步明确的诊断可以在遗传咨询师或者医学遗传学家的协助下对已发病的先证者进行遗传学监测,或者对 LS 病例的肿瘤中 LS 相关蛋白缺失情况进行分析。尽管患有这些综合征的个体比较少见,但是适当的处理和诊断能显著影响大肠癌的发病率和死亡率。

1.家族性腺瘤性息肉病(FAP)

FAP 的特征是患者在 10~20 岁时出现数百个至数千个结直肠腺瘤性息肉。它占大肠肿瘤所有病例中的大约 1%。FAP 的发病率为 1/30 000~1/10 000,发病没有明显的性别差异。如果不能在早期发现并治疗,患者在 40 岁以后 100% 进展为大肠癌。FAP 是常染色体显性遗传的,即腺瘤性息肉病基因(APC)上的一个胚系突变。大多数患者具有相关的疾病家族史,然而大约有 25% 的患者其 APC 基因发生了非遗传的新突变。

超过 1 000 种不同的 APC 基因突变被认为是 FAP 发生的原因。这些突变(如插入突变、删除突变、无义突变)导致了无功能性 APC 蛋白的产生。在正常人体内,肿瘤抑制蛋白 APC 通过调控 β-catenin 的降解在 Wnt 信号通路中发挥着核心作用。β-catenin 是许多增殖相关基因的转录因子。APC 基因的产物可以阻止促癌蛋白 β-catenin 的积累,进而控制肠腺体上皮细胞的增殖。APC 基因的突变可以导致 APC 蛋白失去功能从而使 β-catenin 不断积累。在肿瘤进展的过程中,APC 基因突变后通常还有一些其他基因突变的参与。

90% 的 FAP 患者会伴随有上消化道息肉,包括胃底腺息肉、十二指肠息肉和壶腹部腺瘤性息肉。大约有 5% 的十二指肠息肉在 10 年内会进展为癌,这同时也是 FAP 患者的第二大死因。FAP 可以同时存在各种肠外症状,比如骨瘤、牙齿异常发育、先天性视网膜色素上皮细胞肥大(congenital hypertrophy of retinal pigment epithelium,CHRPE)、硬纤维瘤和肠外肿瘤(甲状腺、胆道、肝、中枢神经系统)。衰减型家族性腺瘤性息肉病(attenuated familial adenomatous polyposis,AFAP)是 FAP 的一种侵袭性较弱的变异,它的特点是较晚出现数量较少的(10~100 个)腺瘤性息肉,同时进展为癌的风险也较小。这些息肉主要存在于近端结肠,很少在直肠中出现。

对 FAP 患者主要是进行有效的肿瘤预防,以及保证生活质量。从 16 岁起,FAP 患者就应该进行每年一次的结肠镜检查,对所有明显的腺瘤都应该摘除。由于腺瘤数量的不断增加,患者在 20 岁之前进行预防性结直肠切除手术是有必要的。甚至在结肠切除术后,对患者进行定期随访来检测残余消化道中的腺瘤性息肉。

2.MUTYH 相关息肉病(MAP)

一部分具有 FAP 和 AFAP 临床表现的患者,他们没有明显的疾病家族史,无法检测到

APC 基因的相关突变。他们往往是表现为一种常染色体隐性遗传疾病 MAP 的患者。这种疾病是由碱基切除修复基因*MUTYH* 的双等位基因胚系突变引起的。大约 30％的患者同时会有上消化道息肉产生，但是不会有肠外症状。有 80％的 MAP 患者会发展为大肠癌，一般在 40～60 岁被确诊。一旦确诊后，诊治方案与 FAP 患者类似。

3.Peutz-Jeghers 综合征（PJS）

PJS 是一种相当罕见的常染色体显性遗传疾病，它的特征是胃肠道尤其是小肠发生多个错构瘤性息肉。这些息肉直径在 0.1～5 cm，在每段消化道上可以有 1 至 20 个不等。PJS 最具有特征性的肠外表现是发生在口腔内和手足上的由皮肤黏膜病变引起的色素沉着斑，通常在婴幼儿时期发病，青春期后期消退。PJS 患者的抑癌基因*STK-11* 上存在胚系突变。PJS 的成年患者不但具有罹患胃肠道肿瘤的高度风险，而且非胃肠道肿瘤的发病风险也显著上升，特别是乳腺癌。

4.锯齿状息肉病综合征

锯齿状息肉病综合征（serrated Polyposis syndrome，SPS），原来被称作增生性息肉病综合征，是一种相对罕见的综合征，它的特征是结肠多发的锯齿状息肉。一个患者必须符合以下至少一条以上标准才能被诊断为 SPS：①在乙状结肠近端至少存在 5 个锯齿状息肉，其中至少有 2 个直径大于 10 mm；②在乙状结肠近端存在锯齿状息肉，且该患者至少有 1 个患有 SPS 的一级亲属；③在结肠散布着大于 20 个的锯齿状息肉（任意大小）。最初，人们认为增生性息肉是非肿瘤性病变。直到 1996 年，Torlakovic 和 Snover 证实了 SPS 相关息肉和散发的增生性息肉之间存在着组织学差异。此外，SPS 与大肠癌发生率增高有关。随后，该部分增生性息肉被重新命名为锯齿状息肉。世界卫生组织又将锯齿状息肉分为三类：增生性息肉，无柄锯齿状腺瘤和传统锯齿状腺瘤。SPS 的遗传学基础仍不明确，可能是隐性或者显性遗传。这可能是因为 SPS 的遗传学发病基础的异质性。

5.遗传性非息肉大肠癌（HNPCC）或 Lynch 综合征

HNPCC 或 Lynch 综合征是最常见的遗传性结肠癌综合征。有 2％～4％的大肠癌是由它发展而来的。它是由存在于数个错配修复（MMR）基因中某一个基因的胚系突变引起的。这是一种常染色质显性遗传的疾病。它的特征是患者罹患大肠癌和子宫内膜癌的概率会增加，罹患一些其他器官肿瘤（卵巢、胃、小肠、肝胆道、上泌尿道、脑和皮肤）的概率也会少许增加。一个 MMR 基因中的一个胚系突变加上剩余的正常等位基因失活，可以导致 MMR 功能丧失以及微卫星基因突变的积累。HNPCC 患者体内 MMR 基因缺陷导致了微卫星不稳定（MSI），而 MSI 正是 HNPCC 的一个重要标志。

肿瘤发生风险和发生位置主要由 HNPCC 突变基因的种类来决定。*MLH*1 基因存在胚系突变的情况下，男性和女性罹患大肠癌的终身风险分别为 97％和 53％，而女性罹患子宫内膜癌的风险为 25％～33％。对于 *MSH*2 基因存在胚系突变的情况，男性和女性罹患大肠肿瘤的终身风险分别为 52％和 40％，女性罹患子宫内膜癌的风险为 44％～49％。大约有 10％的 HNPCC 患者家族携带有 *MSH*6 基因突变。携带有 *MSH*6 基因突变的个体罹患大肠肿瘤的风险要低于携带有其他基因突变的个体，而罹患子宫内膜癌的风险却会增加。在 HNPCC 的病因中，*PMS*2 基因突变所占的比例更小，为 2％～14％。*PMS*2 单等位基因突变携带者在 70 岁以前发生大肠肿瘤的累积风险为 15％～20％，发生子宫内膜癌的风险为 15％，其他 HNPCC 相关肿瘤发生风险为 25％～32％。在人群中也能发现 MMR 基因的双等位基因突变，它常常会导致严重的病情,像儿童脑肿瘤、白血病和 HNPCC 相关肿瘤即体质性 MMR 缺陷。EPCAM 基因删除突变发生大肠肿瘤的风险与 *MLH*1 及 *MSH*2 基因突变相近,而发生子宫内膜癌的风险会较低。在带有*EPCAM* 基因删除突变的家族里,70 岁前罹患大肠肿瘤的风险为 75%,罹患子宫内膜癌的风险为 12%。由于罹患大肠癌、子宫内膜癌以及其他肿瘤的风险较高,不管是哪一类基因突变,HNPCC 患者都需要遵从频繁的肿瘤检测随访指南。

(二)散发性大肠癌

1.腺瘤-腺癌途径

大肠癌的发生是一个多因素、多步骤的复杂病理生理过程,从正常上皮到异常增生灶、腺瘤、腺癌以及癌的转移,历时常超过 10 年,先后发生一系列基因的突变、错配、癌基因的活化以及抑癌基因的失活,形成了经典的"腺瘤-腺癌"学说。事实上,腺瘤是大肠癌最重要的癌前疾病。一系列流行病学、临床、组织病理及遗传学研究均支持该途径的存在。在腺瘤-腺癌发生通路中,存在几条明显不同但又有部分交叉的分子通路,包括染色体不稳定性(CIN)、微卫星不稳定性(MSI)和 CpG 岛甲基化(CIMP)。

(1)染色体不稳定性(CIN):CIN 是大肠癌中最常见的遗传学改变,大约有 70% 的大肠癌中存在染色体不稳定现象,该途径以染色体数目广泛失调及杂合性缺失为特征,可由染色体分离、端粒稳定性和 DNA 损失反应的缺陷所致,然而导致 CIN 的全部基因尚未完全阐明。目前已在 7、8q、13q、20 以及 X 染色体上发现广泛的染色体扩增,而在 1、4、5、8p、14q、15q、17p、18、20p 以及 22q 号染色体上发现广泛的染色体片段缺失,另外在一些重要的肿瘤相关基因(如 *VEGF*、*MYC*、*MET*、*LYN*、*PTEN* 等)区域附近也发现有明显拷贝数的增加或缺失。1990 年 Fearon 和 Vogelstein 提出的 *APC*、*MCC* 基因突变,MMR 基因失活,*KRAS* 基因突变,抑癌基因 *DCC* 缺失,抑癌基因 *TP53* 的突变与缺失等系列改变是大肠癌发生的经典分子遗传学模式,在大肠癌的分子机制研究中具有里程碑式的意义。其中,*APC* 基因和*KRAS* 基因的突变是最重要的分子事件。

5q LOH 与 *APC*:5q 染色体区域的杂合性缺失(5q LOH)见于 20%～50% 的散发性大肠癌,在该区域有两个重要的基因,即 *MCC* 基因和 *APC* 基因。其中 *APC* 基因是一个重要的抑癌基因,位于 5q21 染色体区域,含有 15 个外显子,编码一个 310kD 的多功能蛋白质。该基因突变见于 60%～80% 的大肠癌和相当大部分的大肠腺瘤,提示 *APC* 基因的突变是大肠癌发生的早期分子事件。*APC* 基因是结直肠上皮细胞增生的"看门人",其最重要的生理功能是参与组成 Wnt 信号通路,与 Axin、GSK3β 组成复合物,共同调控 β-catenin 的磷酸化降解。*APC* 基因发生突变后,其对 β-catenin 的抑制作用解除,常会导致 Wnt 信号通路的异常激活。另外 *APC* 基因还在 Wnt 信号通路以外发挥广泛的作用,例如,*APC* 基因在细胞骨架的调控、有丝分裂及染色体的解离,以及细胞黏附等方面发挥重要作用,而这些作用亦与肿瘤的发生密切相关。

K-ras:*K-ras* 原癌基因位于 12q12.1 染色体区域,编码一个 21kD 的 GTP 结合蛋白,当 ras 结合到 GTP 后可以活化,活化的 *K-ras* 可以激活细胞内一系列重要的信号转导通路,例如,ERK-MAPK 信号通路等,从而在调控细胞增殖、分化、凋亡、细胞骨架重构以及运动迁移等方面发挥重要作用。据报道,*KRAS* 基因在 30%～60% 的大肠癌和进展期腺瘤中发生突变,是大肠癌发生的早期分子事件之一,活化的 *K-ras* 通过激活一系列重要的下游基因如 *BCL-2*、*H2AFZ*、*E2F4*、*MMP*1 等,从而在驱动大肠腺瘤进展到大肠癌的过程中发挥关键作用。

18q LOH 和 DCC:18q 染色体的长臂上包含许多重要的抑癌基因,如 *DCC* 基因、Cables、

Smad2、Smad4 等。18q LOH 见于 50%～70% 的大肠癌,且与 Ⅱ 期及 Ⅲ 期大肠癌的预后相关。其中 *DCC* 基因编码一个 170～190kDa 的免疫球蛋白超家族蛋白,该蛋白是一个跨膜受体,在轴突运输、细胞骨架构建以及细胞运动迁移等方面发挥重要作用。据报道,*DCC* 基因在大约 70% 的大肠癌中存在等位基因的缺失,在部分大肠癌细胞中存在体细胞突变,其在大肠癌组织中的表达亦显著降低。

17p LOH 和 *p*53:染色体 17p 的杂合性缺失(17p LOH)发生于 75% 的大肠癌,但并不发生在大肠腺瘤中,说明 17p LOH 是大肠癌发生的晚期分子事件。在大肠癌中,该部位的杂合性缺失常与 *p*53 的突变伴随发生,共同介导大肠腺瘤向腺癌的转化。其中 *p*53 是由位于 17p 染色体的 *TP*53 基因编码,*p*53 蛋白是一个转录因子,具有明显抑癌基因活性,该蛋白可以结合到 DNA 上的特异序列,激活一系列基因的转录,从而在细胞周期、凋亡、衰老、自噬以及细胞代谢方面发挥重要作用。目前研究表明,*p*53 处于细胞应激反应的中枢,当细胞遭受 DNA 应激时,*p*53 的表达大量增加,从而介导细胞周期阻滞,有利于 DNA 损伤修复,当损伤不可避免时,则诱导细胞凋亡。据报道,*TP*53 基因在超过 50% 的大肠癌中发生突变,突变的 *p*53 不但丧失了野生型 *p*53 的抑癌基因功能,还能获得许多癌基因相关功能,从而促进了晚期腺瘤向腺癌的进展。

(2)微卫星不稳定性(MSI):MSI 发生于 15%～20% 的散发性大肠癌。微卫星是指散布于整个基因组的短的单核苷酸重复序列,其在 DNA 复制过程中容易发生错配,当错配修复系统异常时,则可导致 MSI。因此实际上 MSI 是由于 MMR 功能缺失引起的高突变表型,MMR 系统功能失活引起 MSI 从而导致一系列基因改变是其主要机制。在 MMR 系统的众多基因中,*MLH*1 和 *MSH*2 基因突变是导致 MSI 最常见的原因。MSI 也是遗传性大肠癌特别是 HNPCC 的发生机制,但 HNPCC 只占大肠癌的不到 5%,因此大多数 MSI 均发生在散发性大肠癌中。在这部分高度 MSI 的散发性大肠癌中,通常观察不到 *APC*、*K-ras* 或 *p*53 的突变,但能观察到其他与大肠癌发生密切相关基因的微卫星突变,例如,TGFβR Ⅱ、IGF2RMSH3、MSH6、BAX、TCF4、MMP3 等与 DNA 修复、细胞凋亡、细胞周期、信号转导以及转录因子相关的基因,特别是 TGFβR Ⅱ 的突变失活见于 90% 以上的 MSI 阳性的大肠癌。

MSI 阳性的大肠癌有一些特点:如易发生在近端结肠,女性发病率高,局部浸润深度深,但总体临床分期较轻,较易发生淋巴结浸润,较少发生远处转移,分化差但术后生存期更长等,但目前尚不能用单一的临床或组织学特征来定义 MSI 阳性的大肠癌。另外还有研究发现,MSI 阳性的大肠癌患者对化疗的反应也不尽相同,体外实验发现 MSI 阳性的大肠癌细胞表现出对氟尿嘧啶(5-FU)和顺铂耐药;临床试验亦发现,MSI 阳性的患者对 5-FU 的反应性较差;荟萃分析指出没有明显 MSI 的大肠癌患者对 5-FU 的反应性更好;此外,有研究表明 MSI 阳性的大肠癌患者预后相对较好,而 5-FU 并不能进一步使患者获益。因此在对大肠癌患者化疗之前,建议评估患者的 MSI 状态。MSI 在大肠肿瘤发病中的作用研究,提高了人们对大肠癌发病途径多样性的认识,既可用于 HNPCC 的诊断,亦可用于大肠癌人群的筛查和预后判断,从而为大肠癌的个体化治疗提供依据和新的思路。

(3)CpG 岛甲基化表型(CIMP):CIMP 是大肠癌发生中另一非常重要的分子机制,涉及表观遗传学改变。启动子区 CpG 岛高甲基化常导致基因表达沉默,这是抑癌基因功能失活的重要机制之一。在大肠癌发生过程中发现有 DNA 高甲基化的基因主要有 *APC*、*MCC*、*MLH*1、*MGMT*、*MSH*2、*p*16INK4A、*p*14ARF、*MYF*、*MDR*1 以及 *E-cadherin* 等。有研究表明,MSI 阳性相关散发性大肠癌的形成过程也涉及 CIMP,其中 *MLH*1、*p*16INK4A 等基因启动子区的高甲基化与 MSI 阳性大肠癌的表型相关,这些基因启动子区的甲基化常导致相关基因表达减少或完全缺失,使其不能正常发挥生理功能,由此导致了 MSI 阳性大肠癌的发生和发展。

自从 1999 年首个 CIMP 标志物报道以来,又陆续发现许多其他 CIMP 标志物,经 Ogino 等人的研究,筛选出五个 CIMP 标志物以区分 CIMP 高表型和低表型,它们分别是 CACNA1G、IGF2、NEUROG1、RUNX3 和 SOCS1。CIMP 高表型的定义是上述五个基因中至少三个发生甲基化。CIMP 高表型大肠癌占所有散发性大肠癌的 15%～20%,且这部分大肠癌具有自己独特的表型。CIMP 高表型大肠癌在老年女性患者中更常见,且好发于右半结肠,病理特征为分化较差,常见印戒细胞癌,且这部分大肠癌常发生 MSI 或 BRAF 基因的突变,其癌前疾病有很大部分是锯齿状腺瘤。这部分结直肠癌患者并不能从 5-FU 为基础的化疗中获益,因此有必要采取个体化的治疗方案。CIMP 高表型同时伴有 MSI 阳性的大肠癌患者其预后相对较好,而仅仅是 CIMP 高表型的大肠癌患者其病理分级程度常较差,预后也更差。

因 CIMP 表型相对稳定,因此 CIMP 相关标志物可能用于早期大肠癌的诊断。已有不少全基因组关联性研究(Genome Wide Association Studies,GWAS)通过比较大肠腺癌、腺瘤和配对正常黏膜上皮中 DNA 甲基化标志物的差异来探讨其在早期大肠癌诊断中的价值。研究发现视觉系统同源框蛋白 2(visual system homeobox 2,*VSX2*)基因甲基化诊断早期大肠癌时其敏感性和特异性分别高达 83% 和 92%,另有研究通过检测血液和粪便中的基因甲基化来诊断早期大肠癌也取得了可喜的进展,因此 CIMP 的研究为高效无创诊断早期大肠癌开辟了新的道路。

2.锯齿状途径

传统观点认为腺瘤是大肠癌的癌前疾病,而增生性息肉则是非肿瘤性的,但研究发现一类含有锯齿状结构的息肉(包括增生性息肉)也有一定的恶变潜能。其癌变途径不同于传统腺瘤-腺癌途径,而是增生性息肉-锯齿状腺瘤-锯齿状腺癌的发展过程,被称为锯齿状途径。国内外越来越多的关于锯齿状息肉的研究结果正在挑战传统的大肠癌发生机制。

锯齿状息肉泛指一类含有锯齿状结构的病变,主要有增生性息肉、传统锯齿状腺瘤和无蒂锯齿状腺瘤。增生性息肉相当普遍,约占所有已切除大肠息肉的 25%～30%,据估计其在西方人群中的患病率高达 10%～20%。此种息肉一般较小,光滑无蒂,常位于远端结肠和直肠,形态学上含有许多锯齿状生长的隐窝,其癌变潜能相对较低;传统锯齿状腺瘤相对少见,大部分位于左半结肠,主要是直肠和乙状结肠,病理特点是含有较一致的细胞异型性,但不如腺瘤明显。锯齿状腺瘤可能由增生性息肉发展而来,因为它们在形态学上相似,且存在一致的分子学异常,如都与 *BRAF* 突变有关,但另有部分可能是 de novo 起源;无蒂锯齿状腺瘤是一种新近被认识的锯齿状腺瘤,其典型特征是无蒂,多位于右半结肠,发生于中年女性者有较高的恶变危险,瘤体往往较大,有特征性的结构异常,基底部和表面均可见锯齿状结构,它被认为是增生性息肉的一个变异体,是从增生性息肉到癌的一个过渡态。

锯齿状息肉虽然具有一些共同的形态学特征,但其分子水平的改变具有显著差异,目前备受关注的主要有 *K-ras* 突变、*BRAF* 突变、MSI-H 或 MSI-L、CIMP 等。Makinen 等人根据已有研究结果,提出了两条平行的、几乎不交叉的锯齿状通路的分子机制:传统锯齿状通路和广基锯齿状通路。传统锯齿状通路所发生的锯齿状腺癌好发于左半结肠,具有微卫星稳定性(MSS)的特点,癌前疾病多为富于杯状细胞型增生性息肉;而广基锯齿状通路所发生的锯齿状腺癌好发于右半结肠,表现为 MSI-H 和 CIMP,其癌前疾病多为广基锯齿状腺瘤或微小泡型增生性息肉。其分子机制可能如下。

(1)传统锯齿状通路大多由 *K-ras* 突变引起。*K-ras* 突变会引起细胞增殖的失控,诱导结肠黏膜的腺上皮过度增生而产生癌变。经该途径发生的癌通常是 CIMP-L 和 MSS,但在某些病例中 *K-ras* 突变也可导致部分基因如 *MLH*1 的启动子区甲基化,而 *MLH*1 甲基化所致的表达异常常可导致 MSI 的发生。*K-ras* 突变途径有一些特征与传统腺瘤-腺癌的 *APC* 途径重叠,如 *LOH* 和 *p*53 突变等。

(2)广基锯齿状腺瘤通路大多由 *BRAF* 突变所致。*BRAF* 突变与异常隐窝灶的密切关系提示 *BRAF* 突变可能在锯齿状途径中是一个早期或启动性的突变事件,发挥着与腺瘤-腺癌途径中 *APC* 突变相当的作用。*BRAF* 突变参与 ERK-MAPK 通路,并能不断激活该通路,调节细胞生长,使细胞分裂能力增强,另外还可以抑制促凋亡因子从而导致细胞增殖分化异常。因此 *BRAF* 突变导致的早期锯齿状损害,促进了基因启动子区域 CIMP,高水平的 CIMP 又可以导致错配修复基因 *MLH*1 等表达沉默,进一步导致 MSI 的发生。在该通路中,MLH1 的甲基化可能是一个晚期事件,促使广基锯齿状腺瘤的异型程度进一步加重,最终发展成锯齿状腺癌。大部分的锯齿状腺癌表现为 *BRAF* 突变,其中 60% 表现为 MSIH;而对于 CIMP,高水平的 CIMP 是 *BRAF* 突变的锯齿状病变的重要特征。

调查研究显示,锯齿状腺癌的发病率约占所有大肠癌的 7.5%,甚至有研究指出大约 30% 的散发性大肠癌由锯齿状通路发展而来,因此深入研究锯齿状通路对于大肠癌的预防具有重要的现实意义。

3.de novo 途径

腺瘤-腺癌途径虽然得到了广泛的承认和接受,成为大肠癌发生途径的经典学说,但大量统计数据表明腺瘤癌变的发生率低于大肠癌的发病率,相当一部分腺瘤终生不会癌变,而且随着内镜技术的发展,已有越来越多的报道描述了一种微小而极具侵袭性的大肠癌,缺乏起源于腺瘤的证据。因此目前认为有部分大肠癌可直接起源于正常黏膜,称为"de novo 癌"。

de novo 癌的定义最早在 20 世纪 80 年代由日本学者提出,但一经提出后即引起了广泛的争议,主要原因其一是日本和西方在黏膜内癌的诊断标准方面不一致,一些在日本诊断为黏膜内癌的病例在西方仅诊断为重度异型增生;另一方面是 de novo 癌缺乏一个能被广泛接受的统一的定义。一般认为 de novo 癌不应含有任何腺瘤成分,但问题是,腺瘤癌变后其腺瘤成分可能被癌组织破坏,因此这部分腺瘤癌变会被认为是 de novo 癌。直到 2002 年 11 月巴黎内镜会议统一了 de novo 癌的定义,认为 de novo 癌是微小(常小于 5 mm)、扁平或凹陷的病变,手术标本中若无腺体,提示癌肿并非起源于腺瘤或异型增生。巴黎内镜会议使原来东西方对 de novo 癌的诊断争议不复存在。

有关 de novo 癌的发病率各家报道均不一致,有报道认为其在大肠癌中的占比小于 5%,亦有报道认为其比例可能高达 80%。日本学者的一项大规模临床研究发现,在早期大肠癌中,男性患者中有 18.6% 为 de novo 癌,而女性患者中有 27.4%,这说明 de novo 癌在大肠癌中确实占有相当大的比例。尽管有研究认为 de novo 癌与传统腺瘤-腺癌在临床病理及预后方面并无二致,但目前大多数研究均认为 de novo 癌有其相对独特的临床病理特点。一般认为,de novo 癌直径非常小,常小于 1 cm,常表现为凹陷、平坦或微隆起的病变,癌组织周围无任何腺瘤成分;其临床进展更快,侵袭性更强,已有病例报道发现直径很小的 de novo 癌已深深侵入肠壁并伴有淋巴结转移。

目前 de novo 癌发病的分子机制尚未完全阐明,但已有的研究发现其与腺瘤-腺癌发生的分子机制不尽相同。研究表明,KRAS 基因突变在 de novo 癌中的发生率小于 17%,远低于腺瘤-癌的 50%,而 de novo 癌中 TP53 基因的表达率高于腺瘤-癌。但亦有研究表明,息肉型大肠癌与 de novo 癌的 TP53 基因突变率并无显著差异。另外还有研究发现,因 de novo 癌在近端结肠更为常见,因此其 MSI 及 CIMP 的表型也更常见。

de novo 癌的发现和客观存在,无论是对临床、内镜医师,还是对大肠肿瘤基础研究者,均提出了相当大的挑战。由于 de novo 癌体积较小,且外形平坦或凹陷,但其生长速度更快,侵袭性更强,因此如何提高早期诊断率以及阐明其生长快且侵袭性强的影响因素是目前研究的重点。

4.炎症性肠病相关大肠癌

炎症性肠病(IBD)是消化道的非特异性炎症病变,其病情反复,难以治愈。IBD 主要包括溃疡性结肠炎(UC)和克罗恩病(CD),研究发现 UC 的癌变率约为 3.7%,CD 的癌变率与 UC 类似,尽管 IBD 癌变只占所有大肠癌的 1%~2%,却是 IBD 患者的主要死亡原因之一,且众多研究显示 IBD 的总体发病率仍在逐年上升。

炎症性肠病相关大肠癌(colitis associated CRC,CAC)随着 IBD 病程的延长,其发生率逐渐上升。以往的研究指出,IBD 病程 20 年的时候 CAC 发生率为 7%,25 年的时候为 7%~14%,而病程 35 年的时候发生率高达 35%,这意味着 IBD 的总体癌变率比普通人群高了 2~4 倍。但近年来许多临床研究发现,IBD 的癌变率有大幅下降的趋势。例如,一项较大规模的队列研究指出,IBD 病程 20 年时 CAC 的发生率为 2.5%,30 年时为 7.6%,40 年时为 10.8%;另有最新的荟萃分析也指出,IBD 病程 10 年时 CAC 发生率只有 0.4%,20 年时也只有 1.1%~5.3%。CAC 发生率大幅下降的原因可能是药物治疗的进步使得肠道炎症得到很好的控制,黏膜缓解率更高。

IBD 癌变途径与腺瘤-腺癌途径显著不同,其病理发展过程为炎症-低度异型增生-高度异型增生-癌,提示 IBD 癌变与一般散发性大肠癌有显著不同。在基因改变方面,在腺瘤-腺癌途径中,癌变早期 APC 发生突变启动癌变,中期 K-ras 突变促进癌变,晚期 p53 突变使得病变进一步进展;而在 IBD 癌变过程中,p53 突变出现在早期,且发生率高,有报道指出 85% 的 CAC 有 p53 的缺失。此外,CAC 时 APC 突变发生在晚期,而 K-ras 突变率很低,且在其中作用较小。另外 CpG 岛甲基化程度的升高也是 CAC 的一个重要标志,其甲基化可以发生在极早期,甚至发生在只有炎症病变而没有异型增生存在的肠道黏膜中。与 IBD 癌变密切相关的高甲基化基因主要有 hMLH1、p16INK4A 和 p14ARF 等,其中 p16INK4A 启动子的甲基化率高达 100%。另外 IBD 癌变区别于一般散发性大肠癌的重要特点之一就是 IBD 本身的炎症信号在癌变过程中起着重要作用。炎症环境中可以产生大量活性氧(ROS)和活性氮(RNS),导致 DNA 突变,促使细胞癌变;炎症环境中许多炎性因子的释放,如 TNF-α、IL-6、IL-22 等可以促进内皮细胞增殖,参与肿瘤的形成和发展;另外许多信号通路的激活,如 mTOR 及 NF-κB 等信号通路的激活也有利于细胞的持续增殖、血管形成、细胞的侵袭与转移等,从而促进肿瘤的发生和发展。近年来的一大进展是发现肠道菌群与 IBD 癌变密切相关。在 IBD 动物模型中已经观察到肠道菌群对 IBD 癌变的重要影响。在无菌环境中生长的小鼠肠道不能产生明显炎症反应,也不能发展成 CAC。在 IL-10 缺陷小鼠中,肠道炎症的产生时间点取决于肠道菌群的不同,在遗传背景一致的小鼠中,CAC 也只发生在有特定肠道菌群的小鼠;另外 IL-10 缺陷小鼠可以自发产生结肠炎,如果在这些小鼠肠道中定植大肠埃希菌 NC101,可以明显促进炎症相关结直肠癌的发生发展,这进一步说明肠道菌群对肠道炎症及 CAC 发生的重要影响。肠道菌群影响 CAC 发生的机制可能与其影响炎症因子的分泌有关,例如,有研究发现某些肠道菌群可以影响 IL-17 和 IL-23 的分泌而促进肿瘤细胞的增殖,甚至某些肠道细菌产物可以激活肿瘤相关骨髓细胞,促进炎症介质的释放而促进肿瘤细胞的生长。肠道菌群与大肠癌发生的关系已越来越成为研究的热点,随着研究的深入,有望进一步揭示大肠癌的发生机制,并为其预防和治疗提供新的思路。

综上所述,大肠癌中,除了极少数遗传学大肠癌之外,绝大多数为散发性大肠癌,而在散发性大肠癌中,大多起源于结肠腺瘤。但随着研究的深入,目前发现越来越多的大肠癌有着不同的起源。除了传统的腺瘤-腺癌途径之外,目前发现有相当数量的大肠癌起源于锯齿状腺瘤途径,还有一部分由 IBD 发展而来,甚至有部分直接起源于正常结直肠上皮,即所谓的 de novo 途径。这些研究结果大大丰富了大肠癌的发生学说,也为大肠癌的临床预防、诊断与治疗提供了新的思路。

四、大肠癌的临床表现

目前,我国大肠癌每年新发病例高达 13 万~16 万人,大肠癌已成为发病率仅次于胃癌的消化道肿瘤。许多大肠癌流行病学的研究表明,大肠癌的发病与社会经济的发展、生活方式的改变,尤其是膳食结构的改变(高脂肪、低纤维素饮食摄入)密切相关,同时与环境、酒精摄入、吸烟、肥胖、遗传等其他因素也存在相关性。

大肠癌并非不可防治,实际上大肠癌是最易自我筛查的疾病之一;如能早期发现,其生存率及预后要较其他消化道肿瘤佳。但是在中国实际上很多患者确诊时已发展到中晚期,早期诊断率仅 10%~15%。这与大肠癌特有的临床属性有关。大肠癌早期症状并不明显,部分患者可以出现一些排便习惯的轻微改变,但经常被人忽视,有时偶然出现的直肠出血也被误认为是痔疮而延误就医。往往随着癌肿体积增大和产生继发病变才出现消化系统的临床症状。疾病晚期肿瘤因转移、浸润可引起受累器官的局部改变,并伴有贫血、厌食、发热和消瘦等全身症状。

由于大肠癌的发生、发展是一个相对漫长的过程,从癌前病变到晚期浸润性癌,期间可能需要经过10~15 年的时间,因此如何尽早发现可疑的预警症状,从而早期发现大肠癌已成为提高大肠癌生存率的关键。

(一)大肠癌的局部表现

大肠癌可以发生在结肠或直肠的任何部位,但以直肠、乙状结肠最为多见,其余依次见于盲肠、升结肠、降结肠及横结肠。基于胚胎发育、血液供应、解剖和功能等的差异,可将大肠分为右半结肠(盲肠、升结肠和横结肠右半部)、左半结肠(横结肠左半部、降结肠和乙状结肠)和直肠。大肠癌由于发生部位不同,临床症状及体征也各异,应当注意鉴别。以下将按照右半结肠、左半结肠和直肠三个不同部位逐一分述。

1.右半结肠癌

右半结肠癌多为髓样癌,癌肿多为溃疡型或突向肠腔的菜花状癌,很少有环状狭窄。肿瘤一般体积较大,但由于右半结肠肠腔管径较大,且粪便多为液体状,故较少引起梗阻,常常在肿瘤生长到较大体积时才出现相关症状。因此右半结肠癌症状往往较左侧出现更晚,这也是右半结肠癌确诊时,分期较晚的主要原因之一。但是由于癌肿常溃破出血,继发感染,伴有毒素吸收,所造成的全身症状反而比左侧更明显。

(1)腹痛不适:约 75% 的患者有腹部不适或隐痛,初期为间歇性,疼痛部位并不固定,有时为痉挛样疼痛,后期转为持续性,常位于右下腹部,临床症状与慢性阑尾炎发作较为相似。如肿瘤位于肝曲处而粪便又较干结时,也可出现绞痛,此时应注意与慢性胆囊炎相鉴别。

(2)大便改变:病变早期粪便稀薄,有脓血,排便次数增多,这可能与癌肿溃疡形成有关。随着肿瘤体积逐渐增大,影响粪便通过,可交替出现腹泻与便秘。髓样癌质地松软易溃烂出血,但出血量小的时候,血液随着结肠的蠕动与粪便充分混合,肉眼观大便颜色正常,但粪便隐血试验常为阳性。出血量较大的时候,也可以表现为血与粪便混合呈暗红或赤褐色便。

(3)腹块:就诊时半数以上患者可发现腹块。腹部肿块往往位于右下腹,体检所扪及的这种肿块可能是癌肿本身,也可能是肠外浸润和粘连所形成的团块。前者形态较规则,轮廓清楚;后者由于腹腔内转移粘连,因此肿块形态不甚规则。腹部肿块一般质地较硬,一旦继发感染时移动受限,且有压痛。时隐时现的腹部肿块常常提示存在肠道不完全梗阻。

(4)贫血:约30%的患者因癌肿破溃持续出血而出现贫血,较长时间的慢性失血可引起贫血,产生低色素小细胞性贫血。既往报道提出升结肠癌以贫血为首发症状者可占15%。故对贫血原因不明的人要警惕结肠癌的可能。

(5)其他症状:部分患者还可伴有食欲缺乏、饱胀嗳气、恶心、呕吐,同时由于缺铁性贫血可表现为疲劳、乏力、气短等症状。随着病情逐渐发展,出现进行性消瘦、发热等全身恶病质现象。

2.左半结肠癌

左半结肠癌多数为浸润型,常引起环状狭窄。左侧结肠肠腔管径较细,不如右侧宽大,较窄且有弯曲,而且在该处粪便已基本形成固体状态,水分也被吸收从而使粪便变得干硬,所以更容易引起完全或不完全性肠梗阻。肠梗阻部位常发生于乙状结肠和直肠-乙状结肠交接部位,临床上可以导致大便习惯改变,出现便秘、腹泻、腹痛、腹部痉挛、腹胀等。由于带有新鲜出血的大便更容易引起患者警觉,因此病期的确诊常早于右半结肠癌。此外左半结肠癌体积往往较小,又少有毒素吸收,故不易扪及肿块,也罕见贫血、消瘦、恶病质等现象。

(1)腹痛腹胀。

左侧结肠癌较突出的临床表现为急、慢性肠梗阻,主要表现为腹痛、腹胀、肠鸣和便秘,而呕吐较轻或缺如。腹胀是慢性肠梗阻的突出症状,随着梗阻进展,腹胀逐渐加剧。不完全性肠梗阻有时持续数月才转变成完全性肠梗阻。

腹痛多为持续隐痛,伴阵发性绞痛,腹痛多出现在饭后,且常伴有排便习惯的改变。一旦发生完全性肠梗阻,则腹痛加剧,并可出现恶心、呕吐。患者以急性肠梗阻为首发症状就诊的现象并不少见,结肠发生完全性梗阻时,如果回盲瓣仍能防止结肠内容物的逆流,形成闭袢式肠梗阻,梗阻近侧结肠可出现高度膨胀,甚至可以出现穿孔。一旦出现肠壁坏死和穿孔则可并发弥漫性腹膜炎,出现腹膜刺激征。

(2)排便困难。

半数患者有此症状,早期可出现便秘与排便次数增多、相互交替,此时常易误诊为单纯性便秘或肠功能紊乱。随着病程的进展,排便习惯改变更为明显,逐渐出现进展性便秘和顽固性便秘,亦可伴有排气受阻,这与肿瘤的体积增大导致的肠道梗阻密切相关。如癌肿位置较低,还可有排便不畅和里急后重的感觉。

粪便带血或黏液:癌肿溃破可引起产生出血和黏液,由于左半结肠中的粪便渐趋成形,血液和黏液不与粪便相混,约25%患者的粪便中肉眼观察可见鲜血和黏液,有时甚至便鲜血。据上海肿瘤医院统计,左半结肠癌有黏液便者占40.5%,而右半结肠癌仅8.6%。

3.直肠癌

直肠癌肿往往呈环状生长,易导致肠腔缩窄,因此早期表现为粪柱变形、变细,晚期则表现为不全性梗阻。直肠癌由于癌肿部位较低,而在此处的粪块较硬,癌肿较易受粪块摩擦而引起出血,也经常被误诊为"痔"出血。由于病灶刺激和肿块溃疡的继发性感染,可以不断引起排便反射,也易被误诊为"肠炎"或"菌痢",临床上需要提高警惕,进行鉴别诊断。

(1)便血:大便带血往往是直肠癌最早出现的唯一症状,多为鲜红色或暗红色,不与成形粪便混合或附着于粪便表面。随着瘤体增大、糜烂,出血量增多并变成黏液脓血便,但少有大量出血者。

(2)排便习惯改变:主要表现为大便变细、变扁或有沟槽。排便次数增多,尤其是早晨。随着疾病进展,排便不尽感明显,可伴有肛门坠胀、里急后重等。

(3)疼痛:早期并无疼痛,随着病变浸润周围,可以出现不适,产生钝痛,晚期肿瘤侵及骶前神经丛时可出现骶部持续性剧痛并可放射到腰部和股部。低位直肠癌累及肛门括约肌亦可引起排便时剧痛。

(4)其他症状:直肠癌若累及膀胱、阴道、前列腺,则可出现尿痛、尿急、尿频、血尿及排尿不畅。如病灶穿透膀胱,患者排尿时可有气体逸出,尿液中带有粪汁。肿瘤穿通阴道壁而形成直肠-阴道瘘时,阴道内可有血性分泌物及粪渣排出。

(二)大肠癌的全身表现

既往共识往往认为肿瘤是一种局部病变,但是最新研究成果不断提示,肿瘤的发生除肿瘤细胞自身存在众多的基因表达改变外,它更是全身性疾病的一个局部反应,是机体作为一个生物系统其整体平衡失调的结果。所有的肿瘤都应当被认为是全身性的疾病,所以学者也将肿瘤的临床表现相应分为局部表现和全身性表现两个方面。本节将从整体观的角度出发,来探讨大肠肿瘤的全身表现。

1.血液系统

血液系统的症状最常见。由于大肠肿瘤所产生的血液丢失在临床上表现不一,左半结肠往往出现便血,而右半结肠经常表现为无症状的贫血,有时只能从粪便隐血试验中发现端倪。大肠肿瘤造成的贫血往往是缺铁性的,即可出现典型的小细胞低色素性贫血。大肠肿瘤所致贫血的临床表现和普通缺铁性贫血一样,一般有疲乏、烦躁、心悸、气短、眩晕、全身不适,也可以造成一些已有的疾病比如缺血性心脏病的恶化。严重贫血时除了可以出现面色苍白、结膜苍白等贫血貌外,还可以有皮肤干燥皱缩,毛发干枯易脱落,甚至呈匙状甲。因此临床上遇见缺铁性贫血时,不能单纯认为是铁摄入不足,必须警惕有无肠道丢失铁的情况存在。值得注意的是,即使患者已经在上消化道发现了可以解释贫血的病变,也应当进行下消化道检查,因为上下消化道均出现病变的情况并不少见。

2.结缔组织系统

临床上大肠癌常以消化道症状就诊,少数患者却以肠外罕见征象为首发。癌肿与结缔组织病的关系已引起国内外许多学者的关注。国内曾报道大肠癌分别以类风湿关节炎、皮肌炎等结缔组织疾病就诊,后经粪便隐血试验、钡剂灌肠检查确诊为大肠癌,并观察到上述肠外症状与大肠癌消长呈正相关,当癌肿切除,结缔组织系统症状可控制,癌肿失控或转移,则症状加剧。既往文献报道在77例癌肿伴结缔组织性疾病的病例中,18例为类风湿关节炎,其中结肠癌占2例,而另据国外报道,皮肌炎易合并内脏肿瘤,发生率为7%~30%,随着年龄增大,皮肌炎合并癌症发生率增高,可能与机体免疫反应有关。

3.除肠道之外的消化系统

大肠癌也有以顽固性呃逆为首要症状就诊的特例。呃逆由横膈的痉挛性收缩引起。横膈具有丰富的感受器,凡刺激迷走神经或骨盆神经所支配区域的任何部位,均可导致反射性呃逆。升结肠受迷走神经支配,位于升结肠的癌肿可以由于局部炎症、缺血坏死或近端不完全性肠梗阻等刺激了迷走神经,引起持久而顽固性呃逆。

大肠肿瘤同样可以引起上消化道的恶心、呕吐、饱胀等类似消化不良的症状,而在出现并发症的时候,此类症状会更为明显。比如慢性肿瘤浸润产生胃-结肠瘘时,甚至可以出现粪样呕吐。

4.泌尿生殖系统

泌尿生殖系统的症状主要出现在疾病的晚期。由于解剖部位的相邻,更容易出现在直肠癌患者身上。肿瘤在累及泌尿系统诸如膀胱、前列腺时,可以造成反复的尿路感染和尿路刺激症状,临床上可以出现气尿症或粪尿症,肿瘤或转移的淋巴结压迫还可以造成肾积水。肿瘤在生殖系统最常见的侵犯表现就是造成直肠-阴道瘘,此时阴道内可有血性分泌物及粪渣排出。

五、大肠癌的诊断和检查方法

(一)内镜诊断

近年来,由于饮食结构和生活习惯的改变,我国大肠癌的发病率和死亡率明显增加。对早期大肠癌及时进行治疗可有效提高患者的生存率与生活质量,而实现这一目标的关键在于早期发现和早期诊断。结肠镜检查是发现早期大肠肿瘤的重要方法,但目前国内对早期大肠癌的检出率仍远不尽如人意,文献报道的早期大肠癌检出率平均不到10%。近年来随着内镜成像技术的不断发展,目前已有不少成熟的技术开始应用于早期大肠癌及腺瘤的诊断及治疗,包括放大内镜技术、内镜下黏膜染色技术与窄带显像技术等,均有助于提高早期大肠肿瘤,尤其是扁平腺瘤的检出和诊断准确度。本章节将对近年来出现的大肠肿瘤的内镜诊治新技术做一介绍。

1.早期大肠癌的内镜下新型诊断技术

(1)放大内镜:放大内镜除了具有普通内镜观察及取活检的功能外,在镜身前端置有一个放大装置,可将病灶放大100~150倍,从而能细致观察大肠黏膜腺管开口,即隐窝的形态。放大内镜在诊断大肠肿瘤时具有以下优点。首先,通过它能近距离地从正面、侧面或者中等距离甚至远距离观察病灶,以了解其肉眼形态、发育样式、有无凹陷、局部性状和范围;其次,可观察病灶的硬化程度和周围皱襞的集中情况,可利用空气量的变化使病灶形状发生改变,并以此判断病灶的黏膜下侵犯程度;最后,它能接近病灶有助于观察其微小构造并进行隐窝的具体分型,这一方法使肿瘤侵犯程度的判断准确率显著提高。放大内镜可在不做黏膜活检的条件下判断是否有肿瘤,并了解病灶的组织学类型。在做大肠肿瘤的切除治疗时,亦可通过对切除后病灶周围的放大观察确定是否已完整切除病灶,这对大肠肿瘤的治疗非常重要。

目前,放大内镜多与染色内镜或与窄带显像内镜相结合用于诊断大肠黏膜病变。

(2)染色内镜:由于大肠黏膜色泽单一,病变颜色与正常黏膜色泽差异亦不大,因此,常规内镜下观察大肠黏膜无法呈现良好的对比,对微小病变及病变边缘、表面微细结构的显示均不理想。利用与黏膜颜色有良好对比的染色剂如0.4%的靛胭脂溶液或0.5%的亚甲蓝溶液进行黏膜染色后可更清晰地观察病变。靛胭脂溶液不能被黏膜上皮吸收,色素贮留在黏膜凹陷部,使病灶凹凸明显,显示隆起、平坦、凹陷的微小病灶的边界,从而可以观察到原来普通内镜不能观察到的病变;亚甲蓝溶液可被黏膜上皮吸收使其着色,而腺管开口不染色,这样可清楚显示腺管开口的形态,根据其形态变化可以帮助鉴别病灶的性质。染色方法结合放大内镜观察,可明显提高微小病变的识别率及观察肿瘤表面的腺管开口类型。日本学者 Kudo 等将大肠黏膜隐窝形态分为五型。Ⅰ型为圆形隐窝,排列比较整齐,无异型性,一般为正常腺管开口而非病变。Ⅱ型呈星芒状或乳头状,排列尚整齐,无异型性,腺管开口大小均匀,多为炎性或增生性病变而非腺瘤性。Ⅲ型分两个亚型,ⅢL 称为大腺管型,隐窝形态比正常大,排列规则,无结构异型性,为隆起性腺瘤的基本形态,其中约 86.7% 为腺瘤,其余为黏膜癌;ⅢS 称为小腺管型,是比正常小的隐窝集聚而成,隐窝没有分支,为凹陷型肿瘤的基本形态,此型多见于高级别上皮内瘤变的腺瘤,也可见于黏膜癌(28.3%)。Ⅳ型为分支及脑回样,此型隐窝为隆起性病变多见,类似珊瑚样改变,是绒毛状腺瘤特征所见,黏膜内癌可占 37.2%。Ⅴ型包括ⅤA(不规则型)或ⅤN(无结构型),此型隐窝形态紊乱或结构消失,见于癌,黏膜下癌可占 62.5%。

Tamura 等研究发现,按隐窝形态分类标准对大肠黏膜病变进行诊断,染色放大内镜诊断与组织病理学诊断的一致性可达 90%。另一项研究也发现,染色放大内镜鉴别肿瘤性与非肿瘤性病变的敏感性为 98%,特异性为 92%。故认为染色放大内镜可与组织病理学相媲美。

染色内镜操作的注意事项及误区如下:①染色前必须将病变部位冲洗干净,一般应用温饮用水冲洗;②如病变部位已冲洗干净,可通过内镜活检孔道直接将染色剂喷洒至病变周围,喷洒时应尽量减少冲洗压力,因压力过大时,染色剂可能会在病变附近溅开,使病变附近形成很多小水泡或小水珠,影响观察,且对于肿瘤性病变,喷洒压力过大时,染色剂也会引起病变部位出血;③对于一些疑似平坦或凹陷型病变,不应为了省时省事、怕麻烦而未进行黏膜染色,对于此类可疑病变,操作者应有时刻进行黏膜染色的观念。

(3)窄带显像技术:窄带显像技术(NBI)是一种利用窄带光波的成像技术,其原理是使用窄带光(415 nm 的蓝光,540 nm 的绿光)进行成像观察,只有窄带波段的蓝光和绿光可通过 NBI 滤片,生成 NBI 影像。由于消化道黏膜中血管内的血红蛋白对 415 nm 蓝光及 540 nm 绿光有很强的吸收,因而能清晰显示血管,黏膜表面血管显示为褐色,黏膜下层的血管显示为青色。另外,415 nm 蓝光可在黏膜表面产生强反射,使黏膜表面的形态结构清晰鲜明,从而可显著强调黏膜的微细结构及病变的边界。因此,NBI 成像特点可概括为更好地显示黏膜血管及黏膜表面微细结构,有助于微小病变的发现及对肿瘤性质的判断。

目前常用的 NBI 分型有 Sano 分型和 Showa 分型。Sano 分型简单、实用,分为三型。Ⅰ型,黏膜表面结构呈规整的蜂巢样,血管网不可见;Ⅱ型,黏膜表面结构呈蜂巢样圆形,周围可见规整的血管网,血管管径均匀;Ⅲ型,围绕腺管开口周围的血管呈不规整分支状中断,血管粗细不均。多项研究显示,NBI 放大内镜与染色放大内镜区分大肠肿瘤性和非肿瘤性病变的准确率相似。Su 等分别使用 NBI 放大内镜和色素放大内镜对 78 例患者进行检查,结果显示 NBI 内镜和染色内镜区分肿瘤性和非肿瘤性大肠息肉的敏感性、特异性和准确性相同。Hirata 等用 NBI 放大内镜和色素放大内镜做了对比研究,发现两者对腺管开口分型的诊断一致率为Ⅱ型 88%、ⅢS 型 100%、ⅢL 型 98%、Ⅳ型 88%、ⅤA 型 78% 和ⅤN 型 100%。但与染色内镜相比,NBI 内镜检查仅需在两种光源间进行转换,无须喷洒色素,更方便、省时,并避免了色素对人体潜在的危害。

(4)内镜智能分光比色技术:内镜智能分光比色技术(FICE)通过模拟色素内镜,可以再现黏膜表层细微结构及毛细血管走向。其通过电子分光技术将彩色 CCD 采集到的不同色彩元素进行分解、纯化,根据内镜主机预设置的参数,从白光显像的全部光谱信息中抽提出相应信息后进行图像再合成,不仅能形成以上波段的组合光谱,更可提供 400～600 nm 间任意波长组合的图像处理模式,根据想要的波长进行图像重建,能清晰地观察组织表层结构和毛细血管走向,以及黏膜细微凹凸变化。与既往普通的色素内镜相比,FICE无须染色便可清晰地观察黏膜腺管的形态,因此称之为电子染色。利用FICE技术可以更清晰地观察肠道黏膜腺管开口的形态与黏膜血管的形态。此外,FICE还有放大模式,即FICE放大内镜。FICE放大模式下可更清晰显示腺管开口形态及毛细血管结构,有助于提高病变诊断的准确率。FICE放大内镜对腺管开口分型的诊断优于常规放大内镜,与染色内镜相似。由于血红蛋白吸收波长在415 nm左右,FICE放大内镜更易观察到浅表毛细血管形态。FICE模式下肿瘤性血管较非肿瘤性血管颜色更深,直径粗大,伴有血管扭曲变形、结构紊乱,部分血管网的破坏。但该项技术在大肠癌临床诊断方面的应用还有待进一步深入研究。

(5)共聚焦激光显微内镜:共聚焦激光显微内镜是一种新型的内镜检查方法,是由实验室光学显微镜衍生来的。将激光扫描显微镜结合于内镜上,在内镜检查时可获得病变的组织学诊断。这种技术不仅可将镜下的图像放大1 000倍,还可对黏膜进行一定深度的断层扫描成像,实时显示组织细胞的显微结构,从而有助于内镜下做出组织学诊断并指导靶向活检。在使用共聚焦激光显微内镜时,为了得到高对比性的图像,需要使用荧光对比剂。最常使用的是荧光素钠(10%)和盐酸吖啶黄素(0.05%)。二者联合应用可以更清晰地显示细胞和微血管结构,分析结肠隐窝的结构和杯状细胞的分布,对大多数患者的组织学诊断进行正确的预测。Sakashita等在2003年首次提出了大肠高级别上皮内瘤变和癌症的共聚焦诊断标准,肿瘤性病变的特征是细胞核任何结构异常和清晰可见的存在,其预测大肠肿瘤性病变的敏感性为60%。随后Kiesslich等研究发现,与病理诊断相比,共聚焦激光显微内镜诊断大肠肿瘤的敏感度为97.4%,特异度为99.4%,准确度为99.2%。但目前该技术还未大规模应用,国内外仅有少数医院将其应用于临床,其对早期大肠肿瘤的诊断有效性有待进一步验证。

(6)超声内镜:超声内镜具有普通内镜及超声显像的功能,目前应用于临床的超声内镜可分为两类。一类是内镜前端安装超声探头,对于肠道隆起较高的病变或肠腔外病变的诊断较适用,但在进行超声检查的同时无法进行内镜观察;另一类是通过内镜的活检孔插入细直径的超声小探头,主要适用于肠道表浅性病变的探查,其优点是插入容易,可以在内镜观察的同时实施超声检查,并可进行活检。超声内镜的优势是既可直接观察黏膜形态进行组织活检,又可超声扫描观察肠壁全层及邻近脏器的超声影像,对于癌变的浸润深度、邻近脏器的侵犯以及淋巴结转移进行准确的诊断并行TNM分期,这对大肠癌的术前诊断、分期、选择治疗方案、术后监测、判断预后均有重大意义。Harewood等前瞻性评估了80例直肠癌患者,手术前应用超声内镜检查,提示超声内镜对T分期和N分期的准确性分别为91%和82%。

(7)结肠胶囊内镜:由于常规结肠镜检查会引起疼痛,经常需要麻醉,故其广泛应用仍受到限制。近年来发展的结肠胶囊内镜技术,由于其良好的安全性和耐受性,可用于结肠镜检查不能耐受的受检者,尤其适用于合并有严重心、脑、肾多脏器疾病,难以承受有创性检查的老年患者。其可以用于结肠疾病如结肠癌、结肠息肉的诊断和筛查。

目前国外多中心的临床研究表明,结肠胶囊内镜的检查过程中患者无明显痛苦,病变的诊断率较高,具有很好的可行性与实用性。对于大肠病变的检出率,一项系统性综述表明,结肠胶囊内镜发现各类息肉的敏感性为73%,特异性为89%。对有意义的息肉(>6 mm的息肉或多于3个息肉且不论大小)其敏感性是69%,特异性是86%。然而现阶段的结肠胶囊内镜还局限于病变的诊断和检测,不能进行组织活检和治疗;并且,结肠胶囊内镜在肠道内的运动完全依靠消化道自身动力和重力作用,不能进行人为控制,限制了它对特定部位进行检查。近期一种具有爬行功能的微型机器人结肠镜正在研究中,将其从肛门塞入后能自行利用其双臂爬向回盲部,还能利用其"手臂"对病变部位进行活检,钳取病理组织。其他如基于磁力的胶囊内镜等或许亦能在未来提高结肠胶囊内镜的应用价值。

2.早期大肠肿瘤的内镜下肉眼形态分类

早期大肠癌的内镜下肉眼形态分为两类基本型,即隆起型和平坦型。隆起型(Ⅰ型)病变明显隆起于肠腔,基底部直径明显小于病变的最大直径(有蒂或亚蒂型);或病变呈半球形,其基底部直径明显大于病变头部直径。此型根据病变基底及蒂部情况分为以下三种亚型:①有蒂型(Ip),病变基底有明显的蒂与肠壁相连;②亚蒂型(Isp),病变基底有亚蒂与肠壁相连;③广基型(Is),病变明显隆起于黏膜面,但病变基底无明显蒂部结构,基底部直径小于或大于病变头端的最大直径。对于平坦型大肠肿瘤的定义与分型见下文。

(二)提高内镜医师诊断早期大肠癌的策略

新型的内镜诊断技术,如染色放大内镜、NBI放大内镜的开展为内镜医师识别微小病变和平坦型病变提供了新视野,尤其能加强对早期大肠癌和癌前病变的识别能力。所以对内镜医师进行专门的培训显得尤为重要,其对策如下。

(1)通过行业学会或组织进行学术活动及讲座,加深内镜医师对早期大肠癌病变,尤其是平坦型病变的认识,提高对这些病变的内镜下直接征象和间接征象的识别能力。

(2)在全国范围内推广应用染色内镜和放大内镜,并进行普及。在大医院建立内镜培训中心,系统培训肠镜医师,并通过读片制度提高内镜医师对大肠平坦型病变的识别能力。

(3)建议相关专业杂志多刊登规范化诊断治疗平坦型病变的个案报告。这类报告实质上比高例数回顾研究报告对医师更有益,其可直接指导和规范平坦型病变的诊治工作,引导内镜医师对这类病变的重视程度。

六、大肠癌的分型

根据肿瘤累及深度可将大肠癌分为早期癌与进展期癌。

(一)肉眼大体类型

1.早期癌

(1)息肉隆起型:肿瘤呈息肉状向腔内突出。可分为有蒂与无蒂或广基型。

(2)扁平隆起型:肉眼观呈斑块状隆起,似钱币状。

(3)平坦型:肿瘤与周围黏膜持平,无隆起,也无凹陷。

(4)凹陷型:肿瘤局部呈浅的凹陷。

(5)扁平隆起伴凹陷型:呈盘状,边缘隆起,中央凹陷。

2.进展期癌

(1)隆起型:肿瘤主体向肠腔内突出呈结节状、息肉状或菜花状隆起,境界清楚,有蒂或广基。切面观,肿瘤与周围肠壁组织境界清楚,浸润通常较表浅局限。若肿瘤表面坏死,形成浅表溃疡,形如盘状,称盘状型亚型。

(2)溃疡型:肿瘤面有深在溃疡,深度达或超过肌层。根据肿瘤生长方式及溃疡外形又可分为两个亚型。

局限溃疡型:肿瘤外观似火山口状,中央坏死,有不规则深溃疡形成。溃疡边缘肿瘤组织呈围堤状明显隆起于黏膜面。肿瘤底部向肠壁深层浸润,边界一般尚清楚。

浸润溃疡型:肿瘤主要向肠壁深层呈浸润性生长,与周围组织分界不清。肿瘤中央坏死形成深溃疡。溃疡边缘围绕肠黏膜,略呈斜坡状抬起,无明显围堤状结构。溃疡型在大肠癌最为常见,占 51.2%。

(3)浸润型:肿瘤在肠壁内呈弥漫性浸润,局部肠壁增厚,但无明显溃疡或向腔内隆起的肿块。肿瘤常累及肠管全周,并伴有明显纤维组织增生,肠管周径明显缩小,形成环状狭窄,其浆膜面常可见因纤维组织收缩而形成的缩窄环。本型约占 10%。组织学上多数为低分化腺癌。

(二)播散和转移

1.局部扩散

肿瘤沿着肠壁局部扩散,或呈环形浸润,累及肠管全周形成环状狭窄,或向纵轴蔓延,沿黏膜下浸润。对距肛缘 4～6 cm 的直肠下段高分化癌切除可采用保留肛门括约肌手术。肿瘤向管壁外直接浸润可累及邻近组织或器官。盲肠癌可累及右侧腹股沟及腹壁;横结肠癌可累及胃、胰、胆囊及脾;升结肠及降结肠癌可累及腹膜后组织;乙状结肠及直肠癌可累及盆腔脏器、膀胱、前列腺及阴道等。

2.淋巴道转移

大肠癌淋巴道转移率为 40%～50%,其中早期癌转移率约为 10%。淋巴道转移率还与肿瘤的肉眼类型、分化程度及生长方式密切相关。隆起型及局限溃疡型、高分化及呈推进性生长方式者,其转移率明显低于浸润型及浸润溃疡型、低分化及浸润性生长者。淋巴道转移通常顺着淋巴流向累及相应区域淋巴结,而直肠旁淋巴结可不受累。跳跃式转移的发生率大约 10%。逆向转移系指癌转移至肿瘤下方肠管所引流的淋巴结内。通常是由上面淋巴管被癌阻塞所致。发生率在直肠癌为 3.5%～5%。

3.血道转移

肝为大肠癌血道转移最常见的部位,其次为肺、肾上腺、卵巢、脑、肾及皮肤等。直肠下段癌通过两个静脉丛直接转移至骶骨及脊柱。此外,大肠癌转移至睾丸、颌骨、鼻咽部、盆腔以及指(趾)骨等处也有少数病例报道。

4.种植性转移

盲肠、横结肠及乙状结肠癌容易穿透浆膜种植于腹膜面。种植转移可在直肠子宫陷窝或直肠膀胱窝,并形成直肠指诊时可触及的肿块。种植转移也可累及卵巢,形成库肯勃瘤。

(三)临床病理分期

早期大肠癌的预后与癌组织浸润的深度密切相关。将浸润深度分为 6 个级别。

M1:癌组织位于黏膜固有层一半以内。

M2:癌组织位于黏膜固有层一半以上。

M3:癌组织深达黏膜肌层。

SM1:癌组织深达黏膜下层的浅部。

SM2:癌组织深达黏膜下层的中部。

SM3:癌组织深达黏膜下层的深部接近固有肌层。

（四）病理类型

大肠腺癌主要由柱状细胞、黏液分泌细胞以及未分化细胞构成，肿瘤可含有少量神经内分泌细胞及潘氏细胞。根据肿瘤细胞的组成及其组织结构特点，大肠腺癌可分为以下类型。

1.乳头状腺癌

癌组织呈粗细不等的乳头状分支状结构，乳头中心索为少量纤维血管间质，表面癌细胞呈柱状，具有不同程度异型性。深部肿瘤组织常呈小的乳头状囊腺癌结构，乳头一般较短。

2.管状腺癌

癌组织内出现管状排列结构。根据大肠腺癌的分化程度，可将其分为三级。

（1）高分化腺癌：癌细胞均排列成腺管状结构，腺管由单层癌细胞构成，胞核位于基底侧，异型性较轻。腺腔侧可见明显胞质带。

（2）中分化腺癌：癌细胞大多排列成腺管结构，部分癌细胞呈实性条索状或团块状结构。腺管内衬的细胞分化较差，细胞排列参差不齐，呈假复层，胞质较少，腺腔侧胞质带消失。

（3）低分化腺癌：癌细胞大多呈实性条索状或巢状结构，仅少数呈腺管状。癌细胞分化差，异型性明显，胞质很少。

3.黏液腺癌

本型以出现大量细胞外黏液为其特点，黏液可局限于囊状扩张的腺腔内，囊壁常衬以分化较好的黏液分泌上皮；黏液也可进入间质形成黏液湖，其中可见漂浮的癌细胞片段。所含黏液占肿瘤组织的 1/2 以上。

4.印戒细胞癌

肿瘤由弥漫成片的印戒细胞构成，无特殊排列结构。印戒细胞胞质可呈红染颗粒状，或呈细小空泡状，或呈大的黏液空泡；胞核一般呈不规则形，深染，偏于胞质一侧。

5.未分化癌

癌细胞弥漫呈片或呈团块状、条索状排列，无腺管形成。癌细胞核大而明显，胞质少，无黏液分泌。

6.鳞状细胞癌

大肠鳞状细胞癌罕见。诊断鳞状细胞癌需排除其他部位恶性肿瘤如肺鳞癌的大肠转移，排除鳞状细胞上皮瘘管所引起的鳞状细胞癌，排除肛门鳞状细胞癌的蔓延。

7.腺鳞癌

大肠腺鳞癌罕见，占大肠癌的 0.025%～0.05%。腺鳞癌分布部位与普通型腺癌相同，约半数发生于直肠或乙状结肠，20%发生在盲肠，大体类型及临床表现与腺癌没有区别。组织学类型上，肿瘤由腺癌及鳞癌两种成分构成。鳞癌一般分化较差，侵袭性强；而腺癌与普通腺癌相同，分化一般较好。

8.小细胞癌

小细胞癌又称恶性类癌、燕麦细胞癌以及神经内分泌癌。发生于大肠的小细胞癌甚为罕见，约占大肠恶性肿瘤的 0.2%，以直肠和右半结肠多见，其次为盲肠、升结肠、横结肠、乙状结肠、脾曲。临床上，小细胞癌为一种高度恶性的肿瘤，早期出现血道转移，70%～75%有肝转移，64%的患者在 5 个月内死亡。

肉眼：多数呈溃疡型，少数呈隆起型或浸润型。

镜下：癌细胞常排列成片，没有特殊结构；癌细胞有两种形态，一种呈卵圆形或多边形，胞质量少，呈嗜双色性，胞核圆形或卵圆形，染色质分布较均匀，核仁不明显；另一种似肺燕麦细胞癌，胞质不明显,核呈纺锤形,深染,也无明显核仁。常有坏死。大约21%伴有鳞状上皮化生,45%伴有腺瘤。

免疫组化:角蛋白单克隆抗体 AE1/AE3、抗肌内膜抗体 EMA 阳性;神经元特异性烯醇化酶(neuron specific enolase,NSE)、神经元中丝蛋白(neurofilaments,NF)阳性。

9.类癌

肠道类癌最常见于阑尾,其次为回肠,直肠居第三位,结肠较少。直肠类癌的发现率大约为每2 500例直肠镜检查有1例。临床表现多无症状,多数为其他肠道病变做检查时被发现。年龄高峰为41岁,平均年龄52岁,男女之比为1.7:1。

肉眼:扁平或略凹陷的斑块,或呈息肉样病变。类癌独有的特征之一是经过甲醛(福尔马林)固定后呈黄色。

镜下:小而一致的细胞于间质中浸润,呈彩带状分布,可伴有隐窝细胞微小增生灶。也存在少量产生黏蛋白的管状或腺泡细胞,亲银和嗜银反应常呈阴性。

免疫表型:NSE、嗜铬素、突触素、癌胚抗原(CEA)阳性;常表达生长抑素、胰高血糖素、P 物质和 YY 肽、人绒毛膜促性腺激素(HCG)以及前列腺酸性磷酸酶;少数表达胃泌素、降钙蛋白、胰多肽和促胃动素。

处理方法:小于2 cm且局限于黏膜或黏膜下层的直肠类癌最好是局部切除。体积较大或表现为肌层浸润的类癌,需要根治性手术治疗。

10.类癌腺癌混合

多见于阑尾,也可发生于胃、小肠及大肠。肉眼和一般类癌相似。

镜下:癌细胞排列呈巢状、条索状、腺泡状或管状,由三种类型的细胞构成,一种为胞质呈空泡状,核位于基底部,类似于印戒细胞或杯状细胞,胞质内含有黏液;第二种细胞较大,胞质略呈嗜酸性,核居中,常可见亲银或嗜银颗粒,有时胞质内也有黏液并存;第三种为潘氏细胞,存在于部分腺类癌中,所有上述细胞胞核小而一致,染色质细颗粒状,核分裂罕见。

七、大肠癌的化疗

化疗是大肠癌多学科综合治疗中的一个重要组成部分。对Ⅱ、Ⅲ期患者,它可以配合手术及放疗,通过杀灭微小的远处转移灶及局部术野的脱落癌细胞,减少术后复发和转移,提高生存率。对Ⅳ期患者或术后复发转移的患者,化疗更是主要的治疗手段。研究表明,对一般状况良好的Ⅳ期患者,接受全身化疗组的中位生存期比单纯支持治疗组延长8~10个月,联合靶向药物治疗中位生存期可以延长14个月,而且有客观疗效的患者往往伴有症状的改善和生活质量的提高。同步放化疗时,化疗药物还可以起到放射增敏剂的作用。因此,化疗无论是联合手术和放疗,还是单独使用,都有其独特的地位。

大肠癌的常用化疗药物有三类:氟尿嘧啶类药物、奥沙利铂和伊立替康,它们是从数十种化疗药物中筛选出来的对大肠癌有确切疗效的药物。大肠癌的常用化疗方案多为这三类药物排列组合而成。需要注意的是一些广谱的化疗药物如紫杉醇、吉西他滨、培美曲塞、阿霉素、甲蝶氨呤、长春瑞滨等对大肠癌均无明确疗效,不推荐常规使用。

(一)常用药物

(1)氟尿嘧啶类:氟尿嘧啶类药物是大肠癌化疗的基石。其中氟尿嘧啶(5-fluorouracil,5-FU)自1957年应用于临床以来,一直是治疗大肠癌的主要药物,在转移性疾病和术后辅助治疗方面的地位举足轻重。5-FU 的衍生物有替加氟、尿嘧啶替加氟(优福定)、去氧氟尿苷、卡莫氟、卡培他滨、替吉奥等。目前在全世界范围内临床应用最广泛的 5-FU 衍生物是卡培他滨。替吉奥对亚洲人大肠癌疗效不亚于卡培他滨,尽管 NCCN 指南等并未将其列入,但值得我们进一步研究。替加氟、尿嘧啶替加氟、去氧氟尿苷、卡莫氟等由于有更好的药物替代,目前已经很少使用。

(2)氟尿嘧啶(5-fluorouracil,5-FU):5-FU 是抗嘧啶类合成的抗代谢药物,在体内转变为氟尿嘧啶脱氧核苷酸(5-FUdUMP),与胸苷酸合成酶(TS)的活性中心形成共价结合,抑制该酶的活性,使脱氧胸苷酸生成减少,导致肿瘤细胞的 DNA 生物合成受阻。在这个过程中如果加入甲酰四氢叶酸(leucovorin,LV),则 5-FUdUMP、TS、LV 三者可以形成牢固、稳定的三元复合物,对 TS 的抑制作用大大增加,从而提高5-FU的疗效。因此在临床工作中,5-FU 和 LV 往往是联合使用的。

5-FU 也可代谢为氟尿嘧啶核苷,以伪代谢物形式掺入 RNA 中,干扰肿瘤细胞 RNA 的生理功能,影响蛋白质的生物合成。5-FU 对增殖细胞各期都有抑制作用,对 S 期细胞最敏感。

5-FU 的用法有静脉推注、静脉输注、持续静脉输注、肝动脉灌注化疗以及腹腔内灌注化疗等。

5-FU 最常见的不良反应有腹泻、口腔炎、轻至中度白细胞减少等。比较多见的不良反应有食欲减退、轻度恶心、呕吐、皮肤色素沉着、轻度脱发等。5-FU 的不良反应随药物剂量、用法改变而不同,例如5-FU持续静脉输注时手足综合征增多,而血液系统和胃肠道系统毒性反应明显减少。

5-FU 经代谢后主要分解成二氢氟尿嘧啶而失活,其中起关键作用的限速酶是二氢嘧啶脱氢酶(DPD)。

(二)常用化疗方案

大肠癌常用的三类化疗药物——氟尿嘧啶类药物(5-FU/LV、卡培他滨、替吉奥)、奥沙利铂、伊立替康经过排列组合,可以组成若干种化疗方案,但最重要的有三种方案:5-FU/LV、FOLFOX、FOLFIRI。

5-FU/LV 是所有方案的基石。根据 5-FU 和 LV 不同的用法和剂量,5-FU/LV 的使用方案有 Mayo 方案、Roswell Park 方案、de Gramont 方案、AIO 方案等。de Gramont 方案又称为"双周疗法(LV5FU2)",后被改为"简化的双周疗法(sLV5FU2)",相对上述其他方案,其疗效和不良反应均更易被接受,因此目前应用最为广泛,本文中如无特殊说明,5-FU/LV 方案均按"简化的双周疗法"用药。

5-FU/LV 联合奥沙利铂是 FOLFOX 方案,5-FU/LV 联合伊立替康是 FOLFIRI 方案,5-FU/LV、奥沙利铂、伊立替康三药联合是 FOLFOXIRI 方案。将 5-FU/LV 更换为卡培他滨,联合奥沙利铂是 CapeOX 方案(也称 XELOX 方案),联合伊立替康是 CapeIRI 方案(也称 XELIRI 方案)。将 5-FU/LV 更换为替吉奥(S1),联合奥沙利铂是 SOX 方案,联合伊立替康是 IRIS 方案。

(1)氟尿嘧啶类单药方案。①5-FU/LV 方案(sLV5FU2):14 天为一周期;②卡培他滨方案:21 天为一周期;③替吉奥方案:21 天为一周期。

(2)奥沙利铂、氟尿嘧啶类两药联合方案。①FOLFOX:mFOLFOX6 14 天为一周期;②CapeOX:21 天为一周期;③SOX:21 天为一周期。

(3)伊立替康、氟尿嘧啶类两药联合方案。①FOLFIRI:14 天为一周期;②CapeIRI(不推荐使用):21 天为一周期;③IRIS:21 天为一周期。

(4)奥沙利铂、伊立替康两药联合方案:IROX 21 天为一周期。

(5)奥沙利铂、伊立替康、氟尿嘧啶类三药联合方案:FOLFOXIRI 14 天为一周期。

(6)伊立替康单药方案:21 天为一周期。

(时丽平)

参 考 文 献

[1] 杨忠光.肿瘤综合治疗学[M].西安:陕西科学技术出版社,2021.

[2] 罗迪贤,颜宏利,夏承来,等.肿瘤临床检验诊断学[M].北京:科学技术文献出版社,2021.

[3] 张丹丹.常见肿瘤疾病诊断与治疗[M].北京:中国纺织出版社,2022.

[4] 李雁,殷晓聆.中医肿瘤专科实训手册[M].上海:上海科学技术出版社,2021.

[5] 范述方.肿瘤临床治疗拾奇[M].北京:中国中医药出版社,2022.

[6] 刘凤强.临床肿瘤疾病诊治与放化疗[M].哈尔滨:黑龙江科学技术出版社,2021.

[7] 付艳枝,席祖洋,许璐.肿瘤内科治疗护理手册[M].北京:科学出版社,2022.

[8] 赫文,王晓蕾,王璟璐.肿瘤超声诊断与综合诊疗精要[M].北京:中国纺织出版社,2021.

[9] 葛明华,张大宏,牟一平.肿瘤微创手术学[M].厦门:厦门大学出版社,2022.

[10] 张龙,于洪娜.临床常见肿瘤诊断思维与治疗技巧[M].北京:中国纺织出版社,2021.

[11] 闫震.妇科肿瘤化疗手册[M].北京:人民卫生出版社,2022.

[12] 宋明,杨安奎,张诠.头颈肿瘤外科临床实践与技巧[M].广州:广东科学技术出版社,2021.

[13] 詹启敏,钦伦秀.精准肿瘤学[M].北京:科学出版社,2022.

[14] 曾普华.中医谈肿瘤防治与康复[M].北京:科学技术文献出版社,2021.

[15] 魏玮.实用临床肿瘤学[M].沈阳:辽宁科学技术出版社有限责任公司,2022.

[16] 张晟,魏玺.颈部常见肿瘤超声诊断图谱[M].天津:天津科学技术翻译出版有限公司,2021.

[17] 林宇,宝莹娜.临床肿瘤放疗[M].长春:吉林科学技术出版社,2022.

[18] 王晖.现代肿瘤放射治疗临床实践指导[M].长沙:湖南科学技术出版社有限责任公司,2021.

[19] 邓清华,马胜林.转移性肿瘤放射治疗[M].杭州:浙江大学出版社,2022.

[20] 刘方.肿瘤综合诊断与治疗要点[M].北京:科学技术文献出版社,2021.

[21] 温娟,王国田,姬爱国,等.现代肿瘤病理诊断与治疗[M].哈尔滨:黑龙江科学技术出版社,2022.

[22] 王博.常见肿瘤诊断与治疗要点[M].北京:中国纺织出版社,2021.

[23] 梁廷波.实体肿瘤规范诊疗手册[M].杭州:浙江大学出版社,2022.

[24] 周睿.泌尿系统肿瘤综合治疗[M].北京:中国纺织出版社,2021.

[25] 夏廷毅,张玉蛟,王绿化,等.肿瘤放射外科治疗学[M].北京:人民卫生出版社,2022.

[26] 刘延庆.中医肿瘤临证对药[M].北京:化学工业出版社,2021.

[27] 訾华浦.临床肿瘤诊疗方法与实践[M].长春:吉林科学技术出版社,2022.

[28] 孔令泉,吴凯南.乳腺肿瘤内分泌代谢病学[M].北京:科学出版社,2021.

[29] 刁为英.现代肿瘤诊断技术与治疗实践[M].北京:中国纺织出版社,2022.

[30] 杨毅,李波.肿瘤放射治疗技术学[M].昆明:云南科技出版社,2021.

[31] 李萍萍.中医肿瘤临证论治[M].北京:学苑出版社,2022.

[32] 黄传贵.中医肿瘤辨证论治[M].昆明:云南科技出版社,2021.

[33] 刘媛媛.肿瘤诊断治疗学[M].北京:中国纺织出版社,2021.

[34] 谭晶,李汝红,侯宗柳.肿瘤临床诊断与生物免疫治疗新技术[M].北京:科学出版社,2021.

[35] 朱德东,韦勇宁.肝脏肿瘤微创治疗[M].北京:科学技术文献出版社,2021.

[36] 吕祥瑞,皇甫娟,王孟丽,等.血清肿瘤标志物与肺癌病理类型的相关性研究[J].癌症进展,2021,19(14):1451-1455.

[37] 杨金华,赵天增,张岭.食管癌根治术患者血清 microRNA-27a、microRNA-203a-3p 表达及与预后的关系[J].中国现代医学杂志,2023,33(2):78-83.

[38] 曹献启,李之拓,李浩然.胆囊结石诱发胆囊癌的危险因素及治疗进展[J].医学综述,2022,28(4):706-711.

[39] 王微.肝动脉化疗联合介入栓塞术对肝癌患者外周血肿瘤标志物及不良反应的影响[J].基层医学论坛,2021,25(20):2894-2895.

[40] 刘倩,王振奋,黄平.甲基化芯片技术检测粪便 DNA 甲基化在海南地区少数民族人群大肠癌筛查中的应用[J].中国现代医学杂志,2023,33(2):13-18.